Ruediger Dahlke

Wenn wir gegen uns selbst kämpfen

GOLDMANN
Lesen erleben

Ruediger Dahlke

Wenn wir gegen uns selbst kämpfen

Die seelischen Muster
hinter Infektionen, Allergien,
Hyperaktivität bis zu Impfproblemen

GOLDMANN

MIX
Papier aus verantwortungsvollen Quellen
FSC® C083411
FSC www.fsc.org

Verlagsgruppe Random House FSC® N001967

5. Auflage
Vollständige Taschenbuchausgabe April 2015

Dieser Titel erschien unter dem Titel »Aggression als Chance«
bereits als Goldmann TB Nr. 15416.
Die beigelegte CD »Ärger und Wut loslassen«
ist auch als Audio-CD (33993) erhältlich.
Umschlaggestaltung: UNO Werbeagentur, München
Satz: Uhl + Massopust, Aalen
Druck und Bindung: CPI books GmbH, Leck
Printed in Germany
ISBN 978-3-442-22093-9
www.goldmann-verlag.de

Inhalt

Danksagung

Ich danke meiner Mutter, dass sie meine »Hyperaktivität« ertragen hat, meine vielen Interessen unterstützte und ihnen Ventile schuf, meine mangelnde Aufmerksamkeit für alles, was mich nicht interessierte, tolerierte und mir die Schule leicht machte – fast so wie ich wollte. Meinem Großvater verdanke ich die Bücher, die er hinterließ, besonders ein Yoga- und Meditationsbuch, das mir half meine – auch mich selbst nervende – Impulsivität zu mildern.

Für ihre Mitarbeit und die Durchsicht des Manuskriptes, ihre vielen Anregungen, Kritik und Korrekturen danke ich meiner Ex-Frau Margit.

Korrekturen verdanke ich den Mitarbeitern im Heil-Kunde-Zentrum Johanniskirchen Christa Maleri, Freda Jeske, Gundi Kirkovic, Anja Schönfuss, Josef Hien und Gerald Misera, sowie Prof. Dr. med. Volker Zahn. Für die Durchsicht des Zahnkapitels und entsprechende Anregungen gilt mein Dank den Zahnärzten Dr. Marianne Braun und Dr. Michael Wirthgen, Frau Christine Stecher das bewährte Lektorat.

Vor allem aber danke ich den Patienten im Heil-Kunde-Zentrum, deren Mitarbeit und eigene Deutungen, deren Selbstbildnisse und couragierte Wortwahl mir oft erst den Mut gaben, das Wagnis auch harter Beschreibungen und Bezeichnungen einzugehen, in der Hoffnung, damit anderen, auf diesem Weg Nachkommenden zu nützen.

Vorwort zur Neuauflage 2015

Der höchste Auftrag einer Frau ist, einen Mann zu seiner Seele zu führen, um ihn mit dem Urgrund zu verbinden.

Der höchste Auftrag eines Mannes ist, die Frau zu beschützen, damit sie frei und unverletzt auf der Erde wandeln kann.

Sprichwort der Cherokee

Vierzehn Jahre nach der Erstausgabe eine neue Einführung für dieses Buch über Aggression zu verfassen freut und schmerzt zugleich. Damals wollte ich eigentlich ein Männerbuch schreiben, aber alle, einschließlich des Verlages, rieten mir ab, da Männer weniger lesen würden und außer dem *Eisenhans* von Robert Bly noch kein Männerbuch erfolgreich gewesen sei. Inzwischen gibt es einige Männerbücher wie das Buch *Männer – eine Spezies wird besichtigt* von Dietrich Schwanitz, und auch Neurobiologe Gerald Hüther hat ein Buch über *Männer – das schwache Geschlecht und sein Gehirn* geschrieben. Insofern sind die Zeiten jetzt wohl besser für dieses Thema, und nach einer Welle von Burn-out und vielen weiteren erschöpfenden und schwächenden Erfahrungen sind Männer sicher offener für ihr Thema.

Wie mir scheint, ist das »starke Geschlecht« heute auch deutlich bereiter, sich selbst in Arbeit zu nehmen. In Seminaren erlebe ich mit Freude junge Männer, die sich auf sich und ihre Seelen-Bilder-Welten einlassen. Der Grund dürfte sein, dass es keineswegs leichter geworden ist, seinen Mann zu stehen und in der modernen Gesellschaft einen männlichen Weg der Selbstverwirklichung zu gehen. Männern muss geholfen werden – aber immer noch will die Mehrzahl das nur selten und oft recht zögerlich.

Aber heute in Burn-out-Zeiten wirken Männer immerhin offener als vor vierzehn Jahren.

Männer leben noch immer statistisch gesehen in vielen Ländern deutlich kürzer und wohl insgesamt weniger. In der modernen Welt hetzen sie sich vielmehr auf Karriereleitern ab bis zum Seeleninfarkt, fast als wollten sie die Faulheit jener Männer in traditionellen Gesellschaften kompensieren, die ihre Frauen arbeiten lassen und selbst höchstens palavern, Tee trinken und rauchen. Moderne Männer fragen später und oft zu spät um Hilfe und gehen seltener und oft zu spät zum Arzt. Zu Partnerberatungen kommen sie – wenn überhaupt – meist erst, wenn *sie* mit den Kindern schon über alle Berge ist. Männer sind deutlich schmerzempfindlicher, was sie sich aber kaum zuzugeben trauen, für den Arzt aber ist es unüberhörbar. Einer Frau, die Kinder geboren hat, lässt sich in der Eile auch im Stehen Blut abnehmen, einen Mann legt man doch besser immer hin, einen Bodybuilder am besten gleich in Schocklage.

Männer sind häufig nicht einmal mit ihrem eigenen Körper identifiziert, geschweige denn mit ihrer Seele. Oft wissen sie gar nicht, dass sie eine haben. Fragt *sie* ihn nach dem Theater, wo *er* stehe, verweist er in der Regel auf ein Parkhaus. So ist es auch nicht weiter verwunderlich, wenn er zwar sein Auto – zur Erhöhung von dessen Lebenserwartung – regelmäßig zur Inspektion gibt, sich selbst aber weder Erholung noch Regenerationsurlaube oder gar Kuren gönnt.

Im Sport wie im Job lassen Männer sich für Ehrgeiz und Erfolgsprogramme von anderen verheizen – oder sie tun es selbst. In der modernen Gesellschaft finden sie im Rahmen der fortschreitenden Globalisierung mehr als genug Anlässe. Machen Männer Sport, ist es in der Regel zu selten, zu viel und zu anstrengend. Alles, was ihnen Spaß macht, wie Fußball, Tennis, Squash und Golf, ist nicht gesund. Aber was gesund ist, etwa Bewegung im Sauerstoffgleichgewicht, macht ihnen selten Spaß.

Hinzu kommen gehörige Portionen von Schuld und Scham, die mit dem bisherigen historischen männlichen Weg verbunden sind. Mit der erstarkenden Frauenpower treten diese immer stärker ins Bewusstsein und werden zu erheblichen Zusatzlasten, die die neuen jungen Männer zu bewältigen haben. Aus Schuld und

Scham entstehen nicht selten Wut und Ärger, und dahinter liegt die Sehnsucht, doch bitte respektvoll behandelt zu werden. Hier könnte die beigelegte CD »Wut und Ärger« helfen, diese Energien wieder frei zu bekommen von ihrer negativen Wertung und sie in den Lebensfluss einzuspeisen, wo sie so dringend benötigt werden. Wut ist wie ein Wecker, um sich seiner unbefriedigten Bedürfnisse nach Autonomie und Selbstbestimmung, aber auch nach Wertschätzung und Anerkennung durch andere bewusst zu werden.

Das heutige Denken beruht zum großen Teil noch auf dem etwa achttausend Jahre alten Dominanzprinzip, durch das Erzürnen der Götter Schuld auf sich geladen zu haben. Schuld ängstigt uns, und wir tun nicht, was hilfreich wäre. Scham (er-)drückt uns, so dass wir nichts sagen, auch wenn es uns guttäte, und wir wie der erste Mann Adam im Paradies nach dem Sündenfall erst Verstecken spielen und dann von nichts etwas wissen (wollen). Aber damit sind wir schon im Paradies nicht durchgekommen, und im Anfang liegt alles, wie uns die *Schicksalsgesetze* lehren.

Die Wut macht uns obendrein blind, so dass wir Dinge tun, für die wir uns später wiederum schämen. Je wütender wir werden, desto größer hinterher die Scham und schließlich die Schuld. Also versuchen wir – auch aus Scham –, die Schuld zu projizieren, und wir sagen: »Alles ist *deine* Schuld!« Wir pochen auf richtig und falsch und verheddern uns in der Polarität, indem wir den einen Pol ver*herr*lichen und den anderen ganz besonders *däm*lich erscheinen lassen. Auch damit kommen wir nicht durch, was wiederum Beharren auf der eigenen Position und anschließend Wut auslöst. Schon Paul Watzlawick hatte erkannt, dass »immer mehr vom selben« zu keiner guten Lösung führt. So entsteht wiederum moralische Scham und schließlich Schuld, genau das Gegenteil von Stolz.

Moderne Männer verlieren immer mehr ihren Stolz, verkaufen sich an weibliche Positionen, die schließlich nicht einmal von (emanzipierten) Frauen geschätzt werden, die in der Tiefe ihrer Seele doch wieder richtige Männer wollen. Um der Anima gerecht zu werden, braucht es die Begegnung mit einem Animus und nicht mit einem domestizierten verschämten »Animuslein«. Männer brauchen also mehr denn je Hilfe in dieser Situation, die wohl nur aus der Erlösung des Aggressionsprinzips kommen kann, dem ersten der Lebensprinzipien und natürlich damit auch dem ersten archetypisch männlichen Prinzip.

Vor vierzehn Jahren nannte ich mein Buch optimistisch *Aggression als Chance* in der Hoffnung, damit das urmännliche Aggressionsprinzip aus seiner Schmuddel-Ecke herauszuholen. Es ging mir darum, ihm positiven Auftrieb zu verschaffen, damit es sich nicht mehr von seiner unerlösten Seite, von der die Geschichtsbücher voll sind, sondern von seiner erlösten freundlichen zeigen kann. Ich wollte helfen, ein Bewusstseinsfeld für die schönen Eigenschaften des Aggressionsprinzips – Mut und Entscheidungskraft, Konfrontationsbereitschaft und Zivilcourage – zu schaffen.

Tatsächlich sah es im Jahr 2002 so aus, als hätte zumindest Europa genug von all den Kriegen und der Zerrissenheit, von dem Elend unerlöster Aggression, gleichgültig ob marsisch-männlicher oder plutonisch-weiblicher Art. Friedensinitiativen und Abrüstung waren angesagt, Gorbatschow hatte den Ostblock freiwillig abgesagt und aufgelassen. Die meisten freuten sich auf eine Zeit des Friedens, der Freundschaft und Kooperation zum Wohl aller. Man war sich über die Gräben nähergekommen und hatte sich die Hand gereicht. Die Lust der Menschen auf Frieden wurde auch in politischen Handlungen sichtbar.

Vierzehn Jahre später aber ist diese Entwicklung dahin, und es schaut eher noch erbärmlicher aus mit dem Aggressionsprinzip, selbst auf Ebenen, wo wir es schon nicht mehr für möglich hielten: Kalter Krieg, um nur ein Stichwort zu nennen. Was ist nur los mit uns, dass wir beim archetypisch männlichen Aggressionsprinzip immer wieder in dieselben Fallen tappen? Wir scheinen von dessen unerlöster Seite nicht loszukommen und ihr offenbar am liebsten mit scharfen Worten und Waffen zu dienen. Dabei kennen wir doch den Mechanismus der Projektion, der dafür sorgt, das Schlechte und Böse immer beim Gegner zu suchen und das Gute bei sich zu finden.

Wenn wir mit dem Aggressionsprinzip nicht zurechtkommen, wird es immer auf uns zurückfallen, und letztlich können wir überhaupt nur gegen uns selbst kämpfen. Das sollten eigentlich sich ausdrücklich christlich nennende Politiker zuerst verstehen.

»Was du dem geringsten deiner Brüder tust, hast du mir getan« oder »Liebe deinen Nächsten wie dich selbst« oder gar »Liebt eure Feinde« – wenn wir die Christussätze ernst nehmen, müssten uns die Ohren klingeln. Aber wir entwickeln wohl lieber Tinnitus, denn das Aggressionsprinzip erscheint sogar in seinen schlimmsten unerlösten Varianten noch so faszinierend, dass wir alle Warnungen in den Wind schlagen und lieber weiter auf Gewalt und Schuldzuweisung setzen.

Wenn uns das aggressive Verhalten anderer – seien es einzelne Menschen oder politische und religiöse Gruppen oder ganze Nationen – ärgert, muss es auch mit uns und unserem Verhältnis zum Aggressionsprinzip zu tun haben. Wo immer wir gegen uns selbst kämpfen, müssen und werden wir verlieren. Solange wir das Aggressionsprinzip nur auf der unerlösten Ebene bedienen, gehören wir von Anfang an zu den sicheren Verlierern. Daran hat sich nichts geändert, und so war es auch nicht notwendig, am Text der Erstausgabe etwas zu ändern. Er bleibt, was die allgemeinen gesellschaftlichen, kulturellen und politischen Bedingungen angeht, so aktuell wie je – und leider natürlich auch, was die Krankheitsbilder angeht. Wo sich in den Therapiemöglichkeiten neue Chancen aufgetan haben, werde ich sie anschließend mit Freude darstellen.

Hat sich also gar nichts zum Besseren gewandelt im Hinblick auf dieses Thema in vierzehn Jahren? Aber ja! Ausgerechnet in der Medizin, wo ich es kaum noch zu hoffen wagte und es jedenfalls nicht erwartete, ist eine Art Aufbruchstimmung zu spüren. US-Forscher haben Fasten als *die* große Chance entdeckt, die es von jeher war – sogar bei Krebs. Russische Psychiater setzen es immerhin seit Jahrzehnten erfolgreich bei schwersten Krankheitsbildern ein.

Die eigentliche Revolution aber betrifft die Ernährung: US-Schulwissenschaftler und -mediziner von höchstem Rang, Colin Campbell und Caldwell Esselstyn, haben tierproteinfreie, pflanzlich-vollwertige Ernährung als das Allheilmittel (wieder-)entdeckt und propagieren sie mit einer beeindruckenden Flut von Studien. Die deutsche Schulmedizin hält sich dagegen noch bedeckt und eng versammelt um die Fleischtöpfe ihrer Sponsoren aus Pharma- und Nahrungsmittelindustrie. Aber die Bevölkerung ist aufgebrochen und hat die erste vegane Welle aufgegriffen. Dadurch ist ein großes Bewusstseinsfeld entstanden, und jetzt sind wir dabei, daraus den neuen, in jeder Hinsicht gesünderen und besseren Lebensstil zu schaffen.

Pflanzlich-vollwertige Kost, von mir *Peace Food* getauft, hat sehr starke Auswirkungen auf die in diesem Buch behandelten und gedeuteten Krankheitsbilder, ob Infektionen, Allergien oder Autoaggressionskrankheiten. Kommt zu den Deutungen und der ehrlichen Auseinandersetzung mit dem individuellen Krankheitsbild eine konsequente Ernährungstherapie im Sinne von *Peace Food* hinzu, ist so viel mehr an Besserung und sehr oft sogar Heilung möglich. Die Verbindung von konsequenter Psychosomatik wie in *Krankheit als Symbol* dargestellt, mit einer so ausgesprochen gesunden und heilenden Ernährung wie *Peace Food* macht Psychosomatik im besten Sinn möglich. Psyche und Soma, Seele und Körper, gehören eng zusammen, und die Seele geht dabei nicht nur sprachlich voran.

Persönlich habe ich dieser veganen, aus den USA kommenden und nun über Deutschland bereits schon wieder hinausgehenden Welle mit *Peace Food* viel Schwung verschafft, habe mit *Vegan für Einsteiger* den einfachen Einstieg ins neue Ernährungsleben erleichtert, mit *Peace Food – Das vegane Kochbuch* das Niveau der neuen Gerichte verbessern helfen und mit *Peace Food – Vegano Italiano* dem neuen Lebensgefühl eine Art Hymne geschrieben. Warum nicht die Leichtigkeit in gesundheitlicher Hinsicht mit der Leichtigkeit und Verspieltheit der italienischen Küche verbinden, die überall so beliebt ist? *Peace Food auf die Schnelle* wird hoffentlich die breite Strömung, sich pflanzlich-vollwertig zu ernähren, noch fester im Alltag verankern. *Das Geheimnis der Lebensenergie in unserer Nahrung* schließlich erforscht das Thema Nahrung bis in seine Wurzeln und untersucht auch die Anfänge der Ernährungsmanipulation, die sich im Prinzip nicht von jener der politischen Meinung unterscheidet.

Pflanzlich-vollwertige Kost im Sinne von *Peace Food* ist in der Lage, die ständigen Entzündungen zu beenden, wie sich am Rückgang des Entzündungsmarkers, des C-reaktiven Proteins, zeigt. Sie lässt das Immunsystem wieder zu Kräften kommen und verschafft damit den Allergien und Autoimmunsymptomen von körperlicher Seite Besserung und Heilung.

Und die Ergebnisse zeigen sich schon. 2011 ist *Peace Food* erschienen, 2012 ging die deutsche Fleischproduktion erstmals wieder deutlich zurück. 2014 sind wir noch weiter. Unter den beliebtesten Firmen im Ernährungsbereich hat Coca-Cola erstmals Platz eins verloren, und zwar an Alnatura, und findet sich jetzt gleichauf mit Demeter. Gratulation an Alnatura und Demeter und uns alle Ernährungsbewussten! 2014 hat McDonald's einen Umsatzrückgang von fast fünf Prozent hinnehmen müssen, und Kentucky Fried Chicken wie Pizza-Hut erging es nicht viel besser. Hier sind wir auf dem richtigen Weg. Und ich möchte Colin Campbell und Caldwell Esselstyn, den beiden mutigen US-Wissenschaftlern, ausdrücklich danken.

Auch persönlich hat sich viel getan, und ich mache mit Freuden und nun schon seit einem Jahrzehnt Fortbildungen für die deutsche Ärztekammer und seit drei Jahren auch die Ausbildung »Integrale Medizin«, die zum ärztlichen Zusatztitel »Arzt für Naturheilverfahren« führt. Das hätte ich mir in meinen kühnsten Träumen nicht vorzustellen gewagt, und es macht mich glücklich, dankbar und hoffnungsvoll für die Medizin.

Wo wir auch hinsehen, ob auf die gesellschaftliche und politische Lage oder die Ernährungssituation, immer ist der oder die Einzelne gefordert, sich um sich selbst zu kümmern und das eigene Leben in die Hand zu nehmen. Wenn wir Frieden wollen, müssen wir mutig dafür ein- und aufstehen und unseren Mut beweisen, von der Politik wird da wohl keine Hilfe kommen, wie sich zeigt. Wenn wir Gesundheit wollen, müssen wir unser Essen selbst verändern; von der Schulmedizin wird zu diesem Thema anfangs nichts und mittelfristig wenig kommen. Aber viele Schulmediziner werden mitmachen, das zeichnet sich jetzt bereits ab, zumal die Welle von US-Kollegen ersten Ranges der Schulwissenschaft ausgeht.

Der alte Hippie-Slogan ist aktueller denn je, nicht nur auf politischer Ebene: »Stell dir vor, es ist Krieg und niemand geht hin.« Diese Zeit verlangt viel Mut, vielleicht auch den, unseren besten Freunden ins Gewissen zu reden und sie zur Vernunft zu bringen, um aus den unerlösten Ebenen des Aggressionsprinzips herauszufinden. Insofern ist die Neuerscheinung des Buches jetzt eher noch aktueller und wichtiger als damals. Seinerzeit sah es politisch viel entspannter und in der Medizin viel hoffnungsloser aus. Heute ist es umgekehrt, wichtig war es immer und ist es weiterhin. Dem Verlag danke ich für den Schritt, zu diesem wichtigen Thema Buch und zugehörige CD im Doppelpack zum einfachen Preis neu anzubieten.

Einleitung

Kaum jemand will heutzutage etwas mit Aggression zu tun haben. Weniges ärgert und stört uns mehr. Dennoch sind wir alle ständig mit Aggression konfrontiert. Irgendwo tobt immer irgendein Krieg, meist sind es sogar mehrere gewaltsame Konflikte, von denen wir in der Zeitung lesen. Täglich müssen wir uns von Neuem in Nachrichtensendungen erschütternde Bilder von Krieg und Gewalt anschauen, und denjenigen, die das inzwischen verweigern, schwant doch, dass Wegschauen keine Lösung ist.

Wir sind schon froh, wenn wir von den Kriegen auf dieser Welt nicht hautnah betroffen sind. Doch kaum hatten wir den Versicherungen der Politiker zu glauben begonnen, dass es auf europäischem Boden keinen Krieg mehr geben könne, explodierte der Balkan direkt vor unserer Haustür. Solange es nur amerikanische Schüler waren, die Mitschüler und Lehrer in einem Amoklauf töteten, wendeten wir uns erschüttert ab und konnten derlei vielleicht noch auf die laxen Waffengesetze der USA schieben. Als aber in Erfurt noch Schlimmeres geschah, erstarrten wir im hausgemachten Grauen.

Wie konnte so etwas nur passieren? – das ist nach einem Ausbruch von Gewalt die überall gestellte Frage. Diese Frage aber ist alt, ohne dass bis heute darauf wirklich befriedigende Antworten gefunden werden konnten. Man denke nur an die Gräuel der Nazizeit, an Völkermord und Judenverfolgung: Wie war so etwas nur in Deutschland möglich gewesen?

Doch solange wir nach Lösungen auf der Ebene von Schuldigen suchen, werden wir keine echten Antworten erhalten. Sind etwa – um beim Beispiel Erfurt zu bleiben – die Eltern oder die Pädagogen an dem Drama schuld? Muss man die Schuld auf die Umstände oder doch wieder auf die Politiker schieben, die bestimmte

Gesetze erlassen beziehungsweise nicht erlassen haben? Selbst wenn sich Fachleute juristische Antworten auf solche Fragen abringen, kommen wir zu keiner Lösung.

Wir sollten erkennen, dass das Thema Aggression in verschiedener Hinsicht immer aktuell ist und wir ihm nicht entkommen. Die meisten Menschen bedauern das und verkennen damit den urprinzipiellen oder archetypischen Charakter der Aggression. In den modernen Industriegesellschaften hat man sich stillschweigend darauf geeinigt, dass Aggression nur böse und schlecht ist; man will sie deshalb am liebsten aus der Welt schaffen. Dabei zeigt sich auf den ersten Blick, dass kein anderes Thema das Leben mehr beherrscht. Wenn man sich vom Aggressionsprinzip tatsächlich lösen könnte, wäre es sicher schon längst geschehen.

In der Medizin finden wir eine ähnliche Situation, auch hier will man Aggression nicht wahrhaben; man versucht, sie zu unterdrücken. Seit es die so genannte Schulmedizin gibt, werden die Auswirkungen des Aggressionsprinzips etwa in Gestalt der Infektionen, aber auch der Allergien bis aufs Messer bekämpft. In all diesen Fällen handelt es sich um gleichsam kriegerische Auseinandersetzungen zwischen dem Immunsystem und Angreifern von außen. Die große, vielgestaltige Armada der Erreger – von den Parasiten über Bakterien bis zu Viren – ist ohne Weiteres als aggressiv zu erkennen. Bei den Allergenen ist das Aggressionsprinzip schon nicht mehr so einfach wahrzunehmen, und beim körpereigenen Gewebe, das im Rahmen von Autoaggressionserkrankungen attackiert wird, erscheint der Zusammenhang schwer verständlich. Doch im Verlauf dieses Buches wird sich zeigen, wie eng all diese Probleme mit dem Thema Aggression zu tun haben. Es handelt sich bei den Krankheiten sozusagen um innere Gewalt, während die Zeitungs- oder TV-Nachrichten die äußere servieren.

Das Thema Aggression ist gut geeignet, die Aussage von Paracelsus über die Parallelität von Mensch und Welt nachzuvollziehen: Mikrokosmos ist gleich Makrokosmos. Neben internationalen Konflikten, die militärisch ausgetragen werden, ereignen sich in jedem einzelnen Land ständig viele kleine Kriege und Auseinandersetzungen, wenn man etwa an die Übernahmeschlachten in der Wirtschaft oder die unzähligen Gerichtsprozesse denkt. Und selbst bis in viele Familien hinein herrscht Aggression in Form von Streit und alltäglichem Kleinkrieg bis hin zu Tätlichkeiten. In jedem menschlichen Körper schließlich liefern sich Abwehrsystem und eine Unzahl von Erregern permanent Schlachten.

So gesehen ist kaum ein Thema wichtiger für uns. Mit kaum einem anderen tun wir uns aber so schwer. Wir wollen eigentlich gar nichts von der Aggression wissen, nichts mit ihr zu tun haben und erst recht nichts davon abbekommen. So haben wir aber keinerlei Chance, mit ihr zurecht zu kommen oder gar mir ihr fertig zu werden. Sie ist einer großen Mehrheit so verhasst, dass jeder, der auch nur versucht, ihr gerecht zu werden, sich schon verdächtig macht.

Als der österreichische Nobelpreisträger Konrad Lorenz vom Standpunkt des Biologen darauf hinwies, dass Aggression zur Natur gehöre und dort auch eine wichtige Funktion erfülle, wurde ihm faschistoides Denken unterstellt. Dabei lässt die Tatsache, dass der Faschismus wie kein anderes System Grausamkeiten hervorgebracht hat, keinesfalls den Umkehrschluss zu, dass alle Grausamkeiten faschistisch sind. Noch viel weniger wird jemand, der sich mit der Herkunft der Grausamkeiten beschäftigt und dabei das Aggressionsprinzip entdeckt, zum Faschisten, selbst wenn er erkennt, welch große Rolle dieses Prinzip im Zusammenleben der Menschen und Tiere spielt. Im Gegenteil könnte jeder Versuch, das Aggressionsprinzip zu verstehen und zu erklären, neuerliche faschistische Tendenzen schon im Keim erkennbar und besser durchschaubar machen.

Dieses Beispiel zeigt allerdings deutlich, wie groß die Angst vor Aggression ist und wie schnell diejenigen, die sich mit ihr beschäftigen, zusammen mit dem ganzen Prinzip bekämpft werden. Trotz dieser Gefahr bleibt es wichtig, sich mit Aggression auseinanderzusetzen, gerade um weitere und immer unkontrollierbarere Eskalationen zerstörerischer Aggression zu verhindern.

Ein Hauptproblem im Umgang mit Aggression ist unser unverhältnismäßig großer Widerstand. Dadurch erkennen wir gar nicht mehr, dass auch dieses Urprinzip wie alle anderen Urprinzipien zwei Seiten hat. Neben der Seite der Zerstörung gibt es auch die des Mutes und der Lebensenergie. Dieses Buch widmet sich beiden Seiten der Aggression und kann damit Zugang zu deren lebensfördernden Aspekten vermitteln. So werden auch die Chancen deutlich, die in den entsprechenden Krankheitsbildern – zum Beispiel Rheuma oder Kopfschmerzen – liegen.

TEIL 1

Das Urprinzip der Aggression verstehen

Die wissenschaftliche und gesellschaftliche Sicht

Woher kommt die Aggression und besonders deren negative Seite, die Gewalt? Diese Frage hat Wissenschaftler zu allen Zeiten beschäftigt. Nachdem wir in letzter Zeit ganz neue Facetten des Terrors in so erschreckender Weise kennen lernen, tauchen immer wieder Vermutungen auf, die modernen Möglichkeiten der Technik hätten mit der Zunahme von Aggression zu tun. Tragen wirklich Videospiele und die Abenteuer im Cyberspace oder die immer noch wachsende Macht der Massenmedien zur Gewaltbereitschaft bei? Herbert Marcuse, der Vordenker der Studentenrevolte von 1968, wäre sicher dieser Meinung. Er glaubte, dass Gewalt überhaupt die geheime Botschaft der Massenmedien sei. In ihren Konfliktlösungsmodellen werde sogar der präventive Gebrauch von Gewalt ermutigt. Die Helden der Massenmedien würden öfter, schneller und erfolgreicher zu brutalen Mitteln greifen.

Dass der Mensch brutal sein kann, bestreitet niemand. Aber ist er im Laufe seiner Geschichte brutaler geworden, wie es – statistisch gesehen – den Anschein hat? Ist er eher ein Homo brutalis als ein Homo sapiens sapiens? Es scheint so, als ob diese Wiederholung des Attributs »weise« (*sapiens*) mehr Beschwörung als Beschreibung darstellt. Zwar müssen wir davon ausgehen, dass in dem halben Jahrhundert von 1920 bis 1970, in dessen Verlauf sich die Lebenserwartung verdreifacht hat, der zeitliche Abstand zwischen zwei Morden auf ein Drittel geschrumpft ist. Aber gab es nicht im Mittelalter noch viel mehr unkontrollierte Gewalt?

Man könnte die Bevölkerungsexplosion und die damit verbundene Vermassung der Menschheit für die Gewaltzunahme verantwortlich machen. Immerhin reagieren Ratten im Experiment ebenfalls deutlich aggressiver, wenn es in ihrem Territorium enger wird.

Auch wird die Schuld bei Erbfaktoren – im Sinne angeborenen aggressiven Verhaltens – gesucht; aber mindestens so vehement wird Aggression als gelernt hingestellt und der Erziehung angelastet. In diese Richtung zielen auch diejenigen, die die Gesellschaft als Quelle der Aggression entlarvt haben wollen. Doch auch Hormone und Strukturen des Zentralnervensystems kommen als Auslöser für aggressives Verhalten in die engere Wahl.

Diese wenigen, beliebig ausgewählten Ansätze und Argumente haben sicher etwas für sich, ohne jedoch das Ganze erklären zu können. Das allerdings ist auch gar nicht zu erwarten, wenn man bedenkt, welche und wie viele Erklärungsebenen infrage kommen. Es gibt eine solche Fülle von Fächern und Forschungsrichtungen, die sich zur Lösung des Problems aufgerufen fühlen, dass es nicht weiter erstaunt, wenn die Zahl von einschlägigen Büchern und Erklärungsmodellen in die Tausende geht.

Neben den Genetikern bieten Biologen, und hier besonders Ethologen wie Konrad Lorenz, ihre Deutungen an. Natürlich steuern auch Mediziner, und unter ihnen besonders Psychiater, Argumente bei; darüber hinaus lassen sich die Stimmen von Pharmakologen und Psychologen, Anthropologen und Soziologen vernehmen. Theologen und Philosophen, Kommunikationswissenschaftler und Historiker beschäftigen sich ebenfalls mit dem großen Thema Aggression. Kaum jemand, der nicht irgendetwas dazu zu sagen hätte. Da aber jede Disziplin für sich arbeitet und selbst an Universitäten längst die *Versität*, die Verschiedenheit, im Mittelpunkt steht und die Einheit des Ganzen *(Uni)* aus den Augen verloren wurde, ergibt sich kein überzeugendes Konzept, das alle Phänomene im Zusammenhang mit der Aggression abdecken könnte. Das Fehlen des alten Ideals von Humboldt, der noch von einer Uni-versität im wörtlichen Sinne ausging, macht sich nun unangenehm bemerkbar.

Im Folgenden kann es nur darum gehen, die wichtigsten der Theorien kurz zu skizzieren[1], um dann später ihre Anteile zum Gesamtbild auf der Basis des umfassenderen Urprinzipien-Verständnisses einordnen zu können.

Der Mensch – ein Raubtier?

Einseitig der Biologie verpflichtete Forscher versuchen nachzuweisen, dass der Mensch von fleischfressenden Raubtieren abstammt, worauf etwa noch seine Eck- oder Hundszähne hinweisen würden, und er aus diesem Grund immer gewaltsam und aggressiv bleiben müsse. Im Gegensatz zum Tier sei er aber durch den Mangel an aggressionshemmenden Instinkten zu einer Art außer Kontrolle geratener Bestie verkommen. Gewalt ist damit sein ererbtes Wesen, das immer wieder hinter der Fassade aus Kultur und Zivilisationsanstrengungen hervorlugt. Niko Tinbergen, der finnische Vater der vergleichenden Verhaltensforschung, soll den Menschen einen »aus den Fugen geratenen Mörder« genannt haben. Die Großhirnentwicklung habe den Menschen zu dem gemacht, was er heute sei: sein eigener größter Feind. Die Tatsache, dass der Mensch als einziges Wesen aufgrund seines hoch entwickelten Intellekts in der Lage ist, sowohl als Individuum als auch kollektiv Selbstmord zu verüben, könnte als Beleg dienen.

Diese Betrachtungsweise ist besonders pessimistisch, weil die menschliche Gewaltnatur als etwas Unveränderliches erscheint. Aus derselben Ecke kommen Stimmen, die das Recht des Stärkeren predigen und im Sozialdarwinismus ihre krasse Ausformung finden. Demnach ist das Gesetz des Dschungels das einzig beherrschende und Aggression so alt wie der Mensch – selbst wenn Letzteres stimmt, muss Ersteres deswegen jedoch noch lange nicht zutreffen. Vielfach wird hervorgehoben, dass die menschliche Aggression nur kurzzeitig zu befrieden sei und umso sicherer wieder hervorbreche, wenn sie vorher gehindert werde.

Das Recht auf sein Territorium werde von jedem Menschen genauso natürlich verteidigt wie vom Hund, heißt es. Wie für jeden anderen Ansatz lassen sich auch für diese aus der Tierbeobachtung stammende Theorie Argumente finden, man braucht nur Menschen in einem Zugabteil zu beobachten, die »ihr« Abteil sogleich gegen jeden neu hereindrängenden Reisenden zu verteidigen suchen. Allerdings lässt sich auch diese Theorie mit ihren eigenen Argumenten leicht erschüttern, wenn nicht sogar widerlegen. Denn was als Territorium gilt, ist auch bei Tieren sehr beliebig definiert. Als Baguira, der große Hund meiner Mutter, der jahrelang ihren Garten als sein Revier betrachtet hatte, in eine kleine Wohnung nach München umgesiedelt wurde, erkannte er plötzlich den viele Hektar großen Englischen Garten als sein Territorium, das zu verteidigen er sich sogleich anschickte. Der territoriale Anspruch mag ja angeboren sein, aber er ist mit Sicherheit stark von den jeweiligen Umständen abhängig. Das wird auf der menschlichen Ebene noch deutlicher, wenn man bedenkt, wie die Engländer und Franzosen ihre Kolonien in Übersee, die Deutschen einst ihren »Lebensraum« im Osten, die Sowjets ihr Reich in Ungarn und der Tschechoslowakei, aber auch in Afghanistan verteidigten und die USA heute fast die ganze Welt als ihre Interessensphäre erkannt haben.

Als biologisch argumentierende Forscher das so genannte Aggressions-Gen als zweites Y-Chromosom bei einigen Gewaltverbrechern identifiziert zu haben glaubten, witterten gewisse Politiker bereits die Chance zur Früherkennung und Ausschaltung aller Verbrecher gleich bei der Geburt. Inzwischen gibt es Untersuchungen[2], die einen angeblichen Zusammenhang zwischen einem zweiten Y-Chromosom und Gewaltverbrechen ein für alle Mal widerlegt haben dürften.

Andererseits ist unbestritten, dass zum Beispiel Schmerzen Aggressionen bei Tieren und Menschen auslösen. Die Schmerzintensität bestimmt dabei das Ausmaß der Aggression. Das Marsprinzip, mit dem wir uns noch ausführlich beschäftigen werden, macht sich dabei auf verschiedenen Ebenen bemerkbar. Sogar der warme Südwind Föhn ist in der Lage, zerstörerischen Aggressionen Vorschub zu leisten. Von Alkohol und Drogen wie den Amphetaminen ist das ebenso bekannt.

Der bekannte Biologe Desmond Morris geht ebenfalls in diese Richtung, wenn er annimmt, dass in der dekadenten, gelangweilten modernen Gesellschaft das biologisch verankerte Bedürfnis nach Gewalt gleichsam automatisch wachse und sich irgendwann zu seinem Recht verhelfe.

Solche Ansätze finden wir auch in den verschiedensten Gesellschaftstheorien. Der Ahnherr des Sozialismus, Karl Marx, glorifizierte die Gewalt, indem er sie als Hebamme der neuen Gesellschaft und als unvermeidbare Entwicklungsstufe auf dem Weg zum großen Ziel ansah. Viele Revolutionäre dachten ähnlich, wobei wenige so ungeniert mit den Widersprüchen lebten wie die Anarchisten, die die absolute Freiheit von Herrschaft anstrebten, weil diese immer unmenschlich sei. Ebenso radikal, wie sie Gewalt ablehnten, wandten sie sie aber an. Bakunin, einer ihrer bekanntesten Vertreter, hielt die Lust an der Zerstörung für eine positive Tendenz. So mag es auch kein Zufall sein, dass Anarchisten kaum je etwas aufbauen konnten, aber vieles zerstörten.

Instinkte und das so genannte Böse

Anhänger der Instinkttheorie haben bis zu sieben verschiedene Arten von Aggression identifiziert, die irgendwann auch entsprechenden Arealen im limbischen System des Gehirns zuzuordnen sein sollen. Zu unterscheiden wären neben der bereits erwähnten territorialen die Rivalenaggression, die Beute-, Reizbarkeits-, Furcht-, instrumentale und mütterliche Aggression.

Für Konrad Lorenz[3], den bekanntesten Vertreter der Theorie angeborener Aggression, war Aggression ein Instinkt. Die zerstörerische Aggression, das heißt Gewalt, sei eine Fehlfunktion dieses Instinkts. Lorenz spricht von der Aggression als dem so genannten Bösen, das eben auch viele gute Seiten habe, zum Beispiel die Verteidigung der eigenen Jungen und die Errichtung einer Rangordnung. Für Lorenz entspringen sogar Liebe und alle persönlichen Beziehungen der Ritualisierung von Angriffs- oder Drohverhalten.

Auf diese Weise ergibt sich bei ihm auch ein wichtiger Lösungsansatz. Er richtet seine Hoffnung darauf, dass es gelingen könnte, mittels weiterer Ritualisierung menschliche Konflikte so weit zu entschärfen, dass sie auf erlöste Art und Weise zu bewältigen sind. Sportliche olympische Wettkämpfe, der friedliche Wettlauf der Wissenschaft oder der Technik wie etwa bei der Raumfahrt, aber auch Humor und Spiel könnten ritualisierbare Ventile für unsere instinktiven Aggressionen schaffen.

Der Mensch als Lernwunder und Funktion seiner Umwelt

Ein weiterer Ansatz geht davon aus, dass alles Verhalten erlernt wird und praktisch jedes menschliche Reaktionsmuster durch frühe prägende Erfahrungen und durch »Dressur« erreichbar ist. Die beiden auslösenden Ursachen für Aggression sind demnach Frustration und Bedrohung durch Gefahren. Zu Gewalt kommt es aus dieser lerntheoretischen Perspektive immer dann, wenn erstens kein anderer Ausweg mehr offen steht, und zweitens, wenn der Einsatz von Gewalt schon früher einmal Erfolg gehabt hat.

Dieses Modell macht den Menschen zu einem Objekt unbegrenzter Manipulation. Der Einzelne wird zu einer Marionette des jeweiligen Umfeldes, dem damit riesengroße Bedeutung und alle Verantwortung zukommt. Auch wenn der Einfluss der Umwelt als alleiniger Erklärungsansatz zu kurz greift, gibt es doch eine Reihe von Belegen dafür, wie er den Menschen prägen kann.

Der Psychoanalytiker und Aggressionsforscher Friedrich Hacker erwähnt in diesem Zusammenhang ein berühmt gewordenes Experiment von J. B. Calhoun.[4] Dieser konnte nachweisen, dass die Populationsdichte bei Ratten einen erheblichen Einfluss auf deren Aggressionsverhalten hat. Im überfüllten Zentrum eines großen Geheges verhielten sich die Ratten ausgesprochen bösartig. Sie verletzten, vergewaltigten und töteten, während in den geringer bevölkerten Randgebieten durchaus Recht und Ordnung im Sinne funktionierender Rangordnungen herrschten. Ähnlich steht es bei der menschlichen Kriminalität im Vergleich von engen Großstädten und wenig bevölkerten ländlichen Gebieten.

Interessanterweise übte das gefährliche Dschungelleben des überfüllten Gehegezentrums eine große Anziehungskraft auf die »friedlichen« Ratten der ruhigen Randgebiete aus. Eine ähnliche Tendenz lässt sich auch beim Menschen vermuten. Die Faszination der brodelnden Metropolen ist noch immer so groß, dass sie Menschen aus vergleichsweise friedlichen ländlichen Gebieten scharenweise anlockt – selbst angesichts der Wahrscheinlichkeit, in erbärmlichen Slums zu landen.

Experimente mit Affen zeigten außerdem, dass nicht nur Überfüllung, sondern auch verschiedene Formen von sozialer Desorganisation zu zerstörerischer Aggression führen. Daneben konnte nachgewiesen werden, dass Angst, Provokationen, die Bedrohung der Stellung in der Rangordnung, die Unterbrechung eines Handlungsablaufs, enttäuschte Hoffnungen und andere Frustrationen Aggressionen auslösen.

Das Entweder-oder zwischen Biologie einerseits und sozialem Umfeld andererseits bei der Erklärung für die Entstehungsursachen muss sicher einem Sowohl-als-auch weichen, wenn wir der Aggression gerecht werden wollen.

Faktor Erziehung

Die Erziehung zur Aggression folgt nach Friedrich Hacker[5] wesentlich anderen Wegen, als wir gemeinhin annehmen. In der Regel werden Kinder mit aggressiven Methoden dazu erzogen, nur ja nicht aggressiv zu sein. Gewaltsame Erziehung zur Gewaltlosigkeit gewöhnt aber an die Erziehungsmethode und lehrt nicht das Erziehungsziel; sie gibt die Gewalt eher weiter, als sie zu verhindern. Man erreicht das Gegenteil der ursprünglichen Absicht. Kinder, die geschlagen werden, damit sie nicht mehr schlagen, werden oft zu Schlägern. Die Tendenz zum Prügeln lässt sich offenbar nicht aus einem Kind herausprügeln. Was immer man ein*bläuen* oder ver*leiden* will, hinterlässt neben den blauen Flecken auf Körper und Seele vor allem die Botschaft, dass das Schlagen die vorzuziehende Reaktionsmöglichkeit ist. Das Erziehungsmittel wird damit viel wichtiger als das eigentliche Erziehungsziel.

Das Kind will vor allem so werden wie die Eltern, und wenn diese auch nur ausnahmsweise einmal zum Mittel der Gewalt greifen, macht das stärksten Eindruck und reizt wie wenig anderes zur Nachahmung. Diese Ausnahmen vom Gewaltverbot stellen ein erhebliches Problem dar. Jedes Kind erlebt eher früher als später Gewalt. Allerspätestens beim Militär erfahren junge Männer sogar, dass sie dazu verpflichtet werden, Ausnahmen von der Gewaltabstinenz zu machen. Nach Friedrich Hacker spricht alles dafür, dass diese Ausnahmen des Gewaltverbotes sich zu Regeln der Gewaltanwendung wandeln. Die generelle Gewalteinschränkung wird so eher zu einer Gewaltanweisung nach dem Motto »Ausnahmen bestätigen die Regel«: Man darf nie töten, außer wenn der Staat es verlangt, oder man darf niemals schlagen, außer wenn Papa die Hand ausrutscht. Gerechtfertigte Gewalt, also zum Beispiel durch staatliche Gesetze legitimierte Akte von Gewaltanwendung, verführen jedoch zur Kopie sowohl der Rechtfertigung als auch der Gewalt.

Nach Hackers Erfahrungen ist Erziehung ganz ohne Aggression andererseits undenkbar. Aggression als böse zu bezeichnen und gänzlich aus dem Spiel zu halten, wäre demnach unrealistisch und zum Scheitern verurteilt. Auch komplette Frustrationsvermeidung ist eine Illusion. Das Paradies der Kindheit muss allmählich geradezu entzaubert werden, und zwar durch die Erkenntnis, dass alle späteren Rechte durch vorherige Pflichten zu verdienen sind und dass Leben letztlich Kampf bedeutet.

Prügel, Misshandlungen und die Folgen

In einer Großstadt wie New York führten im Jahr 1970 von den etwa 2500 registrierten Fällen von Kindesmisshandlung zwanzig Prozent direkt zum Tod. Drei Viertel der Misshandelten waren unter vier; ein Viertel der Kinder erlebte Misshandlungen im ersten Lebensjahr; in zehn Prozent der Fälle begann das Martyrium schon in der ersten Lebenswoche.

Das soziologische Profil der Kindesmisshandler ist ebenfalls überraschend. Unter ihnen sind überdurchschnittlich viele Personen mit Universitätsbildung. Bei zehn Prozent lag das Einkommen über dem Durchschnitt. Weniger als ein Prozent waren als Psychotiker und nur 1,5 Prozent als Sadisten zu bezeichnen. Väter neigten häufiger zu Kindesmisshandlung, taten dies jedoch meist unter dem Kommando ihrer Frau. Mütter misshandelten zwar seltener, aber dafür noch extremer als die Väter. Etwa neunzig Prozent der misshandelnden Personen gaben das nicht enden wollende Schreien und Weinen ihres Kindes als Grund für die Gewalttaten an. Nachdem sie den Einsatz von Gewalt, der von Würgen über massives Schlagen bis zu Verbrühen und Verbrennen reichte, einmal begonnen hatten, konnten sie in der Regel erst wieder aufhören, wenn das Kind verstummte.

Eine Studie aus Los Angeles ergab ebenso überraschend, dass es sich bei den geprügelten und gebrannten Kindern besonders häufig um ersehnte, ja herbeigewünschte und gegenüber den anderen Kindern der Familie bevorzugte Wunschkinder handelte. Sie wurden ursprünglich am meisten geliebt, hatten die Eltern aber enttäuscht und wurden so zu deren Zielscheibe für Aggression, was deutlich für die Frustrationstheorie bei der Gewaltentstehung spricht.

Weniger überraschend war, dass alle prügelnden Eltern in ihrer Kindheit ebenfalls geprügelt worden waren. Sie kamen aus Kleinfamilien, in denen man sehr auf sich selbst bezogen lebte. Freunde und Geselligkeit, andere Interessen neben Arbeit und Fernsehen spielten für diese Menschen kaum eine Rolle. Sie misstrauten allem Fremden und erachteten Ordnung und Sauberkeit als höchste Errungenschaften in ihrem gut behüteten Heim.

Gruppen, die auffallend wenig zu Kindesmisshandlungen neigen, sind – nach Hacker[6] – die der herumziehenden Landarbeiter, der Hippies und der halbwüchsigen Mütter, die in größeren Gruppen zusammenleben. Sie haben den Vorteil, bei der Kinderbetreuung und -erziehung auf Helfer zurückgreifen zu können, und die Nähe in der Gruppe scheint Übergriffe zu verhindern.

Die Kindesmisshandler sind vor allem auf den guten Eindruck nach außen, auf ihre Unabhängigkeit und Selbstgenügsamkeit bedacht und neigen zur Isolation. Sie haben kaum Alternativen zur Gewalt, weil sie durch ihre eigenen frühkindlichen Erfahrungen geprägt sind und sich auf die Billigung der Tradition verlassen (können). Wenig erstaunlich ist eine Häufung der Kindesmisshandlungen in der Weihnachtszeit, weil nun der Druck auf die »heile Familie« besonders hoch ist und der Schatten, dem wir uns später gesondert zuwenden, noch leichteres Spiel hat.

Die misshandelten Kinder hängen auffällig stark an ihren gewalttätigen Eltern und schreiben ihnen nicht selten rührende Briefe ins Gefängnis. In der Mehrzahl akzeptieren sie ihre »Bestrafungen« durch die Eltern und deuten sie noch als Liebesbeweise, die nur irrtümlich über den üblichen Rahmen hinausgegangen seien. Sie empfinden sich als »böses Kind« und haben sogar noch ein schlechtes Gewissen wegen ihrer eigenen »Missetaten« und der daraus für die geliebten Eltern erwachsenen Scherereien. Die Schuldgefühle, die ihnen die Eltern eingebläut haben, werden zu deren Entlastung verwendet.

Diese Tatsachen dürften die geringe Einsicht der Eltern noch befördern. Sie sehen sich in der Regel als Opfer und flüchten in Rationalisierungen wie: »Wo gehobelt wird, da fallen auch Späne.« Keineswegs sind sie verunsichert oder ratlos, verzweifelt oder hilflos. Im Gegenteil glauben sie fest daran, zwischen Gut und Böse unterscheiden zu können, und wissen sich auf der richtigen, das heißt guten Seite. Sie bedauern lediglich die extreme Form ihrer Maßnahmen und die Tatsache, dass sie erwischt worden sind, nicht aber die prügelnde »Erziehung« an sich. Kindesmisshandler zweifeln in der Regel nicht an ihrem moralischen Recht, ihre Kinder so zu malträtieren, wie auch sie malträtiert worden sind.

Durch den psychologischen Mechanismus der Identifikation mit dem Angreifer, mit den eigenen Eltern, wird diese Tendenz noch entscheidend gefördert. Außerdem stellen die Eltern naturgemäß die höchste Autorität für Kinder dar, an der – mit einer kurzen Unterbrechung in der Pubertät – kaum gezweifelt wird. Hacker geht davon aus, dass Kindesmisshandler stets grundsätzlich gestörte Menschen sind, weil ihnen die Störung der heimischen Situation so unerträglich erscheint. Sie leiden an schwersten Persönlichkeitsstörungen beziehungsweise lassen ihre Kinder darunter leiden.

Wie enorm stark die Fixierung auf Autoritäten und die anschließende Abhängigkeit von ihnen ist, zeigt das 1961 durchgeführte Experiment zum Thema Gehorsamkeit von Stanley Milgram. Wenn man Versuchspersonen unter Vorspiegelung wissenschaftlicher Autorität dazu animiert, andere Versuchspersonen mit elektrischen Stromschlägen zu quälen, zeigt sich eine erschreckende menschliche Autoritätshörigkeit.

In dem Milgram-Experiment bestimmte ein Versuchsleiter die eigentlichen Versuchspersonen allesamt zu »Lehrern«, die das Gedächtnis einer anderen Versuchsperson, die in Wirklichkeit ein in den Test eingeweihter Schauspieler war, mittels Bestrafung zu trainieren habe. Immer wenn der angebliche »Schüler« etwas falsch beantwortete, sollte ihm der »Lehrer« einen Stromschlag geben, wobei die Möglichkeiten von 15 bis 450 Volt reichten. Damit sich der »Lehrer« einen Eindruck verschaffen konnte, wurde ihm ein echter Stromschlag von 45 Volt verpasst. Anschließend musste er seinen »Schüler« trainieren. Dieser begann sogleich mit der Schauspielerei, denn er bekam ja keine echten Stromstöße. Anfangs protestierte er zaghaft, dann heftiger. Ab »75 Volt« fing er an zu stöhnen; ab »180 Volt« flehte er um Gnade. Stöße über »300 Volt« ließen dann all seine Verzweiflungsschreie verstummen. Wenn einer der »Lehrer« aufhören wollte, mahnte der Versuchsleiter mit seiner ganzen Autorität an, dass jeder »Lehrer« weitermachen müsse; er habe keine andere Wahl. Von den Versuchspersonen machten tatsächlich bis zu 65 Prozent auf die Anweisungen eines ihnen bis dahin unbekannten Wissenschaftlers bis zur höchsten Dosis von »450 Volt« weiter, obwohl sie offensichtlich unter den markerschütternden Schreien vom Tonband litten. Manche schauten auch weg, aber hörten trotzdem nicht auf, den »Schüler« zu foltern.

Die schockierenden Ergebnisse hingen offenbar weniger vom Charakter der Versuchspersonen ab als vom Umfeld. Sobald man die Versuche in einem Bürohaus durchführte, war nur noch knapp die Hälfte der »Lehrer« bereit, bis zum Letzten gehen; wechselte man dagegen in die Räume der renommierten Yale-Universität, folgten zwei Drittel der »Lehrer« den Aufforderungen, den »Schüler« weiter durch Stromschläge zu bestrafen.

Die Versuche wurden auch in anderen Ländern durchgeführt. Wissenschaftler in Deutschland gingen davon aus, dass man nach den Gräueltaten von Auschwitz höchstens noch mit einem Anteil von 30 Prozent rechnen könne, die den Kadavergehorsam bis zum Äußersten treiben würden. Das Ergebnis war jedoch erschütternd: 85 Prozent der Getesteten erwiesen sich als zu allem bereite, gehorsame Untertanen und gingen bis zum Letzten. Das Bayerische Fernsehen veröffentlichte das monströse Ergebnis und strahlte Szenen der Versuchsreihe aus. Die Betroffenheit hielt sich in Grenzen, weil man das Thema insgesamt lieber meidet.

Die Ausreden der später befragten Versuchspersonen in der Lehrerrolle liefen fast immer auf dieselbe schon bekannte Leier hinaus: Man war davon ausgegangen, dass die Wissenschaftler, die Autoritäten, schon wüssten, was sie täten, man selbst habe kaum eigene Verantwortung gespürt.

Stanley Milgram folgerte aus seinem Experiment, dass es in unserer Kultur offensichtlich zu wenig nachahmenswerte Ungehorsamsmodelle gebe. Was er nicht sagte, liegt genauso nahe: dass es viel zu viele Gehorsams- und damit Anpassungsmodelle gibt. Es mag an dieser Stelle unvermittelt und verfrüht erscheinen, aber es sei darauf hingewiesen, dass genau auf diese gehorsame Anpassung die heute zu beobachtende Flut von Krebserkrankungen zurückzuführen ist.

Wenn sie den tieferen Gründen hinter den Misshandlungen nachgehen, gelangen Psychoanalytiker wie Hacker zu der Vermutung, dass neben der gesellschaftlich verordneten und von sich und allen anderen erwarteten Liebe zu den Kindern bei den Eltern noch ein manchmal bis zu tödlichen Konsequenzen reichender Gegenimpuls hineinspielt. Möglicherweise neiden diese Eltern ihren Kindern unbewusst das ganze noch vor ihnen liegende Leben, das sie selbst schon verspielt zu haben glauben. Solche unbewussten Bestrebungen werden sogar für Kriege verantwortlich gemacht, wenn gealterte Politiker beschließen, die Jugend ihres Landes zur Schlachtbank, das heißt auf eines der Schlachtfelder dieser Erde, zu schicken. Der Name Infanterie soll sogar von *infant* (engl.: Kind) kommen. Hier werden also die Kinder der Nation zum sprichwörtlichen Kanonenfutter. Jedenfalls ist für den Infanteristen, die niedrigste Stufe des Soldatseins, vor allem Gehorsam wichtig; selbstständiges Denken wird ihm dagegen schon bei seiner Grundausbildung ausgetrieben. Darin ließe sich immerhin eine Parallele zu manchen Formen der »Erziehung« erkennen.

Je früher und gewaltsamer den Kindern Qualen bereitet werden, desto mehr machen sie sie abhängig, desto kompletter wird der kindliche Wille gebrochen, die Seele vergewaltigt, und desto bereitwilliger interpretieren die Gequälten ihre Qual als eine Form von Zuwendung, die sie zum Teil nicht einmal missen wollen – und desto sicherer werden sie später anderen Ähnliches antun. Die Gebrochenen werden andere brechen wollen, egal ob es sich um Kinder oder Soldaten oder kindliche Soldaten handelt. Auf diese Weise werden alle zu Opfern: die Gequälten, aber auch die Peiniger, die früher Gequälte waren und selbst nichts anderes kennen gelernt haben. Sie geben auf harte Weise weiter, was ihnen einge*bläut* wurde und sich reflexhaft in ihrer Seele verankert hat.

Auch die Erfahrung, dass Gewalt ansteckend wie eine Infektionskrankheit ist, findet hier Erklärung und Bestätigung. Wahrscheinlich verdankt sie ihre beeindruckende Virulenz ihrer Scheinrechtfertigung und wird so manchmal rasend schnell epidemisch.

Dieses System, das sich selbst verstärkt, weil weder die Peiniger noch die Gepeinigten direkt dagegen aufbegehren, sondern sich geradezu willig fügen, macht alle staatlichen Eingriffe äußerst problematisch, denn oft wird dadurch auch für die Kinder alles zuerst einmal noch viel schlimmer. Die Therapie für solche Familien ist ähnlich schwierig wie die für entsprechende totalitäre Staaten, die ihre Bürger quälen und foltern und das angeblich noch zu deren Bestem tun. Beide Institutionen verbieten sich entschieden jede Einmischung von außen. Diesbezüglich haben sie auch leichtes Spiel, denn alle in der Umgebung schauen lieber weg, als das Elend an sich heranzulassen. Der seelische Abwehrmechanismus der Verdrängung kommt hier voll zum Tragen.

Die Nachbarn hören natürlich das verzweifelte Schreien und Weinen der geschundenen Kinder, oft auch das Geräusch der Schläge und dann das Verstummen, aber sie wollen es in der Regel nicht glauben – weil *nicht wahr sein darf, was nicht wahr sein kann,* und weil *man so etwas nicht einmal denken darf,* weil *niemand so etwas einem wehrlosen Kind antun kann.* So wird – nach Hacker – das groteske Ausmaß der Grausamkeit ihr wirksamster Schutz.[7]

Diese Verdrängungsmechanismen gelten für viele prinzipiell ähnliche Situationen. Die klerikalen Folterknechte der Inquisition, die Sadisten der Konzentrationslager, die Kriegsverbrecher auf dem Balkan, die Kindesmisshandler überall – *gibt es das überhaupt wirklich, oder sind es Übertreibungen, erfundene Gräueltaten und böse Märchen zum Angstmachen?* Das fragt sich der gute Bürger und will eigentlich keine Antwort darauf, sondern seine Ruhe.

Zusätzlich aber hat er auch noch die Möglichkeit, in den Gegenpol zu flüchten. Solche Gräuel möge es vielleicht geben, meint er dann, aber es seien ja Einzelfälle, begangen von Kranken, Sadisten und Irren. Normale Menschen könnten so etwas nicht tun, ja nicht einmal denken. Da er selbst zweifelsfrei normal ist, hat er also gar nichts damit zu tun, und nur so konnte er es auch so lange übersehen und überhören – oft jahrelang in der Nachbarwohnung oder im ganzen Land wie in der Nazizeit. Und schließlich heißt es: *Ein Glück, dass heute so etwas nicht mehr möglich ist!*

Dieses falsche *schlagende* Argument beendet dann auch jede Auseinandersetzung bereits im Keim.

Gegen die Verdrängung und das daraus fließende Gift gibt es nur ein Mittel: die radikale und rückhaltlose Bewusstmachung und Aufklärung der eigenen Aggressionsproblematik. Die angeführten Verdrängungsargumente sind leicht zu widerlegen. Das Verschwinden von Millionen Juden, das Entstehen so vieler KZs, die ständigen blauen Flecken an den Gliedern des Nachbarkindes oder der Nachbarsfrau sind gar nicht zu übersehen. Im Übrigen sind auch die Abermillionen Allergien und Infektionskrankheiten nicht so einfach vom Tisch zu wischen. Sie werden zu einer unserer besten Chancen, unsere eigenen Aggressionsbezüge zu durchlichten.

Die Institutionalisierung der Gewalt

Selbst wenn es tatsächlich genug Hinweise darauf gibt, dass Kinder besonders zu Beginn des Lebens mehr dressiert als erzogen werden – sogar in Familien, in denen niemals geschlagen wird –, und selbst wenn man auch später noch zum Beispiel im partnerschaftlichen Bereich sehr viele Verhaltensmuster durch Dressur heraufbeschwören kann, ist der lerntheoretische Ansatz allein doch noch immer zu einseitig und beschränkt, um Aggression zu erklären.

Nach Sigmund Freud, dem Stammvater aller Psychotherapie und der Psychoanalyse im Speziellen, ist Aggression ein Trieb. Ein Trieb wiederum ist ein dem Organismus innewohnender Drang zur Wiederherstellung eines früheren Zustandes. Freud ging davon aus, dass Triebe die Verbindung zwischen Körper und Seele darstellen. Die Aggression ordnete er dem Todestrieb zu, der von ganz entscheidender Bedeutung für ihn war, weil das Anorganische vor dem Organischen und der Tod folglich vor dem Leben gewesen sei. Ohne Zweifel strebt alles organische Leben dem Tod zu, aber selbst seine Analytikerkollegen konnten Freud in seiner strengen Sicht des Todestriebes nicht geschlossen folgen. Bei Alfred Adler etwa ist der Aggressionstrieb ein eigenständiger, auf Macht und Prestige gerichteter Drang, der sich zur Kompensation einer inneren Minderwertigkeit nach außen wendet.[8]

Der Psychoanalytiker Friedrich Hacker sieht Aggression »als jene dem Menschen innewohnende Disposition und Energie, die sich ursprünglich in Aktivität und später in den verschiedensten individuellen und kollektiven, sozial gelernten und sozial vermittelten Formen von Selbstbehauptung bis zur Grausamkeit ausdrückt«[9]. Damit kommt er zu einer Definition, die auch anderen Ansatzpunkten Raum gibt.

Gewalt ist nach Hackers Einschätzung nicht mit Aggression identisch, sondern lediglich eine nackte, meist physische Ausdrucksform derselben. Er formuliert: »Alle Gewalt ist Aggression, aber nicht jede Aggression ist Gewalt. Aggression und Gewalt sind grundsätzlich voneinander zu unterscheiden ...« Und er führt aus: »Alle Aggressionsformen können schließlich zur Gewalt führen und sind von der Gefahr der Primitivisierung und der Regression auf Gewalt bedroht. Der Grad und die Intensität der Erkenntnis vermindern die Gefahr.«[10] Nach Hacker ist Gewaltanwendung »auf lange Sicht eine elende Strategie, da sie durch ihre Anfangserfolge der aufrüttelnden Aufmerksamkeitserregung und der Schaffung von Öffentlichkeit zur Wiederholung verführt, abstumpft und Gegengewalt, Gewalteskalation sowie allgemeine Brutalisierung hervorruft. (...) Die Behauptung, dass Gewalt die Wunden heile, die sie schlägt, ist blanker Unsinn. Das Gegenteil ist richtig. Gewalt kann nicht im ewigen Wiederholungszwang durch Gewalt bezwungen werden, sondern nur durch Erkenntnis und Kenntnis der gewalthervorbringenden Umstände und Bedingungen – und deren Verhinderung.«[11]

Da Hackers Ableitung sehr umfassend ist – und obendrein den Teufelskreis der Gewalt anspricht, der im nächsten Kapitel noch ausführlich behandelt wird –, sei hier näher darauf eingegangen. Danach drückt schon das kleine Kind aggressive Äußerungen über seine Skelettmuskeln aus, und zwar aus purer Lust. Das Kind hat einfach Spaß daran, durch aggressives Bewegen seine Welt zu erkunden. Es ist in dieser frühen Zeit polymorph aggressiv, das heißt, seine Aggressionsäußerungen sind vielfältig und noch völlig ungelenkt.

Das Kind beginnt demnach bereits in so früher Zeit, lustvolle Reize als Teil seines Selbst zu empfinden, unlustvolle aber im Sinne der Projektion nach außen abzuschieben. Bald entwickelt es die Tendenz, aggressiv zu werden, wenn es etwas nicht bekommen kann; es antwortet mit Aggressivität auf seine nach außen projizierten Ängste und Spannungen. Am liebsten würde es die Quelle der Unlust ausschalten. Allerdings wird es frühzeitig durch Androhung von Strafe und Liebesentzug daran gehindert, seinen Aggressionen freien Lauf zu lassen. Diese Kontrolle läuft über so genannte Aggressionsbindungen, die die Aggression in bestimmten Situationen tabuisieren und an andere knüpfen. Das Kind verinnerlicht die Forderungen der Umwelt, indem es sich mit den ersten Bezugspersonen völlig identifiziert, wodurch sich zusätzlich zu seinem Ich bald ein Über-Ich, ein Gewissen, entwickelt. Auf diese Weise übernimmt es die Überwachungs- und Straffunktion der Umwelt in Eigenregie, wodurch aus äußeren Zwängen allmählich innere werden.

Indem sich das Kind in die vorgegebenen Umstände fügt, kann nach Hacker ein guter Teil der freien Aggression in den diese Umstände garantierenden Institutionen wie der Familie gebunden werden. Das Kind genießt anschließend den daraus entstehenden Vorteil der Mitgliedschaft und der Angstfreiheit. Wir Menschen stehen nach Hacker ständig unter dem Zwang, uns solche Institutionen wie Familien, Clans, Gruppen und so weiter zu schaffen, weil wir nur einen geringen Teil freier Aggression ertragen können, ohne unser Leben zu gefährden.

Die Institutionen lenken nun aber ihrerseits die Aggressionsenergie in bestimmte Bahnen. So stehen alle Institutionen – auch die »guten« – von Anfang an mit der Aggression im Bunde, selbst wenn sie sie noch gar nicht nach außen lenken. Erst diese freiwillige oder erzwungene Aggressionskontrolle durch die Gemeinschaft macht nach Ansicht von Hacker menschliches Zusammenleben überhaupt erträglich. Die beim Tier durch Instinkte und entsprechende Hemmungsmechanismen geregelte Aggressionskontrolle muss beim Menschen von den selbstgeschaffenen Institutionen gewährleistet werden.

Das einfache Beispiel der Uno mag das verdeutlichen. Die Weltgemeinschaft aller Staaten sieht ihre Aufgabe darin, den Frieden unter den Völkern zu wahren. Sie kann dies nur dadurch erreichen, dass die Völker übereinkommen, ihr Aggressionsenergie zukommen zu lassen. Idealerweise könnte ein Gewaltmonopol der

Uno theoretisch alle Kriege sofort beenden. Nur scheitert es im Augenblick daran, dass die Nationen so viel Gewaltverzicht, das heißt die Delegation von Aggressionsenergie an die Weltorganisation, scheuen. Die USA als die im Hinblick auf Aggressionsenergie aktivste und freizügigste Nation dieser Erde wollen der Uno nicht einmal juristische Macht über US-Soldaten einräumen. Dass sie selbst bei Gerichtsverhandlungen gegen Kriegsverbrecher bisher weltweit federführend waren, ändert nichts daran. Wie alle, die Konflikte nach außen und auf andere projizieren, sind die USA der Meinung, dass Kriegsverbrecher zwar sehr wohl abgeurteilt gehören, aber aus den eigenen Reihen eben nicht.

Dass diese Haltung nicht nur auf eine verbohrte Führung oder Obrigkeit zurückzuführen ist, sondern auch in der Bevölkerung verankert ist – und sicher nicht nur in der amerikanischen –, kann der von Hacker zitierte Prozess um das Massaker von My Lai deutlich machen. Als der US-Leutnant William Calley von einem Kriegsgericht des Mordes an über fünfhundert vietnamesischen Kindern, Frauen und Männern, die er zum Teil aus nächster Nähe eigenhändig erschossen hatte, überführt und für schuldig befunden worden war, ging ein Wutschrei durch die Nation. Neun von zehn Amerikanern hielten das Urteil für einen Skandal und eine Schande. Senatoren protestierten öffentlich, besuchten den Massenmörder im Gefängnis, solidarisierten sich mit ihm und erklärten ihn zum Volkshelden. Der Präsident erließ ihm sogleich die Haftstrafe und schickte ihn nach Hause zum Arrest.

Die Offiziere des Militärgerichts waren erschüttert, hatte doch die Armee sich lange genug geweigert, den in ihrem Namen begangenen Massenmord zuzugeben, und alles nach Kräften verschleiert. Als sie – gezwungen durch öffentlichen Druck – das Verfahren eröffneten, machten sie es mit der ihnen eigenen militärischen Präzision korrekt nach Vorschrift, und die Beweislage gegen Calley war erschütternd und erdrückend. Als die Proteste gegen ihr Urteil (lebenslange Haft) landesweit losgingen, verstanden sie die Welt nicht mehr. Während sie jetzt nicht nur beschimpft, sondern sogar mit dem Tod bedroht wurden, stieg der überführte Mörder Calley zum Volkshelden auf und bekam Tausende von anerkennenden Briefen. Die Fanpost stapelte sich.

Für andere Nationen dürfte Ähnliches gelten. Die USA haben lediglich den Vorteil, dass sie als weitgehend funktionierende Demokratie überhaupt zu solchen Prozessen fähig sind. Die Exzesse von Armeen weniger demokratischer Staaten kommen kaum je an die Öffentlichkeit, und wenn es geschieht, dann sicher nicht vor ein Gericht des eigenen Landes. Undenkbar, dass die unvergleichlichen Gräuel der SS-Einheiten vor Gerichten Nazideutschlands geahndet worden wären.

Wie die US-Militärrichter und die Geschworenen in Uniform verstehen aber auch wir die Welt oft nicht mehr, und wahrscheinlich haben wir sie überhaupt nie verstanden, wenn es um das Thema Aggression und Gewalt ging.

Die von den Individuen an das Kollektiv abgetretene Aggression – von klein auf eingeübt – wird von der Institution verwaltet und kann beliebig auf äußere Ziele gelenkt werden. Die Gewalt des Einzelnen, als Delikt streng verboten, wird nun plötzlich zum Gesetz erklärt und wichtig und wertvoll. Sie wird umbenannt und mit höheren (Kriegs-)Zielen gerechtfertigt. Leutnant Calley war befohlen worden, gegen ein mit dem kommunistischen Feind kollaborierendes vietnamesisches Dorf vorzugehen. Für ihn war im Krieg und nun (endlich?) erlaubt, was vorher Tabus unterlag. Ähnlich ist es wohl den SS-Leuten ergangen, die nach dem Attentat auf Reinhard Heydrich als Vergeltung alle Männer des Dorfes Lidice ermorden mussten.

Die im Krieg übliche Legitimierung von Gewalt bedient sich eines einfachen und überall anzutreffenden Etikettenschwindels. Die eigene Gewalt wird von der Institution als Notwendigkeit dargestellt, als natürliches Recht sogar, ja als Pflichterfüllung für das Vaterland: Sie diene lediglich der Selbstverteidigung und sei ein Dienst an höheren Zielen. Wenn ein Soldat wie ein Kind die Ziele seiner Institution verinnerlicht hat, wird er diese Sicht der Dinge problemlos annehmen und meinen, dass sie mit seinen eigenen Zielen übereinstimmt. Hacker macht eindeutig klar, dass auch das Gewalt ist, was als Gegengewalt gerechtfertigt erscheint.

Leutnant Calley stellt aber nur die eine Seite desjenigen dar, der voll in der Identifikation mit seiner Untat bleibt. Er verteidigte sich – genau wie praktisch alle Nazischergen – damit, dass er lediglich Befehlen gehorcht und seinem Land gedient habe. Er nahm also Befehlsnotstand für sich in Anspruch. Immer wieder kommt es aber auch vor, dass sich in Individuen Widerstand gegen solche unmenschlichen Befehle regt. Sie erkennen plötzlich den Missbrauch der Aggressionsenergie, die sie seinerzeit an die Institution delegiert hatten, und entwickeln sich zu (oft erbitterten) Feinden derselben Institution. Häufig kämpfen sie nun auf verlorenem Posten und gehen nicht selten vor der Macht der früher von ihnen unterstützten Institution schließlich doch in die Knie.

Erst kürzlich konnte ich erleben, wie ein engagierter Arzt und Klinikchef, der sich geweigert hatte, einen gravierenden Kunstfehler seines Oberarztes zu decken, des Postens enthoben wurde. *Er* musste gehen – nicht etwa der Oberarzt, wie es (naive) an Recht und Gerechtigkeit glaubende Menschen erwarten würden. Jetzt muss er gegen die Institution ankämpfen, der er sich zuvor zugehörig fühlte. In einem demokratischen Land mit Gewaltenteilung wie Österreich hat er dabei immerhin Chancen.

Wenn nun ein Aussteiger aus dem System seine ursprünglich abgegebene, delegierte Aggressionsenergie zu sich zurückholt und gegen die Institution einsetzt, um sie als Hort der Ungerechtigkeit oder Unmenschlichkeit niederzukämpfen, wird er manchmal auch siegen. Das kann jedoch nur gelingen, wenn schon auf dem Weg zu diesem Sieg wiederum Aggressionsenergie an eine andere, nun subjektiv natürlich ungleich bessere Institution abgegeben wird – also an einen Anwalt, eine Partei oder auch an einen militärischen Oberbefehlshaber.

Kaum ist aber der Sieg im »gerechten Krieg« errungen, muss wieder eine Institution geschaffen werden – mit all den Gefahren des Missbrauchs von Macht und Aggressionsenergie, die diesem Prozess innewohnt. So kam es beispielsweise dazu, dass Freiheitskämpfer wie Emiliano Zapata oder Pancho Villa in Mexiko zu Dauerrevolutionären wurden. Kaum hatten sie eine Regierung mittels Revolution von unten gestürzt, unterschied sich die neue Regierung nicht wesentlich von der alten und musste durch einen neuerlichen Umsturz beseitigt werden. Der chinesische Revolutionsführer Mao Tse-tung schien das Dilemma frühzeitig erkannt zu haben und empfahl daher die permanente Revolution als eine Art Institution. Die Kulturrevolution brachte jedoch so viel Gewalt und Elend, dass sich das Volk sehr schnell gegen diese Idee stellte und man sie bald zu Grabe trug.

Die scheinbar immer wieder notwendige Revolution macht das Dilemma deutlich, dass man Gewalt stets an übergeordnete Institutionen delegieren muss, um ein friedliches Zusammenleben zu erreichen. Will man dem Teufelskreis je entkommen, ist es am besten, von vornherein um diese Notwendigkeit zu wissen.

Gegenüber Unterdrückung durch mächtige Institutionen hat Aggression sogar in Form ihrer schrecklichen Variante der Gewalt immer auch eine befreiende Funktion und den Charakter eines Ventils. Es liegt somit nahe, gewaltsam gegen Gewalt vorzugehen. Umso kostbarer sind jene wenigen Momente, in denen es gelingt, die berechtige Aggression auf einem anspruchsvolleren Niveau zu halten.

Natürlich brauchten die Bürgerrechtler der DDR ein gerüttelt Maß an Mut, Kraft und Kampfeswillen – alles Aspekte des Aggressionsprinzips –, als sie sich gegen das verkrustete und bis dahin äußerst gewaltbereite System aus Stasi und Militär auf die Straße wagten. Ihren Protest artikulierten sie in durchaus aggressiv gemeinten Parolen. »Wir sind das Volk!« – das mag heute harmlos klingen; es sollte und konnte jedoch die Frage der eigenen Legitimation und die der Illegalität der anderen Seite ausdrücken. Selten gelingt es Organisatoren zivilen Ungehorsams und Anführern von Aufständen, der Versuchung zur Gewalt in so beeindruckender Weise zu widerstehen.

Wären die Menschen auf den Straßen der DDR zur Gewalt übergegangen, hätte das den Betonköpfen in der DDR-Führung vielleicht noch einmal zum Vorwand gereicht, die erste echte Volksbewegung seit Gründung der DDR blutig niederzuschlagen. Insofern sind die Krawallmacher, die sich zum Beispiel ständig in an sich friedlich gedachte Demonstrationen mischen, die besten Kämpfer für die Gegenseite, denn sie liefern ihr Vorwände zum Gegenschlag in beliebiger Art und Weise. Ganz konsequent hatten die Ordnungstruppen von Silvio Berlusconi, dem italienischen Ministerpräsidenten und Medienunternehmer, beim Gipfel in Genua ein geheimes Bündnis mit rechten Schlägern, wie Fernsehbilder später enthüllten. Damit war es leicht, die mehrheitlich friedlich engagierten und agierenden Protestierer von Attac und andere Globalisierungsgegner zu kriminalisieren. Ähnlich wirken die so genannten Autonomen bei Demonstrationen in Deutschland unter dem Strich als unbeabsichtigte Helfer jener staatlichen Gewalt, die sie angeblich bekämpfen und der sie doch ständig zuarbeiten.

In Situationen, in denen sich der Volkszorn gegen sie aufbaut, haben die jeweils Herrschenden noch eine andere Chance, nämlich die im Willen zum Aufbegehren gebundene Energie nach außen auf einen neuen Feind zu richten. Denn die Befriedigung, die durch ein möglichst einfaches und drastisches Feindbild entsteht, ist für sie ausgesprochen stabilisierend. Sofort wächst wieder ein Verbundenheitsgefühl mit der bedrohten Institution. Gewalt ist immer einfach, all ihre Alternativen sind dagegen komplex und anspruchsvoll.

Man kann diesen Mechanismus sogar ausnutzen, um die Macht in einer Institution für sich zu erringen. Als ein Meister dieser Strategie muss der israelische Politiker Scharon gelten. Er löste den palästinensischen Aufstand, die Intifada, durch seinen provokanten Besuch auf dem Tempelberg aus, um sich dann anschließend als Retter aus der von ihm selbst inszenierten Misere auf den Schild der Macht heben zu lassen. Dass Letzteres immer sein Ziel war, ist ihm als Politiker nicht vorzuwerfen, der Weg aber, den er dorthin gewählt hat, ist mit Gewalt gepflastert und hat später auch nur Gewalt hervorgebracht. Diesen Mechanismus zu durchschauen ist für Deutsche offenbar problematisch, weil Scharon Jude ist. Leider ist er durchaus nicht der Einzige, der mit solchen Methoden arbeitet oder gearbeitet hat. Sie sind unabhängig von Herkunft und Nationalität des jeweiligen Politikers höchst problematisch, weil sie die Eskalation von Gewalt nach sich ziehen. Auch wenn das Beispiel für uns aus historischem Grund schwierig ist, läge trotzdem die einzige Chance darin, solches in Zukunft von Anfang an zu bemerken und nicht auch noch zu unterstützen. Erst wenn es gelingt, die Spielarten der Aggression auf den verschiedenen Ebenen und in ihren unterschiedlichen Erscheinungsformen zu durchschauen, können wir hoffen, sie im Keim zu verhindern und nicht auf alle Zeiten im Kreislauf aus Aggression und Projektion gefangen zu bleiben.

Wie kam die Aggression in die Welt?

Der Mythos vom ersten Feuer

Nach all den verschiedenen wissenschaftlichen Argumenten zur Erklärung von Aggression kann ein Rückgriff auf den Mythos ein Stück weiterhelfen. Aggression wäre im mythischen Weltbild, in den Seelenbilderwelten, dem Feuer- und Lichtprinzip zuzuordnen. Die Lichtbringer – ob der germanische Loki oder der griechische Prometheus – sind jeweils Aufständische, die das Wesen des Feuers in sich verkörpern. Durch Wortbruch, Betrug, List, Tücke und letztlich Gewalt stehlen sie den Göttern das Feuer, die es offenbar für sich monopolisiert hatten und den Menschen nichts davon abgeben wollten. So hinterhältig und aggressiv das Vorgehen dieser Lichtbringer auch erscheinen mag, die göttliche Gegenseite ist ebenfalls nicht unproblematisch. Die Haltung der Götter könnte man tatsächlich als besonders unfreundlich ansehen, weil sie durch eine Weitergabe gar nichts von ihrem Feuer verloren hätten. Aber das Feuer ist hier natürlich vor allem ein Symbol der Macht. Wer das Feuer besitzt, beherrscht damit leicht die Welt. Hier ließe sich für Feuer auch ohne weiteres Aggression einsetzen.

Auf der anderen Seite heiligt der (gute) Zweck den Lichtbringern die Mittel, und damit wird dieses Geschehen zum Proto- oder Archetyp für spätere Ereignisse. Sie tun etwas »Böses«, um das Gute zu befördern, und sind damit Goethes Mephisto sehr ähnlich. Als Teufel wird dieser nicht zufällig auch Luzifer genannt, was übersetzt so viel wie Lichtmacher heißt.

Prometheus und Loki werden so zu frühen Helden, die sich gegen das Establishment der Götter auflehnen. Sie benutzen dazu Gewalt, eine besonders unerlöste Form der Aggression. Und sie werden beide Opfer der Gegengewalt der Götter. Prometheus wird an einen Felsen des Kaukasus gefesselt, und ein Adler frisst ihm täglich die Leber weg, das dem Göttervater Zeus geweihte Organ. Da sie nachts nachwächst, ist Prometheus' Qual eine ewige. Loki ergeht es nicht besser, wenn er – ebenfalls an Felsen geschmiedet – den ätzenden Speichel des Fenriswolfes oder in anderen Darstellungen auch der Midgardschlange in die Augen bekommt. Seine Frau fängt das Gift zwar in einer Schale auf, sodass er die Folter ertragen kann, aber sobald sie das Gefäß wechseln muss, erleidet er schlimme Qualen. Die Tatsache, dass beide Lichtbringer für immer dafür gestraft werden, dass sie sich des Feuers bemächtigt haben, könnte darauf hinweisen, dass auch wir Menschen als ihre Nachfolger, für die sie ihre aggressiven Taten begingen, auf Dauer darunter zu leiden haben.

Die Partei der Götter darf sich in diesem Mythos als Opfer eines Frevels fühlen, ist ihnen doch das Feuer in seiner Exklusivität entwendet worden. Außerdem gibt es für die antike Welt nichts Schlimmeres als die Hybris, die Auflehnung gegen die eigenen Götter. Andererseits ist die griechische Mythologie hier aber schon so weise, dass sie zwar die Hybris als einzige wirkliche Sünde verdammt, aber gleichzeitig anerkennt, dass gerade sie die Chance der Menschen darstellt, die Einheit zu erreichen und damit gottgleich zu werden. Die Menschen, die das Geschenk der Aufrührer entgegennahmen, werden diesen Raub ebenso wie die Lichtbringer moralisch zu verteidigen gewusst haben. Immerhin war ihnen mit dem Feuer eines der Elemente und mit der Aggression eine der Grundkräfte der Schöpfung vorenthalten worden. Ohne sie blieben sie bei all ihren irdischen Unternehmungen chancenlos. Beide Seiten – zum einen die Götter und zum anderen die Lichtbringer und die Menschen – fühlen sich also im Recht, wie es auch bei jedem Krieg oder bei jedem primitiven aggressiven Akt der Fall ist.

Mit dem Feuer ist aber nicht nur eine Chance, sondern auch eine Bedrohung auf die Menschen gekommen; darauf hatten die Götter immer wieder hingewiesen. Das Feuer verliert durch den Transfer vom Himmel auf die Erde nicht sein Gefahrenpotenzial. Das heißt, es muss neuerlich bewacht werden, nun aber von den Menschen selbst. Es müssen Organisationsformen gefunden werden wie etwa Priester, die das Feuer hüten. Durch die Inbesitznahme des Feuers werden diese Spezialisten enorm an Wichtigkeit gewinnen und zu einer Art Halbgötter aufsteigen. Anfangs werden sie sich noch daran erinnern, dass sie das Feuer nur für die Allgemeinheit hüten, und das auch immer wieder versichern. Aber mit der Zeit werden sie wahrscheinlich so viel Genugtuung daraus ziehen, dass sie es – wie einst die Götter – für sich monopolisieren wollen. Spätestens zu diesem Zeitpunkt werden sich die Zurückgesetzten die Frage stellen, wie legitim eine solche Vorenthaltung des Feuers ist. Und neuerlich wird sich ein Loki oder Prometheus aufschwingen und auflehnen und mit Gewalt die Fackel stehlen und das Rad des Schicksals eine Runde weiterdrehen.

Und so werden die neuen Machthaber des Feuers dem immer gleichen Wiederholungszwang erliegen. Feuer ist nicht nur das Element der Aggression, sondern auch sein Transfer geschieht durch Gewalt und damit durch eine unerlöste Form der Aggression. In diesem Kreislauf der Aggression ist Gewalt nicht etwa eine Form von »Kreislaufstörung«, wie Hacker meint, sondern eine fast zwingende Konsequenz. Und sie wird es jedenfalls so lange bleiben, bis der Mensch den Mechanismus dieses Kreislaufs vollständig durchschaut und bewusst unterbricht.

Analog zu diesem Mythos können wir viele psychische Mechanismen im Umfeld unseres Themas besser verstehen. Sie reichen von der Welt des Kleinkindes und Individuums bis zu kollektiven Gewaltausbrüchen.

Das gebrannte Kind

Da nur das gebrannte Kind das Feuer scheut, haben Eltern grundsätzlich zwei Möglichkeiten in der Erziehung. Sie können das Kind eine schmerzhafte Erfahrung machen lassen, an einem relativ harmlosen Feuer, oder sie können ihm so lange so überzeugend *ins Gewissen* reden, dass es das Feuer von vornherein meidet. »Messer, Gabel, Schere, Licht sind für kleine Kinder nicht!« – sagt der einschlägige Reim, der dem Kind alles Aggressive verbietet. Weniges interessiert ein Kind aber naturgemäß mehr als gerade dieses Verbotene. Folglich entbrennt ein Kampf zwischen den mächtigen Eltern, die all die spannenden Dinge – an erster

Stelle das Feuer – monopolisieren wie einst die Götter, und dem Kind. Sie versprechen ihm, irgendwann, wenn es groß genug ist, freizügiger zu werden. Ein gesundes Kind wird diesen Zeitpunkt herbeisehnen und ihn anders datieren als seine Eltern. Es wird sich auflehnen und frühzeitig mit dem verbotenen Feuer spielen wollen. Die Eltern werden in der Regel die rechtzeitige Übergabe der Macht verpassen, und es entsteht ein Konflikt, der Aggression ins Spiel des Lebens bringt. Diese Art mit Aggression gewürzter Übergangskonflikte ist ausführlich in meinem Buch *Lebenskrisen als Entwicklungschancen* dargestellt.

Wie der Mythos von Prometheus schon andeutet, wird sich die Problematik von Generation zu Generation wiederholen. Jedes nachfolgende Geschlecht wird dazu neigen, zum Beispiel das Feuer der Erotik und Sexualität früher für sich zu reklamieren, als die Herrschenden es freigeben wollen. Die Jungen werden es sich dann trotz Verbots erobern und es ihren Kindern wiederum genauso vorenthalten, bis diese dann den Aufstand proben und letztlich gewinnen. Was die letzte Generation sich erkämpft hat, wird sie dann später ihren Nachkommen vorenthalten, bis auch sie es sich offensiv und aggressiv selbst holen, und so weiter.

Himmelsmacht und Höllenfeuer

Die ersten Menschen müssen sich das Feuer von den Göttern in einem aggressiven Akt gestohlen haben. Wahrscheinlich fuhr ein Blitz aus der Hand des Göttervaters Zeus vom Himmel, der für etwas ganz anderes bestimmt war. Einer der Menschen aber hat ihn absichtlich missverstanden und sich das Feuer mutig für den eigenen Zweck erobert. Und so dürften grundsätzlich ähnliche Probleme entstanden sein, wie wir sie nun schon aus den Beispielen Mythos oder Kindheitsentwicklung oder aus der Psychoanalyse kennen.

Sicher herrschte unter den Menschen ursprünglich große Angst vor dem Feuer. Wahrscheinlich hatten sie sich bei Steppenbränden verletzt und den Göttern erst einmal geglaubt, dass das Feuer ein für sie viel zu gefährliches Spielzeug sei. Aber irgendwann hat es der eine eben doch gewagt und es den Göttern entrissen. Dieser Mutige lernte sicher nur unter Schmerzen, das Feuer zu beherrschen. Schließlich aber hat er es domestiziert und allmählich regelmäßig dazu benutzt, sich und später auch seine Speisen zu wärmen. Die Hände wird er sich so lange daran verbrannt haben, bis er lernte, nur sehr vorsichtig mit dieser Energie umzugehen. Erst jetzt wird er einsehen können, was die Götter meinten und wie Recht sie hatten. Er wird verstehen, dass das Feuer zwar eine Himmelsmacht ist, aber auch zum Höllenfeuer werden kann. Es strebt einerseits immer seiner Heimat im Himmel zu, aber es verbrennt dabei auch alles unter sich und kann so die Erde jederzeit in eine Gluthölle verwandeln. Mit der ganzen Ambivalenz des ihm innewohnenden Aggressionsprinzips kann es wärmen und verbrennen, nähren und verschlingen. Es ist sowohl Attraktion als auch Schrecken; es ist Hoffnung und Bedrohung, Segen und Fluch, Gefahr und Chance zugleich.

So wurde das Feuer in den Händen der Menschen wie das Prinzip, für das es steht, zu einer ständigen Herausforderung. Mit seiner Hilfe konnten sie neue Lebensbereiche erobern. Sie drangen aber nicht nur in den Makrokosmos der äußeren Welt, sondern auch in den Mikrokosmos der inneren vor und erschlossen sich das Atomfeuer, das sie seitdem bedroht wie nichts anderes. So mussten sie Feuerwehren auf allen Ebenen erfinden, die meist dem gewagten bis waghalsigen Spiel mit dem Feuer nur hinterherfahren konnten.

Das Feuer blieb stets ein Symbol der Herausforderung. Menschen spielten absichtlich mit dem Feuer, um Mut und Angstfreiheit zu demonstrieren. Immer wieder waren sie aber auch überheblich und wurden zum Opfer der Flammen. Andere gingen für ihre Nächsten und Liebsten durchs Feuer und bewiesen damit, dass es für sie Wichtigeres als das eigene Leben gab. Manche zündeten sich sogar selbst an und wurden zum leuchtenden Fanal für eine höhere Idee, wie die buddhistischen Mönche, die als Fackeln gegen die amerikanische Vietnampolitik protestierten, oder wie der Tscheche Jan Palach, der sich aus Protest gegen den kriegerischen Übergriff der Sowjetarmee selbst verbrannte.

Allmählich lernten die Menschen die beiden Seiten des Feuers und der Aggression zu unterscheiden: zum einen das gezähmte Feuer, das im Rahmen der Kultur für echten Fortschritt sorgen kann und mythologisch mit Pallas Athene, der Kulturbeauftragten des Olymps und göttlichen Beschützerin von Prometheus, zusammenhängt, und zum anderen das gefährliche Feuer der Zerstörung, das mit Mars assoziiert wird. Wobei die beiden Arten des Feuers natürlich immer wieder zusammengingen und -hingen. Immerhin war ja Athene ebenfalls mit dem Krieg beschäftigt, wenn auch auf einer deutlich anspruchsvolleren Ebene als Mars.

Stets zeichnet sich die Doppelrolle des Feuers ab. Es lässt sich zu Feuerwaffen und Folterwerkzeugen wie glühenden Zangen missbrauchen und als Warnsignal gebrauchen wie in den rot leuchtenden Ampeln. Wenn in der Gegenwart Demonstranten Lichterketten bilden und ein kleines symbolisches Feuer gegen Ausländerfeindlichkeit entzünden, zeigen sie Mut und setzen ein Zeichen, und beides hat mit dem Mars- oder Aggressionsprinzip zu tun.

Urprinzipien – Bausteine einer höheren Ordnung

Immer haben Menschen versucht, die Erscheinungen des Lebens und der Welt einzuordnen, um durch die gefundene Ordnung ihre Angst zu mindern. Das Periodensystem der Elemente beispielsweise ist nichts anderes als ein gelungener Versuch, die stoffliche Welt aus ihren Einzelbausteinen heraus zu erklären. Alle Materie auf diesem Planeten besteht aus einer Mischung dieser gut hundert Elemente. Es kann grundsätzlich nichts geben, das nicht daraus gemacht ist. In ähnlicher Weise hat man früher nicht nur die materielle Welt, sondern auch alle anderen Erscheinungsformen des Lebens in so genannte Urprinzipien eingeteilt. Auf dieser Basis eröffnet sich ein Weltbild, das auch das Phänomen Aggression in all seinen Spielarten umfasst – und vor allem eine Möglichkeit schafft, damit umzugehen, die weit über das hinausreicht, was uns die Wissenschaft bis heute anzubieten hat.

In der Antike wählte man dafür das System der klassischen sieben Planeten, die man nach den wichtigsten Göttern benannte. Mit der Entdeckung der übrigen Planeten wurde das System später auf zehn Planeten erweitert. Diese Weltsicht ist außerhalb der spirituellen Philosophie in Vergessenheit geraten, wobei es allerdings von Zeit zu Zeit in verschiedenen seiner Teile wiederentdeckt wird.

Die Urprinzipien, die mit den so genannten inneren Planeten verbunden sind, die auf sonnennahen Umlaufbahnen kreisen, symbolisieren das Individuelle, die persönlichen Verhaltensweisen, die egozentrischen Impulse. Hierher gehören Mars und seine Gegenspielerin Venus sowie Sonne und Mond, Merkur und Jupiter.

Doch selbst das zentrale Prinzip der Sonne entfaltet sich erst wirklich, wenn es in Beziehung zu den äußeren, entfernteren

Prinzipien tritt. Die mit den äußeren, jenseits von Saturn kreisenden Planeten symbolisch verbundenen Prinzipien stehen in unserem Zusammenhang für weitergehende Entwicklungen. Das gilt besonders, wenn sie sich mit den Prinzipien der inneren Planeten verbinden. Die äußeren Planeten korrigieren dann die eher egozentrischen Bestrebungen der inneren. Hier wären Saturn, Uranus, Neptun und Pluto zu nennen. Uns interessieren die Prinzipien der äußeren Planeten besonders in ihrer Verbindung mit dem Marsprinzip, das die Aggression repräsentiert.

Wir erkennen diese Prinzipien auch am eigenen Körper wieder. Zum Beispiel das Prinzip des Saturn, das für Grenzen im Allgemeinen steht und für die Reduktion auf das Wesentliche, sehen wir im Körper bei den Zähnen widergespiegelt, die eine Grenzphalanx bilden. Besonders die Mahlzähne oder Molaren und die Backenzähne sind hier angesprochen. Das Saturnprinzip fordert totale Verantwortung.

Wo das Plutoprinzip ins Spiel kommt, ist am meisten Entwicklung im Sinne von totaler Wandlung notwendig, und sie wird hier auch am unerbittlichsten eingefordert. Es sind damit all die autoaggressiven Krankheitsbilder betroffen, besonders wenn sie mit endgültigen Konsequenzen wie einem tödlichen Ausgang drohen.

Neptun, das Prinzip der Auflösung alles Vordergründigen, finden wir in der Creutzfeldt-Jakob-Krankheit und in BSE wieder. Das Neptunprinzip fordert den Verzicht auf jede Absicht; es verlangt, von allem Wollen loszulassen. Hier ist zum Beispiel die Gier nach materiellem Gewinn gemeint, die uns diese Krankheitsbilder erst eingebracht hat.

Das für das Originelle, Überraschende und Unberechenbare zuständige Uranusprinzip fordert Unabhängigkeit und Freiheit von allem, mit dem es in Beziehung tritt. Ihm geht es darum, die Loslösung aus jeglichen persönlichen Abhängigkeiten zu fördern, also sich zum Beispiel auch von seinem Unabhängigkeitswahn zu befreien. Es wird uns noch in Zusammenhang mit der Hyperaktivität beschäftigen.

Viele im Westen entstandene Einteilungsversuche gehen letztlich auf die alte Elementelehre der Antike zurück. Betrachtet man die Typenlehre der Psychiatrie, findet sich im Choleriker das Feuer- und im Sanguiniker das Luftelement. Den Melancholiker verbinden wir mit dem Element Erde und den Phlegmatiker mit dem Element Wasser. Seit Freud erkennt man dem Choleriker hysterische Züge zu, dem Sanguiniker schizoide, dem Phlegmatiker depressive und dem Melancholiker zwanghafte. Diese vier Elementetypen finden sich im christlichen Bereich in den vier Evangelisten wieder. Sie sind bis heute eine Basis unseres Weltverständnisses.

Der Psychoanalytiker Fritz Riemann, der schon sehr früh den Mut hatte, sich zur alten Urprinzipienlehre zu bekennen, und auch ein Buch über die entsprechenden Typen in der Astrologie veröffentlicht hat, führte diese vier Grundtypen auf vier Grundtendenzen des Universums zurück.[12] Er verband im Sinne von Paracelsus den Mikrokosmos Mensch mit dem Makrokosmos der Schöpfung. Die Bewegung der Erde um die Sonne nannte er Revolution und sah darin ein Sichanpassen an eine vorgegebene Bahn, die in Abhängigkeit verfolgt wird. Diese Tendenz erkannte er im depressiven Sichfügen wieder, wie wir es bei allen ursprünglichen Gesellschaften finden, die dem ewig gleichen Weg der Ahnen folgen. Die Eigendrehung der Erde um ihre Achse dagegen, die Rotation, verrät die individuelle Dynamik der Erde. Sie entspricht dem schizoiden Sich-um-die-eigene-Achse-Drehen und unserer heutigen Tendenz zum eigenen Weg. Er drückt sich im positiven Sinne im Individuationsprozess aus, wie ihn C. G. Jung beschreibt, und im negativen Sinne in der modernen Egozentrik. Die Flieh- oder Zentrifugalkraft auf der Erde entspricht dem cholerischen Feuertyp, der nach außen gewandt ist und Gefahr läuft, seine Mitte zu verlieren. Die entgegengesetzte Gravitationskraft spiegelt sich im zwanghaften Erdtyp wider, der zu erstarren droht.

Im Altertum wurden die vier Grundprinzipien noch weiter aufgespalten, wie es hier am Beispiel des Feuers dargestellt sei: Das Feuer des Anfangs wurde als kardinal beschrieben und im Charakter des Kriegsgottes Mars (Ares) wiedererkannt; das Feuer auf seinem Höhepunkt wurde als fix bezeichnet und mit der Sonne assoziiert; das entwickelte Feuer nannte man labil und fand es in Jupiter (Zeus) wieder.

Anhand der Götternamen wurden die vier Grundprinzipien weiter differenziert, sodass zehn Urprinzipien entstanden, die bis heute die Grundlage aller spirituellen Disziplinen darstellen und besonders für die Astrologie bekannt sind. Allerdings meinte man in der alten Zeit damit die Urprinzipienlehre und keineswegs jene heute in Illustrierten als »Astrologie« angepriesene Zukunftsschau.

Nun ist uns der Gedanke, diese Prinzipien in unserem täglichen Leben wiederzufinden, durchaus nicht so fremd, wie es auf den ersten Blick erscheinen mag. Das von der Psychoanalyse wiederentdeckte, früher der Venus zugerechnete orale Prinzip mag das am Thema Rauchen deutlich machen. Viele Raucher haben ein orales oder eben venusisches Problem. Ihnen fehlt Genuss im Leben, und rauchend haben sie etwas zwischen den Lippen, das ihnen eine gewisse Befriedigung verschafft. Wenn sie – etwa aus gesundheitlichen Rücksichten – aufhören zu rauchen, neigen sie dazu, mehr zu essen und zu naschen, wodurch sie oft zunehmen. Dieser Zusammenhang ist weniger logisch als analogisch. Sie müssen einfach unbewusst ihr orales oder Venusproblem weiter bearbeiten, und das können sie auch essend und Süßigkeiten schleckend tun. Urprinzipiell könnten sie genauso gut Daumen lutschen oder küssen.

Allerdings gibt es auch Raucher, die mit Tabak ein Aggressionsproblem bearbeiten und qualmend *Dampf ablassen*. Wenn sie mit dem Rauchen aufhören, besteht die Gefahr, dass sie sich ein anderes Ventil suchen und zum Beispiel anfangen, zu brüllen oder zu schlagen. Allerdings könnten sie auch offensiver und schlagfertiger in übertragener Hinsicht werden und würden auf diese Weise dem Aggressionsprinzip des Mars gerecht. Das wäre zumindest für sie selbst deutlich gesünder (siehe dazu auch die CD *Rauchen. Frei werden von Abhängigkeit*).

An diesem banalen Beispiel mag klar werden, wo die Lösung im Umgang mit dem Aggressionsprinzip liegt, und darin unterscheidet es sich nicht von anderen Prinzipien: Wir haben lediglich die Wahl, ob wir die unerlöste brutale Aggressionsvariante leben oder die entwickeltere, erlöstere. Die Wahl, ob wir uns überhaupt mit dem Aggressions- oder Marsprinzip beschäftigen, haben wir dagegen nicht. So wenig, wie wir eines der Elemente des Periodensystems aus der Welt verbannen können, so wenig wird uns das mit einem Urprinzip wie der Aggression (Mars) gelingen.

Früher ging man sehr viel entspannter mit dieser Erkenntnis

um, obwohl das Marsprinzip zu keiner Zeit beliebt war. Ares/Mars war zusammen mit Hades/Pluto, dem Gott der Unterwelt, der am wenigsten geschätzte Gott des griechischen beziehungsweise römischen Pantheons. Und ausgerechnet diese beiden unbeliebtesten Götter sind die Namensgeber unseres Aggressionsprinzips, woran schon deutlich wird, dass wir uns keiner leichten Aufgabe nähern.

Ares/Mars galt als streitsüchtig, auch als hinterhältig und grobschlächtig, trotzdem bekam er seinen Platz im Götterhimmel. Man versuchte, sich mit jedem der Urprinzipien gut zu stellen und sie zu beachten, um nicht unerwartet von ihnen heimgesucht zu werden. Die Menschen der Antike waren sich bewusst, dass sie keinem der Urprinzipien entkommen konnten, und deshalb bekam jedes seinen Raum, seine Zeit und sein Recht.

Zu diesem das Leben enorm erleichternden Brauch, eine bestimmte Zeit einem Prinzip zu weihen, haben wir den Zugang weitgehend verloren, obwohl uns der Gedanke nicht vollkommen fremd geworden ist. Das Prinzip des Himmelsgottes Uranus, dem alles Plötzliche, Überfallartige und aus der Norm Ver*rückte* untersteht und folglich der Geistesblitz ebenso wie der Schlaganfall, hat im Fasching noch seine Zeit. Vom 11.11. um 11 Uhr 11 bis zur Fastnacht haben die uranischen Kräfte in uns und um uns freies Spiel. Erst die Fastnacht beendet das ausgelassene Treiben und läutet mit dem *Asche*rmittwoch die Zeit der Asche und des Fastens und damit des Saturnprinzips ein.[13] Es ist völlig in (der großen) Ordnung, in der Faschingszeit über die Stränge zu schlagen, die Normen zu verletzen und verrückt zu spielen. In der Sommerzeit hat das keinen Raum und würde dann sogar bestraft. Offensichtlich wäre es besser, all seine abnormen (die Normen verletzenden) Bedürfnisse und die eigenen Verrücktheiten in dieser extra dafür vorgesehenen Zeit auszutoben, um dann während des übrigen Jahres diesbezüglich Ruhe zu haben. Wer sich intensiver mit Faschingsbräuchen beschäftigt, stellt fest, wie tief sie früher gingen und wie sehr sie dadurch den uranischen Energien Ventile schufen. Die (hierarchischen oder sexuellen) Tabus der jeweiligen Zeit konnten so in einem gefahrlosen und überschaubaren Rahmen gebrochen werden, ohne die Ordnung wirklich infrage zu stellen. So hat das Prinzip Uranus in der Faschingszeit bis heute seine Zeit und seinen Raum, die den anderen Prinzipien – vor allem Mars und erst recht Pluto – verweigert werden.

Wenn man erkannt hat, dass man bestimmten Zwängen nicht entkommen kann, ist es immer besser, sich ihnen bewusst zu stellen, um sie kennen zu lernen und ihnen gerecht zu werden. Wo das nicht geschieht, beschert einem die Verweigerung in der Regel eine deutlich unangenehmere Zwangsbelehrung. Diese kann sich sowohl in äußeren als auch in inneren Problemen auswirken. Nach mehr als zwei Jahrzehnten Krankheitsbilder-Deutung besteht für mich kein Zweifel am Zusammenspiel von Mikrokosmos und Makrokosmos im paracelsischen Sinn. Vieles spricht auch dafür, dass wir zum Lernen auf der Erde sind und dass das Leben eine große Schule ist. Wir können auf allen möglichen Ebenen lernen und haben diesbezüglich ständig die Wahl. Wo wir uns aber einem Thema verweigern, werden wir gegen unseren Willen belehrt.

Aus diesem Grund war es weise, wenn unsere frühen Vorfahren den Urprinzipien bestimmte Zeiten ihres Lebens reservierten oder (ihnen) sogar opferten, ja, wenn sie diese Opferbereitschaft freiwillig bis in schmerzhafte Bereiche ausdehnten. Freiwillig zu opfern ist wesentlich einfacher und immer angenehmer, als sich zwingen zu lassen, selbst wenn das Opfern insgesamt unbequem sein mag. Dass daraus auch eine Religion wurde, die wie alle Religionen missverstanden und umgedeutet werden konnte, ändert nichts an der grundsätzlichen Überlegenheit eines bewussten Umgangs mit Urprinzipien. Für einen Chemiker und Physiker ist es völlig selbstverständlich, sich auf das Wirken der Gesetze des Periodensystems zu verlassen, man muss es nicht jedes Mal von neuem ausprobieren. In der Medizin und Psychologie kann man genauso verlässlich auf das Wirken der Urprinzipien bauen.

Mars – das archetypisch männliche Aggressionsprinzip

Aus der Sicht der spirituellen Philosophie ist Aggression die Energie allen Anfangs und gehört dem ersten Urprinzip Mars an, mit dem jedes Leben beginnt. Aus dieser Sicht macht der Versuch, Aggression aus der Welt zu schaffen, keinerlei Sinn. Gelänge es, hieße das, die Welt abzuschaffen.

Das Wort Aggression stammt vom lateinischen *aggredi,* das *herangehen, angreifen* bedeutet – was ursprünglich wertfrei und neutral gemeint ist. In unserem modernen Sprachgebrauch ist der Begriff Aggression dagegen fast ausschließlich negativ gefärbt. Diese Einseitigkeit gilt es zu durchschauen und durch Entdeckung der lebensfördernden Seite von Mars auszugleichen.

Österreicher benutzen das Wort *angreifen* noch in einem neutralen Sinn, und es kann dann durchaus auch eine zärtliche Berührung meinen. Das Hochdeutsche kennt den positiven Bezug in dem Ausdruck *etwas in Angriff nehmen.* Das Wort *anpacken* oder *zupacken* zielt ebenfalls auf einen positiven Beginn.

Der Anfang, der immer der Aggressionsenergie bedarf, ist eigentlich etwas Schönes. Ohne Aggression könnte nichts beginnen, und so ist der erste Impuls immer ein aggressiver, man denke nur an den wissenschaftlichen Schöpfungsmythos des Urknalls, jene gewaltige Explosion, die alles in Gang brachte, oder an religiöse Schöpfungsgeschichten, in denen von ersten Tönen, Funken, Worten oder Gesängen die Rede ist. Auch das erste Wort, der erste Ton, der in die Stille fällt, *zerstört* diese mit aggressiver Kraft und ist deswegen noch lange nicht böse.

Jeder Neubeginn des Jahres geschieht *natürlich* aus der aggressiven Energie des Frühlings heraus. Die Säfte steigen, die Bäume *schlagen aus,* und der Salat *schießt* sogar, und niemand sieht darin etwas Böses. Würden wir dem Frühlingsgeschehen mit unseren üblichen Wertungen begegnen, hörte sich das lächerlich an. Wenn Milliarden Knospen ihre wehrlosen Hüllen *sprengen,* Milliarden gefährlich spitzer Keime auf brutale Weise die unschuldige Mutter Erde *durchbohren,* ist uns das durchaus angenehm. Wir genießen die aggressive Marskraft im Frühjahr – der neue Wachstumszyklus könnte ohne sie nicht beginnen. Hier ergreifen wir sogar Partei für die aggressiven Frühlingsenergien und stellen uns mit ihnen gegen die beharrenden, starren Kräfte des Winters, die man dem Saturnprinzip zuordnen würde.

Dabei tragen die Keime der Pflanzen tatsächlich die gleichen gefährlichen Spitzen, wie wir sie an Lanzen, Düsenjägern und Raketen finden. Wir nennen sie auch *Schöss*linge, und dabei schwingt *schießen* und *Geschoss* mit. Alle Geschosse haben diese marsische Form – von der steinzeitlichen Pfeilspitze bis zur modernen

Patrone eines Schnellfeuergewehrs –, sonst würden sie gar nicht fliegen, jedenfalls nicht so schnell. Es ist die Form oder Signatur von Mars, dem Kriegsgott, und sie ist weder gut noch schlecht, sondern marsisch und damit bestens geeignet für schnelle Fortbewegung, um Widerstände zu brechen und sich durchzusetzen. Selbst *spitze* Bemerkungen treffen auf der übertragenen Ebene die Seele noch tiefer als *platte* Reden und finden sicherer ihr Ziel.

Ob wir Mars und seine Energie mögen oder nicht, sie ist bei allem Anfang dabei. Und je ungehinderter sie wirken kann, desto leichter wird der Beginn. Auch jede Geburt lebt von der Marskraft der Beteiligten. Die Mutter gibt ihr mit Presswehen Ausdruck, und das Kind macht im Idealfall einen aktiven Kopfsprung ins Leben. Verweigert einer von beiden seinen Marsanteil, muss der Gynäkologe ihn beherzt ins Spiel bringen, indem er mit seinem *scharfen Skalpell* den prallen Bauch *aufschneidet* und das Kind befreit. Auch in dem Blut, das nun vermehrt fließt, ist das Marsprinzip vertreten, wie auch in etwaigen Schmerzen(sschreien).

Alle Versuche, Mars auszuklammern, müssen letztlich scheitern und bringen nur seine unerlösten Formen hervor, wie an der Kaiserschnittentbindung deutlich wird. Legt sich das Kind quer oder presst die Mutter nicht ausreichend, kommen die marsischen Interventionen von medizinischer Seite ins Spiel des Lebens, und dieses beginnt problematisch. Wenn das Kind aus noch so verständlichen Gründen den Kopfsprung ins Leben verweigert oder sogar mit dem Steiß voran liegt, muss Mars sein Recht erzwingen.

Früher packten die Gynäkologen den Kopf mit einer überdimensionalen Zange; heute üben sie mit einer Saugglocke so lange Zug aus, bis der Widerstand gebrochen ist. Wer nicht freiwillig kommt, wird am Kopf *gepackt* und ins Leben *gezerrt*. Dabei ist es gleichgültig, wie viele gute Gründe man zu haben meint, Mars zu (ver-)meiden. Das Kind, das weiß, dass es mit dem Kopf durch die Wand muss, ist in seiner Verweigerung zu verstehen. Es kann zudem auch nichts für die ungeeignete Geburtslage, bei der die Mutter aufs Kreuz gelegt wird und der ganze Schub des Kopfes auf den Damm statt auf die Öffnung des Geburtskanals zielt, der hier wirklich zu einer Art Mauer wird. Selbst wenn das Dilemma der ungünstigen Lage gar nicht auf sein Konto geht, kann ihm die Marserfahrung des Anfangs trotzdem nicht erspart bleiben.

Gynäkologen, die vor der Zeit des französischen Arztes Frédéric Leboyer[14] viel Verantwortung für die Eskalation der marsischen Kräfte in unerlöste Bereiche trugen, mussten dann *aggressiv* eingreifen, indem sie entweder gleich den Damm auf*schnitten* oder seinen *Riss* in Kauf nahmen und hinterher nähten. In beiden Fällen war es ein schmerzhaftes, blutiges und damit marsisches *Geschäft.*

Eine sanfte Geburt ist aus der *Natur* der Sache gar nicht möglich und auch nicht sinnvoll und von Leboyer nicht gemeint. Sein Buch heißt ausdrücklich *Geburt ohne Gewalt.* Schließlich sind Gewalt und Brutalität unerlöste Ebenen der Aggression und haben bei einer Geburt nichts verloren – wir können sie vermeiden, indem wir ihre erlöstere Ebene wählen.[15] Wenn die Frau zum Beispiel in einer sinnvollen Lage wie in der Hocke, im Stehen oder Sitzen ihre ganze Kraft zum Einsatz bringen kann, ist das auch eine Unterstützung der Marskräfte, jetzt aber auf eine erlöste Art und Weise.

Ohne Mars kommt also nichts auf diese Welt. Auch ein noch so süßes kleines Küken muss mit seinem spitzen marsischen Schnabel auf aggressive Weise die Eischale zerstören, um das Licht dieser Welt zu erblicken. So sagte der griechische Philosoph Heraklit zu Recht, der Krieg(sgott Mars) sei der Vater aller Dinge. Auf der urprinzipiellen Ebene ist es wahr. Nur sollten wir dabei keinesfalls übersehen, dass dies hier nicht im wertenden Sinn und folglich auch nicht negativ gemeint ist. Darüber hinaus ist auch nicht zu vergessen, dass alles, was einen Vater hat, auch eine Mutter besitzt. In diesem Fall ist sie unschwer in der Gegenspielerin von Mars, der Liebesgöttin Venus, auszumachen. Jedes Prinzip hat solch einen Gegenpol, dem es viel näher steht, als wir oft annehmen. Die Rolle des Gegenpols wird uns immer wieder beschäftigen, insbesondere wenn wir auf das Thema Polarität eingehen.

Das Marsprinzip kommt in Qualitäten wie *schnell, spitz, scharf, direkt, mutig, heiß* oder auch *energisch* und *energetisch* zum Ausdruck, die sich sowohl positiv als auch negativ einsetzen lassen, zum Beispiel um Häuser zu heizen oder sie mittels Brandbomben zu zerstören. Mit scharfen Messern kann man morden und Brot schneiden; mit Mut kann man Leben retten und aufs Spiel setzen. Das Aggressionsprinzip steht nicht nur am Anfang, es wird auch immer da sein und ist durch nichts zu ersetzen, aber wir haben stets die Wahl, auf welcher Ebene wir es erleben. Man kann schnell und mutig denken, um einer Gefahr etwa im Autoverkehr zu begegnen. Man kann offensiv neue Wege gehen, um alte Probleme zu überwinden; man kann mit scharfem Intellekt über Grenzen hinausdenken und bessere Lösungen finden. Man kann heiße Auseinandersetzungen ausfechten, seine ganze Energie in die Waagschale werfen und in Wortgefechten zum Wohl der Allgemeinheit siegen.

Ein mutiges Leben ist immer auch marserfüllt. Wer die *heißen Eisen* in seinem Leben *anpackt* und um Lösungen *kämpft*, lebt Mars. Die großen Herausforderungen, die das moderne Leben stellt, mutig und unverzagt in Angriff zu nehmen, das wäre die vorrangige Aufgabe unserer Zeit, und es gelingt nur mit einem ausgesöhnten Verhältnis zum Aggressionsprinzip.

Der Mensch ist ein Zoon politikon, ein soziales Tier. Er braucht eine gewisse Aggression, um auf andere zuzugehen und so seiner Bestimmung zu folgen. Beziehung verlangt immer Mut und Offensivkraft – von ihrer Anbahnung bis zu ihrer Beendigung. Im Verlauf der Beziehung sind marsische Kräfte vonnöten, um sie lebendig und spannend, erfüllend und wachstumsfördernd zu gestalten und immer wieder gemeinsame Schritte in Neuland zu wagen.

Trotz seiner zentralen Bedeutung für unser Leben wartet das Marsprinzip noch immer vergeblich auf seine Erlösung aus der »Schmuddelecke«. Wenn alles, was mit Mars zu tun hat, gemieden wird, kommen natürlich auch seine erlösten Aspekte zu kurz. Wo harte Ein*schnitte* fällig sind oder wo es auf mutige erste Schritte ankommt und Grenzen überwunden werden müssen, gibt es ohne Mars keine Chance auf Erfolg.

Die meisten Politiker der großen Parteien beispielsweise zeichnen sich – wie die meisten ihrer Wähler – durch Mittelmäßigkeit und faule Kompromisse aus, was in den westlichen Demokratien zu einer Politikverdrossenheit geführt hat. Alle wollen fast krampfhaft in die Mitte und finden sich in der *Mittel*mäßigkeit wieder. In vielen klassischen Demokratien spielt ein Großteil der Bevölkerung schon längst nicht mehr mit und bleibt den Wahlen fern.

Ähnlich hoch wie die Unzufriedenheit der Bevölkerung mit den

Politikern ist die mit den Ärzten. Einer der tieferen Gründe dafür ist, dass beide Gruppen die Marsenergie so eklatant vermissen lassen. Dabei haben wir natürlich genau die Politiker, die wir mehrheitlich gewählt haben, wie auch die Ärzte, die wir uns aussuchen – in Demokratien und bei freier Arztwahl kann daran kein Zweifel sein. Was hier auf den ersten Blick wie eine Anklage wirken mag, soll nur aufzeigen, wie sehr uns das Prinzip der Aggression in seinen positiven Ausprägungen fehlt, und zwar überall, nicht nur in Politik und Medizin. Auch in der alltäglichen Welt spielt die marsische Energie unvermeidbar eine herausragende Rolle – zu unserem Wohl oder zu unserem Schaden. Folgende Zeilen von Friedrich Nietzsche mögen dies verdeutlichen und dazu ermuntern, sich mit Mars auszusöhnen:

Ecce homo
Ja! Ich weiß, woher ich stamme!
Ungesättigt gleich der Flamme
glühe und verzehr' ich mich.
Licht wird Alles, was ich fasse,
Kohle Alles, was ich lasse:
Flamme bin ich sicherlich.

Die Verleugnung von Mars

Aus unserer geringen Achtung des Urprinzips der Aggression und unserer Weigerung, ihm den gebührenden Respekt zu zollen und einen angemessenen Platz einzuräumen, ergibt sich, dass Mars häufig auf dunkle Wege gezwungen wird. Er muss sich in allen möglichen unerlösten Erscheinungsformen melden. In der Mafia und überhaupt im organisierten Verbrechen ist er überrepräsentiert. Sein Einfluss zeigt sich sowohl in den Bandenkriegen als auch in den schmutzigen Geschäften, die bis in die Etagen von Wirtschaft und Politik reichen. Der marsische Anteil wird aber nur denjenigen deutlich, die ein Gespür für seine Qualität haben.

Mars ist darüber hinaus urprinzipiell an allen Kriegen und an vielen Krankheitsbildern beteiligt und für einige von ihnen sogar weitgehend allein verantwortlich. Je weniger Achtung wir für eines der Urprinzipien haben, desto rabiater wird es in der Durchsetzung seiner Ansprüche und in der Art, wie es sich Beachtung erzwingt.

Beim Marsprinzip spüren wir einerseits sehr deutlich, dass wir ohne es nicht auskommen. Mit Ausnahme beispielsweise von Costa Rica oder Island verzichtet kaum ein Land freiwillig auf Militär, und ohne sein körperliches Abwehrsystem ist ein Mensch gar nicht (über-)lebensfähig. Andererseits versuchen wir um fast jeden Preis zu vermeiden, Mars ins Gesicht zu blicken, ja ihn überhaupt beim Namen zu nennen. Das gilt sowohl im Kleinen als auch im Großen, sowohl für den Einzelnen als auch für das Kollektiv.

Fast alle Kriege der letzten fünfzig Jahre sind von *Verteidigung*sministern geführt und geplant worden. Ein naives Gemüt mag sich fragen, wieso ein russischer Verteidigungsminister sich mitten in Afghanistan »verteidigte« oder seine amerikanischen Kollegen sich bereits an so vielen Orten der Welt »verteidigen« mussten. Ohne Wertungen einbringen zu wollen, fällt doch auf, dass Tausende Kilometer von zu Hause entfernt die übliche Rechtfertigung der Militärs, nämlich die Verteidigung der Heimat gegen fremde Angreifer, nur schwer anzuwenden ist. In solchen Fällen müssen Prinzipien wie das der Freiheit oder der Demokratie und deren Verteidigung herhalten. Oft lässt sich jedoch hinter solchen »Verteidigungsmaßnahmen« der Wunsch nach Durchsetzung eigener Interessen erkennen.

Natürlich kann man die verschiedenen kriegerischen Interventionen nicht einfach als identisch bezeichnen. Sicher war der amerikanische Einsatz gegen Nazideutschland ein heroischer Kampf, der einen Kontinent befreite. Er lässt sich wohl kaum mit dem Krieg in Vietnam oder dem russischen Angriff auf Afghanistan vergleichen.

Auch wenn es um noch so durchsichtige Angriffsmotive geht, wird doch durchweg defensiv argumentiert. Es verkauft sich einfach besser, weil wir solche Hemmungen haben, Mars ehrlich zu benennen und ihm in sein kriegerisches Auge zu blicken. Stets kommt es zu einer ähnlichen Verleugnung des Aggressionsprinzips. Bereits in den Namen der Invasionsheere tritt die Missachtung von Mars zutage. Deutsche Armeen sind besonders zu erwähnen, die von der Reichs*wehr*, über die *Wehr*macht bis zur Bundes*wehr* sich niemals gewehrt, aber, was die beiden ersten angeht, überaus aggressiv attackiert haben. Früher sprach man von einer *Streit*macht, einem *Kriegs*minister und einem *Eroberungs*feldzug. Mars kam auf diese Weise zumindest sprachlich ehrlicher zur Geltung – ein Indiz dafür, dass er mit der Zeit immer negativer eingeschätzt wurde.

Die Scheu, zu Mars zu stehen, wird in der jüngeren deutschen Geschichte überdeutlich. Jahrzehntelang war den jungen Männern der Bundesrepublik klargemacht worden, dass sie anderthalb Jahre ihres Lebens der Landesverteidigung opfern müssten, weil die östliche Seite über eine bis an die Zähne bewaffnete Volksarmee verfüge, die nur darauf warte, den Westen zu überfallen. Auf der Seite der DDR geschah das Gleiche mit umgekehrtem Vorzeichen und nur noch drastischer. Dann erlebten Bundeswehr und Volksarmee durch die Wiedervereinigung, dass sie plötzlich auf derselben Seite standen. Nun dachten viele, es ginge im großen Stil an Abrüstung. Das wäre die logische Konsequenz gewesen, wenn die frühere Argumentation gestimmt hätte. Aber wie wir alle erleben konnten, wurde nicht ab-, sondern bestenfalls umgerüstet. Wozu?, fragten die Naiven. Die Rüstungsanhänger antworteten nicht viel darauf, dachten aber offenbar: Nur nichts hergeben von all dem marsischen Kriegsspielzeug, es wird sich mit der Zeit schon wieder ein Gegner finden lassen. Seitdem suchen sie engagiert und gar nicht einmal erfolglos. Man muss gegebenenfalls nur einfach etwas weiter ausrücken, um das Marsthema auf kriegerischer Ebene zu bearbeiten. So wird auch nicht auf Milliarden verschlingende (Auf-)Rüstungsprojekte wie neue Bomber verzichtet, selbst wenn niemand weiß, wofür sie gebraucht werden. Aller Logik zum Trotz werden sie auf alle Fälle gebaut. Wer solch teure Bombenflugzeuge zu keinem erkennbaren Zweck anschafft, muss ein geheimes Verhältnis mit Mars haben. Pazifistische Bürger werden hier wohl eher einen unerlösten Bezug vermuten. Die Anhänger solcher Investitionen trauen sich jedenfalls nicht, offen zu ihren eher kriegerischen Absichten zu stehen, und das haben sie mit so ziemlich allen modernen Anhängern des Marsprinzips gemein.

Die pazifistische Haltung

Pazifisten halten sich oft für die besseren Menschen, einfach weil sie gegen Mars sind. In bester Absicht wollen sie in der Regel Mars aus der Welt schaffen. Es wäre einmal interessant zu prüfen, wie hoch die Rate der an Allergien und Infektionen Erkrankten unter ihnen ist. Denn das verdrängte Marsprinzip muss irgendwo ein Ventil finden. Wie hoffnungslos die pazifistischen Versuche sind, zeigt im Übrigen die Geschichte. Ehrlicher – wenn auch nicht in Bezug auf ihre Bezeichnung – sind hier die Friedensforscher, die praktisch ausschließlich Kriegs- und Rüstungsforschung betreiben, das aber immerhin wissen.

Wie schon an vielen Beispielen gezeigt, kann es sinnvollerweise gerade nicht darum gehen, Mars aus der Welt zu verbannen, sondern ihn in erlösterer Form zu leben. Gegen Krieg zu sein ist etwas ganz anderes, als sich grundsätzlich gegen das Marsprinzip zu wenden. Ersteres ist menschlich, Letzteres aber lebensgefährlich, denn damit wird Mars in den unkontrollierbaren Schattenbereich gezwungen, wo er ungleich gefährlicher wird. Bekannt ist, dass fast alle bedeutenden Friedenspolitiker durch Gewalt umkamen. Diejenigen unter ihnen, die ursprünglich Generäle waren wie Anwar el Sadat oder Jitzhak Rabin, überstanden als Soldaten den Krieg weitgehend unversehrt, als Friedensapostel aber waren sie beim ersten Schuss tot. Es ist gefährlich, die Ventile für marsische Energien zu schließen, wenn noch viel aggressives Potenzial im Spiel ist.

Ideal wäre, dieser feurigen Energie ein anderes, entwicklungsförderliches Ventil zu schaffen. Wenn es etwa gelänge, die Steine werfenden Intifada-Kämpfer Palästinas dazu zu bringen, diese Energie und diesen Einsatz zum Aufbau ihres Landes zu verwenden, wäre ihre persönliche und die Lage der ganzen Region weit weniger hoffnungslos. Ihnen nur das Steinewerfen bei Strafe zu verbieten ist offensichtlich keine Lösung, weil sie dann nicht wissen, wohin mit ihrer aggressiven Energie.

Wie problematisch zunächst so verlockend anmutende radikal pazifistische Abrüstungsvorschläge sind, mag auch an der Analogie zum Mikrokosmos deutlich werden. Eine völlige Abrüstung unseres körperlichen Abwehrsystems findet sich nämlich in der

Schlussphase von Leukämien oder auch bei Aids und ist mit dem Leben unvereinbar. Diese Analogie aus dem Mikrokosmos mag einigen unangenehm erscheinen, die gerade noch begeistert dabei waren, als es gegen die Rüstung ging. Wenn wir unseren Körper betrachten, ist Abhärtung allemal besser als Entwaffnung.

Eine andere Analogie, diesmal aus dem Fernen Osten, könnte uns ebenfalls zu denken geben. Der Samurai, der ein Leben lang für die Vervollkommnung der Kriegskunst gelebt hat, ist im Idealfall so stark, dass er gar nicht mehr zu kämpfen braucht. Der Gegner erkennt schon auf den ersten Blick die innere Überlegenheit, die ein Spiegel der äußeren ist, und verzichtet so lieber auf den Waffengang. In diesem Fall kommen bei einem klugen Gegner mit genügend hohem Bewusstseinsstand offenbar die Überlebensinstinkte zum Tragen; die Geschichte und die Erfahrung zeigen, dass dies sonst nicht für alle Menschen gilt.

Offenheit für das Marsprinzip

Was immer man gegen das Militär einwenden mag, Soldaten stehen wenigstens zum Marsprinzip, wenn auch auf einer denkbar unerlösten Ebene. Offenbar können sie diesem Prinzip etwas Positives abgewinnen, sonst würden sie wohl nicht freiwillig Tag für Tag etwas üben, von dem alle anderen hoffen, und offiziell ja auch sie selbst, dass es nie gebraucht und eingesetzt wird.

Ähnliches erleben Chirurgen, die ebenfalls an aggressiven Werkzeugen mit Waffencharakter ausgebildet werden und ein Handwerk ausüben, bei dem gestochen und geschnitten wird. Die Hoffnung, dass sie ihre Waffen und aggressiven Fähigkeiten niemals einzusetzen brauchen, wird hier gar nicht erst erwogen. Unausgesprochen geht aber jeder Patient oder Laie davon aus, dass Chirurgen ihre Werkzeuge wirklich nur im äußersten Notfall, wenn alles andere versagt, einsetzen. Wer erlebt hat, wie sich junge Chirurgen um Operationen *reißen*, die sie im Übrigen für ihr berufliches Fortkommen brauchen, bekommt ein Gefühl für die heimliche Faszination von Mars. Natürlich macht es guten Chirurgen Spaß zu operieren. Das muss es auch, sonst würden sie niemals Könner in ihrem Fach. Sie verteilen die Patienten bereits, bevor diese sich überhaupt eingefunden haben, nach dem Motto: »Der nächste Magen gehört mir!«

Ob das bei militärischen *Operationen* so grundsätzlich anders aussieht, darf zumindest bezweifelt werden. Ein guter Soldat findet während der Ausbildung an der Schießscheibe sicher Befriedigung am Zielen, Abdrücken und Zählen der Treffer. Warum sollte das im Ernstfall anders sein, wenn er für seine Effizienz auch noch mit Beförderungen und Orden belohnt wird und dadurch sein eigenes Leben und das der Kameraden retten kann? Nicht nur in Geschichtsbüchern lässt sich nachlesen, mit wie viel Begeisterung diese Fähigkeiten auf den Kampfeinsatz übertragen werden. Dass »gute« Soldaten im Krieg schneller befördert werden, ist eine Binsenweisheit. Doch was ist ein guter Soldat? Hier gehen die Meinungen auseinander.

Sobald man solche fast selbstverständlichen Einsichten auf konkrete politische oder militärische Situationen überträgt, wird es sogleich wieder schwierig, das Wirken der beteiligten Prinzipien zu durchschauen. Der Grund sind eigene Wertungen, die einem tendenziell die (Ein-)Sicht verstellen. Sobald wir parteiisch sind, macht uns das in der Regel blind. Übungshalber wäre es sinnvoll, einmal das folgende Beispiel ohne Wertung und von der eigenen Person abstrahierend zu betrachten.

Der Golfkrieg im Jahr 1991 war ein deutliches Beispiel für unser ebenso heimliches wie verklemmtes Verhältnis zu Mars. Aus Sicht der Alliierten ging es um Abrüstung eines Gegners, den man peinlicherweise kurz zuvor noch selbst aufgerüstet hatte. Die USA hatten in der ideologischen und später kriegerischen Auseinandersetzung zwischen dem Iran und dem Irak einst für den irakischen Diktator Saddam Hussein Partei ergriffen und damit ihrer Meinung nach das kleinere Übel gewählt. Dies hatte später zur Folge, dass Saddam sie nicht als Feinde fürchtete und ziemlich frech und egoistisch sogar gegen US-Interessen handelte. Unter den Alliierten war man sich daraufhin schnell einig, dass etwas zu geschehen habe. Wer nicht aktiv mitkämpfen wollte, sollte wenigstens zahlen. In Deutschland, das damals auf den Schlachtfeldern selbst noch nicht eingreifen wollte, vergossen die Politiker Krokodilstränen, während sie der Öffentlichkeit einen notwendigen Krieg verkauften, den ihre eigene Politik und die ihrer Verbündeten mit angezettelt hatten. Auf den Straßen *tobte* währenddessen die Friedensbewegung angeblich vor Friedensliebe, in Wirklichkeit eher vor (marsischer) Wut über die Politiker und deren Waffenexporte. Zu Hause vor den Bildschirmen aber saß eine schweigende Mehrheit und genoss es offenbar, wie die amerikanischen Bundesgenossen für unser gutes Geld ganze (Präzisions-)Arbeit leisteten. Kriegssendungen erreichten fantastische Einschaltquoten, und bei allem offiziellen Lamento bekannten doch genug Zuschauer, wie sehr die Szenen der Zerstörung, die an Videospiele erinnerten, sie faszinierten.

Während sich bei uns in dieser marsischen Zeit die Zahlen der Kriegsdienstverweigerer verdoppelten, verzeichnete die englische Armee, deren Soldaten aktiv mitkämpften, eine Verdoppelung ihrer Bewerber. Dort wie auch in den USA, in Frankreich und den anderen aktiv Krieg führenden Nationen konnte man auch eine ganz andere, dem Marsprinzip viel gewogenere Grundhaltung erleben. Im englischen Fernsehen begann jede Nachrichtensendung mit einem kriegerischen Vorspann, bei dem Tornado-Kampfflugzeuge über den Himmel donnerten, Panzer durch die Wüste rumpelten und Elitesoldaten durch den Sand robbten, unterlegt mit Fanfarenmusik und dem triumphierenden Satz »*Britons at war*«.

Die deutlich werdenden gravierenden Unterschiede zwischen Deutschland und England sind sicher aufgrund der verschiedenen geschichtlichen Kriegserfahrungen zu erklären. Das Marsprinzip kommt in beiden Ländern voll zum Zuge, wenn auch in unterschiedlicher Offenheit. Die Engländer standen konsequent zu ihrem marsischen Engagement und fanden auch nichts dabei, die Begeisterung ihrer jungen Piloten direkt nach dem Einsatz telegen landesweit zu verbreiten. Es war Krieg, und damit galt ganz im marsischen Sinn Zerstörung als Erfolg. In Deutschland war Mars genauso präsent, nur weniger offen und akzeptiert. Die friedensbewegten Demonstranten standen nicht zu Mars und ihrem Zorn, sondern versteckten ihn hinter pazifistischen und damit in dieser Situation unehrlichen Parolen. Die Politiker versteckten ihr schlechtes Gewissen hinter pseudofriedlichen Kommentaren und Beschwichtigungen und waren doch offensichtlich froh, dass das Ganze so rabiat marsisch und damit schnell über die Bühne ging. Einzig die deutschen Militärs schlugen sich auf die Seite von Mars und erläuterten – wenn sie im deutschen Fernsehen als Kommentatoren auftraten – mit sichtlicher Befriedigung, wie professionell ihresgleichen durchzugreifen versteht. Tatsächlich hatten sie Recht. Wenn man sich schon mit Mars auf der unerlöstesten Ebene von kriegerischer Gewalt einlässt, hat es keinen Sinn, es unter Zögern zu tun. Nur ein bisschen zuzuschlagen ist gefährlich, ebenso, es langsam zu tun. Eine sanfte und in Zeitlupe ausgeteilte Ohrfeige wird eine Auseinandersetzung nicht früher beenden, sondern den Gegner noch anstacheln. Sie kommt als Ohrfeige zwar aus dem Reich von Mars, ihre in diesem Fall weiche Durchführung aber hat anderen Charakter, und so ist das Ergebnis ein Widerspruch.

Wenn man schon operieren muss, sollte man es zügig mit scharfem Skalpell tun. Alles andere ist nicht humaner, sondern schmerzhafter und gefährlicher und damit dümmer. Wenn Mars nicht in der Schärfe des Skalpells zum Ausdruck kommt, dann eben im größeren Schmerz eines langsamen, quälenden Schnittes. Die Vorstellung, dass die alten, unendlich oft sterilisierten und deshalb stumpfen Spritzennadeln eine schmerzfreiere Methode der Blutabnahme ermöglichen als moderne, ungleich schärfere Einmalkanülen, ist abwegig. Früher war es eine größere Tortur. Wenn schon Mars, dann konsequent und mutig. Aus dem Bereich des Mikrokosmos unseres Körpers ließe sich zu diesem Thema eine Fülle von Analogien ableiten.

Allerdings heißt das noch lange nicht, dass man mit dem Marsprinzip gut umgeht, wenn man es bis auf die primitivste und materiellste Ebene sinken lässt. Im Bereich der Medizin wäre es ungleich besser, rechtzeitig die Weichen so zu stellen, dass man später gar nicht erst operieren muss. Was man mit der richtigen Deutung, mit Energielenkung, entsprechenden Bewegungsübungen wie etwa beim Qi Gong oder der typgerechten Ernährung regeln kann, wäre um vieles eleganter, schmerzfreier, billiger und besser erreicht. Somit ist es eher bedenklich, dass wir bei uns solche Maßnahmen weit weniger schätzen und auch honorieren als die chirurgischen Eingriffe. Wenn wir oft Chirurgen zu Chefs ganzer Kliniken machen, entspricht dies ungefähr der Idee, Feldherren zu Premierministern und Bundeskanzlern zu bestellen. Dass ein genialer General ein völlig ungeeigneter Politiker sein kann, bewies zum Beispiel der Amerikaner George Patton nach dem Ende des Zweiten Weltkrieges, und er wusste und sagte es selbst. Je reiner und offensiver ein Krieger das Marsprinzip lebt, desto ungeeigneter ist er als Verwalter und Bewahrer.

Krieg ist selbstverständlich die gröbste, gefährlichste und primitivste Ebene des Marsprinzips. Es zeigt sich schon daran, dass er stets die primitivsten und brutalsten Charakterzüge aus Menschen hervorholt. Zu keiner Zeit wird mehr gemordet, vergewaltigt, geplündert, gebrandschatzt und gequält. Es war deshalb vor allem der Krieg, der das ganze Prinzip so in Verruf brachte. Wobei wir hier nur die menschliche Sichtweise vertreten. Aus der Sicht der Erde könnte ein großer Krieg, der die verrückt gewordene Menschheit auf ihre Anfänge zurückwirft, durchaus als Rettung erscheinen. Aus dieser sehr viel weiteren Perspektive und erst recht aus Sicht des großen Regisseurs des Ganzen ist zu jedem Zeitpunkt alles in Ordnung. So kann man auch all die Probleme, die wir mit den unerlösten Seiten von Mars haben, in Ordnung finden. Sie gehören einfach zu der großen Lebensschule, in die wir alle zusammen gehen dürfen und müssen. Hier soll allerdings absichtlich die menschliche Perspektive vertreten werden, die einseitiger und wertender unser Wohlergehen umfasst und in der man nicht nur für ein Überleben der Erde, sondern ganz ausdrücklich für eines mit auf ihr existierenden Menschen eintritt. Das Überleben der Erde ist immer gewährleistet; um es verhindern zu können, sind wir Menschen viele Nummern zu klein. Wir sind jedoch zunehmend in der Lage, das Überleben der Menschheit zu gefährden.

Da wir so wenig Zugang zum Marsprinzip finden, neigen wir auf allen Ebenen dazu, die Aggression bis auf die primitivste Ebene eskalieren zu lassen, was sich in vieler Hinsicht zeigt und rächt. Ständig erleben wir auf makrokosmischer Ebene grausame Kriege zwischen den Nationen, und wir verstehen viel mehr von Streit als von Streitkultur. Analog dazu werden die Auseinandersetzungen auf der mikrokosmischen Ebene in den Familien nicht selten handgreiflich, und der Kampf ist weniger eine geistige Auseinandersetzung, ein Ringen um die besseren Lösungen, als ein banales und primitives gegenseitiges Fertigmachen. Das alles ist ebenfalls Mars, aber es handelt sich nur um seine primitivere, unerlöste Seite.

Konflikte, Trennungen

Wenn ein Ehepaar dazu neigt, Unstimmigkeiten auf die lange Bank zu schieben oder gar unter den Teppich zu kehren, werden sie sich dort ansammeln. Meist ist es unangenehm, dem Partner spontan zu sagen, dass seine letzte Äußerung verletzend war. Man wird sich genieren, vor anderen Leuten offen zu sprechen, und das Problem auf den Abend verschieben, wenn man unter sich ist. Aber auch dann gibt es erneut Gründe, nicht offen zu sprechen, und schon ist das Thema auf den nächsten Morgen vertagt. So mag es dann weitergehen, bis man scheinbar nicht mehr daran denkt. Die Energie aber verschwindet auf diesem Weg nicht, sondern sammelt sich unter dem Teppich oder eben im Unterbewusstsein. Es kann sich dort so viel anstauen, dass man Angst hat, überhaupt noch an dieses Thema zu rühren.

Das ist der Zeitpunkt, an dem man sich – manchmal nach einem kleinen, eher harmlosen Auslöser, der das berühmte Fass zum Überlaufen bringt – (Scheidungs-)Anwälte nimmt. Diese Profis in Sachen Aggression kreuzen dann stellvertretend die Klingen und schlagen sich die Argumente um die Ohren. Die eigentlichen Kontrahenten sitzen meist schweigend, verstockt und innerlich kochend dabei und lassen sich von ihren jeweiligen für viel Geld angeheuerten »Söldnern« gegenseitig kränken. Unter der Schirmherrschaft eines Richters und in der Sicherheit eines rituellen Regelwerkes tragen die Stellvertreter jene Kämpfe aus, die sie zeit ihrer Ehe verweigert haben. Meist waren sie einfach zu feige, was wiederum einen Mangel an erlöster Marskraft zeigt. Dass solche Aktionen nicht nur kränken, sondern richtiggehend krank machen, ist klar. Die gegeneinander gerichteten negativen Aggressionen sind unter Umständen so angewachsen und auf solch einer primitiven Ebene angekommen, dass man gar nicht mehr miteinander kommunizieren kann. Die gemeinsamen Kinder werden schlimmstenfalls zu Geiseln.

In den USA hat die Flut von Scheidungen mit dem damit verbundenen Kampf um Geld und Rechte schon fast zu einer Art Machtübernahme der Anwälte geführt, die manchen Streit erst vom Zaun brechen oder wenigstens anfachen, weil sie über Erfolgshonorare am Ergebnis finanziell beteiligt sind. Dennoch repräsentiert solch eine kämpferische gerichtliche Scheidung schon ein Stück Erlösung des Marsprinzips, ist sie doch allemal humaner als ein direkter Kampf mit Fäusten oder Schusswaffen. Die Gesellschaft hat sich hier bereits ein Ritual zur Vermeidung des Allerschlimmsten, wie es uns etwa in dem Hollywoodfilm *Der Rosenkrieg* vor Augen geführt wird, geschaffen.

Stress und seine Folgen

Sobald Menschen miteinander in Konflikt geraten, verändert sich die Körperchemie. Die Stresshormone Adrenalin und Noradrenalin steigen an und warten auf entsprechende Körperaktivität. Wenn sie ausbleibt, ziehen sich die Gefäße trotzdem zusammen, die Herzfrequenz steigt, die Pupillen verkleinern sich, die Haare sträuben sich, und das Kinn schiebt sich vor.

Die nervöse Situation wird jetzt vom Sympathikus geprägt, der »männlichen« Seite des Eingeweide-Nervensystems (im Gegensatz zum »weiblichen« Parasympathikus). Hier geht es um Angriff oder Flucht. Wenn diese Situation jedoch permanent ausgelöst wird, ohne dass – wie durch die Evolution eingespielt – reagiert wird, also der Mensch weder zu kämpfen beginnt, noch die Flucht ergreift, verkörpert sie sich und leistet einem psychosomatischen Krankheitsbild Vorschub. Auf diesem Weg entstehen Symptome wie Bluthochdruck und in der Folge etwa Angina pectoris und Herzinfarkt.

Der Weg dorthin ist heute dank der Schulmedizin wissenschaftlich recht gut erforscht. Der andauernd unter Druck stehende und damit auf eine Engstellung der Gefäße gepolte Organismus spart sich allmählich die Mühe, die Gefäße zwischendurch wieder zu erweitern. Er belässt sie in der Engstellung, wodurch der Druck steigt. Auf diesem erhöhten Druckniveau können weitere Blutdruckspitzen zu Brüchen der feinen Gefäßinnenhaut führen. An diesen Bruchstellen kommt es anschließend zur Ablagerung von Blutfetten wie Cholesterin in ein vorher gebildetes Eiweißgerüst. Diese Ablagerungen beginnen in einer so von Stress geplagten Hochdruckgesellschaft wie unserer bereits nach der Pubertät und erreichen – je nach Druckniveau – im Laufe der Jahrzehnte ein Ausmaß, das bis zur gänzlichen Verstopfung des Gefäßes gehen kann. Ist das Herz betroffen, spricht man in einem solchen Fall von Infarkt.[16]

Rituelle Kämpfe und Kampf als Beruf

Je höher entwickelt ein Gemeinwesen ist, desto anspruchsvollere Mittel kennt es, sich mit Mars auf erlösteren Ebenen, etwa in Form von Ritualen, auseinanderzusetzen. Bei uns ist vor allem das Zurückstellen und Unterdrücken der Marsenergie gefordert, sodass das öffentliche Leben von ihr verschont bleibt. Trotz aller Versuche, Regeln und Rituale für den Umgang mit Mars zu schaffen, erleben wir heute aber wieder eine Tendenz zu seinen primitiveren Ausdrucksweisen. Ein altes, kaum noch gebräuchliches Wort, nämlich *Streitkultur*, mag das Dilemma verdeutlichen. Es gibt zwar noch jede Menge Streit, aber keine kulturellen Möglichkeiten mehr, ihn gebührend auszutragen. Wenn im Fernsehen Talkshows wegen höherer Einschaltquoten zu Streitshows umfunktioniert werden, zeigt das, wie groß das Bedürfnis nach Auseinandersetzung ist, aber auch, wie groß die Angst ist, das Thema persönlich anzugehen. Tatsächlich sind diese Streitshows eine Weiterentwicklung alter ritueller Stellvertreterkämpfe. In *Kult*uren, die diesen Namen noch mit mehr Recht trugen, weil sie über einen *verbindlichen,* funktionierenden Kult verfügten, ließ man Streitigkeiten zwischen Sippen oft von Stellvertretern ausfechten. Aber selbst wir haben noch eine Reihe diesbezüglicher Formen und Verhaltensregeln, gerade wenn man an Gerichtsverhandlungen und Schlichtungsrituale denkt.

Man stelle sich nur vor, ein mächtiger Präsident wie George W. Bush und ein Diktator wie Saddam Hussein müssten die Sache in einem Kreis im Wüstensand persönlich austragen. Daran, wie absurd uns dies erscheint, wird deutlich, wie weit wir heute von solch rituellem Umgang mit Aggression entfernt sind. Dabei ist der Gedanke gar nicht so abwegig, denn auch so handelte es sich beim Golfkrieg des Jahres 1991 in mancher Hinsicht um einen Stellvertreterkrieg. Es standen nicht nur alliierte gegen irakische Soldaten, sondern vielmehr alliierte Waffentechniker gegen irakische, hinter denen wiederum die jeweilige Rüstungsindustrie stand. Bei genauerem Hinsehen war es allerdings dieselbe Rüstungsindustrie, die beide Seiten – allerdings etwas ungleich – aus-

und aufgerüstet hatte. So gesehen war es schon fast wieder eine rituelle Vernichtung von Rüstungsgütern, ein echtes Fest für das Marsprinzip und seine Handlanger bei der Rüstungsindustrie. Solange wir dies nicht verstehen, haben wir leider kaum Chancen, solche primitiven marsischen Exzesse zu durchschauen, geschweige denn zu vermeiden.

Das Ganze im Vorfeld auf intellektueller Ebene zu klären wäre sicher viel besser und wird auf diplomatischen Wegen auch versucht. Allerdings fehlt Diplomaten meist der Zugang zum Marsprinzip. Ihre Aufgabe ist es stattdessen, dem Gegenprinzip, dem venusischen Prinzip, zu dienen und tragfähige Kompromisse zu finden, die beiden Seiten möglichst viel Nutzen bringen und möglichst wenig Schmerzen bereiten. So winden sie sich, um ja niemandem wehzutun und das Gesicht jeder Seite um jeden Preis zu wahren. Oft sagen sie wortreich lieber gar nichts, als mutig vorwärts zu gehen und um Lösungen zu kämpfen. Wenn auf diesem Parkett eine Seite Mut zum Kämpfen und Drohen hat, wird sie meist siegen, denn die andere Seite traut sich oft nicht an Mars heran.

Ein klassisches Beispiel liefert die Beschwichtigungspolitik, die die Alliierten vor dem Zweiten Weltkrieg gegenüber Hitler versuchten, oder ein halbes Jahrhundert später die Allianz gegen Milošević. Wer nicht wagt, zu seinen marsischen Energien zu stehen, wird gegenüber jemandem, der sich das sehr wohl traut, praktisch immer den Kürzeren ziehen. Leider geschieht dies unabhängig von der ethischen Qualität der jeweiligen Position. Hier liegt einer der Gründe, warum die größten Schurken so oft so große Erfolge haben. Sie stehen zum Marsprinzip, wenn auch in dessen primitiver Ausprägung. Den Diplomaten aber als Repräsentanten des Gegenpols Venus geht es um Frieden – fast um jeden Preis. Dadurch wird der Preis dann oft immens hoch und manchmal unbezahlbar.

Wer aus Feigheit lieber reden als kämpfen will, hat gegenüber primitiveren Gegnern wie etwa rechtsradikalen Schlägern wenig Chancen. Wer dagegen aus der Stärke spricht, braucht oft nicht einmal zu drohen, er wird verstanden. Ein Thema, das ohne den marsischen Hintergrund kaum zu durchschauen und schon gar nicht zu lösen ist.

Ausdrücke wie *Wortgefecht, Redeschlacht* oder die *Klingen in einem Rededuell kreuzen* zeigen, wie tief der sportliche Charakter solch ritueller Rede*schlachten* in unserer Sprache verankert ist. Letztlich geht es auch den Parlamentariern häufig um rituelle Rededuelle. Jede Partei schickt ihren besten Streiter, der aber nicht zugleich ihr bester Politiker sein muss, in den Ring, und dann fliegen im übertragenen Sinn die Fetzen. Wir bilden uns heute mit Recht einiges darauf ein, dass wir zu solchen Abstraktionen fähig geworden sind. Sobald politische Auseinandersetzungen auf die Straße rutschen wie in der Weimarer Zeit, als sich Nazianhänger mit ihren kommunistischen Gegnern prügelten, sinkt das Niveau, und Gefahr ist im Verzug.

Andere Berufe als die des Anwalts, Soldaten, Politikers oder Profisportlers hängen zwar nicht so ausschließlich von Mars und dem ritualisierten Umgang mit Aggression ab, aber sie wären ohne Einsatz marsischer Energie kaum praktizierbar, wie etwa der des Journalisten. Obwohl er eigentlich dem Merkurprinzip verpflichtet ist, braucht der Journalist doch eine Menge Mut, um sich bei seinen Recherchen einen Blick hinter die Kulissen zu verschaffen. Darüber hinaus muss er immer wieder neue Themen finden, was ihn in der Karikatur zum rasenden Reporter werden ließ. Am deutlichsten wird der Marsanteil natürlich bei Journalisten, die unter Lebensgefahr von Kriegs- und Krisenschauplätzen berichten. Wie Soldaten *schießen* sie ihre Bilder, *lauern* auf Gelegenheiten und bilden nicht selten Hinterhalte.

In der unerlösten Form der Paparazzi hat sich im Bereich der Gesellschaftsreportage eine Menschenjagd entwickelt, die Prominenten das Leben zur Hölle macht und vom Jagdinstinkt aggressiver Bildreporter und ihrer skrupellosen Auftraggeber getragen ist. Diese Form gewinnt heute sogar immer mehr die Oberhand. Reporter jagen Prominente oft aggressiver und engagierter als Polizisten Verbrecher oder Jäger das Wild. Wenn aber Journalisten Verbrecher jagen, machen sie diese dabei nicht selten gleich noch zu Prominenten. Bei allem Ärger über solche Übergriffe sei nicht vergessen, dass es nicht etwa Polizisten waren, die den Watergate-Skandal in Washington aufdeckten, sondern zwei beherzte Journalisten. Jedenfalls ist eine gehörige Portion Mars nötig, um journalistisch zu arbeiten; die Ebene bestimmt wie immer der eigene Charakter und der Grad der Aussöhnung mit dem Marsprinzip.

Der hierzulande wohl wichtigste Beruf mit gehörigem Marsanteil ist der des Unternehmers. Von ihm ist Mut gefordert, etwas Neues zu beginnen, viel zu wagen, unter Umständen sogar manchmal alles auf eine Karte zu setzen. Er will den Markt *erobern* und sich und seinen Ideen oder Produkten neue Einflusssphären *erkämpfen* und ihnen zum *Durchbruch* verhelfen. Dafür muss er *Entscheidungen* fällen und *Verantwortung* tragen. Diese beiden Begriffe verraten bei genauerer Betrachtung deutlich ihren Marsbezug. Ent-scheidung bedeutete ursprünglich, das Schwert aus der Scheide zu ziehen, um den Kampf zu beginnen. Die Waffe wird sozusagen entsichert, und ihr Träger macht sich bereit. Die Verantwortung bezieht sich auf die Fähigkeit zu antworten. Der Ausdruck wiederum verrät sprachlich noch, dass er ursprünglich einiges mit Antiworten, also mit Gegenrede, zu tun hatte.

Am Beruf des Unternehmers zeigt sich auch, wie schlecht es um die Bewertung von Mars in unserer Gesellschaft bestellt ist. Am Anfang, wenn es um die marsischen Qualitäten des Wagemuts und der Risikobereitschaft geht, drängt sich niemand vor, um die Verantwortung mitzutragen. Wenn sein Wagnis misslingt, wenn das neue Projekt ein Reinfall ist, muss er allein damit fertig werden. Sobald es aber geglückt ist, kommt der Staat und zwingt den Glücksritter nun, mit ihm halbe-halbe zu machen.

In Gesellschaften wie der deutschen, die dazu übergegangen sind, marsische Aktivitäten auch in diesem Bereich direkt zu bestrafen, holt sich der Staat über direkte und indirekte Steuern sogar über zwei Drittel des Gewinns. Da aber Unternehmer in der Regel Menschen mit gutem Marsbezug sind, lassen viele sich das nicht kampflos gefallen und suchen Auswege aus dieser als unfair empfundenen Situation. Diese Tatsache führt zuweilen dazu, dass Unternehmer für ihre Leistungen nicht mehr geschätzt werden. Zwar bringen sie mit ihrem Mut und ihrer Risikobereitschaft das Gemeinwesen erst zum Florieren, finanzieren es auch überproportional, aber sie werden zum Dank von Teilen der Bevölkerung eher als Gesellschaftsschädlinge betrachtet, denen der Erfolg missgönnt wird.

Länder wie Schweden haben vorexerziert, was aus einem Gemeinwesen wird, das seine Unternehmer missachtet und vertreibt: Es verkommt zu einem innovationsfeindlichen und über kurz oder lang unbezahlbaren Sozialstaat, in dem Eigenverantwortung zum Fremdwort wird. Dabei ist es gleichgültig, ob die Flucht der Unternehmer vor der Verantwortung für das Gemeinwesen moralisch verwerflich ist, sie unterstehen nun einmal sehr weitgehend dem Marsprinzip, und das folgt seinen Möglichkeiten. Wenn Konzerne andererseits überhaupt nicht mehr zu der Gesellschaft beitragen, von der sie leben, wie das im Rahmen der Globalisierung immer mehr geschieht, ist dies sicher zu verurteilen.

An den Ländern des ehemaligen Ostblocks ließ sich erkennen, was passiert, wenn man Unternehmer abschafft oder wenn Beamte versuchen, deren Funktionen zu übernehmen. Der dem Saturnprinzip zuzurechnende Beamte ist in vieler Hinsicht notwendig für den Staat, aber er ist völlig ungeeignet, unternehmerischen Erfolg zu erzielen, da ihm in der Regel marsische Qualitäten fehlen. Sein Interesse liegt in der Erhaltung des Bestehenden und der Anwendung und Überwachung der Gesetze. Umgekehrt könnte es ein marsbetonter Mensch mit unternehmerischem Geschick wohl kaum als Beamter aushalten. Ohne Beamte geht es natürlich genauso wenig wie ohne Unternehmer – aus dem Ungleichgewicht entstehen die Probleme.

Die Tatsache, dass immer alle urprinzipiellen Qualitäten in einer Bevölkerung vertreten sind, ermöglicht eine ausgewogene Mischung an Berufen. Eine Gefahr liegt in einem zu starken staatlichen Eingriff mit entsprechenden Wertungen und der Verbeamtung des ganzen Systems. Das Fehlen jeglicher Eingriffe führt andererseits zu menschenverachtenden, ausbeuterischen Extremen wie im Frühkapitalismus. So mag diese Betrachtung der Unternehmerrolle und des marsischen unternehmerischen Engagements deutlich machen, wie sehr es auf die Ausgewogenheit der verschiedenen Urprinzipien ankommt, um die Harmonie des Ganzen zu ermöglichen.

Der Weg des Kriegers

Selbst der heiße militärische Konflikt lässt sich mit rituellen Regeln ordnen und damit auch entschärfen. Man denke nur an die Kriegskunst der mittelalterlichen Ritter. Sie kämpften in ihren Turnieren häufig um die Ehre ihrer Herzensdame und legten ihre Lanzen ein zu einem Ritual, das zwar auf den Sieg, aber in der Regel nicht auf den Tod des Gegners zielte.

Die Japaner halten bis heute ihre traditionelle Kriegs- und Kampfkunst in Ehren, wobei sie hier zuweilen das Plutoprinzip hineinbringen, das der Auseinandersetzung eine tiefere und bedrohlichere Dimension verleiht, besonders wenn es auf unerlöste Ebenen sinkt. Im Westen können wir plutonischen Formen der kriegerischen Auseinandersetzung in der Regel wenig abgewinnen, wenn wir nur an die Kamikaze-Flieger denken, die sich als »göttlicher Wind«, als lebende Bomben auf amerikanische Kriegsschiffe stürzten. Anders ist das bei der östlichen Kampfkunst, zum Beispiel Aikido oder Judo, die auch bei uns zunehmend Anhänger findet. Leider wird aber gerade deren ritueller und philosophischer Aspekt unterschätzt. In ihm läge die Chance, anspruchsvollere Lösungen zu finden.

Der Weg des Kriegers ist aber nicht nur in Japan, sondern auch in vielen anderen Kulturen durchaus als ein Weg der Selbstverwirklichung bekannt. In jener schamanistischen Tradition, die uns Carlos Castaneda nahegebracht hat, ist der Krieger die höchste Stufe der Verwirklichung. Er ist so stark, dass er sich vor niemandem mehr beugt, und so demütig, dass er niemandem mehr erlaubt, sich vor ihm zu beugen.

Die verschiedenen Arten, marsisch-kämpferisch zuzuschlagen, kann das Schachspiel aufzeigen. Streng hierarchisch aufgebaut und nach strikten Regeln ablaufend, stellt es ein typisches Kampfritual dar. Zuerst haben alle Figuren den König zu schützen; aber alle können auch auf ihre jeweilige Art den Gegner schlagen und damit aus dem Spiel (des Lebens) bringen. Jeder Zug sollte mit allen Konsequenzen intensiv bedacht werden, denn er kann – wie im Leben – nicht mehr zurückgenommen werden. Die größte, beinahe uneingeschränkte Bewegungsfreiheit und damit auch Schlagkraft hat die Dame. Sie steht von ihren Fähigkeiten über allen anderen Figuren – lediglich dem relativ ungelenken König ist sie nachgeordnet.

Schach ist ein zeitloses oder immer wieder aktuelles Spiel. Es geht dabei um Kampf, aber nicht um blinde Aggression; man kann hier mehr gegnerische Figuren »erlegt« haben und trotzdem verlieren. Allerdings sind Taktik (Merkur) und strategische Fähigkeiten sowie die manchmal notwendige kämpferische Opferbereitschaft (Pluto) nicht gerade Stärken des Marsprinzips. Es liebt eher den direkten Angriff und bestenfalls noch die Vorwärtsverteidigung.

Neue und alte Gladiatoren, Schlachtenbummler

Im Sport und all den Berufen, die mit ihm zusammenhängen, sind auch wir noch am ehesten geneigt, rituelle Kämpfe als solche zu erkennen. Allein das Ausmaß des Interesses und der Aufwand, der um Olympiaden oder Fußballweltmeisterschaften getrieben wird, zeigt, wie viel Energie hinter solchen Veranstaltungen steht. Der »Sprachschatz« der Reporter verrät recht deutlich, dass es auch hier vor allem um Mars geht. Die Ausdrucksweise der *Schlachten*bummler ist sogar noch deutlicher und drastischer und eigentlich bereits kriegerisch. Sie ziehen oft mit wilder Kriegsbemalung aus und folgen ihren Helden in feindliches Land – von Schlacht zu Schlacht –, wobei sie versuchen, durch Furcht erregendes Gehabe von Brüllen bis Toben ihnen den Rücken zu stärken und die Gegner zu demoralisieren. Auf das ange*feuer*te eigene Team und auf die verhöhnten Gegner übt das auch meist eine Wirkung aus, weshalb Mannschaften auswärts schwächer sind als zu Hause, wo sie mehr Fans und Schlachtenbummler hinter sich wissen. Offenbar fürchten oder lieben die Spieler das Kriegsgeheul und die entsprechenden Tänze.

In ihrer Abart als Hooligans machen die Schlachtenbummler ihrem Namen dann volle Ehre und verkommen zu brutalen Schlägern, denen die sportlichen Veranstaltungen nur noch Anlass für kriegerische Randale sind. Immer wieder schlägt Mars in seiner unerlöstesten Form in den Stadien zu – bis hin zu Todesfällen. Nach jenem denkwürdigen Fußballspiel zwischen den Mannschaften von Liverpool und Genua, bei dem vierunddreißig Italiener von englischen Hooligans umgebracht wurden, stand am Tag darauf auf der Plane eines englischen Lastwagens: »Liverpool : Genua = 34 : 0«.

Für die zweiundzwanzig Millionäre auf dem grünen Rasen stellt sich das natürlich anders dar. Meist kennen sie sich persönlich und hegen trotz erheblicher Konkurrenz keine bösen Absichten gegeneinander; manchmal sind sie sogar befreundet. In den häufigen Verletzungen, die unter Erfolgsdruck geschehen oder aus taktischen Gründen zugefügt werden, zeigt sich aber auch hier die unerlöste Variante von Mars. So richtig kommt er natürlich bei den *Stürmern* und insbesondere den Mittelstürmern alter Prägung zum Zuge, die sich mit Brachialgewalt durch die gegnerischen Reihen kämpfen und oft auch als *Brecher* bezeichnet wurden. Selbst den defensiven Verteidigern geht es darum, sich *durchzusetzen*, den *Angreifern* standzuhalten und die Zwei*kämpfe* zu *gewinnen*.

Sogar bei Sportarten, die auf den ersten Blick weniger aggressiv wirken, spielt Mars meist doch die führende Rolle. Bei scheinbar gepflegten Tennisturnieren wird die kleine Filzkugel von den Akteuren mit Hilfe des Schlägers so geprügelt, dass sie bei Auf*schlägen* Geschwindigkeiten über zweihundert Stundenkilometer erreicht, wie wir sie sonst nur von Gewehrkugeln kennen.

Sowohl bei Tennisspielern als auch bei anderen Sportlern fällt heute insgesamt die Verrohung der Sitten und das allmähliche Verschwinden von Fairness und Ritterlichkeit trotz strengerer Regeln und besserer Überwachung (etwa durch Fernsehkameras) auf. Mars ist auch hier auf dem absteigenden Ast und wird beispielhaft für die ganze Gesellschaft zunehmend in finstere Ecken gedrängt. Aus diesen meldet er sich mit der ihm in der primitiven Version eigenen Brutalität wieder zurück. Während früher Tennisspieler Fehlentscheidungen auch einmal zu ihren Ungunsten korrigierten, ist das heute völlig unüblich geworden. Beide Kontrahenten kämpfen mit allen Mitteln ausschließlich um den eigenen Vorteil. Ein ehemaliger Spitzenspieler wie Brad Gilbert hat sogar ein Buch geschrieben, in dem er seine Tricks zum Besten gibt. Der Titel sagt alles und steht für vieles, was heute im Sport üblich geworden ist: *Winning ugly* (»Auf die schmutzige Art gewinnen«).

Im Fußball ist es inzwischen fast üblich, auf unfaire Art und Weise auch mit der Hand Tore zu *schießen*, durch spektakuläre vorgetäuschte Stürze Elfmeter herauszuschinden, den Gegner hinterhältig zu treten, wenn es der Schiedsrichter nicht sieht, und so weiter. Extreme Ausmaße nimmt das »Spiel« beim American Football an. Diese sehr kämpferische Sportart überschreitet immer mehr die Grenze von Kampf zu Krieg. Die hier geradezu geforderte und von den amerikanischen Zuschauern bejubelte Aggressivität bis hin zu Brutalität schlägt sich in eindeutigen Zahlen nieder. Mehr als ein Fünftel der augenblicklichen Spieler der höchsten Football-Liga (NFL) stand bereits wegen schwerer krimineller Delikte vor Gericht. Die Liste reicht von Vergewaltigung über Drogenmissbrauch bis zu bewaffnetem Überfall. Beim letzten Endspiel, dem Superbowl, zwischen den New York Giants und den Baltimore Ravens waren allein von den aufgelaufenen Spielern sechzehn im Vorjahr verhaftet worden. Die oft über hundert Kilo schweren *Kampfmaschinen*, wie sie sich selbst gern nennen, stammen häufig aus unterprivilegierten Verhältnissen und sind in einer Atmosphäre von Gewalt aufgewachsen.[17]

All das sind Zeichen für den immer weniger verstandenen Umgang mit den erlösten Ebenen von Mars. Wenn Regeln beachtet werden und man dem Gegner in ritterlicher Haltung und mit einem Gefühl von Fairness begegnet, käme Mars genauso zum Zug, nur eben eleganter und weniger verletzend.

Hinsichtlich der Unsportlichkeit macht eine so edle Disziplin wie Golf sicher noch eine Ausnahme, wobei Mars auch hier nicht zu kurz kommt, wenn der kleine, harte Ball mit noch längerem Hebel so verdroschen wird, dass er Hunderte von Metern weit fliegt. Bei Sportarten wie Boxen und Ringen ist die Marskomponente dagegen unübersehbar. Den Einfluss von Mars erkennen wir auch, wenn die alpinen Skihelden sich bei den Abfahrtsrennen wie Geschosse zu Tal stürzen. Die Zuschauer genießen die Abfahrtsrennen angeblich sogar mehr als die Slalomrennen, bei denen sie viel mehr sehen und miterleben könnten. Die Aussicht auf spektakuläre Stürze bei den schnellen Rennen ist nicht nur im Fernsehen zu einem Quotenfaktor geworden. Im Autosport haben Rennunfälle, unter anderem der Tod des damals amtierenden Weltmeisters Ayrton Senna, das Interesse auf einen neuen Höhepunkt gebracht.

Eine ähnliche Lust am aggressiven Nervenkitzel erlebt man im Zirkusgeschäft, wo die gefährlichsten Nummern die zugkräftigsten sind. Die Dressur mit Pferden mag ästhetisch anspruchsvoll sein, aber der Dompteur, der seinen Kopf in den Rachen des Tigers steckt und sein Leben riskiert, zieht mehr (Leute an). Artisten müssen ohne Netz arbeiten, um ganz groß herauszukommen. Was kann dahinterstecken, wenn nicht die schaurige Möglichkeit, Zuschauer eines tödlichen Absturzes zu werden?

Letztlich enthalten alle gefährlichen Sportarten und Berufe

eine deutliche Marskomponente. Die bei vielen Zuschauern unübersehbare Lust an der Gefahr zeigt, wie stark wir heimlich eben doch von Mars angezogen werden – und viele sogar auf seine unerlösten Ausprägungen fixiert sind. Todesgefahr ist wieder zur Attraktion geworden. Die Gladiatorenkämpfe des alten Rom leben neuerlich auf und finden heute nur in anderen Kostümen und Kulissen statt. Die Todesangst als die tiefste menschliche Furcht wird hierbei stellvertretend bearbeitet. Die Sportler zeigen, dass sie Tod und Teufel nicht fürchten, und das trägt ihnen die Bewunderung der Massen ein. Unsere verklemmte Haltung gegenüber Mars kommt bei solchen Gelegenheiten sehr deutlich zum Vorschein. Würden wir selbst mutiger und offensiver leben, müssten wir es nicht heimlich genießen, wenn andere sich vor unseren Augen in Lebensgefahr bringen. Je weiter man sich selbst mit dem Marsprinzip auseinandergesetzt hat, desto entwickelter werden auch die Ebenen sein, auf denen man seine Kraft genießt.

Besonders makaber wird die Lust an potenziellen und realen Todesfällen für Notärzte und Feuerwehrleute, wenn nach einem Unfall Schaulustige die Rettungsarbeit be- und manchmal geradezu verhindern. Diese Voyeure sind dabei selbst gefährdet, denn kaum kracht es auf einer Autobahnseite, riskieren die Gaffer auf der anderen Seite ihr Leben und verursachen den Parallelunfall.

Bei Mars sind wir nicht weniger als bei Venus zu Voyeuren geworden. Beim Venusprinzip erleben wir es nur deutlicher und stehen auch eher dazu. So finden wir im Fernsehen, das sich immer direkter an Einschaltquoten und damit am Massengeschmack orientiert, zwei sichere Zuschauermagnete: Sportübertragungen, die vor allem verklemmte Marsthemen ansprechen, und Sexfilme, die entsprechende venusische Sehnsüchte ersatzbefriedigen.

Ventile für Aggression

Der Amateursportler, der, wie der Name schon sagt, aus Liebe zu seinem Sport aktiv wird und frei von Leistungsdruck und Erfolgszwang sein könnte, hätte eigentlich die besten Voraussetzungen, mit Mars ein sinnvolles und erfüllendes Verhältnis einzugehen. Ist die Zeit, die ihm diesbezüglich zur Verfügung steht, allerdings gering und ist er sich seiner marsischen Ambitionen nicht bewusst, kann es trotzdem nicht zu einer Erlösung des Marsthemas kommen. Allerdings ist selbst eine geringfügige und obendrein unbewusste Bearbeitung von Aggressionsthemen immer noch besser als ein Ignorieren oder Verdrängen. Wirklich (er-)lösen lässt sich ein Marsproblem auf diese Weise nicht, aber doch immerhin bearbeiten. Letzteres muss man ständig tun, Ersteres nimmt den Druck generell aus dem Thema.

Um Missverständnissen vorzubeugen: Die bisherigen Ausführungen zu den Zusammenhängen von Aggression und Sport richten sich keinesfalls gegen den Sport im Allgemeinen. Im Gegenteil scheint mir der Sport eines der wenigen noch wirklich genutzten Ventile zu sein, um die große Urkraft der Aggression in einem rituellen Rahmen zu befriedigen. Wenn es anlässlich von Fußballspielen Tote gibt, ist das für mich kein Grund, über ein Verbot dieser Veranstaltungen nachzudenken, sondern im Gegenteil darüber, wie man den Schlachtenbummlern noch wirksamere Ventile für ihren Aggressionsstau zur Verfügung stellen könnte.

Wir verdanken dem Fußball sehr viel. Hätten seine vielen Tausende von Anhängern nicht einmal pro Woche Gelegenheit, ihren Stau abzulassen, stünde es um diese Gesellschaft schlechter. Wir können geradezu dankbar sein, dass die Schlachtenbummler sich freiwillig in den Betonburgen der Stadien einfinden und sich die Seele aus dem Leib brüllen. Ließen sie all diese Energie in ihren Familien oder am Arbeitsplatz ab, wäre es um den dortigen Frieden schlechter bestellt. Wegen dieser Entladungsmöglichkeit ist ein Stadionbesuch auch unvergleichlich besser als die Fernsehübertragung. Nur so ist es wohl auch zu verstehen, dass jemand für oft langweilige Spiele, deren gute Momente von Fernsehreportern in zwei Minuten bequem zusammengefasst werden, so viel auf sich nimmt. Er zahlt horrende Preise, setzt sich jedem Wetter und den Verkehrsbehinderungen bei der An- und Abreise aus – eben wegen jener Atmosphäre im Stadion, die es ihm erlaubt, seinen (vor allem aggressiven) Gefühlen freien Lauf zu lassen.

Wer allen Ernstes Fußball nach einer marsischen Entgleisung in Form von blutigen Krawallen verbieten will, übersieht all diese Zusammenhänge und zum Beispiel auch die Tatsache, dass wir dem Merkurprinzip, das für Verkehr und Verbindungen aller Art zuständig ist, auf unseren Straßen ungleich mehr Todesopfer darbringen. Bei vielen dieser Verkehrsunfälle kommt als Ursache im Übrigen ebenfalls aufgestaute und unterdrückte Marsenergie hinzu, die sich bei solch unpassenden Gelegenheiten entlädt.

Wer die Verfolgungsjagden und Überholkämpfe auf deutschen Straßen und vor allem auf den Autobahnen erlebt und sich das Design der Autos anschaut, erkennt die Signatur des Marsprinzips. In einigen Fällen tragen die Autos sogar die Namen von Raubtieren wie beim Jaguar. Aber auch der Mustang eifert noch einem Wildpferd nach und lässt so Mars durchblitzen. Silberpfeile sind Geschosse, und sie setzen auf die Geschwindigkeit von Geschossen. In der Formgebung gibt es heute eine Fülle von aggressiv gestylten Modellen, wenn man etwa an die Haifischschnauzen der BMWs denkt oder an das aggressive »Gesicht« vieler Sportwagen.

Sicher wäre es für alle am Verkehr Beteiligten besser, wenn die inoffiziellen Sportler auf unseren Straßen sich lieber mehrmals pro Woche in einem Betonkäfig beim Squash oder in den Fußballarenen austobten. Würde der kleine Ball mehr und der Gashebel dafür weniger malträtiert, ginge es vielen besser. Aggressive Sportarten sind eine Entlastung nicht nur für diejenigen, die sie betreiben. Je bewusster wir uns das machen und je bewusster wir sie ausüben, desto besser für alle.

Marsische Heldenbilder

Neben klar umschriebenen Berufsbildern gibt es eine ganze Reihe von Idolen und Stars, die jeweils auf spezielle Art Mars repräsentieren. Das Ideal des **Ritters**, das nach wie vor in Legenden und Filmen unsere Fantasie anregt, ist ein Beispiel für die erlöste Form des Marsprinzips. Als modernere Varianten der Ritter wurden schon die **Sportler** genannt, die ihre Turniere und Kampfspiele nach wie vor mit dem gleichen beinahe heiligen Ernst und ähnlicher Beachtung der Öffentlichkeit abhalten – wenn auch heute teilweise unter einem gewissen Verlust an Ritterlichkeit und Fairness.

Die **Abenteurer** und **Entdecker** haben heutzutage, da in der äußeren Welt so ziemlich alles entdeckt ist, vergleichsweise schlechtere Möglichkeiten, ihre marsischen Energien auszuleben. Eine typisch amerikanische Variante des Abenteurers, die aber auch bei uns viele Anhänger hat, ist der **Cowboy** – ein Mythos aus dem *Wilden* Westen Hollywoods. Er repräsentiert den guten Helden, der mit männlich-marsischer Härte für das Recht kämpft und zur Not dafür auch stirbt. Der hohe Stellenwert des fixen Umgangs mit dem Colt ist eine doppelt marsische Angelegenheit, weil sowohl die Schnelligkeit als auch das Schießen zu seinen ureigensten Bereichen gehören. Wer zuerst zieht, überlebt und ist als Erster dem Marsprinzip auch deutlich näher.

Die Kämpfe um den Wilden Westen gegen die eigentlichen Besitzer des Landes, die Indianer, waren letztlich Eroberungskriege. Die ganze nordamerikanische Nation ist mit marsischer Kraft, aber ohne Rechtsgrundlage und Gerechtigkeit erkämpft worden und hat von daher bis heute nicht nur den starken mythologischen Bezug zum Cowboy, sondern auch einen relativ offenen Bezug zu Waffen und ihrem kriegerischen Einsatz. In der Verfassung ist jedem US-Bürger das Recht garantiert, eine Waffe zu tragen, und fast jede Generation von jungen Amerikanern hatte bisher Gelegenheit, in einem Krieg Mars von Angesicht zu Angesicht kennen zu lernen.

Der Schatten dieses »Helden« kommt in seinem Namen ebenso deutlich wie ehrlich heraus: Der »Kuhjunge« (Cowboy) ist ja eigentlich nicht männlich, sondern kindlich und dem weiblichen Mondprinzip unterstellt, was seiner ursprünglichen Aufgabe, dem Hüten der Kühe, auch entspricht. Die Kuh ist ein typisch weibliches Symbol, und der Junge gehört als kleiner beziehungsweise junger Mann auch noch mehr zum Mondprinzip und damit ins Kinderreich. Tatsächlich trägt die amerikanische Kultur von Disneyland bis zur *Fastfood*- oder »Schnell-Futter«-Theke auch mehr kindische als männliche Züge. So ist das Marsische im Land der unbegrenzten Möglichkeiten nicht selten gezwungen, in kindischem Gewand besonders gefährlich aufzutrumpfen. Die vielen Amokläufe schwer bewaffneter Schüler illustrieren das auf ihre Art und Weise. Aber auch positive Mischungen ergeben sich, wenn marsischer Mut sich mit kindlicher Naivität zusammenfindet und das Land der unbegrenzten Möglichkeiten nach dem Motto *»If you can dream it, you can do it«* auf Erfolgskurs geht.

Bei uns hat der **Kommissar** des Kriminalfilms in gewisser Hinsicht die Rolle des Cowboys inne. Allerdings kämpft er vorrangig mit den Waffen des Geistes. Erst zum Schluss müssen oft die Fäuste und die Faustfeuerwaffen für den Sieg der Gerechtigkeit herhalten. Die Gerechtigkeit, urprinzipiell eine Venusangelegenheit, ist in dieser Welt häufig auf ihren Gegenpol Mars angewiesen, um zu ihrem Recht zu kommen. Neben den klassischen Kommissaren, die sich auf ihren *scharfen* Verstand verlassen können, gibt es aber auch den Rabauken, der im Stil Schimanskis auch mal seine Fäuste fliegen lässt und sogar seine geschlechtliche »Waffe« auspackt, um seine und die Interessen der Gerechtigkeit, oder was er dafür hält, durchzusetzen.

Zusammenfassend betrachtet, finden wir die meisten **Kultfiguren der modernen Jugend** unter den Fittichen von Mars. Lediglich Popstars wären häufig mehr der Gegenspielerin Venus zuzurechnen, wobei auch hier noch genügend marsisches Gehabe zum Vorschein kommt. Wenn Mick Jagger sich einen Gartenschlauch zwischen die Beine klemmt und seine Fans nass spritzt oder wenn Michael Jackson ständig den Sitz seiner Hose im Schritt überprüft, lässt Mars grüßen. So gesehen hält sich Mars in nicht selten etwas peinlicher Weise auf den Bühnen und in Gestalt vieler Jugendidole schadlos für die Missachtung, die er sonst allenthalben erfährt.

Aggression und Männlichkeit

Es hat eine tiefere Bedeutung, dass das Symbol des Mars (♂) zugleich für die Männer und das Männliche an sich steht, während das Zeichen der Venus (♀) das Weibliche symbolisiert. Solche Zuordnung mag auf den ersten Blick zu eng gefasst und ungerecht erscheinen. Doch wir sollten uns klarmachen, dass es hier nicht um konkrete Personen geht, sondern um die archetypische Ebene, also um das weibliche und männliche Prinzip oder Yin und Yang.

Nach dem Erscheinen unseres Buches *Frauen-Heil-Kunde* wurde ich oft nach einem ähnlichen Buch für Männer gefragt. Problematisch an Männerbüchern ist jedoch, dass sie kaum gelesen werden und schon gar nicht von denjenigen, die sie angingen: den Männern. Es liegt daran, dass sich Männer Schwächen oder Probleme in der Regel gar nicht eingestehen (können und dürfen). Beim

Thema Aggression führt jedoch kein Weg an einem Kapitel über den Zusammenhang zwischen Aggression und Männerwelt vorbei.

Es kann aufgrund sowohl der Symbolik als auch der Ergebnisse wissenschaftlicher Untersuchungen kein Zufall sein, dass das männliche Geschlecht sehr viel stärker mit dem Thema Aggression in seiner negativen Ausprägung, der Gewalt, zu tun hat. Die Frage lautet, inwieweit das naturgegeben oder kulturbedingt ist. Kann es sein, dass Gewalt männlich ist?

Naturwissenschaftliche Forschung hat in den letzten Jahren ergeben, dass eine Korrelation zwischen Serotoninspiegel und Aggressivität besteht: Je geringer der Spiegel dieses Botenhormons – und das scheint bei Männern stärker der Fall zu sein –, desto größer ist die Neigung zu Aggressivität. Ein niedriger Serotoninspiegel korreliert aber nicht nur mit gesteigerter Aggressivität, sondern auch mit niedrigem sozialem Status. Mit dem Serotoninspiegel steigt also auch der Status und umgekehrt. Aus solchen Ergebnissen Schlüsse zu ziehen ist immer gefährlich. So stellte etwa eine uralte Studie einen Zusammenhang zwischen steigendem Benzinverbrauch und Bronchialkarzinomen her. Sie brachte Benzin unter erheblichen Verdacht, Lungenkrebs auszulösen, bis man die genauso starke Korrelation zwischen Rauchen und Bronchialkrebs entdeckte und ihr den Vorzug gab. Aber es kann heute keinen Zweifel mehr geben, dass Hormone wie Testosteron mit der Entwicklung zum Männlichen und Östrogen mit der zum Weiblichen verbunden sind.

Ethnologische Beobachtungen lassen demgegenüber den Schluss zu, dass Aggressivität eher ein soziales Phänomen ist. Berichte über Tahiti aus dem 18. Jahrhundert zeigen, dass sich Frauen und Männer dort im Hinblick auf die Aggressivität kaum unterschieden. Das konnte noch in den sechziger Jahren des 20. Jahrhunderts bestätigt werden. Frauen hatten in Tahiti traditionell den gleichen Status wie Männer und verhielten sich in der Folge nicht sanfter und fürsorglicher als diese und auch nicht weniger aggressiv. Unsere lieb gewonnenen Unterscheidungen, nach denen Frauen mehr zum Hegen, Pflegen, Sorgen und Versorgen, Bewirten, Erziehen, Helfen und Saubermachen geeignet seien, während Männer vorzugsweise führen, kämpfen, steuern, managen, forschen und planen, spielten dort keine Rolle. Aus diesen und ähnlichen Ergebnissen folgert der US-Anthropologe David Gilmore, dass Männer von Natur aus nicht aggressiver seien als Frauen, sondern lediglich während ihrer Sozialisation dazu abgerichtet würden. Er neigt also zu der These, dass wir alles – also auch zerstörerische Aggression – erlernen.

Selbst der für mich immer nahe liegende Rückblick auf alte Mythen und das zeitlose Wissen der Traditionen führt hier nicht zu sehr verlässlichen Schlüssen, denn auch die mythischen Seelenbilderwelten sind vom jeweils herrschenden Weltbild geprägt und werden von den Zeitgeistströmungen nach deren jeweiligem Geschmack verändert. Ein geradezu klassisches Beispiel ist die Mythologie der Germanen. Deren Götter sind uns bis heute als ständig streitende Bande von Raufbolden bekannt, deren aggressive Unart schnurstracks in die Götterdämmerung führte. Dieses verzerrte Bild verdanken wir letztlich Richard Wagner, der es in seinen Opern unsterblich machte. Auch so große Geister wie Nietzsche haben dieses einseitige Bild übernommen, und selbst C. G. Jung blieb dabei. Durch die mit nordischem Mythenkitsch verbrämten Gräueltaten der Nazis wurden die Germanen um ihren Gott Odin/Wotan dann endgültig zu scheußlichen Unholden und Symbolen für alle möglichen Schrecklichkeiten.

Dabei könnten uns in Wahrheit gerade die germanischen Gottheiten und die noch heute unter ihrem Einfluss stehenden Isländer ausgesprochen friedliche Lösungsmöglichkeiten offenbaren. Als nämlich im Norden der Umschwung vom Matriarchat zum Patriarchat anstand, kam es nicht wie anderswo zu brutalen Kriegen bis zur völligen Unterwerfung der weiblichen Seite, sondern zu einem tragfähigen Kompromiss. Die einer orgiastischen Fruchtbarkeitsreligion anhängenden, dem archetypisch weiblichen Prinzip verpflichteten Wanen und die archetypisch männlichen Asen, den Jägern näherstehend, verbanden sich und bildeten zusammen eine neue Göttergemeinschaft, zu der neben den Asen Odin und Thor auch die Wanen Freyja und Freyr gehörten.

Als viel später eine vergleichbare Entscheidung für die Isländer anstand, die mit den verbundenen Mythen eben dieser Wanen und Asen lebten, konnten sie einen ihrer gut gemischten Götterwelt entsprechenden Kompromiss finden. Durch verschiedenste

Bekehrungsversuche des sich aggressiv ausbreitenden Christentums unter Druck geraten, beriefen sie eine Volksversammlung zur Entscheidung ein, welcher Religion sie in Zukunft folgen sollten. Das Ergebnis war eine Pattsituation zwischen den Anhängern der alten Götter und des neuen christlichen Bekenntnisses. Daraufhin beauftragte man einen Weisen aus dem Norden des Landes mit der Entscheidungsfindung. Dieser beschloss, dass es – um schmerzliche Auseinandersetzungen zu vermeiden – ratsam sei, offiziell zum neuen Glauben zu wechseln, den alten aber nicht zu verbieten. Er selbst blieb den alten Göttern treu, nahm sie sozusagen nach innen zu sich. Als äußeres Zeichen warf er ihre Statuen in den größten Wasserfall des Landes, den Godafoss. So leben die alten Götter bis heute innen und in der Natur weiter, und vieles ist in Island noch beseelt, was uns in unserem Alltag längst als entzaubert und tot erscheint.

Auf dem Boden dieser Geschichte ist es auch verständlich, dass in Island, einem Land, in dem man nie Militär für nötig hielt, bereits 1840 die erste Frau zur Wahl gehen konnte. Das übrige vollständig unter christlichen Einfluss geratene Europa brauchte zu diesem Schritt ungleich länger. Dies war sicher auch einer wenig kompromissbereiten und dem weiblichen Pol feindlicheren Mythenwelt geschuldet.

Wo das Patriarchat mit seiner Religion, dem Christentum, größeren und zäheren Widerstand zu überwinden hatte, griff es zu härteren Kompensationsmaßnahmen, um die anfängliche Unterlegenheit in einen möglichst triumphalen Sieg über das Matriarchat zu verwandeln. Folglich stehen den aus dieser Unterwerfungssituation hervorgegangenen Kulturen bis heute die weicheren weiblichen Entscheidungs- und Lösungsmöglichkeiten weniger leicht zur Verfügung.

Auch in Island und seiner bis heute germanischen Mythologie ist das männliche Prinzip – dargestellt im Wutgott Wotan/Odin und im Hammer schwingenden Thor – mit marsischen Attributen versehen, während Freyja als Wanengöttin den weiblichen Pol darstellt, der der antiken Aphrodite/Venus entspricht. Auch hier ist das männliche das abgebende und das weibliche das aufnehmende Prinzip, und alle Gewaltaktionen gehen vom männlichen Pol aus. Er wird nur besser ausbalanciert durch weibliche Gottheiten wie etwa Hel, die dem antiken Pluto/Hades entspricht, und eben Freyja, der Liebes- und Friedensgöttin.

Schließlich könnte man Aggression und ihre Entgleisung in die Gewalt auch noch über Körpermuster als archetypisch zum männlichen Pol gehörend entlarven. Solange man sich bewusst ist, dass »archetypisch männlich« nicht einfach alle Männer meint, sondern das männliche Prinzip, das natürlich auch im Leben von Frauen seine Rolle spielt, gelingt das problemlos. Das männliche abstrahlende Marsprinzip findet in der phallischen Form des männlichen Gliedes, das auf Explosion und Ausstoß angelegt ist, seine klassische Signatur, und es steht der aufnehmenden, bergenden Form der weiblichen Scheide gegenüber. Schwert und Scheide sind solcherart den Geschlechtern leicht zuzuordnen. Diesem Schema folgend wurde die abstrahlende Sonne immer als männlich, der das Licht empfangende und reflektierende Mond als weiblich eingestuft. Nach diesem Denken sind die roten und von ihrer Konsistenz her harten Muskeln mit ihrer nach außen gerichteten Kraft sicher dem männlich-marsischen Urprinzip zuzuordnen. Aber natürlich haben auch Frauen Muskeln und mit der Gebärmutter sogar den nach dem Herzen wichtigsten und mächtigsten Muskel. Das männliche Körpermuster ist trotzdem eindeutig stärker und sichtbarer von Muskeln geprägt als das weibliche, das durch das Unterhautfettgewebe sanfter abgerundet ist. Auch neigen Männer beim muskulären Einsatz zu schnellen, kurzen Höchstleistungen, wohingegen Frauen in der Regel länger durchhalten und also auf Dauer verlässlicher sind.

Bei der Beantwortung der Frage »Wie männlich ist Aggression?« empfehlen sich zwei Schritte. Zum einen ginge es darum, die Wertung aufzugeben und zu erkennen, dass alles und eben auch Aggression zwei Seiten hat: die der mutigen und positiv eingeschätzten Selbstverwirklichung und die der negativ erlebten zerstörerischen Gewalt. Zum anderen löst die Erkenntnis der Urprinzipien und ihre Akzeptanz das Problem. Wer sehen kann, dass die marsische Aggression archetypisch mehr dem Männlichen entspricht und die noch zu behandelnde plutonische Aggression mehr dem Weiblichen, wer bei beiden schließlich noch zwischen mehr oder weniger erlösten Ebenen zu unterscheiden lernt, kann sich von dem unergiebigen Hickhack bei der Geschlechterfrage lösen. Eine »männliche« Frau kann also auch einmal zerstörerischer und aggressiver auftreten als ein sehr »weiblicher« Mann. Das beste Beispiel stellten die britische Premierministerin Margaret Thatcher und ihr Nachfolger John Major dar, der im direkten Vergleich weniger männlich und durchsetzungsfähig wirkte. Im Übrigen ist die archetypisch männliche Aggression, wie sie sich im Marsprinzip ausdrückt, einfach anders als die archetypisch weibliche; Näheres dazu im Kapitel über das Plutoprinzip.

Männliche Gewalt

In unzähligen Untersuchungen deutlich geworden und heute wissenschaftlich unbestritten ist, dass die unerlöste Ebene der marsischen Aggression in Form von Gewalt mehr mit den Jungen und Männern dieser Welt verbunden ist. Die Frage, ob dies angeboren und damit ererbt ist oder erworben und damit antrainiert wurde, konnte bisher nicht entschieden werden. Vieles spricht aber dafür, dass der Weg der männlichen Sozialisation über unnötig viel Gewalt führt. Im Übrigen ist die Erziehung – solange Eingriffe ins Erbgut noch tabu sind – sowieso der einzige Weg, über den wir Einfluss nehmen können.

Der Psychologe Detlef Stoklossa[18] wählte als Untertitel für sein Buch über die Aggression von Jungen »Wider die Zurichtung des Jungen zum Krieger«. Er geht davon aus, dass in unserer Gesellschaft Jungen noch immer zu Kriegern erzogen werden. Die Fülle der von ihm zitierten wissenschaftlichen Daten, die in diese Richtung weisen, ist geradezu erschlagend: Jungen landen ungleich häufiger als Mädchen bei der Erziehungsberatung – wegen unerträglicher Aggressivität, Hyperaktivität, Stottern und anderen Sprachproblemen sowie wegen Problemen im Lern- und Leistungsbereich. Sie bleiben häufiger sitzen und sind nur noch in zwei Schultypen überrepräsentiert, den Haupt- und Hilfsschulen. Für die USA stellte man fest, dass die schulischen Leistungen von Jungen beständig gesunken sind und unter denen der Mädchen liegen, wohingegen der Anteil der Jungen bei Depressions- und Suizidraten deutlich gewachsen ist. Nach Umfragen in 97 deutschen Kindertagesstätten sind etwa siebzig Prozent aller auffällig gewordenen Kinder Jungen. Wenn Männer trotzdem zwei Drittel des privaten Einkommens in den Industrieländern einstreichen, die meisten Berufe dominieren und die meisten Waffen besitzen, lässt sich erahnen, was für gewaltige Kompensationsanstrengungen sie bis heute vollbringen.

Stoklossa berichtet, dass von den 1996 verübten Suiziden bei 10- bis 25-Jährigen 624 auf Jungen und »nur« 168 auf Mädchen entfielen; bei Unfällen sei das Verhältnis 3:1. Er kommentiert: »Der Wunsch nach männlicher Tollkühnheit verstärkt die Unfallgefahr. Großartigkeits- und Überlegenheitswahn produziert Enttäuschungen und Misserfolge, Verbissenheit, Aggressivität und Sprachverweigerung. Immer heldenhaft und richtig sein zu müssen befördert den Wunsch nach Rückzug, Krankheit und schließlich Tod. Je mehr die Jungen versuchen, derlei Männlichkeitsvorstellungen nachzukommen, desto mehr geraten sie in den Schlamassel hinein, den sie am meisten befürchten: Sie werden zum um Worte ringenden Stotterer, zum nach Luft schnappenden Asthmatiker, zum verbissen schweigenden Schulversager, zum von sich selbst enttäuschten Störer, Schreihals und Wutbolzen, zum als unmännlich gehänselten Weichling und Angsthasen.«[19]

Jungen werden in der Erziehung deutlich mehr geschlagen. Sie reagieren eher aggressiv. Die Flucht in die Gewalt vor den eigenen Enttäuschungen und Niederlagen und vor der Scham darüber kann so als typisch männlich gelten. Körperliche Gewalt geht aber nicht nur im Erziehungssystem zu etwa neunzig Prozent von Jungen und Männern aus. Zwei Drittel der Opfer sind ebenfalls männlich. Jungen reagieren in vielen Bereichen öfter grenzverletzend und rücksichtslos. Laut Statistischem Bundesamt sind unter den 41 000 Jugendlichen, die 1996 verurteilt wurden, lediglich rund 5000 Mädchen.

Ausschließlich Jungen wurden bisher zu jugendlichen Amokläufern. Sehr oft handelte es sich um vor der Tat überangepasste Eigenbrötler. Für sie war das Fass schon längst am Überlaufen, nur hatte es aufgrund der selbstgewählten Isolation und Sprachlosigkeit niemand bemerkt.

Vor allem auch türkische Jungen leiden unter Ausgrenzungen und Zurücksetzungen. Die Kollision der Verliererposition mit den harten männlichen Dominanzforderungen ihrer ursprünglichen Kultur führten zu besonders schlimmen Gewaltausbrüchen. Der Erziehungswissenschaftler Joachim Kersten, der sich mit dem

Thema Männlichkeit und Kriminalität beschäftigt, kommt 1996 zu dem Schluss, dass gewaltsame Männlichkeitsbeweise um so wahrscheinlicher seien, je mehr junge Männer in gesellschaftliche Randbereiche abgedrängt würden. Das aber geschieht nicht nur den Jungen von Minderheiten, sondern immer mehr auch generell den Jungen, wenn man an ihren hohen Anteil in Haupt- und Hilfsschulen denkt.[20]

Soldatische Männerwelt

Die modernen männlichen Identifikationsfiguren verzichten immer häufiger auf menschliche Regungen wie Mitgefühl, Hilfsbereitschaft und Gerechtigkeitsempfinden und werden tendenziell zu (un-)menschlichen Maschinen. So antwortete ein US-Soldat der Special Forces auf die Frage eines Journalisten nach seiner Motivation, dass er sich als Kampfmaschine sehe, die dort aktiv werde, wo seine Vorgesetzten ihn hinschickten. Eigenes (Nach-) Denken oder gar Mitgefühl waren für ihn gar kein Thema (mehr). Bei solchen Aussagen denkt man unwillkürlich an Odins Krieger oder an die Berserker oder Bärenkrieger, die hervortreten, wenn der Speichel der geifernden Unterwelttiere, des germanischen Fenriswolfes beziehungsweise des antiken Zerberus, auf die Erde fällt. Sie kämpfen so lange und völlig besinnungslos, bis alles Leben ausgelöscht ist oder Odin sie wieder in Ketten legt. Wenn er dies nicht rechtzeitig tut, bringen sie sich gegenseitig um, denn ihr einziges Geschäft ist das Töten.

An diesem Beispiel wird klar, dass wir kaum etwas Neues erfinden können. Selbst das Modell für moderne amerikanische Elitesoldaten ist in der Archetypenlandschaft unserer Seele längst vorhanden. Dass Spezialtruppen solchen Idealen nacheifern, mag wenig erstaunen, aber offenbar finden sich immer mehr Berserker auch ohne entsprechenden Regierungsauftrag mitten unter uns. Nach einer Studie des Gießener Zentrums für psychosomatische Medizin von 1989 nahmen auch in Deutschland Ellbogenmentalität, rücksichtslose Selbstbezogenheit und Selbstsucht stark zu. Anteilnahme und Mitleid gingen dagegen im gleichen Maß zurück.

Der Terminator aus den Hollywoodstudios ist eine der männlichen Kampfmaschinen. In den USA mischen sich hier bereits Fiktion und reale soldatische Männerwelt. »Wenn ihr eine Gruppe von professionellen Mördern werden wollt, tötet die Frau in euch«, ist nicht etwa der Wahlspruch rechtsradikaler deutscher Skinheads, sondern derjenige von US-Marines, jener Truppe, auf die die USA so besonders stolz sind. Frauen spielen in deren durch und durch unerlöstem marsischen Weltbild eine besonders erschreckende Nebenrolle. *»I have a rifle and I have a gun. One is for killing, the other for fun!«* ist ein anderer Wahlspruch der Marines. Dieser Satz ist zum Glück fast unübersetzbar, will aber ausdrücken, dass sie ein Gewehr zum Töten haben und eines für den Spaß, mit dem sie (sexuell) Frauen niederstrecken. In solchen Sprach- und Lebensbildern wird der Mensch mehr als Maschine denn als fühlendes Wesen deutlich.

Die modernen Helden mit ihren typisch männlichen Eigenschaften sind auch tatsächlich gar nicht mehr menschlich, denn sie handeln vollkommen vorausbestimmt und damit auch berechenbar. Dass sie stets siegen müssen, macht die einschlägigen Filme so langweilig für diejenigen, die das einfach gestrickte Muster einmal durchschaut haben. Als unschlagbare Siegertypen sind die Helden nicht nur (knall-)hart, sondern jederzeit gewaltbereit, überlegen, raffiniert, cool und gefühlsarm. Sie geben nie auf, selbst wenn ihnen zu Anfang ihrer »Heldenreise« der Wind scharf ins Gesicht bläst. Sich und andere können sie jederzeit beherrschen. So bleiben sie unbezwingbar und schlussendlich immer überlegen. Von ihrem Wesen her sind sie kriegerisch, vom Körper her muskulös, eckig, hart und stark. Von ihrem Seelenleben ist wenig bekannt. Meist sind sie schweigsam, und sicher ist nur, dass sie zu guter Letzt das Böse im heroischen Kampf besiegen.

Diesem Muster entspricht auch die moderne US-Politik von Präsident Bush, der in entsprechender Schwarzweißmalerei die Welt in Gut und Böse einteilt, alte Wildwest-Klischees wiederbelebt und seine »Jungs« zum Endkampf gegen das Böse in der Welt antreten lässt.

Film- und Fernsehbilder

Ideale, wie sie die US-Marines formulieren und wie sie in Hollywood zelebriert werden, gibt es in abgeschwächter Form überall auf der Welt, zumal der amerikanische Bilderexport via Kinofilm und Fernsehserie längst die Seelenbilderwelten Heranwachsender weltweit bestimmt. Selbst öffentlich-rechtliche Fernsehsender eifern diesem kranken und krank machenden Ideal nach und leisten ihm Vorschub. Wer das durchschnittliche Fernsehprogramm über sich ergehen lässt, erlebt jede Woche in den verschiedensten Kanälen einige hundert Morde mit, die fast alle dem geschilderten männlichen Missverständnis der Welt entspringen. Die Gewaltverherrlichung in ungezählten Kindervideos und Computerspielen kommt noch hinzu.

Diese primitiven Produktionen sollen hier nicht beschuldigt werden, in ursächlicher Weise für die Gewalt in unserer Gesellschaft verantwortlich zu sein, aber sie dokumentieren ein geistiges Klima, in dem diese Abartigkeiten normal geworden sind und auch als normal dargestellt werden. Hier wird ein bedenkliches Feld zwar nicht ursächlich geschaffen, aber doch stabilisiert und gefördert. Und hier werden Resonanzen belebt, die gesellschaftlich durchaus gefährlich werden können. Nimmt man die große menschliche Lernbereitschaft und die Tendenz zum Nachäffen hinzu, könnte einem angst und bange werden.

Von Rechts wegen haben die öffentlich-rechtlichen Fernsehanstalten in Ländern wie Deutschland, Österreich und der Schweiz einen Bildungsauftrag. Doch sie vermitteln heute zunehmend Bilder, die bei den Zuschauern nur in deren dunkelsten Ecken Resonanz finden. Mit ihrem Programm entsprechen sie allerdings den Wünschen einer Mehrheit. Man kann gegen die Quotenhörigkeit sagen, was man will, demokratisch ist sie allemal. Könnte es sein, dass die zunehmende Unbewusstheit bezüglich der eigenen dunklen Seelenseiten zu dieser Lust an Schattendarstellungen führt? Deren Befriedigung in der Projektion auf die verschiedensten Leinwände und Bildschirme kann so wiederum das Feld für die dunkelsten Seiten der Seelen stabilisieren. Wir haben hier einen Teufelskreis geschaffen, den es zu durchschauen gilt.

Leitbild Militär

Bei allem Erschrecken über militärische Leitbilder sollte nicht übersehen werden, dass das Militär eine der wenigen überhaupt noch verbliebenen Wege der Männerinitiation anbietet, denn Männer sind vom Wegfall der Pubertätsrituale[21] besonders hart betroffen. Die Militärsozialisation zum Mann karikiert jedoch geradezu die Entwicklung zur Menschlichkeit und kann uns erschreckendes Anschauungsmaterial liefern. Ihr Ziel ist, wenn man die von Nation zu Nation verschiedenen Ideologien ausblendet, jungen Männern beizubringen, schneller und besser zu töten als andere, um nicht selbst getötet zu werden. Es geht also schlussendlich um töten und getötet werden, um zielen, treffen und schießen. Um dieses Ziel zu erreichen, wird gedrillt, erniedrigt und gefügig gemacht. Gehorsam und völlige Unterwerfung gelten unter Militärs als die Methoden, um »gute« Krieger, das heißt gehorsame Befehlsempfänger und Vollstrecker, zu erhalten.

Selbstverständlich können Soldaten auch beim Katastrophenschutz wie in letzter Zeit bei den Überschwemmungen in Ostdeutschland und bei Friedensmissionen wie in Bosnien und Afghanistan wertvolle Dienste leisten, das ändert jedoch nichts an der grundsätzlichen Ausrichtung ihrer Ausbildung.

Die Militärzeit wird auch als *Dienst an der Waffe* bezeichnet, und man sagt, der junge Mann müsse *dienen*. Indem er (an) der Waffe dient, wird er offiziell zu einem Diener des Vaterlandes, inoffiziell aber dient er Mars auf dessen unerlöster Ebene. Wenn man genauer betrachtet, welchen Idealen er dabei dient und wozu er »abgerichtet« wird, findet man eine Karikatur des menschlichen Weges. Es geht um Zucht und Unterordnung unter das Gesetz des Krieges, um Salutieren, Trimmung und Ausrichtung auf dieses eine Ziel. Die kompromisslose Härte des Kriegsrechts, das so ziemlich alle bürgerlichen Rechte außer Kraft setzt, zeigt die Richtung. Der menschliche Entwicklungsweg, wie er von den Religionen und Weisheitslehren beschrieben wird, bekommt in der Soldatensozialisation sein krasses Gegenstück.

Die Uniformierung ist ein äußerlicher Gegenpol zur Individuation. Die Panzerung wird zum Gegenpol von Offenheit, gleichgültig ob es sich um die physische Panzerung mittels schusssicherer Westen handelt oder um die Panzerung der Seele, der das natürliche menschliche Mitgefühl ausgetrieben wird. Die Abhärtung auf allen Ebenen kontrastiert zur Weichheit des Herzens: Härte statt Weichheit, Funktion statt (Mit-)Gefühl. Das Ergebnis sind Feindbildorientierung, Gefühlsblockaden und im Extremfall Demütigung. Psychologisch ist ziemlich klar, dass wer in seiner Ausbildung gedemütigt wird, dies später bei sich bietenden Gelegenheiten auch anderen antun wird – nicht nur den militärischen Gegnern im Feindesland, sondern manchmal auch den Frauen in der Fremde. Die Massenvergewaltigungen von Frauen in vielen Kriegen sprechen eine eindeutige und von Militärs wohl absichtlich nicht verstandene Sprache.

Neben den schon beschriebenen psychologischen Mechanismen ist die Trennung von Kopf und Herz beziehungsweise Kopf und Bauch eine weitere Voraussetzung für solche Untaten, die zur typischen Krieger- und Jungensozialisation zu gehören scheinen. Wer seiner selbst nicht mächtig ist, wird häufig erleben, dass sich andere seiner bemächtigen, während er versucht, sich anderer zu bemächtigen. Menschliches Lebensgefühl bleibt dabei auf der Strecke. Der »gelernte« Krieger (und Mann) neigt dann dazu, sich das selbst zuzufügen, was er als Opfer beklagt und wofür er – mit Ausnahme von sich selbst – alle Welt verantwortlich macht.

Der Weg von den kleinen Helden zu den großen Kerlen führt über Selbstverstümmelung und Enttäuschung und mündet in Scham und Wut. Der Ausweg aus diesem Jammertal wird dann häufig über Aggressivität und Gewalttätigkeit gesucht. So ist es wohl zu erklären, dass Eliteeinheiten überhaupt neue Bewerber bekommen. Diese Jungen haben Lust auf Kampf und Krieg und wollen »richtige Männer« werden. Sie werden dann zu dem gemacht, was Offiziere für »richtige Männer« halten. Bei einer Wehrpflichtarmee, die alle Jungen erfasst, wäre zu überlegen, welche Auswirkungen dies auf die eine Hälfte der Bevölkerung, nämlich die männliche, hat. Insofern könnte man funktional für eine Berufsarmee plädieren, um das Elend wenigstens zu begrenzen. Damit bliebe aber weiter die Frage offen, wo die Jungen überhaupt den Schritt zum Mann machen sollen. Aber nicht nur die Kasernen und Schlachtfelder, die ganze Welt wird so zur Männerarena. Diejenigen, die es offiziell nicht schaffen, können sich immer noch in der Familie, Firma, am Stammtisch oder im Verein austoben.

Wer aber Selbstverachtung anstelle von Respekt vor dem Leben, auch dem eigenen, lernt, wird automatisch wenig Achtung vor anderen Menschen haben. Wo schließlich sogar Rachegefühle antrainiert werden, wie etwa in der islamistischen Zurichtung zum »heiligen« Krieger, wo Schmerz, Mitgefühl und Trauer ignoriert und unterdrückt werden, ist keine Menschlichkeit mehr zu erwarten. Hier zählt das einzelne Leben dann nichts mehr, und der bisherige Tiefpunkt der Kriegersozialisation ist erreicht. Wenn auch in der Regel nicht so krass, wie oben beschrieben, widerfährt Ähnliches den meisten Jungen.

Wann ist der Mann ein Mann?

Das Ergebnis solcher Sozialisation ist, dass sich Jungen und Männer nicht mehr schwach zeigen können, sich keine Fehler und Enttäuschungen zu- und eingestehen, dadurch nichts lernen und schließlich nicht bekommen, was *man* braucht. Zum Beispiel braucht jeder Mensch genügend Schlaf und Regeneration. Von beidem aber gönnen sich Männer viel weniger als Frauen, denn sie neigen eben dazu, ihren Körper als Maschine zu betrachten und auch so zu behandeln.[22] Solange der Körper halbwegs funktioniert, tun sie so, als sei alles in Ordnung. Schlafmangel führt aber langfristig nicht nur zu Schlafstörungen, sondern reduziert auch sofort die Immunabwehr. In der Folge sind Männer deutlich häufiger krank.

Männer achten nicht nur zu wenig auf die Seele, wenn sie sie überhaupt für existent halten, sondern oft genauso wenig auf ihren Körper, abgesehen von einem einseitigen Fitnesskult. So essen sie häufig völlig falsch. Zu einem »richtigen« Mann gehört nach dem oben beschriebenen Selbstbild ein richtiges Stück Fleisch. Das Ergebnis sind regelmäßige Schling- statt Mahlzeiten und eine ungesunde bis gefährliche Eiweißmast. Der »richtige« Mann benimmt sich nicht nur wie ein Raubtier, er isst auch so. Messer und Gabel sind urprinzipiell marsische und potenziell gefährliche Instrumente. Sich damit täglich und auf Raten umzubringen wird immer mehr zu einem männlichen Privileg, auch wenn Frauen zunehmend mit auf diesen (Irr-)Weg einschwenken.

Männer sind aber nicht nur häufiger krank und übergewichtig, sie tun – überspitzt ausgedrückt – entweder nichts oder aber zu viel für ihren Körper.[23] Ersteres lässt ihn erschlaffen, Letzteres bringt ihn vorzeitig um. »Zu wenig und zu viel sind des Narren Ziel«, weiß der Volksmund. Demnach sind die meisten Männer diesbezüglich Narren und folgen einem Narrenweg – allerdings in dessen gänzlich unerlöster Variante, denn auch der Narr ist ein Archetyp, der eine erlöste Ebene in sich trägt.

Männer haben deutlich weniger Sozialkontakte als Frauen. Als sozial tendenziell isolierte Menschen werden sie noch viel leichter krank und sterben statistisch gesehen auch deutlich früher. Allerdings sind sie in mancher Hinsicht erfolgreicher als Frauen: Obwohl 75 Prozent aller Selbstmordversuche von Frauen unternommen werden, gehen 70 Prozent aller »erfolgreichen« auf das Konto von Männern.

Die Gründe hierfür sind vielfältig, können aber letztlich wohl auf die geschilderte Sozialisation zur Sprachlosigkeit zurückgeführt werden. Daraus folgt nicht nur soziale Isolierung, sondern auch viel größerer Druck, für den es keine Ventile gibt, sowie eine deprimierende Hoffnungslosigkeit.

Der Weg in diese Aussichtslosigkeit, in der dann scheinbar nur die negative oder destruktive Aggression bleibt, ist leicht nachvollziehbar. Zuerst werden gerade in Jungen die größten Erwartungen gesetzt. Jede Menge Hoffnung ruht auf ihnen, und so entsteht in ihnen auch der Wunsch, sich dieser Erwartung würdig zu erweisen und den hohen Ansprüchen gerecht zu werden. Der nächste Schritt führt in die Enttäuschung oder Frustration, die die Jungen in der Regel ziemlich unvorbereitet trifft. Daraus entsteht Scham, die *man* allerdings keinesfalls zeigen darf. Das Ergebnis ist Einsamkeit.

Jungen lernen so, sich ihrer eigenen Gefühle zu schämen und sie niederzumachen, sie zu unterdrücken, auch wenn sie noch so sehr nach außen drängen. Der innerlich entstehende »Überdruck-Kochtopf« neigt zur Ex- oder Implosion. Im ersten Fall werden sich irgendwann Wut und Zorn als Gewalt gegen die Welt richten, im zweiten gegen einen selbst im Suizid.

Die Enttäuschung, die Jungen und Männer erleben, entspricht der, die sie auslösen. Bei den misshandelten Kindern konnte gezeigt werden, wie gerade die Kombination aus ursprünglich hoher Erwartung und daraus folgender Bevorzugung im Fall der Enttäuschung das brutale Gegenteil bewirken kann. Die ursprünglichen Förderer werden dann zu den härtesten Peinigern.

All diese Überlegungen betreffen auch so konkrete Ebenen wie die der Gesundheit. Die Psychosomatik der Herzinfarktpersönlichkeit etwa ist so offensichtlich, dass nicht einmal die Schulmedizin sie auf Dauer übersehen konnte. Sie entspricht genau dem männlichen Ideal eines modernen Leistungsträgers. Der österreichische Kabarettist Bernhard Ludwig nennt eines seiner Programme in Anlehnung an Paul Watzlawik »Anleitung zum Herzinfarkt«. Dieser Titel entspricht leider ziemlich exakt dem männlichen Weg in der modernen Gesellschaft. Genau jene Einstellungen und Haltungen, die Menschen zerstören, gelten bei uns als männlich. Das Marsprinzip wird hier auf einer primitiven, unerlösten Ebene propagiert.

Daraus müsste eigentlich großes Mitleid und Mitgefühl mit den Männern resultieren. Bei dem Evangelisten Lukas (9,25) heißt es sinngemäß: Was nutzt es einem Menschen, wenn er die ganze Welt gewinnt und dabei doch sich selbst verliert und Schaden an seiner Seele nimmt? Genau das aber passiert Männern im Patriarchat moderner Prägung.

Diese Männer hätten jede Hilfe bitter nötig. Das Schlimme aber ist, dass sie nach der typischen Sozialisation nicht mehr um Hilfe bitten können, weder bei der eigenen Partnerin noch bei einem Arzt. So kommt für sie oft tatsächlich jede Hilfe zu spät.

Ein Heer von meist pädagogisch engagierten Frauen, die versuchen, in der Erziehung von Jungen Toleranz und Sensibilität, Respekt vor dem Leben und allem Schwächeren zu wecken, vermag wenig gegen die alten männlichen Ideale der Jäger- und Kriegerkasten auszurichten. Die Jungen landen so nur in einem Doublebind[24], der sich dann durch das ganze weitere Männerleben zieht. Die Pädagogik – in der Regel getragen von Frauen – versucht, ihr Ideal von Einfühlsamkeit, Rücksichtnahme und Kooperation bis zur Nächstenliebe an den (jungen) Mann zu bringen, andererseits sind aber die Ideale der Männergesellschaft doch stärker, die in die entgegengesetzte Richtung weisen und den Trend bestimmen. Hinzu kommen noch die schon eingangs beschriebenen Probleme, dass die Art der Erziehung mehr anschlägt als der Inhalt.

Die unter Jungen üblichen und durchaus gängigen Ausdrücke, die einfühlsames Verhalten diffamieren, sprechen eine erschreckend deutliche Sprache und geben Auskunft, welches Ideal sich in der Wirklichkeit unserer Gesellschaft durchsetzt. Der »richtige Mann« erkennt als seinen Gegenpol den Warmduscher, Fallschirmbenutzer, das Weichei, den Sitzpinkler, Sockenwechsler, Ampelgrüngänger, Schattenparker, Haltbarkeitsdatumsfetischisten, Eincremer, Filterraucher, Kondom-Einmalbenutzer, Buffethintenansteller, Entschuldiger, Angorawäscheträger, Mülltrenner, Frischluftfanatiker, Pfandflaschenzurückbringer, Unterhosenwechsler, Pünktlichkommer, Nach-drei-Bier-Kotzer, Dankesager, Entenfütterer, Blümchenpflücker oder Frauenversteher und schließlich noch den Lebensplaner.[25]

Wer das als einen neuen Trend ausmacht, sei an die etwas älteren und nicht weniger deutlichen Vorläuferbezeichnungen erinnert, als da wären der Jammerlappen, die Heulsuse, der Schlappschwanz, das Muttersöhnchen, die Memme, der Angsthase, der Schwächling und Waschlappen.

Mit all diesen Typen will der »richtige« (junge) Mann selbstverständlich nichts zu tun haben. Wichtig für ihn ist vielmehr, mit derben, in der Regel Frauen und das Weibliche generell herabsetzenden Sprüchen und Witzen bei seinesgleichen Eindruck zu *schinden*. Allein schon aus diesen Ausdrücken lässt sich ablesen, was Männer früher bewegte und was Jungen heute an- und aufstachelt, und es ist erschreckend gleich geblieben. In *Jammerlappen* und *Heulsuse* werden Männer diffamiert, die Emotionen haben und Gefühle zeigen, die ihre Enttäuschungen ausdrücken. Der *Schlappschwanz* beschreibt den Mann, der sexuell nicht immer kann, der also keine Sexmaschine ist. Im *Muttersöhnchen* wird derjenige verhöhnt, der noch an seiner Mutter hängt und den Absprung aus dem Elternhaus nicht geschafft hat. Übersehen wird dabei, dass er mehr Chancen hat, ihn doch noch zu schaffen, als der scheinbar unabhängige Sprücheklopfer. Die Ausdrücke *Memme* und *Angsthase* setzen diejenigen herab, die ihre Angst ausdrücken und notgedrungen zu ihr stehen. Der »richtige« Mann dagegen hat keine Angst, wenn auch meist nur aus Mangel an Fantasie. Der *Schwächling* hat sichtbare Schwächen und zeigt diese auch noch; er unterliegt damit dem Kraftprotz, der seine Schwäche und Angst hinter oft peinlich zur Schau gestellten Muskelpaketen versteckt. Der *Waschlappen* schließlich ist weich und wäscht sich für einen richtigen Mann zu viel. Ein solcher sollte offenbar schon immer etwas stinken oder zumindest an*rüchig* sein.

Die neueren Ausdrücke machen das alles nur noch deutlicher und peinlicher. Das *Weichei* ist offenbar jemand, der auch weiche Seiten hat. Beim *Sitzpinkler* geht die Rücksichtnahme für den richtigen Mann offenbar zu weit, denn er schützt jene meist weiblichen Dienerinnen, die seinen Dreck wegmachen. Das aber scheint für ihn bereits zu demütigend zu sein. Der *Pünktlichkommer* teilt dieses »Rücksichtsproblem«. Der »richtige« Mann lässt andere gern warten und kommt lieber zu spät. Außer beim Sex, da ist er wegen des hohen Drucks, unter dem er ständig steht, meist zu früh dran. Aber es macht ihm nichts aus, denn peinlich vermeidet er, als *Frauenversteher* aufzufallen. Dass er für sein Zuspätkommen vom Leben bestraft wird, nimmt er in Kauf. Schon eine Entschuldigung würde ihn als *Entschuldiger* im Regen stehen lassen.

Rücksichtnahme wird auch im *Buffethintenansteller* diskriminiert, ein »richtiger« Mann hat sich offenbar skrupellos vorzudrängeln und schon damit zu zeigen, dass er sich über alle anderen stellt und natürlich auch über die Regeln und Gesetze des Zusammenlebens. Keinesfalls will er beispielsweise zum *Ampelgrüngänger* werden, der nicht nur das Gesetz achtet, sondern auch noch ein Vorbild für Kinder abgibt. Solches ist bei einem »echten« Mann selbstverständlich verpönt. Wer auf sich selbst keine Rücksicht nimmt, braucht das auch bei anderen nicht zu tun, andernfalls liefe er Gefahr, als *Warmduscher, Eincremer, Fallschirmbenutzer* oder *Schattenparker* aufzufallen. Der »richtige« Mann ist offenbar so dumm, sich schon morgens unter der Dusche zu vergewaltigen; seine raue, schmerzende Schale lässt ihn unberührt und bekommt keine Zuwendung. Sein Auto muss er auch mittags in die pralle Sonne stellen, um schließlich ohne Fallschirm (aus diesem Leben) abzuspringen.

Seiner eigenen Gesundheit hat er der größte Feind zu sein, und er wird so zur Karikatur einer ganzen Gesellschaft. Um nicht als *Haltbarkeitsdatumsfetischist* durchzufallen, hat er auch Verdorbenes noch zu essen. Sein Leben verbringt er bevorzugt in schlechter Luft, schließlich will er nicht als *Frischluftfanatiker* gelten. Außerdem hat er natürlich wie ein ganzer Kerl zu saufen, andernfalls droht er als *Nach-drei-Bier-Kotzer* durchzufallen. Er raucht bevorzugt scharfes Kraut, denn schon als *Filterraucher* würde er in seiner Gruppe oder Bande schlecht dastehen. Von Leber und Lunge weiß er wenig; jedenfalls dürfte ihn solches Wissen nicht stören, sein Ideal hat sich auf Selbstzerstörung zu richten. *Angorawäscheträger* sind ihm schon deswegen ein Gräuel, weil sie offenbar für weiche Menschen stehen, die auch einmal den Bedürfnissen ihres Körpers nachgeben. Dies würde er jedoch nie tun. Er ist gegen sich selbst so hart wie gegen seine Umwelt – jedenfalls hegt er diesen Anspruch, auch wenn er in Wirklichkeit natürlich ein Anhänger peinlicher Projektion ist und häufig gerade dort weich, wo er es am wenigsten sein darf, denn nichts macht so impotent wie Nikotin und Alkohol.

Nicht einmal Dankbarkeit ist für ihn drin. Es würde ihn zum *Dankesager* machen, und das drückt für einen »richtigen« Mann offenbar schon zu viel Abhängigkeit aus. Wie abhängig muss aber jemand sein, dem das schon Probleme bereitet? Auch *Kondom-Einmalbenutzer* ist ihm ein Schimpfwort, da gefährdet er lieber das eigene und das Leben anderer oder wird offenbar noch eher zu einem Ferkel und Mehrfachbenutzer selbiger Gummis. Auch hat er offenbar nichts dagegen, kleinen Mädchen Kinder »anzuhängen«, denn wirkliche Frauen werden sich mit ihm nicht einlassen. Dass Frauen aufgrund seiner mangelnden Hygiene häufiger Gebärmutterhalskrebs bekommen, weiß er gar nicht, wie überhaupt Unbildung und Dummheit sein wirksamster Schutz sind. Im *Socken-* und *Unterhosenwechsler* wird jede Form von Hygiene *heruntergeputzt*, der richtige Mann hat eben zum Himmel zu stinken, wobei dies in der Regel sein einziger Bezug zu dieser Region bleibt.

Weiter muss er peinlich darauf achten, auch nicht einen Anflug von Umweltbewusstsein oder Intelligenz aufkommen zu lassen, da er sonst als *Mülltrenner* oder *Pfandflaschenzurückbringer* auf- und durchfallen könnte. Für andere Menschen oder für Tiere oder ganz allgemein für Schwächere darf er keinerlei Mitgefühl zeigen, das würde ihn ja als menschlich ausweisen und könnte in den Vorwurf des *Entenfütterers* münden. Um nicht als *Blümchenpflücker* dazustehen, darf er auch Mädchen, die sich ihm trotz seines verqueren Selbstbildes – wohl aus einer ähnlichen Selbstverachtung heraus – genähert haben, keine Freude machen. Er macht sich selbst ja ebenfalls keine. Zeigen dürfte er sie sowieso keinesfalls, denn nichts wäre *uncooler*. Geil ist dagegen, wenn er zu jedem bösen Spiel gute Miene macht. Eine wie auch immer geartete Lebensplanung ist ihm verhasst, weshalb er sein Leben nicht selten verpfuscht – aber wenigstens muss er sich nicht vor seinen

Kumpanen als *Lebensplaner* blamieren. So werden in seinem Umfeld (über-)lebenswichtige Eigenschaften wie Angst und Respekt diffamiert, Qualitäten wie Fürsorge, Mitgefühl, Hilfsbereitschaft und Sensibilität, die erst ein Zusammenleben ermöglichen und uns zu Menschen machen, herabgesetzt. In dem Sinne, dass sie in die Vereinsamung und Isolation führt, können wir in der Jungensozialisation durchaus etwas Unmenschliches erkennen.

Mars erlösen

Wie kann das alles sein?, wird man fragen. Warum stoppen wir diesen Wahnsinn nicht sofort?

Die Politiker versuchen, das Problem mit Hilfe eines Heers von Pädagogen und Pädagoginnen, die durchaus hohe Erziehungsziele haben, in den Griff zu bekommen. Aber zum einen besitzen die Pädagogen, wie übrigens auch die Eltern, viel weniger Einfluss, als wir bisher glaubten, und zum anderen versuchen sie es auf einer ungeeigneten Ebene und oft auf kontraproduktive Art und Weise.

Wir wissen heute aus verschiedenen Untersuchungen, dass die Peergroup, das heißt jene Gruppe aus gleichaltrigen Jugendlichen, mit der man groß wird, einen stärkeren Einfluss auf das kindliche Verhalten ausübt als die elterliche und erst recht die schulische Erziehung. Diesbezüglich verfügen wir also über weniger Steuerungsmöglichkeiten, als lange gedacht; andere Faktoren haben viel größere Bedeutung. Zum Beispiel kommt dem Ort, wo Kinder aufwachsen, über die Peergroup, die dort existiert, eine ungleich größere Rolle zu; dies ist über Erziehungsmaßnahmen in Schule und Elternhaus nicht so stark wie gewünscht auszugleichen. Die Entscheidung, wo ich mein Kind aufwachsen lasse, sollte daher eine viel zentralere Rolle spielen.

Das zweite und Hauptproblem der erzieherischen Gegensteuerversuche hat aber vor allem damit zu tun, dass fast alle Pädagogen und sogar einige Religionsstifter nicht auf die Aussöhnung mit dem Urprinzip des Mars setzen, sondern dessen Gegenpol, Venus, empfehlen, predigen und einfordern. Dieses Konzept hat wie alle allopathischen Annäherungen an die Welt zwar stets eine Mehrheit hinter sich, aber kaum eine Chance der Verwirklichung. Es ist zwar immer am leichtesten, einfach das Gegenteil zu fordern, aber es bringt nicht die erhofften Ergebnisse, wie wir überall sehen können.

Mit Liebe gegen die Gewalt anzugehen, hat auf Dauer wenig Aussicht auf Erfolg. Auch Mahatma Gandhi und Martin Luther King haben so nicht gesiegt. Im indischen Bürgerkrieg war lediglich die *Waffe* der Gewaltfreiheit von überlegener Wirksamkeit, aber sie war ebenfalls eine Waffe und hatte mit Liebe wenig gemein. Und vor allem konnte man sich mit ihr auf den relativ hohen ethischen Standard der britischen Kolonialarmee verlassen. Gewaltfreier Widerstand gegen SS-Truppen hätte wohl ein ganz anderes Ergebnis hervorgebracht. Martin Luther King verstand seine Gewaltfreiheit zwar als christliche Form der Liebe, aber seine Gegner von der CIA sahen das anders und erkannten in ihm eine große Gefahr.

Wirkliche Heilung erwächst nur aus einem homöopathischen Ansatz. Es ginge folglich darum, nicht auf den Gegenpol zu fliehen, sondern erlöstere Ebenen von Mars zu finden und anzubieten. Statt rücksichtslos Gewalt zuzulassen, die sich sowohl in den Straßen als auch auf den Bildschirmen ausdrückt, wäre es zielführender, für mutigen Einsatz auch in riskanten Situationen zu werben: fürs Zupacken und für mutige, ja riskante und gewagte Lebenskonzepte, für den Kampf um die eigenen Träume. Selbstbehauptung, Selbstbestimmung und Durchsetzung des eigenen Lebensweges wären Ziele, für die es zu kämpfen lohnte. Sich gegen Unrecht und Unfairness zu wehren und berechtigte Lebensinteressen von sich und anderen durchzusetzen und für seine Ideale einzutreten böte sich an, aber auch Widerstand zu leisten, wo zentrale Lebensrechte bedroht sind, und konstruktive Kritik zu üben, die weiterhilft, einer Streitkultur Chancen zu geben, die durchaus auch den heldenhaften Einsatz für Schwächere und deren Verteidigung kennt und vertritt. Dazu ließen sich sogar alte Idole wie die von Ivanhoe, Robin Hood oder Zorro mit Einschränkungen noch weiter verwenden. Die Tugenden der Gralsritter sind ja durchaus auch mit Mars verbunden. Letztlich ist es gerade der menschliche Individuationsweg, der am meisten Mut und Einsatz, Initiative und die Kraft zu ersten Schritten in Neuland erfordert, vom Thema Partnerschaft ganz zu schweigen. All das aber sind Marsthemen, die der Entdeckung durch mutige Menschen harren.

Pluto – das archetypisch weibliche Aggressionsprinzip

Pluto, der Gott der Unterwelt, war in der Antike sogar noch unbeliebter als Mars, soweit das überhaupt möglich ist. Die plutonische Form der Energie ist ebenfalls aggressiv; sie gilt als das archetypisch weibliche Prinzip der Aggression.

Das Plutoprinzip ist für uns deutlich schwerer zu verstehen als das des Mars, schließlich ist es in Gestalt des Planeten Pluto auch erst vor relativ kurzer Zeit in unser Bewusstsein getreten – wenn man vom Wissen der Antike absieht. Aus der Mythologie können wir einiges über Pluto erfahren. Pluto/Hades ist der Gott des Totenreiches, der die Seelen am Ende des Lebens einfordert, in dessen Reich über sie gerichtet wird und der, wenn er sich in der Oberwelt blicken lässt, für Angst und Schrecken sorgt. So hat er etwa eines schönen Tages Kore, die Tochter der Mond- und Fruchtbarkeitsgöttin Demeter, entführt. In unserer Welt folgen auf Entführungen meist Erpressungen, und beide sind typisch plutonische Kampfmethoden, mit denen alle anderen Götter und auch die Menschen ihre liebe Not haben. In Plutos dunklem Reich wird Kore dann durch einen Kompromiss zu Persephone, der Göttin der Unterwelt, die ein Drittel ihrer Lebenszeit im Totenreich herrschen muss.

Kore heißt *Namenloses Mädchen* oder *Noch unreife Frucht* beziehungsweise *Samenkorn*, und für dieses ist der Abstieg in die Unterwelt zwingend, wenn es sich entwickeln will. Auf solchen Wegen leistet dann auch Pluto seinen entscheidenden Beitrag zum Leben, zur Reife. So wie in unserem Dickdarm jene Lebensstoffe, die wir richtigerweise *Vita*mine nennen, gebildet werden, wird in Plutos Reich alles Abgestorbene und Zerfallende zu Humus gewandelt. Es wird damit zur Grundlage neuen Lebens. In Plutos Unterwelt wie auch im Dickdarm ist jenes »Stirb und werde« zu Hause, von dem Goethe spricht. Der Dichter geht sogar so weit in seiner Erkenntnis des Plutonischen, dass er es zu einer Bedingung für ein erfülltes Leben macht: »Und so lang du das nicht hast, / Dieses: Stirb und werde! / Bist du nur ein trüber Gast / Auf der dunklen Erde.«

Damit sind Metanoia, der Gesinnungswandel, die Reue, und Metamorphose, der große Wandel, angesprochen, die eindeutig zum plutonischen Prinzip gehören. Erst wenn die Reue zu einem grundlegenden Gesinnungswandel geführt hat, kann die große Wandlung geschehen. Metanoia wird so zur inneren Voraussetzung der Metamorphose, die dann auch das Außen mit betrifft.

In Plutos Reich handelt es sich also niemals um oberflächliche Veränderungen. Wandlungen, die ihm gerecht werden, müssen wirklich bis an die Wurzeln der Existenz gehen und damit radikal (lat.: *radix* = Wurzel) sein. In einer Zeit, die die Phänomene liebt und in der *phänomenal* ein Lieblings- und *radikal* ein Schimpfwort geworden ist, hat es das plutonische Prinzip ausgesprochen schwer. Es bekommt nur selten sein Recht aus Einsicht, sondern muss sich seine Anerkennung ertrotzen und nicht selten erpressen.

Wo Menschen eine große Wandlung zu sich und ihrem eigenen Sinn und Wesen schaffen, sind wundervolle Entwicklungen auf der Basis des plutonischen Prinzips möglich, wie es die Lebensgeschichten so vieler herausragender Menschen dokumentieren. Der Christenjäger und -mörder Saulus wurde zu Paulus, dem Kopf der weltweiten Verbreitung des Christentums. Franz von Assisi wandelte sich vom Playboy zum Heiligen, und die heilige Theresa von Avila war vor ihrem Herzinfarkt, der ihre innere Wandlung einleitete, eine eher renitente Nonne. In der modernen Zeit wäre ein Mensch wie Karl Ludwig Schweisfurth zu erwähnen, der vom Großproduzenten von (Herta-)Wurst zum engagierten Kritiker dieser Art von Nahrung wurde.

Menschen, die einen guten Bezug zum Urprinzip des Pluto finden, sind es auch, die die mutigsten Schritte bei Psychotherapien wagen. Sie erleben, dass wer wagt, auch gewinnt. Die Reinkarnationstherapie, eine Psychotherapie, die sich in besonderer Weise des psychologischen Schattens annimmt, zielt auf solche Wandlungen. Auf der Entdeckungsreise durch das plutonische Schattenreich gelingt es dabei, so manchen Schatz zu heben und ungeahnte Quellen der Kreativität zu erschließen. Somit wird diese Therapie noch einer anderen Seite des Plutonischen gerecht: In der Mythologie ist Pluto auch der Gott des (inneren) Reichtums.

Die plutonische Aggression unterscheidet sich von der marsischen Variante dadurch, dass sie ungleich versteckter bis hinterhältiger und mehr nach innen und gegen sich selbst gerichtet ist. Wo

Mars der Krieg ist, ist Pluto der Bürgerkrieg. Wo bei Mars Explosionen zu erwarten sind, sind es bei Pluto eher Implosionen. Während Mars den direkten Schlagabtausch sucht, geht Pluto verstecktere Wege und würde auch vor dem Einsatz von Gift nicht zurückschrecken. Mars in Reinkultur zeigt sich bei Infektionen im Krieg des Abwehrsystems gegen die Erreger. Bei den Allergien mischt sich schon Pluto mit ein, denn es handelt sich hier um einen grundsätzlichen Kampf gegen Symbole und vor allem gegen sich selbst. Bei den Autoaggressionskrankheiten ist dann Pluto vollends *am Drücker*, da die Situation der eines Bürgerkrieges mit allen Zeichen der Selbstzerfleischung entspricht. Auch in Krankheitsbildern wie Krebs kommt nach einer anfänglichen Marsphase mit offensivem und invasivem Wachstum schließlich Pluto stärker zum Zug – wenn der Krebs den eigenen Wirt aufzehrt, ohne die eigenen Verluste und die Gefahr des eigenen Untergangs zu berücksichtigen.

Das plutonische Prinzip führt noch tiefer in das Aggressionsthema als Mars, der ja auch mythologisch mit seinen Kämpfen und Kriegen der Unterwelt zuarbeitet und die Getöteten auf dem Gewissen hat. Insofern wäre Pluto fast als eine Eskalation von Mars zu bezeichnen, wohingegen Venus das Gegenüber von Mars ist und in großer Spannung zu ihm lebt.

Es mag irritieren, dass ein weibliches Prinzip hier mit einem männlichen Namen – Pluto – belegt ist. Der Grund ist in den patriarchalischen Strukturen zu suchen, die auch schon das Leben der Antike bestimmten. Bis heute werden häufig die männlichen Repräsentanten grundsätzlich wichtiger genommen. Man könnte und müsste eigentlich von Persephone sprechen, der Gemahlin von Pluto. Doch mit dieser Benennung würde der Zusammenhang zum Urprinzip kaum noch gesehen.

Aus der Tatsache, dass wir nicht einmal einen stimmigen Namen für dieses so wichtige weibliche Prinzip der Aggression haben, zeigt sich, dass wir es noch kaum fassen können. Entsprechend fassungslos macht uns die plutonische Energie, die uns im Terrorismus entgegenschlägt. Wir haben hier ein weiteres Beispiel dafür, wie eine lange unterdrückte weibliche Energie mit der für sie typischen Macht hervorbricht. Diese Energie bleibt, wie sie ist, auch wenn wir ihr einen männlichen Namen zuweisen. Bei den Germanen war hier die Hel zuständig.

Gegenwärtig drängt sich das Plutoprinzip jedoch sehr in den Vordergrund, weil wir hier fast nur unerlöste Ausdrucksformen erleben. Das allerdings liegt wiederum an uns selbst. Wir brauchen nur an den Stoff Plutonium zu denken, der sicher die gefährlichste Substanz darstellt, die wir auf diesem Planeten herstellen können. Das kann uns klarmachen, um welches Potenzial es hier geht. Jene von den reichen Staaten der Welt für ihre Kriegsführung ausgedachten plutonischen Tricks in den ABC-Waffen werden jetzt zu Fallen für uns alle. Man könnte sagen, dass sich unsere frühere Sorglosigkeit gegenüber Pluto jetzt rächt, und auch die Rache gehört ja zu diesem Urprinzip.

Neben den Gefahren der Atomwaffen kommen nun auch all die Gefahren der Chemiewaffen, die schon im Ersten Weltkrieg Schrecken verbreiteten, und die der biologischen Waffen, die in den Labors der so genannten Ersten Welt gezüchtet wurden, auf uns zurück. Was immer ein Diktator vom Schlage Saddam Husseins zu bieten hat – wir haben es ihm vorgemacht. Und dahinter steckt urprinzipiell Pluto. Wir haben die ABC-Waffen blauäugig entwickelt, ohne sie wirklich beherrschen zu können. Das wird auch niemals ganz möglich sein, denn dieses Prinzip lässt sich einfach nicht mit den Methoden der anderen Archetypen in den Griff bekommen.

Folglich bleibt als einziger Ausweg die Einlösung und damit die Aufgabe, Pluto auf einer anspruchsvollen Ebene – vor allem jener der inneren Wandlung – gerecht zu werden. Dann allerdings eröffnen sich große Chancen.

In der Welt erleben wir zurzeit Plutos Art der Aggression in ihrer unerlösten Erscheinungsform besonders krass als Selbstmordterrorismus. Die Attentäter opfern sich für ihre Idee und werden gleichermaßen zu Massen- und Selbstmördern. Auf beide Aussichten sind solche Selbstmordkandidaten stolz und kaum durch Maßnahmen aus dem Bereich anderer Prinzipien aufzuhalten.

Nachdem auch unsere Gesellschaft Opfer dieser Art von plutonischem Terror wurde – sowohl durch den Anschlag am 11. September in New York als auch durch den Amoklauf in Erfurt –, sind wir wegen der starken Emotionen kaum noch in der Lage, das Prinzipielle hinter solchen Aktionen zu sehen. Der Terroranschlag eines Intifada-Terroristen in einem israelischen Café ist im Übrigen auch ein Amoklauf und gehört ebenfalls zum Plutoprinzip.

Leichter wird uns das Verständnis, wenn wir Abstand nehmen und ein Beispiel aus einer anderen Zeit und Kultur betrachten: Autoaggression in sehr bewusster und zudem ritualisierter Form erlebte die Welt, als der japanische Nobelpreiskandidat für Literatur Yukio Mishima im Herbst 1970 Harakiri beging. Nach einem jahrelangen Feldzug gegen Dekadenz, Korruption, Materialismus und Umweltverschmutzung stieß er sich mit dem Satz »Es lebe der Kaiser!« die Schwertspitze in den Unterbauch, bevor ihn ein Freund im Rahmen dieses Selbstmordrituals enthauptete. Sein Mörder und engster Freund beging anschließend ebenso Harakiri und wurde von einem Freund enthauptet, bevor dieser ebenfalls Harakiri verübte. Den drei Männern ging es um ein Ritual und ein Zeichen für die Nachwelt.[26] Was immer man davon hält, so lässt sich doch nicht übersehen, dass das Plutoprinzip über den Tod hinausgeht und über den Tod hinaus wirkt. Erinnert sei hier auch an die Selbstverbrennungen von buddhistischen Mönchen in Vietnam und von dem tschechischen Studenten Jan Palach.

Was geschieht, wenn Mars in Form von regulärem Militär sich mit Pluto in Form fanatischer Glaubenskrieger anlegt, kann man bei der Intifada im Nahen Osten beobachten. Auch wenn die auf Mars setzende israelische Seite waffentechnisch noch so überlegen sein mag, wird sie gegen den Fanatismus der Gegenseite, die zur Opferung des eigenen Lebens bereit ist, mit herkömmlichen Mitteln kaum bestehen können. Der Vorwurf des Staatsterrorismus, der hin und wieder bereits gegen Israel erhoben wird, ist nur zu verständlich. Gegen plutonische Mittel wirkt nur Plutonisches. Im Fall Palästina heißt das: Entweder kommt es zu radikalen Umdenkprozessen, die die Menschen bis in die Tiefe ihrer Seele wandeln, oder zwei Arten von Terrorismus – sozusagen von unten und von oben – prallen über kurz oder lang aufeinander. Das gegen den Terror hilflose israelische Militär wird dabei notgedrungen verrohen, einfach weil die einzig wirksamen Mittel aus Plutos Waffenarsenal stammen. Das aber ersetzt die noch vergleichsweise fairen Waffen und Kämpfe des Marsprinzips durch hinterhältigere Techniken. Gegen Partisanen und Terroristen stehen die Truppen des Marsprinzips immer und überall auf der Welt auf verlorenem Posten.

Auf der Ebene des plutonischen Prinzips ist auch das lähmende Entsetzen, das die Terroranschläge des 11. September in der Welt hinterließen, besser zu verstehen. Die Terroranschläge der Al-Qaida waren praktisch nicht zu verhindern und werden es auch in Zukunft in letzter Konsequenz nicht sein. Das Plutoprinzip ist zu gut getarnt, und vor allem schreckt es vor dem Tod nicht zurück, den alle anderen Prinzipien so fürchten. So wird es aus sich selbst heraus zur besten Waffe. Die USA könnten eigentlich wissen, was hier auf sie zukommt, denn im Zweiten Weltkrieg bekamen sie mit den Kamikaze-Fliegern, den japanischen Selbstmordpiloten, schon einen Vorgeschmack. Zu jener Zeit waren es noch dem Marsprinzip verpflichtete Soldaten, die lediglich zu plutonischen Mitteln griffen, indem sie sich als Brandfackeln auf US-Schiffe stürzten. Sie waren aber als reguläre Soldaten relativ berechenbar, während die modernen Terroristen sich nun völlig auf plutonische Mittel verlegen und kaum noch zu fassen sein werden. Sie sind einfach nicht zu erkennen, bevor sie sich für ihre Sache opfern. Die Tarnung im Hinterhalt in Verbindung mit der Bereitschaft zum Selbstopfer macht Pluto für andere Prinzipien völlig unkalkulierbar und fast unangreifbar.

Eine ebenfalls plutonische Kampfmethode wäre das Versenden von Milzbranderregern. So schwer es ist, diesem vergleichsweise »stillen« Terror zu entkommen, so schwer wird es sein, seine Quellen aufzuspüren. Die Raffinesse des Merkurprinzips und die marsische Härte des Durchgreifens bleiben hier erfolglos.

Trotz oder gerade wegen dieser Eigenschaften übt das plutonische Prinzip auf der anderen Seite jedoch eine große Faszination auf die Menschen aus. Die Empörung über die Atombomben von Hiroshima und Nagasaki, schon vom verwendeten Material Plutonium her eindeutig zuzuordnen, regte neben aller Ent*rüstung* auch gleichermaßen zur Rüstung an. Kaum waren sie detoniert, begann der Rüstungswettlauf, der dazu führte, dass inzwischen viele Staaten diese schrecklichsten aller Waffen in ihrem Arsenal haben.

Einem Krieger, der nach dem Marsprinzip vorgeht, kann nichts Schlimmeres passieren, als in einen so genannten heiligen Krieg geschickt zu werden, denn dieser ist nicht zu gewinnen, solange auch nur ein einziger der Gegner noch lebt. So sind heilige Kriege praktisch nur mit Fanatikern zu führen. Nazi-Propagandaminister Goebbels wollte das sich abzeichnende Ende des Zweiten Weltkrieges zu einem solchen heiligen Krieg hochstilisieren, als er im Berliner Sportpalast den fanatisierten Massen zurief: »Unsere Divisionen werden ausziehen wie in einen Gottesdienst...!«, und damit stürmischen Beifall erntete – aber zum Glück nur bei den verbliebenen Nazianhängern an der Heimatfront. Die deutschen Wehrmachtssoldaten waren längst ernüchtert, abgekämpft und kaum noch zu begeistern, schon gar nicht für diese Art von »Gottesdienst«. Sie hatten auch genug vom »totalen Krieg«, den die Nazis zu Hause noch begeistert herbeischrien.

Als Präsident George W. Bush nach dem 11. September seinen Kreuzzug gegen das Böse ausrief, hatte er wohl nicht bedacht, dass solche heiligen Kriege auf den äußeren Schlachtfeldern der Welt nie gewonnen werden können, wie es schon die historischen Kreuzzüge gegen den Islam zeigten. Heute hört man das Wort vom heiligen Krieg nicht mehr von seiner Seite, nur noch von den fanatischen Gegnern. Diese allerdings können uns das Fürchten und zugleich Pluto in unerlöster Form lehren. Wenn sich Religion (Jupiter) mit Krieg (Mars) verbindet, wird Mars über kurz oder lang durch Pluto ersetzt.

So schwer es sein mag, sich in fanatisierte Selbstmordattentäter hineinzuversetzen, mit der Kenntnis des Plutoprinzips ist es möglich, und damit eröffnet sich der einzige Weg, mit diesem Thema zurecht zu kommen. Diese Art von Terroristen zielen letztlich mehr nach innen als nach außen, das heißt, sie wollen durch ihre Tat erleuchtet werden und Befreiung finden. Ihnen wurde von fanatischen, machtorientierten Mullahs eingeredet, dass der heilige Krieg gegen die äußeren Feinde des Islam zu führen sei. Doch in Wahrheit bezieht sich der *Dschihad*, die »große Anstrengung« oder der »heilige Krieg«, im Koran eindeutig auf den inneren Entwicklungsweg und den Kampf mit dem eigenen Ego. Die vermeintlichen Gotteskrieger lassen sich bis zum letzten Opfer des eigenen Lebens motivieren, denn das Versprechen des Koran, dass im heiligen Krieg Gefallene sogleich in den siebten, also höchsten Himmel kämen, beziehen sie auf sich und ihren Tod im Kampf gegen die Ungläubigen.

Hinzu kommt, dass die jungen Fanatiker in der Regel in dieser Welt kaum etwas zu verlieren haben. Die wirtschaftlichen Bedingungen in ihrer jeweiligen Heimat sind mit unserer tätigen Mithilfe auf dem Boden der Globalisierung auf ein so niedriges Niveau gesunken, dass sie alles auf das Jenseits setzen. Sie haben buchstäblich in dieser Welt nichts mehr zu verlieren und ihrer Meinung nach im Jenseits alles zu gewinnen. Die einzige Anerkennung bekommen sie über den kurzzeitigen Ruhm als Märtyrer, und drüben winkt ihnen das höchste Ziel ihres Glaubens.[27]

Wenn wir diesen Schrecken für die Welt in den Griff bekommen wollen, müssen wir nicht nur die (Lebens-)Bedingungen auf der Welt, sondern auch uns selbst bis in die Tiefe unserer Seele ändern – so wie das Plutoprinzip es fordert. Und es betrifft wirklich bald die ganze Erde, denn plutonische Explosionen verheeren ja nicht nur die islamische Welt und detonieren einmal in Tschetschenien und einmal auf den Philippinen, in Tunesien oder in Pakistan, sondern nun auch schon in New York und Washington und ständig in Israel und Palästina.

Die Ebene des Körpers am Beispiel Krebs

Selbstmordattentate mögen noch räumlich weit von uns entfernt sein, aber jeder Mensch hat natürlich in sich Anteil am plutonischen Archetyp. Wie nahe uns dieses Thema in seiner unerlösten und bedrohlichen Form bereits gerückt ist, zeigt das Krankheitsbild Krebs, das so große Teile der Bevölkerung der Ersten Welt bedroht. Krebs könnte man als eine Art Intifada im eigenen Körper verstehen, als einen Bürgerkrieg von gut getarnten und vom Abwehrsystem nicht zu identifizierenden Zellen, die jede Solidarität mit dem eigenen Körperland aufgegeben haben und nur noch für die eigenen Ziele kämpfen und wachsen. Ihr Krieg ist zwar anfangs marsisch geprägt, aber er wird mit der Zeit immer plutonischer, wenn die Tumorzellen anfangen, gesunde Zellen zu bedrängen, ja sogar zu versklaven, um sie schließlich zu erdrosseln. Die

Eroberungsfeldzüge dieser Zellen gehen in der Regel von einer Muttergeschwulst aus; sie sind allerdings im Gewebe kaum zu erkennen und werden immer erst dann offenbar, wenn es schon sehr spät und oft zu spät ist.

Die Metamorphose der Krebszellen ist ebenso radikal, wie die Wandlung im Leben des Betroffenen sein müsste, um den Krebs überflüssig zu machen. Krebszellen gehen zurück zu ihren Wurzeln; sie geben alles Differenzierte in ihrem Wesen zugunsten ursprünglicher Qualitäten und Möglichkeiten auf. So verlieren sie nicht selten die Fähigkeit zur Atmung oder Oxidation und stellen auf die primitivere, weil ursprüngliche und weniger effektive Gärung um. Mediziner sprechen davon, dass sie embryonaler werden und in das Anfangsstadium zurückkehren, in dem sie noch gleichsam omnipotent waren und ihnen alle Möglichkeiten der Zellexistenz offen standen. So können sie tatsächlich über die Aussaat oder Metastasierung fast überall im Körper hinwandern. Dies gelingt ihnen, weil sie fast wieder autark und so selbstgenügsam sind, dass sie die anderen Zellen kaum noch brauchen. Das ist wichtig für sie, weil ihre Kommunikationsstrukturen zur drangsalierten Umwelt zusammenbrechen.

In der Ausdrucksform der Zellen tauchen hier die beiden Grundfragen auf, die sich jeder Mensch irgendwann zu stellen hat und die unter der Todesdrohung des Krebsgeschehens besondere Brisanz erlangen: »Woher komme ich?« und »Wohin gehe ich?« Die Krebszellen zeigen den Weg, denn sie gewinnen (fast) alle Möglichkeiten des Anfangs wieder zurück; sie werden bis zum Äußersten selbstgenügsam, und ihnen steht wieder die ganze (Körper-)Welt offen. Ja, sie erreichen sogar Unsterblichkeit. Solange Krebszellen Nahrung finden, müssen sie als einzige bisher bekannte menschliche Zellart nicht sterben. Hier wird gleichsam eine Karikatur der menschlichen Entwicklung deutlich. Und darin zeichnet sich zugleich eine Aufgabe ab, die – freiwillig angenommen – manchen Krebs auch in medizinisch scheinbar hoffnungslosen Situationen noch überflüssig machen kann: der Weg der Selbstverwirklichung, der die unsterbliche Seele in den Mittelpunkt aller Ambitionen rückt.

Wenn Menschen die ganze Kompliziert- und Differenziertheit ihres Lebens hintanstellen, wieder zu sich selbst zurückkommen, wieder einfach und selbstgenügsam werden und zu all den Möglichkeiten und Chancen ihres Lebensbeginns zurückfinden, wenn sie die Grundfragen nach dem Sinn und Ziel stellen und sich auf den Weg ihrer Seele machen, der diese irgendwann zur Unsterblichkeit führt, dann sind Spontanremissionen, wie die Schulmedizin schamhaft solche »Wunder« nennt, möglich. Hier liegt auch der Schlüssel zu echter Krebsvorbeugung, die viel mehr sein muss als die Früherkennung der modernen Medizin. In diesem Sinn könnte man hier sogar von einer Art heiligem Krieg sprechen, denn schließlich geht es ums Ganze und darum, heil und ganz zu werden.

In Anbetracht des plutonischen Aspektes können die durchweg marsischen Gegenmaßnahmen des schulmedizinischen Kampfes gegen den Krebs nicht ausreichend sein und schon gar nicht zielführend im letzten Sinn. Ohne innere Wandlung, jene Metamorphose und Umkehr im Sinne der tiefsten Reue, der Metanoia, ist kein Sieg in diesem heiligen Krieg zu erringen. Mit beiden aber winkt der größte aller Siege, nämlich der innere, der auch die Probleme im Außen mit löst.[28]

Amoklauf als heiliger Krieg

In den Selbstmordattentaten Jugendlicher in unserer modernen Welt begegnet uns dasselbe plutonische Prinzip und löst Schrecken und Angst aus. Wie konnte es zur Katastrophe von Erfurt kommen? – das ist die Frage, auf die die Menschen in Deutschland so wenig Antworten finden wie die in den USA auf ähnliche Gewaltausbrüche an amerikanischen Schulen. In Erfurt hatte die Presse vor allem das Problem, dass man die Schuld kaum der Familie und den Verhältnissen zuschieben konnte. Dieser Junge war gut aufgehoben, hatte alles, was er erwarten konnte. Trotzdem hat er sich umgebracht und vorher noch viele andere mit in den Tod gerissen.

Wer könnte dann schuld sein? Waren die Lehrer zu brutal, die dem Schüler den Zugang zum Abitur einige Monate zuvor verbaut hatten? Waren es die Gewaltvideos, mit denen er sich – wie übrigens Millionen andere männliche Jugendliche auch – »vergnügte«? Wenn dem so wäre, säßen wir angesichts deren großer Verbreitung auf einem unvorstellbar gefährlichen Pulverfass. Oder hat der leichte Zugang zu Waffen die Katastrophe ausgelöst? Wie immer wird versucht, auf logische Weise Erklärungen zu finden, um dann den Versuch zu machen, mittels Gesetzeskraft Ähnliches in Zukunft zu verhindern. Wer aber das Urprinzip des Pluto dahinter erkennt, weiß, dass das Illusionen sind. Zwar kann es nicht schaden, den Zugang zu Waffen zu erschweren und den Vertrieb von Gewaltvideos zu behindern, aber ein plutonisches Problem lässt sich mit funktionalen Maßnahmen niemals lösen.

Allein schon aus dem Ablauf der Ereignisse in Erfurt, aber auch anderer ähnlicher Dramen lässt sich schließen, dass der Archetyp des Plutonischen sich in unerlöster Form gezeigt hat. Die innere Welt dieser Attentäter wird ähnlich von Aussichtslosigkeit geprägt gewesen sein wie die der fundamentalistischen Selbstmordterroristen. Sie müssen bereits alles verloren haben, was ihnen im Leben wichtig war. In dieser Situation der Hoffnungslosigkeit im Diesseits, wenn alle Wege verstellt, alle Chancen vertan und nur noch Elend zu erwarten ist, wechseln sie die Ebene und setzen auf das Jenseits. Sie überwinden die Angst vor dem Tod. Der Tod wird sogar Teil ihres Kalküls, in dem nicht selten Rache eine große Rolle spielt: es den anderen, die einen hängen gelassen haben, wenigstens einmal im Leben zeigen – wenn auch nur ganz zum Schluss. Im Moment ihres Amoklaufs bekommen sie diese größtmögliche Beachtung und lösen jene Angst bei anderen aus, unter der sie – mehr oder weniger eingestanden – lange gelitten haben.

Bei all diesen Jungen wird man bis über die Schmerzgrenze hinaus gedemütigte Seelen finden, denen die Auswege in dieser Welt so verstellt waren oder jedenfalls verstellt erschienen, dass sie auf die große Wandlung setzten – im »Stirb und werde« auf der denkbar schrecklichsten Ebene.

Aus der Sicht der Seele erleben sie die größte vorstellbare Metamorphose vom Leben zum Sterben, und selbst die Metanoia, die große Reue, kommt zum Zug. Wenn sie nämlich den Körper in ihrem Gewaltexzess weggeworfen haben, wird der Seele klar werden, was sie damit vor allem sich selbst angetan hat. Diese Erfahrung zeigt sich uns immer wieder bei vergleichbaren Erlebnissen während der Reinkarnationstherapie.

Für die Hinterbliebenen und Leidtragenden aber ist dies zu spät. Die bessere Chance für alle wäre, ihnen und uns schon vorher im Leben Möglichkeiten für solche radikalen Wandlungen zu schaffen. Die Lösung läuft für uns alle auf die gleiche wie für die israelischen Soldaten hinaus, die allmählich merken werden, dass ihnen marsische Härte keine Chance gegen plutonischen Terror bietet. Entweder sie geben die Errungenschaften ihrer Zivilisation auf und gehen mit den Terroristen auf dieselbe brutale Plutoebene, oder sie machen einen großen Bewusstseinsschritt.

Was wäre eine wirkliche Lösung, die (er-)lösende Strategie? Wir könnten aufhören, die eigene Seele und die Seelen der anderen zu quälen. Für die Schulen bedeutet dies durchaus nicht die Reduzierung aller Anforderungen, oft sogar im Gegenteil. Sowohl durch Unterforderung als auch durch Überforderung lassen sich Seelen quälen. Wenn wir anstelle des heutigen lächerlichen Jugendkultes die Familie und Schule und mit ihnen die Kindheit und Jugend wieder bewusst in den Lebens- und Gesellschaftsmittelpunkt rückten, könnten die Weichen anders gestellt werden. Im Augenblick tun wir viel zu wenig für diese frühen Lebensphasen und pflegen stattdessen unbewusst einen Jugendkult, der Menschen über neunundvierzig zur zweiten Wahl abstempelt und den Jugendlichen nichts oder jedenfalls nichts Sinnvolles bringt.

Das Thema Seele ließe sich sowohl in die Pädagogik als auch in die Medizin integrieren. Es kann allerdings nicht darum gehen, Lehrern, die sowieso schon unterbezahlt sind, nun auch noch psychologische Verantwortung aufzubürden, sondern es gilt, der Psyche den ihr gebührenden Stellenwert einzuräumen.

Einer unter vielen Schritten könnte auch sein, die Bedeutung der Schwangerschaftszeit und frühen Kindheit für die spätere Entwicklung zu erkennen und Müttern das entsprechende Wissen zu vermitteln.[29] Auf der nächsten Ebene wären Kindergärtnerinnen und Lehrerinnen, aber vor allem auch Kindergärtner und Lehrer gefragt. Jungen, die in Bezug auf Gewaltausbrüche das eigentliche Problem darstellen, brauchen dringend männliche Identifikationsfiguren – in dem Maß, wie die Väter ausfallen, sogar immer mehr. Entsprechender Unterricht und die Schaffung von Stellen, damit engagierte psychologisch versierte Pädagogen und pädagogisch geschulte Psychologen entsprechende Konzepte entwickeln können, um Schülern ein Gefühl für die Wichtigkeit ihres Innenlebens zu vermitteln, wären durchaus denkbar. Allerdings ist die aktuelle Universitätspsychologie, die allen Ernstes versucht, mit Mitteln der Statistik, das heißt der Mathematik, seelische Phänomene zu erklären, dazu denkbar ungeeignet. Dort wird viel zu funktional an den Bereich Seele herangegangen, etwa wenn seelisch Kranke mittels Verhaltenstraining wieder »repariert« werden sollen.

Warum sollte es sinnvoll sein – wenn man den Menschen als Einheit von Körper, Geist und Seele begreift –, etwa fünf Prozent der pädagogischen Energie in Richtung Körper (Turnunterricht), 95 Prozent in Richtung Geist und null Prozent in Richtung Seele zu lenken? Warum sollte es Sinn machen, von den 95 Prozent für den Geist wiederum 95 Prozent nur auf das Training einer der beiden Gehirnhälften, nämlich der linken, archetypisch männlichen, zu verwenden?

Die angedeutete andere Art der Ausbildung könnte damit beginnen, dass die Urprinzipien gelehrt werden. Wer das Mars- und das Plutoprinzip in all ihren Schattierungen kennt, ist deren Wirken im eigenen Innern und dann auch im Außen weniger hilflos ausgeliefert. Bekannte Gefahren sind bekanntlich nur halbe. Immerhin hätten dann Jugendliche wenigstens die Chance zu erkennen, dass sich in ihnen Dinge entwickeln, zu deren Bewältigung sie Hilfe brauchen. Letztlich ist diese Verantwortung natürlich nicht nur den Schulen zuzuschieben. Ohne entsprechende Einstellung und Einstimmung schon im Elternhaus ist das Ziel wohl kaum zu erreichen.

Schwieriger als die Theorie ist die Praxis. Aber auch hier haben engagierte Pädagogen in spannenden Experimenten schon gezeigt, wie es ginge. Ein Lehrer demonstrierte in einer Art Feldversuch unter Beteiligung der ganzen Klasse, wie Faschismus entsteht. Es ist möglich, die Mechanismen zu durchschauen, wie Konflikte in Kriege und sogar Bürgerkriege abgleiten. Grundlage dafür wäre ein Unterricht über Themen wie Projektion und die gängige Sündenbockpolitik, die auch jeden Wahlkampf und die meisten gesellschaftlichen Hierarchien beherrscht. Solange wir sie so unerlöst vorleben, ist es nicht verwunderlich, dass sich auch an Schulen und sogar schon in Kindergärten jene typisch plutonische Kommunikationsform mit Namen Mobbing ausbreitet.

Der erste Schritt wäre das Durchschauen dieser Mechanismen, der nächste kann dann das Lehren ihrer Entstehungsbedingungen sein. So kann jedem klar werden, wie schnell durch Pluto eine bösartige Tendenz ins Spiel des Lebens kommt.

Aggression und Projektion

Bei einem so wenig gelittenen und dafür so oft erlittenen Prinzip wie dem des Mars ist es nicht verwunderlich, wenn es individuell und gesellschaftlich verdrängt wird. Neben der Verdrängung ist die Projektion der häufigste einschlägige Abwehrmechanismus. Man entdeckt dabei das grundsätzlich negativ Eingestufte, wie in unserem Fall die Aggression, bei den anderen statt bei sich selbst. Die anderen werden als angriffslustig und aggressiv gesehen, oft auch und gerade wenn das nicht stimmt. Der bereits mehrfach zitierte Aggressionsforscher Friedrich Hacker sagt kurz und bündig, dass es schon immer der wirksamste Trick des Teufels sei, glauben zu machen, es gebe ihn gar nicht, und wenn es ihn gebe, dann stecke er im anderen, nicht in uns selbst.

Was beispielsweise Ost und West zur Zeit des Kalten Krieges miteinander getrieben haben, war eine deutliche und tragische Projektionsposse. Alle Übel der Welt schob der Ostblock auf den kapitalistischen Westen, und dieser machte es genau umgekehrt. Was immer an Negativem passierte, wurde dem jeweiligen Gegner angelastet. Die einstigen Verbündeten des Zweiten Weltkrieges verbanden sich bereits kurz nach ihrem Sieg in ebenso inniger Feindschaft und lieferten sich – so Hacker – die Projektionsfläche für die weiter beschönigte und geleugnete Eigenaggression.

Im Wesentlichen ist das bis heute das hauptsächliche Mittel der politischen Auseinandersetzung. Stets wird der Gegner für das Schlechte verantwortlich gemacht, während die wenigen Fortschritte für sich selbst reklamiert werden. Diese Sündenbockpolitik ist intellektuell wenig anspruchsvoll, zumal der Wahrheitsgehalt der Beschuldigungen eine immer geringere Rolle spielt. So feiert die Projektion auch in jedem Wahlkampf neue Triumphe. Dieses Vorgehen macht Politik für diejenigen, die den Projektionsmechanismus kennen, leicht durchschaubar und langweilig.

Was auf den ersten Blick nach einer Verurteilung der Politikerzunft klingen mag, ist vielmehr als Analogie gedacht. Politiker spiegeln als Spitze der Machtpyramide lediglich die Bevölkerung wider, die sie vertreten. Dass die Wähler sich dieses Spiel der Schuldzuweisungen gefallen lassen, hat mit der entsprechenden Eigenbetroffenheit zu tun.

Projektion wird generell in unserer Gesellschaft, die stark von den USA beeinflusst ist, zu einem immer schamloser betriebenen Geschäft. Jene Amerikanerin, die sich im Drive-in den Becher mit heißem Kaffee zwischen die Schenkel klemmte und diese damit beim Anfahren verbrühte, bekam allen Ernstes vor einem US-Gericht Recht und eine riesige Entschädigungssumme zugesprochen. Es stand eben keine entsprechende Warnung auf dem Becher. Ähnliches widerfuhr der Frau, die ihre Katze zum Trocknen in die Mikrowelle gab und damit natürlich umbrachte. Der Hersteller des Gerätes wurde für schuldig befunden, weil er auf die Gefahr nicht hingewiesen hatte. Auch wenn einem jedes Mitgefühl mit den Herstellern solcher Produkte fern liegen mag – diese Art von Schuldzuweisung oder Projektion ist ein Problem und wird Auswirkungen auf allen Ebenen zeitigen. Sie wird eine Gesellschaft immer mehr blockieren und die Menschen zu Feiglingen machen, die ständig meinen, dass andere für ihr eigenes Leben und dessen Probleme verantwortlich sind.

Bei uns kommt es noch nicht zu so extremen Fällen, aber wenn jemand im Winter ausrutscht, lautet die erste Frage: Wer war streupflichtig? Fast reflexhaft wird nach Schuldigen gesucht, als ließe sich dadurch irgendein Problem lösen. In der Medizin hat das Dilemma jedoch schon bedrückende Formen angenommen. Da sie zunehmend auf Schadensersatz verklagt werden, haben Gynäkologen auch hierzulande begonnen, immer mehr Kaiserschnitte durchzuführen, weil es für sie juristisch der sicherste Weg ist. Für Mutter und Kind wäre dagegen die Geburt auf natürlichem Weg in der Regel deutlich sicherer.[30]

Politik könnte man inzwischen schon fast als ununterbrochene Suche nach Schuldigen definieren, denen man die ständig auffliegenden eigenen Versäumnisse anhängen kann. In Firmen und Familien geht es zunehmend in dieselbe Richtung. Kaum jemand ist noch bereit, Entscheidungen zu treffen und Verantwortung zu übernehmen, weil Letztere inzwischen fast überall mit Schuld verwechselt wird.

Bei Verantwortung geht es – wie das Wort sagt – darum, Antworten zu finden. Da wir die Marsthemen *Verantwortung* und *Entscheidung* beinahe wie das Marsprinzip selbst fürchten, haben wir in diesen Bereichen die größten Defizite und die höchsten Hindernisse bezüglich echten Fortschritts. Wo aber niemand mehr Verantwortung übernehmen will, muss man Menschen zwangsweise verantwortlich machen beziehungsweise ihnen die Verantwortung zuschieben. Dass sie dabei den Geschmack von Schuld bekommt, ist zu einem Haupthindernis für unsere Entwicklung geworden.

Aufgrund von Projektion fällt es schwer, ein Problem bei sich selbst zu entdecken. Was im Fall von Politikern noch allen Nichtpolitikern einleuchtet, ist überall anzutreffen, nur eben viel schwerer anzunehmen, wenn man selbst betroffen ist. Das Phänomen der Eigenblindheit steht uns und unserem Fortschritt wie wenig anderes im Weg. Erst wenn wir dies durchschauen, die Neigung zur Projektion aufgeben und Antworten wieder bei uns selbst suchen, können uns erlöstere Umgangsebenen mit dem Aggressionsprinzip helfen. Welches Ausmaß das Problem der Projektion über die Aggressions- und Krankheitsproblematik hinaus in der Welt hat, mögen die folgenden Ausflüge in die ältere und jüngere Geschichte enthüllen.

Den eigenen Schatten erkennen

Da der Zusammenhang von Schatten und Projektion bereits in anderen Büchern[31] ausführlich beschrieben wurde, sei hier nur kurz darauf verwiesen, dass Schatten jener Teil von uns ist, den wir bei uns nicht akzeptieren und nicht wahrhaben wollen und deshalb am liebsten von uns wegschieben. Am einfachsten wird Schatten auf andere, bevorzugt Feinde, verschoben. Der Durchschnittsmensch übersieht so zum Beispiel seine Arbeits- oder Nikotinsucht und ereifert sich über die Heroinsüchtigen, die nach einer unausgesprochenen und eigentlich perversen kollektiven Übereinkunft zuerst als die Süchtigen schlechthin und dann sogar als die einzigen Süchtigen dieser Gesellschaft hingestellt werden. Wenn der Fernsehsprecher von Drogenproblemen berichtet, meint er immer die 1500 Herointoten und nie die 100 000 Nikotintoten oder jene mehr als 2500 Alkoholtoten allein im Straßenverkehr.

Dieses Beispiel mag zeigen, dass auch ganze Gesellschaften und Nationen ihren Schatten haben. Oft ist der gemeinsam bekämpfte Schatten überhaupt der einzige Zusammenhalt – was immer wieder von Politikern und Machthabern ausgenutzt wird, um von inneren Problemen abzulenken. Schatten ist schneller im Spiel, als man sich vorstellen kann. Es handelt sich um ein uraltes Thema, das in vielen archaischen Gesellschaften erkannt wurde. In ihnen hat man meist versucht, mit einfachen, uns heute naiv erscheinenden Maßnahmen mit dem Schattenproblem fertig zu werden. Der ursprüngliche Sündenbock war wirklich ein Tier, auf das man ganz absichtlich alles Böse und Dunkle schob. Am Ende eines Jahres wurde das Tier dann rituell geopfert oder wie bei den frühen jüdischen Stämmen in die Wüste vertrieben – eine wirklich naive Aus- oder Vertreibung des Schattens. Aber eine solche bewusste Sündenbockpolitik traf wenigstens nur einen Schaf- oder Ziegenbock. Heute haben die Sündenböcke meist menschliche Gestalt und stammen vor allem aus Minderheiten.

Auch Goethe warnte davor, mit diesem brisanten Thema selbstgerecht umzugehen, indem er dem Mephisto die berühmten Worte in den Mund legte: »Ein Teil von jener Kraft, die stets das Böse will und stets das Gute schafft.« Heute haben wir diesen Satz noch immer nicht begriffen und sind meist auf seiner Schattenseite aktiv, indem wir zu einem Teil jener Kraft werden, die stets das Gute will und stets das Böse schafft.

Folgendes optisches Spiel (Quelle: www.opticaseurovision. com/ percepcion.php) kann den Mechanismus der Projektion, den es auf vielen Ebenen gibt, deutlich machen: Legen Sie sich ein dickes weißes Papier neben diesem Buch zurecht, und achten Sie auf eine besonders helle Beleuchtung der Buchseite mit der dunklen Maske. Schauen Sie nun auf die dämonische Fratze, und fixieren Sie deren Zentrum eine Minute lang, ohne zu blinzeln. Wenn dabei ein paar Tränen rollen sollten, lassen Sie sie rollen, sie passen durchaus zu diesem Thema.

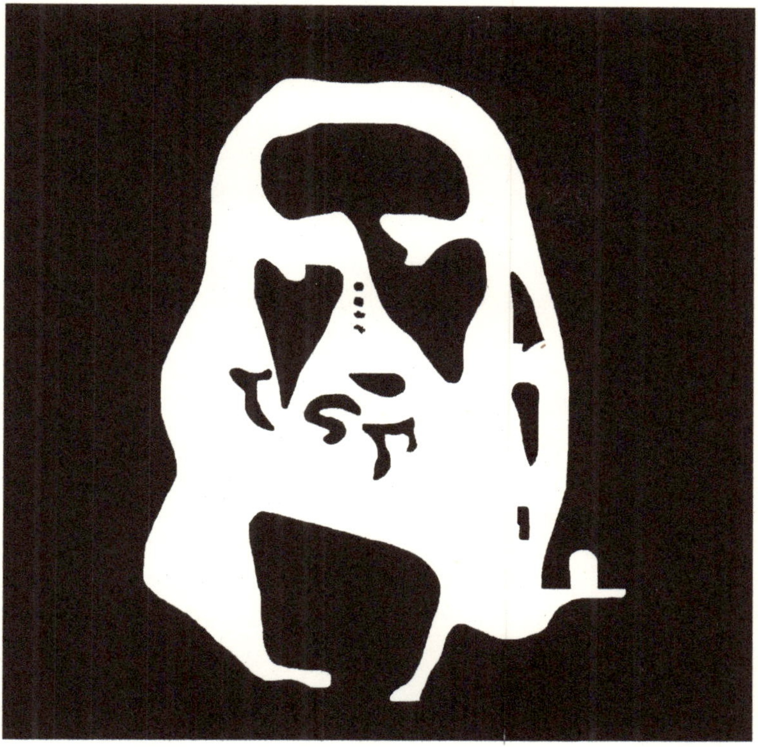

Nach dieser Minute fixieren Sie weiterhin die Fratze, während Sie mit einer Hand das weiße Papier darüberschieben. Jetzt schauen Sie einfach auf das weiße Papier, und Sie werden erleben, wie dort – als inneres Gegenbild – ein lichter »Schatten« der ursprünglichen Darstellung entsteht.

Was so überraschend angenehm ist, wenn man im Sinne des faustischen Teufels vom Dunklen ausgehend das darin oder dahinter verborgene Helle entdeckt, ist genauso erschreckend in der umgekehrten und viel öfter benutzten Richtung, wenn zum Beispiel hinter der lichten Gestalt des Partners irgendwann dessen Schatten auftaucht. Am schlimmsten ist, wenn im Laufe des Lebens hinter dem schönen, aber falschen Selbstbild der eigene dunkle Schatten sichtbar wird. Diesen zu konfrontieren und anzunehmen verlangt enormen Mut und damit marsische Kraft, und es fordert die Bereitschaft zur Metanoia und folglich plutonische Energie.

Die Inquisition, die so vielen, vor allem Frauen, das Leben gekostet hat, war im Wesentlichen eine Projektionsorgie. Die Ausgangslage war einfach: Im bitterarmen Europa fristeten die Menschen ein schweres, entbehrungsreiches Leben – außer man gehörte zu den weltlichen Herrschern oder Kirchenfürsten. Letzteren war als einzige Einschränkung das Zölibat auferlegt, das ihnen sexuelle Genüsse verwehrte. Die Mehrheit der Kirchenmänner ging – wie wohl heute noch – den einfachen Weg und ignorierte das Verbot, um das Leben in all seinen Aspekten zu genießen. Ehrlich und mutig wäre es gewesen, dem Papst das Dilemma zu schildern und um eine Änderung der Zölibatsvorschrift zu ersuchen. Stattdessen begannen einige Eiferer, vor allem unter den Dominikanern, nach Problemlösungen vor Ort und in sicherer Entfernung von Rom zu suchen.

Ihre Logik war die reinste Projektion: Wenn ein kirchlicher Würdenträger, der sein Leben Gott geweiht hatte, sich trotzdem von einer Frau angezogen fühlte, konnte das nicht mit rechten Dingen zugehen. Da musste der Teufel im Spiel sein beziehungsweise im Bunde mit der Frau stehen, sonst hätte sie den heiligen Mann gar nicht verunsichern können. Eine Frau allein könnte unmöglich so stark sein. Schon lag das Problem nicht mehr bei dem Kleriker, sondern bei der Frau und eigentlich beim Teufel. Weil Letzterer schwer zu belangen war, klagte man die Frau an. Dies hatte noch den Nebeneffekt, dass der Denunziant zehn Prozent, die Kirche aber neunzig Prozent ihres Vermögens erhielt, falls sie die Anklage nicht überlebte. Das war praktisch sicher.

Schon die so genannten hochnotpeinlichen Befragungen ließen der Angeklagten nicht die Spur einer Chance. Wenn sie nicht zugeben wollte, dass sie mit Satan im Bunde war, wurde sie so lange gequält, bis sie gestand oder bestimmte »Zeichen« sie überführten. Die Überprüfungen waren einfach und verliefen etwa nach folgendem Muster. *Man(n)* warf die Frau gefesselt ins Wasser, und wenn sie unterging, war der Fall gelöst. Blieb sie wider Erwarten an der Oberfläche, musste der Teufel nachgeholfen haben, und sie konnte nach kirchlichem Recht verbrannt werden.

Die Angeklagte kam auf den Scheiterhaufen, weil die kirchliche Männerwelt befand, dass zu sterben weit besser sei, als mit der Teufelsbesessenheit weiter leben zu müssen. Hinzu kam die Vorstellung, dass die Seele im Feuer gereinigt und Satan auf diese Weise ausgetrieben würde.

Die »Beweisführungen« waren verschieden, die Konsequenz aber blieb immer dieselbe.

Aus der Logik jener, die der Projektion erlagen, waren solche und ähnliche so genannte Gottesurteile durchaus erfolgreich. Zum einen war das Problem der eigenen Geilheit nun zu einem Problem der Frauen geworden; die Kirchenmänner waren völlig entlastet und konnten sich als arme Opfer des Satans sogar noch etwas darauf einbilden, dass der Teufel es gerade auf sie abgesehen hatte. Und nebenbei wurden sie beziehungsweise ihre Kirche mit der Methode auch noch reich, was sich bis heute *auszahlt.*

Inzwischen kommt uns das pervers vor, aber damals war die Inquisition das Maß aller Dinge und bestimmte den Zeitgeist. Ihre Gräuel waren so unvorstellbar, dass die Kirche all die Jahrhunderte hindurch dazu schwieg. Erst der greise Papst Johannes Paul II. brachte es über sich, wenigstens pauschal um Entschuldigung für all das begangene Unrecht zu bitten. Das war zwar spät, aber spät ist besser als nie. Leider wurde das Grundsätzliche seines mutigen Schrittes nicht erkannt, sodass weitere Projektionen und damit verbundene Emotionen lebendig bleiben.

Aus der Logik der Projizierenden ging die Rechnung damals auf, und sie tut es bis heute. Wenn man alle attraktiven Frauen in der eigenen Umgebung ausrotten lässt, wird es natürlich leichter, dem Zölibat zu folgen. Das aber ist die klassische Bearbeitung eines Problems in der Projektion.

Solange dieser Mechanismus von einer großen Mehrheit nicht durchschaut wird, laufen wir immer wieder Gefahr, von seiner perversen Logik eingeholt zu werden. Wenn man die Gräueltaten der Inquisition mit Hilfe von Projektionen und anschließenden Rationalisierungen zu geltendem Recht hinbiegen konnte, wird das mit allen anderen Vorurteilen ebenfalls möglich sein. Hier hilft nur rechtzeitiges Durchschauen und entsprechende Aufklärung über diesen wohl gefährlichsten psychologischen Mechanismus.

Der Antisemitismus folgt weltweit derselben Logik. Vor allem im Deutschland der Nazizeit projizierte man skrupellos alle Probleme auf die Juden. Natürlich fühlte sich die Mehrheit sogleich entlastet, denn nun waren andere schuld. Vielen brachten die millionenfachen Judenmorde neben der psychologischen Problementlastung auch materiell einiges ein, konnte man sich doch schamlos am Vermögen der Verfolgten und Ermordeten bereichern. Es gelang der Naziführung, diese unmenschlichen Taten ihren eigenen Anhängern mittels Projektion schmackhaft zu machen und sie mit Rationalisierungen bis ins damals geltende Recht abzusichern. Selbst intellektuell geschulte Juristen funktionierten auf dieser grausamen Basis und machten sich reihenweise schuldig. Wenn so etwas im 20. Jahrhundert noch möglich war, spricht einiges dafür, dass wir seit der Inquisition wenig gelernt haben, was den Umgang mit dem Aggressionsprinzip und das Durchschauen von Projektionen angeht.

Zweiter Weltkrieg, Kalter Krieg, Nachkriegszeit

Große Gruppen von Menschen, zum Beispiel Volksgruppen und sogar ganze Nationen, haben genauso wie Familien und Einzelpersonen ihre Projektionsmuster, die zwar alle anderen gut erkennen, aber sie selbst kaum durchschauen. Die beste Chance läge darin, auf die eigenen Feinde zu hören. In ihren ebenfalls von Projektionen getragenen Anklagen ließe sich noch am ehesten die Wahrheit über einen selbst erkennen. An den anderen und ihren Sündenböcken lässt sich das Thema Projektion am besten durchschauen, aber auch die Art, wie man in den Kampf zieht und mit Mars umgeht.

Wenn man eine beliebige geschichtliche Situation wie etwa den Zweiten Weltkrieg herausgreift und die unterschiedlichen Herangehens- und Verarbeitungsweisen der verschiedenen Nationen betrachtet, bekommt man ein Bild der Projektionsmöglichkeiten.

Die Deutschen sind sicher am stärksten in der Versuchung zu projizieren, ging das Elend doch zweifelsfrei von ihnen aus. So wurde schon der Ausbruch des Krieges den Polen und ihrem angeblichen Überfall auf den deutschen Sender Gleiwitz in die Schuhe geschoben. In Wirklichkeit hatten deutsche Soldaten in polnischen Uniformen den eigenen Sender überfallen, um einen

Vorwand für den Einmarsch in Polen zu schaffen. Und obwohl dies alles längst aufgeklärt ist, gibt es bis heute Deutsche, die die Kriegsschuld des eigenen Landes leugnen, die in dem Grauen der KZs nur erfundene Lügenpropaganda der Alliierten sehen und sich als Opfer einer großen Verschwörung erleben. So blind kann Projektion machen!

Insgesamt gesehen aber haben die Deutschen in ihrer Mehrheit die Schuld akzeptiert, zumal ihre Armeen in geradezu sprichwörtlich preußischer Manier über die Nachbarn hergefallen waren. *Rüstungs-* und *Kriegs*ministerium hatten die frontalen Angriffe in höchst marsischer Weise inszeniert. Das kollektive Schuldeingeständnis einer großen Mehrheit hat sich anschließend in Reparations- und Wiedergutmachungsleistungen niedergeschlagen, die wesentlich und ohne großes Murren von nachfolgenden Generationen finanziert wurden. Sie haben in den sauren Apfel gebissen, so wie man treu, verbissen und autoritätsgläubig bis zum bitteren Ende kämpfend bei der Stange blieb. Vor lauter Schuldbewusstsein hat man auch die ganze Verantwortung in typisch ernster Weise und allein angenommen, sich in sein Elend beschieden und die Österreicher und Italiener davonkommen lassen. Aber wenigstens wollte man dafür nicht genau hinschauen müssen, woraus und worin diese Schuld bestand. Statt Vergangenheitsbewältigung hat man lieber ein Wirtschaftswunder gemacht und durch Fleiß *made in Germany* von den schwarzen Flecken auf der eigenen Weste abgelenkt. So konnte man dann auch die Wirtschaftsbosse der Nazis nahtlos übernehmen, immerhin hatten sie schon bewiesen, wie gut sie organisieren konnten. Als Dank für die Großherzigkeit der Amis hat man deren Lebensstil bis in Feinheiten übernommen und so zwar spät, aber sehr nachhaltig die Seite gewechselt.

Wie viel raffinierter dagegen der österreichische Weg! Tatsächlich besaßen dessen Nachkriegspolitiker den Mut, die Stirn und die Frechheit, sich als erste überfallene Nation in die Geschichte eingehen zu lassen, obwohl Österreicher von der Spitze abwärts in allen möglichen führenden Positionen an Krieg und Holocaust beteiligt waren. Man war begeistert übergelaufen und heim ins Reich marschiert und hatte genauso engagiert die Angriffspolitik nicht nur in den anfänglichen Blitzkriegen, sondern bis zum bitteren Ende mitgetragen. Heute etwas peinliche Wochenschaubilder belegen die Volksfeststimmung im ganzen Land anlässlich des »Überfalls«. Wie es möglich war, ohne Blessuren, Nachteile, territoriale Verluste oder andere Sanktionen aus der Situation herauszukommen, bleibt ein Geheimnis und lässt sich wohl am ehesten über den sprichwörtlichen österreichischen Charme erklären. Ein Schelm, wer da von Geschichtsklitterung, Unehrlichkeit oder Beschönigung spricht. Wie es um den Aggressionsbezug steht, zeigt sich am ehrlichsten an der Überwertigkeit, die der Sport im Land und bei seiner Außendarstellung spielt: Da wird noch richtig angegriffen. Bis heute lassen sich Österreicher im ferneren Ausland noch ganz gern mit Australiern verwechseln, und erst allmählich, seit man sicher aus dem verdächtigen Jahrhundert heraus ist, kann man auf T-Shirts lesen: »*Austria – we don't have Kangaroos.*«

Die Italiener haben es sogar noch raffinierter gemacht. Nachdem sie, deren Faschismus älter als der deutsche war, im letzten Moment die Seite gewechselt hatten, gehörten sie am Ende des Krieges plötzlich zu den Siegern. Die Fahne immer im richtigen Moment in den richtigen Wind zu halten ist natürlich auch eine Art der Kampf-Kunst, die beherrscht sein will. Hier spielt das Venusprinzip herein: Man hat auf beiden Seiten begeistert mitgemacht, aber nicht zu sehr. Seit Römerzeiten hatten die Italiener sich lieber den musischen Dingen des Lebens zugewandt, weshalb ihre Art von Faschismus auch nie die Brutalität des deutschen erreichte. Bei Kriegsende waren sie – etwas zu ihrer eigenen Verblüffung – auf der Seite der Sieger und hatten nun einfach gar nichts mit der Schuldfrage zu tun, weshalb sie dieselbe auch auf niemanden projizierten.

Aber vielleicht ist ihre ausgesprochene Vorliebe und Zuneigung für Deutsche und Österreicher doch ein wenig der diffusen Ahnung geschuldet, dass man auch schon einmal im selben Boot saß, und eine Art Wiedergutmachung für ebenso offensiven wie beschwingten Opportunismus. Wendigkeit und zum Schluss immer zu den Gewinnern zu gehören sind eben auch Tugenden. Und die weniger wendigen und etwas ungeschickten Bundesgenossen von einst bekommen so ein wenig späte Solidarität gratis. Wie wenig verarbeitet das eigene Aggressionsproblem ist, zeigt sich daran, wie stark heute schon wieder die Ultrarechte in Italien auftritt und sich nicht wenige sogar trauen, als Neofaschisten (die alte) Flagge zu zeigen.

Die Japaner bieten ein verblüffendes Lehrstück in Sachen Verdrängung. Ihr Faschismus hat sich zwar nicht eines Holocaust schuldig gemacht, aber die Kriegsverbrechen japanischer (Besatzungs-)Soldaten waren von großer Grausamkeit geprägt. Bis heute steht die Übernahme der Verantwortung für Kriegsverbrechen, die zum Beispiel in Korea begangen wurden, aus. Für die japanische Politik und Öffentlichkeit ist die Zeit des Zweiten Weltkrieges einfach gestrichen. Man macht gute Miene zum eigenen bösen Spiel und tut mit stoischer, über Jahrhunderte antrainierter Haltung einfach so, als wäre nichts gewesen.

Die Amerikaner, von den ehemaligen deutschen Feinden liebevoll Amis genannt, die in selbstloser Weise ihre »Jungs« über den Atlantik in den grässlichsten Krieg der Geschichte schickten, waren unter den echten Siegern die großzügigsten und am ehesten bereit zu verzeihen. Ihre Kampfmethode war rein marsisch. Aus diesem Grund kamen sie mit den ebenfalls marsisch kämpfenden Deutschen auch viel besser zurecht als mit dem ihnen fremden plutonischen Kriegsstil der Japaner. Sie holten die Deutschen nicht nur militärisch aus ihrem selbstverschuldeten Elend, sondern halfen ihnen mittels Marshallplan auch noch wirtschaftlich auf die Beine, vom Verzicht auf Reparationen ganz zu schweigen. Schon vor dem Krieg hatten sie eine Art Vorleistung in ihre offenen liberalen Arme genommen – in Gestalt einer Armee vor allem jüdischer Intellektueller. Diese waren ihnen später behilflich, jene Atombombe zu bauen, die den Krieg im Pazifik entschied und auch den in Europa in jedem Fall entschieden hätte. Nach dem Krieg übernahmen sie – viel geschickter als die beutehungrigen Sowjets – ungeachtet der Vergangenheit den Rest der deutschen Spitzenwissenschaftler, gaben sie in ihren sprichwörtlichen Schmelztiegel und machten erstklassige Amis aus ihnen. Ein Beispiel wäre Wernher von Braun, der dann, genauso gekonnt wie zuvor die V1 gegen England, US-Raketen ins Weltall feuerte, sehr zum Nachteil der russischen Konkurrenz. Außerdem erlebten die amerikanischen GIs ein »Fräuleinwunder«, und viele kehrten mit einer deutschen Ehefrau an ihrer Seite nach Hause zurück. Dass die USA auch neue Verbündete gegen den gerade rechtzeitig neu entdeckten Feind Russland brauchten, auf den sie nun alles Böse der Welt projizieren konnten, mag bei alldem eine Nebenrolle gespielt haben. Dessen ungeachtet bleibt ihnen die deutsche Dankbarkeit mit Recht erhalten.

Aus ihrer Rolle des großen Bruders und Retters aus Übersee, in der die zivilisierte Welt sie wirklich gebraucht hatte, haben die US-Amerikaner einen Dauerbrenner gemacht und daraus gelernt, dass sie ständig überall gebraucht werden. Darüber ist man sich inzwischen jedoch nicht mehr überall auf der Welt so sicher, und so mussten sich auch schon einige Völker gegen ihren Willen befreien lassen. Wer aufmuckt, erntet nun Unverständnis. Die Amis staunen nicht schlecht über die Undankbarkeit der Deutschen, die sich zukünftig herausnehmen wollen, ihren Befreiern von damals nun nicht mehr blind in jeden Krieg zu folgen. Dies hätte man jedoch erwartet. Denn wer nicht für die Amis ist, ist neuerdings gegen sie, und damit gehört man schon zum Bösen auf dieser Welt. So haben auch die großzügigsten Retter ihre Projektion.

Die Russen waren da ganz anders. Ihre Kampfstrategie hatte sich schon gegen die Armee Napoleons bewährt. Sie begann immer mit großen, eindrucksvollen und etwas masochistischen Niederlagen, die die Angreifer übermütig und siegestrunken machten und dazu verleiteten, tief in Russlands Weiten vorzudringen. Dabei erduldeten die Russen ihrer Volksseele entsprechend lange Zeit sehr viel und warteten ab, bis der harte Winter zu ihrem besten Verbündeten wurde und die frierenden und ermatteten Feinde vernichtete.

Nach all diesem Leid haben sie sich ganz anders an Deutschland bedient. Die Soldaten der Roten Armee haben die Frauen eher vergewaltigt als geheiratet, sie haben persönlich ein bisschen und offiziell massiv geplündert, ganze Industrien abgebaut und nach Russland geschafft, haben auf Reparationsleistungen gesetzt, die noch der späteren DDR die Luft zum wirtschaftlichen Aufatmen nahmen. Obwohl jahrzehntelang in der DDR stationiert, war den Soldaten jeder Kontakt zu den inzwischen deutschen »Genossen« strengstens verboten.

Die Russen haben das ganze Kriegselend inklusive des Faschismus auf das andere, das kapitalistische Deutschland projiziert, das weiterhin als Feind definiert wurde. Mütterchen Russland hatte ungleich schwerer gelitten als die USA, und für dieses Leid wollte man einerseits Genugtuung, andererseits kam man aus dem eigenen, durch Jahrhunderte erprobten Leidensmuster nie heraus. Gerade umgekehrt als die Amerikaner, die bis heute die Intelligenz der ganzen Welt anziehen, haben die Russen die eigenen Intellektuellen stets vertrieben oder umgebracht.

Als Ergebnis haben sie viel Elend geerntet, das besonders krass zum Ausdruck kam, als die ehedem sieg- und glorreiche Armee sich ein halbes Jahrhundert später – von der Politik spät, aber verheerend geschlagen – verziehen musste. Demoralisierte Soldaten verkauften ihre Uniformen und vereinzelt sogar Waffen und wären offenbar lieber in einem Land geblieben, zu dem ihnen keinerlei Kontakt gestattet war. Die russische Führung hat unterdessen im eigenen Land nichts vorangebracht und dieses Versagen ständig auf den Klassenfeind projiziert, zum eigenen Nachteil, versteht sich.

Die Engländer haben – ihrem saturninen Volkscharakter entsprechend – den Kampf gegen Nazideutschland nie aufgegeben, selbst als er schwer wurde und die Nazis versuchten, ihnen goldene Brücken zu bauen. Sie haben die Verantwortung verlässlich und aus Prinzip getragen und schwerste Opfer gebracht. Dennoch waren sie, jedenfalls von offizieller Seite, vergleichsweise gnädig mit den Deutschen, wenn auch nicht so wohlwollend wie die Amerikaner. Als Besatzer waren sie so anständig, wie Engländer eben immer sind; sie hießen bei den Deutschen Tommys und verhielten sich auch so. Auf das Feindbild des bösen Deutschen, auf das Einschlagen auf die »*Krauts*« aber haben Presse und Bevölkerung bis heute nicht verzichten wollen, was vor allem bei jedem Fußballspiel zwischen beiden Ländern deutlich wird. So projizieren sie noch Generationen später all ihre Ängste bezüglich Europas und darüber hinaus auf die Deutschen – wie immer bei Projektionen sehr zu ihrem eigenen Nachteil.

Die Franzosen waren in einer viel schwierigeren Rolle, weil sie als *Grande Nation* zuerst vernichtend geschlagen wurden, dann in Gestalt ihrer Vichy-Regierung teilweise kollaborierten und sich sogar – wenn auch im Namen der Besatzer – an ihren jüdischen Landsleuten vergriffen. Zu ihrem Glück gab es General de Gaulle, der niemals kapituliert hatte und den Kampf gegen die Deutschen von überall weiter führte, und die Résistance, die allerdings den deutschen Feinden während des Krieges viel weniger schadete, als sie den Franzosen danach nutzte. An de Gaulle und der Résistance konnte das sonnenhafte Selbstbild wieder hochgezogen werden. Die eigene klammheimliche Beteiligung wurde ignoriert und projiziert. Die Deutschen blieben ihnen auf diese Weise besonders geliebte Feinde, und sie ließen es merken, sowohl als Besatzer als auch in der Härte ihrer Politik. Noch Jahrzehnte später neigten sie dazu, ihre eigenen wirtschaftlichen und politischen Probleme auf Deutschland zu projizieren. Als sie später umschwenkten und auf Aussöhnung setzen, nutzte es beiden Seiten, aber ihnen selbst wohl am meisten.

Polen wurde mit am härtesten vom Krieg getroffen; jeder vierte Pole war umgekommen. Die Polen wurden von Deutschen und Sowjets diskriminiert, schikaniert und massenhaft ermordet. Dafür kultivierten sie einen soliden und verständlichen Hass auf beide Seiten. Ihnen fiel es besonders leicht, ihr nationales und wirtschaftliches Elend auf die großen Verbrecher zu schieben, zwischen denen sie eingeklemmt blieben. Für sie wechselten nach dem Krieg einfach die Besatzer. Wie viele ihrer slawischen Nachbarn waren sie das Leid gewöhnt. So warteten sie relativ geduldig, bis sich ein halbes Jahrhundert später der Gewerkschaftsbewegung Solidarność die Chance zu einem weiteren Befreiungsschritt bot.

Die Tschechoslowaken gehörten im Zweiten Weltkrieg zu den ersten Überfallenen. Sie konnten daraus aber nicht annähernd so viel Kapital schlagen wie etwa die »armen Österreicher«. Dafür nahmen sie mit der Vertreibung der Sudetendeutschen Rache. Mit einem ähnlichen Schicksal wie die Polen konfrontiert, sehnten sie sich zwar nach der Freiheit des Westens, blieben aber – was die Deutschen anging – sehr in der Projektion stecken. Diesbezüglich wurden sie auch noch von der Geschichte bestätigt, als nämlich zur Niederschlagung ihrer größten Befreiungsaktion, des Prager Frühlings, wiederum (ost-)deutsche Truppen, diesmal an der Seite der sowjetischen »Verbündeten«, einmarschierten. Vielleicht ist es deshalb menschlich verständlich, wenn sich die Tschechen bis heute weigern, die vom Rachegedanken geprägten Beneš-Dekrete, die die Vertreibung der Sudetendeutschen legalisierten, zu annullieren. Aber auch das gereicht ihnen zum eigenen Schaden, weil revancheverliebte Sudetendeutsche daran am liebsten den EU-Beitritt der Tschechischen Republik scheitern lassen würden. Derjenige, der mit Projektionen operiert, schadet sich eben selbst immer am nachhaltigsten.

Die Schweizer haben im Zweiten Weltkrieg keine große Rolle gespielt, wie es ihnen auch am liebsten ist. Sie haben sich aus allem herausgehalten und Abgrenzung als beste Verteidigung gelernt und erfolgreich betrieben. Geschäfte ließen sich mit beiden Seiten machen, und wenn man im Grenzverkehr ein bisschen unmenschlich gegenüber den fliehenden Juden war, tat es einem – nachträglich – Leid. Dass so viel jüdisches Geld über so lange Zeit von den eigenen Banken aufgehoben wurde, war einem peinlich, als es schließlich ans Tageslicht kam, und man hat sich ein bisschen entschuldigt. Nach reiflicher Abwägung, was auf Dauer teurer kommen würde, hat man sogar etwas davon wieder hergegeben. Im Prinzip aber war man bei allem nicht dabei und schon deswegen für gar nichts verantwortlich.

Aus diesen an sich bekannten, hier vereinfacht wiedergegebenen Verhaltensweisen lassen sich Muster erspüren, die für das Wesen eines Volkes im Umgang mit einem schweren Problem typisch sein könnten. Ähnliche Muster gibt es in kleineren Gruppen bis hin zu Familien. Das Projektionsmuster und die Sündenbockpolitik der eigenen Familie zu durchschauen wäre eine lohnende Aufgabe für jeden, denn wie immer durchschaut man problematisches Verhalten, darunter das des Projizierens, bei anderen leichter. Wer aber die Projektionsschienen seines Landes und seiner Familie durchschaut, ist schon recht gut gerüstet, die eigenen anzugehen. Sie werden sich in den beiden ersteren in der Regel widerspiegeln.

»*Panta rhei*« (»Alles fließt«), sagte Heraklit. Über die Richtung aber machte er keine Angaben. Der Verdacht, dass sich der Fortschritt immer weiter fort von den Menschen bewegt, verstärkt sich. Gleichzeitig weisen breite fundamentalistische Strömungen zurück zu den Anfängen (des religiösen Lebens), wo angeblich alles besser war. Zwar bewegen wir uns zielstrebig, aber die Hinweise mehren sich, dass wir dabei zu viel streben und zu wenig zielen. Das Vertrauen in steten, linearen Fortschritt verlässt heute selbst Gutgläubige. Alles deutet darauf hin, dass wir uns bei wesentlichen Themen im Kreis drehen. Das galt vielen ursprünglichen Kulturen ohne jedes Fortschrittsinteresse als selbstverständlich, für uns aber ist es ein Grauen, zumal wir wenig Gutes zu erwarten hätten, wenn die konkrete jüngere Vergangenheit uns einholen würde. Unser Symbol der Entwicklung ist nicht – wie in alten Kulturen – der Kreis, sondern der Pfeil mit eindeutiger Richtung. Wir wollen vorwärts; wir schauen und besinnen uns – aus gutem Grund – nicht gern zurück und haben mit Recht Angst, dass sich alles wiederholen könnte. Besonders erschreckend ist bei dieser schon an sich für den westlichen Menschen scheußlichen Perspektive die Vorstellung, dass wir kaum etwas aus der Vergangenheit gelernt haben.

Obwohl die Gräuel der deutschen Vergangenheit unsäglich sind, von den wesentlichen Repräsentanten eingestanden wurden und Wiedergutmachung geleistet und Besserung gelobt wurde, kann man sich nach der Jahrtausendwende des Eindrucks nicht erwehren, dasselbe Projektionsmuster wiederzuerkennen. Ein kollektives Déjà-vu-Erlebnis macht sich in beängstigendem Maß breit. Wieder prügeln Halbstarke auf Sündenböcke ein und bringen sie bereits auch wieder um. Schon brennen neuerlich Häuser schutzloser Mitglieder von Minderheiten, und altbekannte gestrige Grußformeln tauchen auf. Rechte Banden geraten sich mit vereinzelten Linken in die Haare, und wieder ist deutlich, wer dabei den Kürzeren ziehen wird. Polizisten sehen wie etwa in Rostock »taktvoll« beiseite, wenn der Rechtsstaat von rechts mit unverhohlenen Morddrohungen und Mordversuchen attackiert, verhöhnt und lächerlich gemacht wird. Politiker warten ab, sehen zu, *demonstrie-*

ren Besorgtheit – und manche nicht einmal das. Einige wenige erklären die Opfer bereits wieder zu Schuldigen nach dem Motto: »Wären die Fremden nicht in solcher Zahl gekommen, würden sie jetzt auch nicht solche Probleme bekommen und folglich auch nicht angezündet.«

Die schweigende Mehrheit macht ihrem Namen alle Ehre. Jenseits der deutschen Grenzen haben bereits wieder großsprecherische Rattenfänger, heute Populisten genannt, einfache Antworten für einfache Gemüter. Altbekannte Tendenzen lassen befürchten, dass knapp nach der Jahrtausendwende die Weimarer Zeit wieder beginnen könnte. Angesichts einer jüngeren Vergangenheit, die an Brutalität und Menschenverachtung nicht zu überbieten ist, drängt sich die Frage auf: Wann wollen wir es lernen?

Trotzdem lohnt es nicht, über die Entwicklung zu lamentieren. Aus der Perspektive der spirituellen Philosophie muss sich alles so lange wiederholen, bis es gelernt ist. Diese Einschätzung ist eigentlich auch allen Pädagogen eigen, die davon ausgehen, dass man so lange Analphabet bleibt, bis man lesen, und so lange Nichtschwimmer, bis man schwimmen gelernt hat. Nur im weit anspruchsvolleren Bereich menschlicher Lebenserfahrungen hoffen wir, erwachsen werden oder die Vergangenheit bewältigen zu können, ohne uns damit zu beschäftigen. Die Erfahrung lehrt das Gegenteil. Das Vergehen von Zeit allein macht uns keineswegs erwachsen, und so gibt es unzählige ältere Menschen, die die Pubertät noch vor sich haben. Die sich aus diesem Dilemma ergebende Kindergesellschaft ist in meinem Buch *Lebenskrisen als Entwicklungschancen* ausführlich beschrieben. Genauso wenig heilt das Verstreichen der Jahre die Vergangenheit und bewahrt uns vor denselben Erfahrungen, wie sie unsere Vorfahren machen mussten. Auch wenn wir zunehmend warnende Stimmen hören, die an das Grauen der Nazizeit erinnern, ist das noch kein ausreichender Schutz vor Wiederholung. Wir müssten vielmehr die Mechanismen durchschauen, die zu jener Eskalation des Grauens und zum Durch- und Ausbruch des tiefsten menschlichen Schattens geführt haben.

Dazu wäre es notwendig, die eigenen Projektionsmechanismen kennen zu lernen. Solange aber noch immer viele Deutsche davon ausgehen, dass ein wahnsinniger Österreicher das deutsche

Volk verführt habe, und die Österreicher sich als erste vom deutschen Faschismus überfallene Nation Leid tun, stehen die Weichen auf Nachsitzen. In der Schule würde man sofort erkennen, dass diese Klasse oder Lektion wiederholt werden muss. Bei allem Respekt etwa vor dem Charme der österreichischen Verarbeitung, die kurzerhand Hitler ausbürgert und im Gegenzug Beethoven der Wiener Klassik zuschlägt, ist die Wiederholungsgefahr in beiden Ländern gleichermaßen hoch. Im einen Fall tobt schon wieder rechter Mob mordend auf der Straße, im anderen Fall werden Politiker regierungsfähig, deren faschistoides Vokabular unter Umständen mehr als nur ein ästhetisches Problem darstellt. Was als emotional geladene, ungläubig-verzweifelte Beschreibung einer entsetzlichen Wiederholungsgefahr anmutet, ist doch nur eine oberflächliche Darstellung vermeintlicher geschichtlicher Übereinstimmungen.

Genauso wichtig wäre zu erkennen, dass wir uns tatsächlich im Großen (Kollektiven) wie im Kleinen (Individuellen) im Kreis, im Mandala unseres Lebens, drehen. Östliche Traditionen scheuen sich nicht, darauf hinzuweisen, dass wir diesen Weg so lange gehen werden, bis wir ihn wirklich erlöst haben. Erst dann können wir – etwa nach buddhistischer Auffassung – in der Mitte des Rades des Lebens ankommen und bleiben. Ansonsten werden wir immer wieder, von Geburt zu Geburt, hinaus in den weiten Kreis des Lebens getrieben, wo die Spannung wächst, bis wir den Umkehrpunkt an der äußeren Peripherie des Rades erreicht haben und der Rückweg im Lebensmuster beginnen kann. Die Inder sagen, der Weg führe »von hier nach hier« und meinen damit den *Mittel*punkt des Mandalas. Auch die Taoisten gehen davon aus, dass aus diesem Nichts, das dem Wesen des Rades entspricht und das Ziel aller Speichen darstellt, alles entspringt, eben auch der individuelle menschliche Weg und der der Menschheit.

Wie der menschliche Weg im Allgemeinen lässt sich in diesem Muster auch der seelische Entwicklungsweg der einzelnen Seele finden. Die Empfängnis führt aus der Einheit der Mitte auf den Lebensweg, auf dem mit jedem weiteren Schritt hinaus die Seele stärker von Anspannung erfasst wird. Die Geburt entlässt uns endgültig in die äußere Welt der Gegensätze, die wir uns – biblisch gesprochen – nach der Vertreibung aus dem entspannten Einheits-

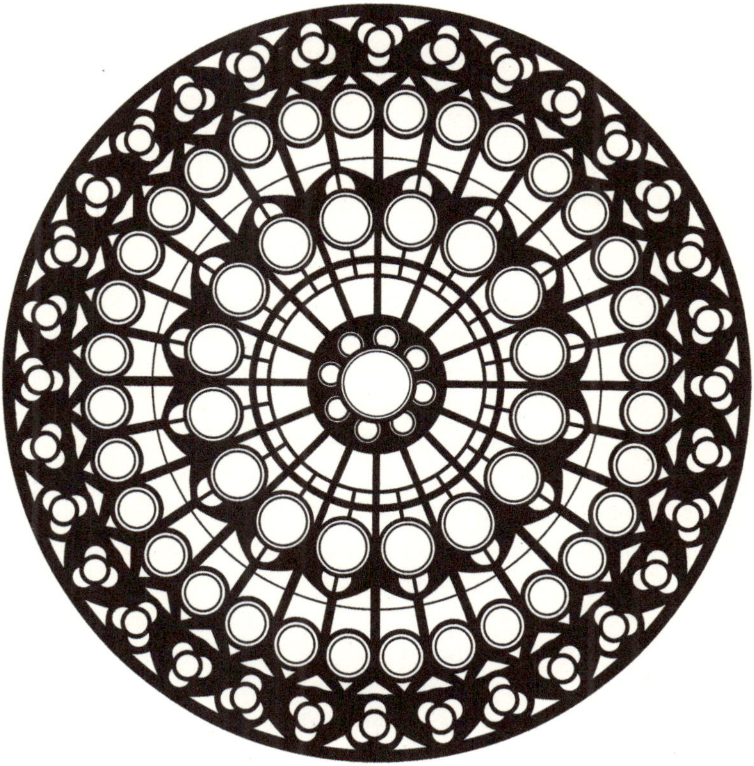

Fensterrose aus der Kathedrale Notre Dame, Paris (aus Dahlke, *Mandalas der Welt*)

empfinden des Paradieses untertan machen sollen. Die Pubertät lässt uns noch *einseitiger* werden und bringt zunehmende Spannung ins Leben. Aus dem (auch grammatikalisch) noch neutralen Kind wird *die* Frau oder *der* Mann, die sich anschließend in den Weiten des Lebenskreises an Themen wie Partnerschaft und Beruf messen können. In den Wechseljahren der Midlife-Crisis schließlich sollen wir *die Kurve kriegen,* die Wegrichtung ändern und uns zurück zum Ursprung wenden: »So ihr nicht umkehrt und werdet wie die Kinder, das Himmelreich Gottes könnt ihr nicht erlangen.« Am Ende des Heimweges erwartet uns nach der Zeit des Alters und der Reife in der Mitte des Mandalas die (Er-)Lösung. Was archaische Menschen als Rückkehr in die Einheit erkennen, ist für uns Moderne Tod und Ende.

Den Tod aber fürchten wir noch mehr als das Leben. Der Kopfsprung ins Leben anlässlich der Geburt würde dem Marsprinzip unterstehen, die Begegnung mit dem Hüter der Schwelle oder, volkstümlicher ausgedrückt, mit dem Sensenmann bringt uns zu Pluto. So stehen die beiden für Aggression zuständigen Urprinzipien am Anfang und Ende des Lebens und markieren jene Punkte, mit denen wir zunehmend Schwierigkeiten haben.

Durch jeden der Lebensübergänge müssen wir – ob wir wollen oder nicht – hindurch. Wir haben lediglich die Wahl, ob wir freiwillig dem archetypischen Weg folgen oder durch Verweigerung eine Krise heraufbeschwören und so Zwangsmaßnahmen herausfordern. Während der Körper in der Regel den biologischen Zwängen folgt, kann sich die Seele ganz oder teilweise verweigern. Bei der Geburt wird der kleine Körper irgendwann hinausgezwungen. Zieht die Seele aber nicht mit, tritt der Mensch nicht wirklich in die Welt ein. Obwohl er physisch angekommen ist, bleibt ein wesentlicher Teil, und mit ihm seelische Energie, im Geburtskanal hängen. So steckt vielen modernen Menschen ihr Geburtstrauma unverarbeitet in den Knochen. Für sie wird es schwer, mit Leib und Seele durch die Pubertät zu gehen und erwachsen zu werden. Nicht selten bleibt auch hier ein Teil der Seelenenergie hängen, und die Kluft zum Körper wächst. Der Umkehrpunkt der Lebensmitte kann dann zur Katastrophe im negativen Sinn geraten. Das griechische Wort für Katastrophe bedeutet im Übrigen auch ganz wertfrei Umkehrpunkt, und um Umkehr geht es in dieser Zeit. Zu gern machen wir uns etwas vor, drehen gerade nicht um, sondern lassen es den Körper allein tun und verweigern seelisch die Heimkehr. Das wird die Kluft weiter vergrößern. Nicht wenige Menschen bleiben auch im fortgeschrittenen Alter in seelischer Hinsicht Kinder. So ist jeder Übergang eine Art Geburt.

Was eher lustig klingen mag und nicht wenige Psychotherapeuten passabel ernährt, hat auch problematische Seiten. In der Entwicklung Zurückgebliebene fühlen sich durch die beschriebene Kluft fremd in ihrem Körper. Sie sind in ihm und bei ihrer Altersstufe nicht wirklich angekommen. Entsprechend wenig können sie mit ihrem Körper anfangen und sind vor allem außerstande, ihn im Augenblick zu genießen. Deshalb empfinden sie es als Kompliment, wenn sie als jünger eingeschätzt werden. Tatsächlich sind sie jünger, aber im Sinn von unreif oder zurückgeblieben. (Diese hier auf die Lebensreise bezogene Situation kennen die meisten von kürzeren Reisen. Bei einem Flug von Europa zum Beispiel nach Los Angeles ist der Körper oft schon in Kalifornien angekommen, während die Seele noch über dem Atlantik hängt. Der sozusagen seelenlos gelandete Mensch fühlt sich entsprechend eigenartig.) Wenn man sich allgemein im Leben solchermaßen zurückgeblieben, fremd und unfertig im eigenen (Körper-) Haus fühlt, gerät das Dasein leicht zur Strapaze und Überforderung. Wohin aber mit den bedrohlichen Fremdheitsgefühlen und der dadurch mobilisierten Angst?

Grundsätzlich bieten sich zwei Wege. Sensible und (sich ihrer) selbst bewusste Menschen werden aus dem eigenen Fremdheitsgefühl Solidarität und Mitgefühl mit allen und allem Fremden entwickeln. Wenig bewusste Menschen werden dagegen das ihnen unangenehme Fremdheitsgefühl nach draußen projizieren und ihr eigenes Problem an allem äußeren Fremden bekämpfen. Seit alters her sagen die Weisheitslehrer, dass man draußen nur hassen kann, was man an sich selbst ablehnt.

Die Fremdenhasser und Ausländerfeinde fühlen sich fremd in der eigenen Haut; sie fühlen sich nicht wohl, und sie fühlen sich in ihrem Körper nicht zu Hause. Es fehlen ihnen in der Regel jedoch die Bildung und der Mut, sich dies einzugestehen. Wie ausnahmslos feige sie sind, zeigen sie dadurch, dass sie sich – bis an die Zähne bewaffnet – praktisch nur in Gruppen und ausschließlich gegen Unbewaffnete und Behinderte aufzutrumpfen getrauen. Sie haben mit anspruchsvolleren Aspekten des Aggressionsprinzips Probleme und weichen auf dessen primitivste Ebene aus, eben die der Pöbelei, Schlägerei und auch schon wieder des Mordes.

Die Menschen, mit denen sie ihre gehässigen, aggressiven Spiele treiben, verfügen über einen meist noch schlechteren Bezug zum Marsprinzip. Ausländer haben in der Fremde *natürlich* wenig Mut, fühlen sich schneller verunsichert und eben nicht zu Hause. Statt zu Kon*front*ation neigen sie zu Flucht und Rückzug. Die Verhaltensforschung belegt, dass dieselbe Wölfin, die ihre eigene Höhle geradezu mit Löwenmut verteidigt, bei Herausforderungen in der Fremde viel eher die Flucht ergreift. Am Beispiel

Fußball wurde schon auf das Phänomen des Heimvorteils hingewiesen.

Liberale Bürger, die unter der ausländerfeindlichen, rechten Hetze leiden, sind in der Regel mit den untersten Ebenen des Aggressionsprinzips wenig vertraut und haben so große Ängste davor, dass sie lieber sich selbst, ihre Bürgerrechte und was ihnen sonst noch heilig ist, verleugnen, als Mars in direkter und brutaler Form, wie er von rechten Schlägern verkörpert wird, zu konfrontieren. So steht niemand gegen sie auf – eine Situation, die aus der Geschichte vertraut erscheint.

Am deutschen Osten wird die allgemeine Entwicklung besonders deutlich. Zur Zeit der Stasi-Herrschaft in der DDR hatten sich die Rechten feige verkrochen; man hörte nichts von ihnen. Erst als andere, wirklich mutige Menschen dieses Joch abgeschüttelt hatten, taten sich die Löcher auf, und die Unverbesserlichen und Frustrierten zeigten sich. Sie brauchen zu ihrer Entfaltung die bürgerliche Liberalität, die Freiräume einer Gesellschaft, deren Bürger sich weder trauen noch imstande fühlen, sich handgreiflich zu wehren, und deren Ordnungskräfte bei rechten Radikalen oft auffallende Rücksichtnahme entwickeln. Könnte es sein, dass sie ihrerseits Solidarität erleben und eigene ähnliche Probleme haben wie die rechten Staatsfeinde, deren Gegner sie von Rechts wegen sein sollten? Solche Fragen zu stellen, ist sicher peinlich und unbequem.

Was ist da in der Tiefe los? Warum bekommen Rechtsradikale so bereitwillig Schonung gewährt? Es hat unter Umständen damit zu tun, dass viele Menschen in modernen Industriegesellschaften – nicht nur die Polizisten – in einem ähnlichen Dilemma stecken. Ohne funktionierende Rituale des Übergangs gelingt es nur noch wenigen, die auf der Reise durch das Mandala vorgegebenen Lebensübergänge als Reifungschancen zu nutzen und erwachsen und glücklich zu werden. Wer aber die Übergänge nicht oder nur schlecht geschafft hat und sich folglich nicht wohl in seiner Haut fühlt, wird dazu neigen, sein Unwohlsein nach außen zu projizieren. Er wird in dieser Situation lieber Sündenböcke suchen und finden und für Umstände verantwortlich machen, unter denen diese Opfer selbst am meisten leiden.

So hängen letztlich alle zusammen und sind enger verbunden, als ihnen bewusst und lieb sein kann. Da sind zum einen jene, die sich in ihrer Heimat so unwohl fühlen und die dortigen Umstände als ihrem Wesen so fremd empfinden, dass sie lieber in die Fremde ziehen, wo sie sogleich als Fremde erkannt und behandelt werden. Sie haben immerhin so viel (marsischen) Mut, dass sie den Schritt in Neuland wagen, aber sie haben selten genug Kraft und Mut, sich erfolgreich gegen die Anfeindungen in der Fremde zu wehren. Und nur wenige haben den Willen, sich im plutonischen Sinn einer so grundlegenden Wandlung zu unterziehen, dass sie sich wirklich mit Leib und Seele im Gastland einbürgern.

Verhöhnt und geprügelt werden sie von jenen Rechten, die ihrem eigenen Fremdheitsgefühl und ihrer Enttäuschung vom Leben ausgeliefert sind und denen die intellektuellen Möglichkeiten fehlen, diese Zusammenhänge zu durchschauen. Sie sind in der Regel Zu-kurz-Gekommene und vom Leben Enttäuschte, die so wenig Mut haben, dass sie weder neue Lösungen noch Schritte in Neuland zu unternehmen wagen. Sie haben nur den Mut der Verzweifelten, der sie auf der untersten marsischen Ebene aktiv werden lässt, wenn sie sich mit Gleichgesinnten zusammenrotten und gegenüber Menschen auftrumpfen, denen es noch schlechter geht, denen man ihr Fremdsein schon äußerlich und von weitem ansieht. Da sie ihrem Wesen nach feige und (auf dem Lebensweg) *zurückgeblieben* sind, würden sie auf Gegenwehr sofort reagieren. Würden sie vonseiten des Staates oder seiner Bürger Widerstand erleben und die redlich verdienten Prügel beziehen, würde das sofort Wirkung zeigen. Aber darauf warten sie vergeblich. Und das ist nicht einmal zynisch gemeint, denn je eher sie zur Umkehr gezwungen würden, desto besser auch für sie.

Diejenigen schließlich, die den rechten Projektions- und Gewaltorgien Beifall klatschend beiwohnen oder sich im Stillen darüber freuen, stellen wahrscheinlich insgesamt die größte Gefahr dar, weil sie schon wieder so zahlreich sind. Wie schon einmal oder wie schon immer werden sie nur ein bisschen klatschen, solange es gefahrlos ist, und im Übrigen schweigen, bis es (auch für sie) zu spät ist. Sie haben ebenfalls ein großes Problem mit dem Aggressionsprinzip. Ihre Gedanken sind von Vorurteilen gefangen. Sie fühlen sich wahrscheinlich in einer ähnlichen Situation wie die Fremden, denen sie meist in Neid verbunden sind. Da sie selbst viel zu wenig haben und verdienen, gönnen sie denen nicht das Mindeste. Wenn die Rechtsradikalen ihre gemeinsamen Vorurteile brüllend und scheinbar mutig artikulieren, freuen sie sich heimlich. Sie werden erst dann so richtig aus ihren Löchern kommen, wenn sich die Rechten mit ihrer Gewalt durchsetzen. Dann aber sind sie in ihrer großen Zahl die gefährlichsten, weil willigsten Erfüllungsgehilfen. Viel zu wenige von ihnen landeten nach 1945 auf Anklagebänken. Zurückgeschrumpft auf ihre kleinbürgerliche Originalgröße und voller Angst stammelten die wenigen Angeklagten aus dem großen Heer der Nazischergen immer wieder dieselben platten Ausreden und Projektionen, die wir schon von Leutnant Calley kennen: Sie hätten nur auf Befehl gehandelt, und im Übrigen seien andere schuld. Mit den organisierten Neonazis verbindet sie eine verblüffende Geschichtsblindheit, die zu ihrer allgemein geringen Bildung passt.

Ab diesem Punkt dürfen sich auch jene (Bildungs-)Bürger angesprochen und beteiligt fühlen, die in Deutschland und Österreich gleichermaßen seit über fünfzig Jahren bezüglich der jüngsten Geschichte beide Augen zudrücken. Jene Gymnasialprofessoren etwa, die zu meiner Schulzeit verhindert haben, dass wir beim zweimaligen Durchgang durch die ganze Geschichte jemals über den Ersten Weltkrieg hinauskamen – aus Zeitgründen selbstverständlich. Die Angst und Entfremdung gegenüber der eigenen Geschichte war nicht zu übersehen. Die rechten Schläger und Mörder haben schon Recht, wenn sie glauben, dass ihnen bezüglich der Vergangenheit einiges verschwiegen wurde – nur geht ihr Verdacht gerade in die falsche Richtung. Da praktisch die meisten Lehrer der neuen Bundesrepublik aus der Nazizeit übernommen werden mussten und viele wohl ein Problem mit ihrer eigenen Vergangenheit hatten, konnten sie den Nachgeborenen nur eine denkbar schlechte Basis zur Aufarbeitung der Vergangenheit bieten. Das Ignorieren der Nazizeit im Unterricht war wohl noch ihre taktvollste Möglichkeit. Aber auch die nachfolgenden Lehrergenerationen tun sich wohl ähnlich schwer wie die übrige Bevölkerung, nur hat es bei ihnen weiterreichende Auswirkungen.

Die rechten Ausländerfeinde und die sie heute tolerierenden (Spieß-)Bürger, die sich an allem Nichtbürgerlichen »spießen« und so ihren Marsbezug unbewusst leben, werden ihrerseits von einer anderen Gruppe gehasst. Die Kämpfer der so genannten autonomen Linken machen sich für die Fremden stark. Dabei steht ihnen aber nicht gerade Nächstenliebe in die meist vermummten Gesichter geschrieben. Im Gegenteil, sie treibt genau wie ihre rechten Gegner blanker Hass um. Auch sie fühlen sich als Fremde und Außenseiter im eigenen Land, und sie solidarisieren sich mit den anderen offiziellen Fremden, nicht zuletzt wohl auch, um ihrem Hassstau Luft zu machen. Sie haben mit dem Marsprinzip wenig Probleme, wobei sie wie ihre Gegner die primitivste Ebene der Straßenschlacht wählen. Schon die Ausrüstung der Rechten und Linken zeigt in ihrer Ähnlichkeit die Nähe zum Aggressionsprinzip und zum Kriegsgott Mars. Wo ihre Aktionen hinterhältig und aus Gruppen friedlicher Demonstranten heraus geschehen, kommt noch die plutonische Komponente hinzu.

Die letzte Gruppe stellen schließlich jene Menschen dar, die sich ihrer eigenen Probleme mit Fremdheit bewusst sind und dies bereits in ihrer Argumentation zeigen: »Alle Menschen sind Fremde – in fast allen Ländern der Welt.« Dass nicht einmal solch eine Binsenweisheit Eingang in das Gehirn der anderen Gruppen findet, zeugt von der Macht der Projektion. Diese Gruppe bewusster Menschen ist aus der eigenen Betroffenheit heraus viel leiser als die der Projizierer. Sie wird damit auch leichter überhört. Statt Häuser zünden sie symbolische Lichter an und versuchen, Bewusstheit zu schaffen und in ihren Menschenketten Gemeinschaft und Solidarität auszudrücken. Auch wenn diese Aufgabe schwer ist, stellt sie doch unsere beste Chance dar, aus dem Dilemma heil und vielleicht sogar gestärkt herauszukommen.

Natürlich sind diese Menschen auf der primitiven Marsebene nicht gleichwertig bewaffnet. Sie haben keine Baseball-Schläger zur Hand, aber sie haben die stärkeren Argumente und die mutigeren Ant(i)worten. Dass sie zu Anfang des 21. Jahrhunderts wohl noch die Mehrheit darstellen, ist mehr als beruhigend, allerdings kommt ihre Zahl außer bei einigen symbolischen Anlässen wenig zum Tragen. Sie sind in der Regel gebildeter und gut beschäftigt und bei entsprechenden Anlässen, bei denen die Rechte das Bild bestimmt, wenig präsent. Sie haben meist weniger Defizite auf ihrem Entwicklungsweg erlitten, und wenn doch, sind sie sich ihrer wenigstens so bewusst, dass sie nicht dazu neigen, die daraus resultierenden Probleme auf andere zu projizieren.

Wer sich auf seinem Lebensweg mutig und erfolgreich durchgeschlagen und die Übergänge bewältigt hat, wer in seinem Beruf seine Berufung findet und sich in seiner Haut wohl fühlt, wer sich in seinen eigenen vier Wänden zu Hause und heimisch fühlt, in seiner Familie glücklich und in seinem Land zufrieden, der wird sicher nichts gegen Fremde haben. Es ist nicht einmal sein Verdienst, er hat einfach keinen Projektionsstoff.

Wir können dankbar sein, dass die beiden letzten Gruppen in den deutschsprachigen Ländern heute überwiegen, denn sie sind das sicherste Bollwerk gegen einen rechtsradikalen Mob. Allerdings müssen auch sie die Mechanismen der Projektion und die Problematik der Aggressivität verstehen, um ihr von Anfang an begegnen zu können. Ihr Flaggezeigen bei jeder Gelegenheit und ihr geistiger Widerstand und mutiges Widersprechen hat allemal mehr Chancen als der hilflose Versuch einiger rechter bürgerlicher Politiker, die Projizierer durch Erfüllung ihrer Forderungen ruhig zu stellen und den Ausländern das Leben bei uns noch weiter zu erschweren.

Man braucht nur das Extrem der rechten Forderungen gedanklich heraufzubeschwören. Wenn es nur noch Deutsche in diesem Land gäbe und wenn sie alle genug Arbeit hätten, könnte es erst recht gefährlich werden. Diese Situation nämlich gab es fast schon einmal vor sechs Jahrzehnten. Es wäre doch sehr darauf zu achten, woran die Menschen arbeiten und auf wen sie ihre düsteren Schattenseiten projizieren. Sündenböcke finden sich immer, solange es unbewusste Menschen gibt, die danach suchen. Ob das in der Inquisition attraktive Frauen waren, in der Nazizeit Juden und heute eben Ausländer und auch schon wieder Juden – das Prinzip bleibt immer das gleiche erbärmliche. Es wäre höchste Zeit, es *end*gültig zu durchschauen.

Wenn uns das nicht gelingt, werden wieder viele Opfer zu beklagen sein: die Fremden als Opfer der Umstände in ihrer Heimat und in der Fremde, die Fremdenhasser und Fremdenhasser-Sympathisanten und die Fremdenhasser-Hasser als Opfer ihrer so ähnlichen Projektionen, die Polizisten als Prügelknaben und jene, die gegen den breiten Strom der Unbewusstheit zu schwimmen versuchen und Gefahr laufen, Opfer einer übermächtigen Strömung zu werden.

Hinzu kommt ein zweites Phänomen in diesen schwierigen Zeiten des Umbruchs: Alles fließt so schnell und so chaotisch, dass die alten Muster und ehedem so verlässlichen Rituale hinweggespült werden. In dieser Situation gibt es wieder zwei grundsätzliche Möglichkeiten: Man kann mutig vorwärts gehen und nach neuen Ufern suchen oder aus Angst zurückweichen und sich an früher funktionierende alte Muster klammern. In dieser regressiven Tendenz dürfte die Erklärung für den weltweit um sich greifenden Fundamentalismus liegen. Besonders betroffen sind Länder, in denen neue Lebensformen überhaupt keine verlässlichen Muster übrig ließen, wie etwa im Persien des Schah oder auch in anderen zu schnell in neue Zeiten aufgebrochenen islamischen Ländern. Aber auch den Vereinigten Staaten bescherten die Republikaner Reagan und Bush ihre Version von Fundamentalismus, während im Russland nach Gorbatschow zumindest der Schrei nach fundamentalistischer Rache immer lauter wird. Selbst die ohnehin zaghafte Reformtätigkeit des Vatikan brachte mit dem polnischen Papst eher fundamentalistische Bestrebungen hervor.

Im Einflussbereich eines lebendigen Buddhismus dagegen, wo Bewusstheit den höchsten Anspruch darstellt und geistige Entwicklung in Einklang mit der Bewahrung der Tradition gebracht wird, finden sich weder Fremdenhass noch fanatischer Fundamentalismus. Wer die bewusste Einheit mit allen Wesen und Dingen zu seinem Lebensziel erkoren hat, wird weder dazu neigen, eigenes Fremdeln auf andere zu projizieren, noch auf frühere Entwicklungsstufen zurückzuweichen. Menschen auf dem spirituellen Weg, auf dem Bewusstseinsweg – und das gilt natürlich für Anhänger aller Religionen – benutzen ihre Umwelt als Spiegel im Sinne des hinduistischen »*Tat twam asi*« (»Ich bin das«) oder des christlichen »Liebe deinen Nächsten wie dich selbst«. Auf seinem Weg aus der Mitte (des Rades) in die Mitte – »von hier nach hier« – kann es keine regressive Flucht in frühere, überlebte Entwicklungsstufen geben. So wird letztlich Bewusstheit und ernsthafte Bemühung auf dem (religiösen) Weg der Selbsterkenntnis der sicherste Schutz vor dem Abrutschen in Projektion, wie sie sich im Fremdenhass und Fanatismus zeigt. Hierfür böten sich in einem lebendigen Christentum genauso viele Ansätze wie in einem gelebten Buddhismus.

So bleibt uns in diesem Teil der Welt nur zu hoffen, dass es sich nicht schon wieder um den Anfang des Endes, sondern um die Geburtswehen einer neuen Epoche handelt. Die Opfer des Fremdenhasses brauchen unser Mitgefühl und unsere Hilfe, die Täter aber wohl genauso dringend unsere Nach-Hilfe. Und wir helfen ihnen dadurch, dass wir uns ihnen und vor allem ihren Untaten mutig und entschieden entgegenstellen – solange es für sie und uns noch nicht zu spät ist. Wer all die äußeren Probleme als Spiegel des eigenen Innern begreift und das Marsprinzip als unverzichtbaren Teil dieser Schöpfung erkennt, kann und muss den Anfängen wehren – mutig, engagiert und konsequent.

Dunkelheit lässt sich nur durch Licht wandeln. Wer die Hasser hasst, fördert eher die Ausbreitung der Dunkelheit und Unbewusstheit. Wem dagegen bezüglich seiner eigenen Situation ein Licht aufgeht, der kann auch anderen helfen, eines aufgehen zu lassen, und so insgesamt für mehr Licht im Dunkel sorgen.

Krankheit als Chance

Bei Schwierigkeiten mit der Eigenblindheit, dem Unvermögen, bei sich selbst Probleme genauso klar wie bei anderen zu erkennen, stellen Krankheitsbilder eine im wahrsten Sinne des Wortes *wunder*volle Erkenntnismöglichkeit dar. Über sie lassen sich nicht nur die eigenen Schwierigkeiten mit dem Aggressionsprinzip bis auf eine sehr konkrete Ebene verfolgen, sie machen auch das Durchschauen eigener Projektionen leichter. Selbst wenn ich die negativen Aggressionen besser bei anderen sehen kann – meine Neigung zu Infektionen oder Allergien wird mich immer wieder auf mich selbst verweisen. Mittels Krankheitsbilder-Deutung lassen sich alle möglichen in den Körper gesunkenen geistig-seelischen Probleme durchschauen. Die mit dem Aggressionsprinzip zusammenhängenden Probleme nehmen besonders breiten Raum ein.

Die Idee und ihre Umsetzung, Symptome als Wachstumsanreize auf dem Entwicklungsweg zu nutzen, ist in Büchern wie *Krankheit als Sprache der Seele* oder *Krankheit als Symbol* ausführlich dargestellt und kann hier nur kurz als Einleitung wiederholt werden. Eigentlich ist die Methode uralt und in verschiedenen

Traditionen vorhanden. Lediglich in moderner Zeit geriet sie – begünstigt durch den Bedeutungsverlust der Religion und den Bedeutungsgewinn der Naturwissenschaften – weitgehend in Vergessenheit. Seit der Erstveröffentlichung von *Krankheit als Weg* im Jahr 1983 hat sie aber wieder Terrain gutgemacht und findet inzwischen sogar Einzug in schulmedizinische Kreise. Die Methode hat sich anfangs vor allem unter Patienten ausgebreitet und kam über sie zu den Behandlern. Vielen von ihnen erschien die Methode wegen ihrer Einfachheit und Plausibilität zuerst verdächtig. Patienten störte das wenig. Große Geister der Medizin wie Viktor Frankl hatten die Wichtigkeit der Sinnfrage für die ärztliche Praxis längst erkannt, etwa wenn er in einem Vortrag sagte: »Der Wille zum Sinn liegt im Leben. Wenn die Sinndeutung gelingt, wird die Krankheit besser bewältigt.«

Das Deuten ist im Prinzip leicht, und viele können es spontan. Man braucht nur die richtigen Fragen zu stellen, und schon eröffnen sich über die Symptome tiefe Einsichten in die seelische Welt hinter den Dingen. Die entscheidende Frage zielt auf den Schatten beziehungsweise das Unbewusste und lautet: »Was fehlt mir?« Die Symptome antworten darauf in ihrer körperlichen Ausdrucksweise. Der Körper wird so zur Bühne, auf der sich das unbewusste seelische Thema verkörpert. In den Symptombildern finden wir dann unsere Wachstums- und Lernaufgaben symbolisch dargestellt. Diese bedeutungsschwangere Bildersprache kennen wir aus Mythen und Märchen, aus religiösen Gleichnissen und Legenden, aber auch von den einfachen und oft so verletzend direkten Ausdrücken der Umgangssprache. Das Krankheitsbild enthüllt in der Deutung sein Thema und den tieferen Sinn seiner Entwicklung. Die Heilung liegt darin, eine sinnvollere Bearbeitung desselben Stoffes auf der Bewusstseinsebene zu finden und den Körper so von der Darstellungsaufgabe zu entlasten.

Zur Symptomsprache, die letztlich nur ein Aspekt der Körpersprache ist, haben die meisten Menschen gefühlsmäßig Zugang. Immerhin ist die Sprache des Körpers die meistgesprochene auf dieser Erde. Ausnahmslos alle Menschen benutzen sie, auch wenn ihnen das nicht immer bewusst ist und viele sie nicht mehr verstehen, geschweige denn bewusst deuten. Allerdings tragen wir alle das Wissen um die Körper- und Symptomsymbolik noch unbewusst in uns. Das ist wohl ein Grund, warum sie sich so rasch wieder erlernen lässt. Der andere Grund dürfte darin liegen, dass sie zu jenem großen, unüberschaubaren Weisheitsschatz gehört, der seit frühesten Zeiten in den Menschen ruht und von C. G. Jung als das kollektive Unbewusste bezeichnet wurde.

Über das Verstehen der Körper- und Symptomsprache können wir erleben, wie *muster*gültig die Ausdrucksweise unseres Organismus ist. Es ist, als kehrten wir in den ursprünglichen Zustand der frühen Menschen zurück, sozusagen vor die babylonische Sprachverwirrung, in eine Zeit also, in der alle Menschen noch ein und dieselbe Sprache hatten. Bei der Körpersprache ist das bis heute der Fall. Je archaischer der Mensch ist, desto ursprünglicher sind auch seine Ausdrucksweise und seine Körpersprache. Die Symptomsprache lehrt uns, dass wir die Symbole dieser alten Zeiten noch immer in uns bewahren. Auch ein Gutteil unserer Konflikte, darunter die wichtigsten, haben uralte Wurzeln und sind oft eher aus der Geschichte der Evolution heraus als aus dem konkreten Kontext zu verstehen.

Eigentlich ist die Krankheitsbilder-Deutung nichts anderes als die konsequente Umsetzung des Analogiedenkens, wie es Paracelsus ganz selbstverständlich anwandte: Wie oben, so unten; wie innen, so außen; wie in der Seele, so im Körper. Paracelsus forderte von einem guten Arzt, dass er aus den Symptomen seiner Patienten auf deren Umwelt schließen könne und umgekehrt aus der jeweiligen Umwelt auf die Symptome. Analog dazu wird bei der Krankheitsbilder-Deutung von den Symptomen des Körpers auf die Probleme der Seele geschlossen.

Demnach hat alles, was im Körper Gestalt annimmt, auch eine seelische Seite; anders ausgedrückt: Wo eine Form ist, muss auch ein Inhalt sein. Plato erkannte vor Jahrtausenden, dass hinter jedem Ding eine Idee steht. Ohne diese Idee wäre kein Gegenstand denkbar, und ohne sie hätte auch nichts Materielles Bestand. Sobald der Inhalt die Form verlässt, zerfällt sie, wie unschwer an der Leiche zu erkennen ist. Wird Bewusstsein von einer Körperregion oder aus einem Organ abgezogen, erkrankt die verlassene Struktur, auch wenn es nicht absichtlich, sondern unbewusst geschieht – ein Gedanke, der sich auch in der Psychoanalyse Alexander Mitscherlichs[32] findet. Die betroffenen Regionen oder das entsprechende Organ sind zwar nicht tot, aber doch geschwächt. Hier lebt nun die zu kurz gekommene Thematik in symbolisch verfremdeter Form als Symptomatik weiter.

Die Tatsache, dass alles, was sich im Körper ausformt, psychosomatisch ist, also eine synchrone Verbindung von Körper und Seele besteht, besagt natürlich gerade nicht, dass Krankheitsbilder rein psychisch sind. Die aus der Psychoanalyse hervorgegangene Psychosomatik der Schulmedizin erweckt manchmal diesen Anschein. Selbstverständlich gehört der Körper immer mit dazu.

Ob der seelische oder der körperliche Anteil in der Entstehungsgeschichte eines Krankheitsbildes überwiegt, kann jeweils nur im Einzelfall geklärt werden. Häufig mag sich ein primär seelisches Problem verkörpern, aber ebenso gibt es Fälle, bei denen der körperliche Anteil deutlich überwiegt. Bei der Reaktorkatastrophe von Tschernobyl verstrahlte Arbeiter mussten bei dieser Strahlendosis kein besonders ausgeprägtes seelisches Krebsmuster besitzen, um an Leukämie oder Schilddrüsenkrebs zu erkranken. Aber selbst hier gibt es immer noch eine seelische Komponente, weil einige der verstrahlten Arbeiter bis heute nicht manifest erkrankt sind. Die seelische Komponente spielt in diesem Beispiel aber gegenüber der massiven Strahlenbelastung eine eher untergeordnete Rolle. Letztlich gibt es jede Mischung von seelischen und körperlichen Anteilen. So ist es naheliegend, von Anfang an immer beide Seiten in die Behandlung einzubeziehen.

Sobald man den Betrachtungsrahmen weit genug steckt, kann man aus der Perspektive der spirituellen Philosophie allerdings erkennen, dass die geistig-seelische Ebene immer den tieferen Verständnisrahmen liefert, denn es ist auch kein Zufall, dass jemand zu einer bestimmten Zeit an einem bestimmten Ort ist und die dieser Raum-Zeit-Qualität entsprechenden Erfahrungen macht.

Die als Antwort auf die Frage »Was fehlt Ihnen?« vorgebrachten Symptome enthüllen, was wir haben und gleichzeitig das in der Tiefe zugrunde liegende Urprinzip, das uns fehlt. Infektionspatienten leiden unter Kämpfen, die ihr Immunsystem gegen feindliche Angreifer führt. Als Prinzip des Krieges, des Kampfes und der Aggression hatten wir das Marsprinzip erkannt; folglich fehlt es im Bewusstsein des Patienten.

Was die Betroffenen ersehnen, ist Symptomfreiheit, das heißt

Frieden, der durch das Gegenprinzip der Venus symbolisiert wird. Wo sich aber Mars im Krankheitsbild ausdrückt und folglich im Bewusstsein fehlt, muss vorrangig Mars gelernt werden. Betroffene müssten also lernen, ihre Energie offen(siv) einzusetzen, ihre Lebensaufgaben *in Angriff zu nehmen* und *die heißen Eisen anzupacken.* Sobald sie darin erfolgreich sind, wird ihnen der Gegenpol, Venus und ihr Frieden, gleichsam wie von selbst zufallen.

Beim Allergiker handelt es sich dagegen nur um vermeintliche Feinde, die Allergene eben, die vor allem symbolisch gefährlich sind. Da ihre Bekämpfung dem eigenen System mehr schadet als den objektiv harmlosen Allergenen, kommt hier zum Kampf eine plutonische Ebene hinzu. Damit ist vom Allergiker nicht nur Mut, sondern eine wirklich tiefe Seelenwandlung gefordert, erst recht von jemandem, der an Symptomen von Autoaggression leidet.

Homöopathische und allopathische Ansatzpunkte

Krank wird, wer aus dem Gleichgewicht geraten ist, wer seine Mitte verloren hat. Ein Krankheitsbild macht somit ein Ungleichgewicht deutlich, zugleich stellt es aber auch schon den Versuch dar, dieses auszugleichen. Es benutzt dazu den Körper, der einerseits zur Bühne wird, auf der das Thema dargestellt wird, andererseits kann durch die körperliche Ausformung der Thematik aber auch das seelische Ungleichgewicht ausbalanciert werden. Heilung muss folglich immer die Mitte zum Ziel haben. Im Lateinischen hieß das Heilmittel *Re-medium*, was übersetzt »zurück zur Mitte« bedeutet und sich in *remedy*, dem englischen Wort für Arznei, erhalten hat.

Wer das Wesen von Allopathie (Unterdrückung der Symptome) und Homöopathie (Kommunikation mit den Symptomen) verstanden hat, kann beide Richtungen der Medizin sinnvoll zu einer Synthese bringen. Auch wenn ich ungern schulmedizinische, allopathische Medikamente einsetze, verlangen akut lebensbedrohliche Krankheitsbilder dennoch danach. Sie bannen die aktuelle Gefahr und können durch Unterdrückung Leben erhalten – heilen oder gar vorbeugen können sie jedoch nicht. Die Schulmedizin sollte solche Ansprüche gar nicht vertreten, denn sie führen in die Irre und verhindern Entwicklung. Der Erfolg unterdrückender Maßnahmen ist zeitlich begrenzt, selbst wenn die Zeitspanne manchmal lang sein mag.

Im makrokosmischen Geschehen ist das leicht nachzuvollziehen. Diktatoren können Völker unterdrücken, aber auf Dauer haben sie keine Chance. Irgendwann kommt die (meist mit marsischer Waffengewalt) niedergehaltene Energie wieder hoch und spült die Diktatoren und ihre Systeme fort. Wo aber die Unterdrückung scheinbar erfolgreich ist und über lange Zeiten gelingt, wird es im Mikro- wie im Makrokosmos gefährlich, weil der Bezug zum ursprünglichen Problem mit der Zeit verloren geht. Es ist dann viel schwerer, das wirkliche Problem noch aufzuspüren und anzugehen.

Daher wäre es besser, sobald die akute Gefahr gebannt ist, wieder an Heilung und damit an den homöopathischen Weg zu denken. Dieser kann sowohl über homöopathische Medikamente als auch über die entsprechenden Deutungen und die Einlösung der sich daraus ergebenden Lebensaufgaben gegangen werden. Am besten verfolgt man parallel beide Arten homöopathischer Therapie, die sich naturgemäß gut ergänzen.

Der homöopathische Weg zur Mitte wird mit seinem ersten Schritt die Einseitigkeit jedoch oft noch vergrößern, was sich nicht selten in der so genannten Erstverschlimmerung zeigt. Das langfristige Ziel dabei ist, die Selbstheilungskräfte von Körper und Seele derart anzuregen, dass die Betroffenen aus eigener Kraft den Weg zurück zur Mitte finden. Insofern mag auch eine stimmige Deutung zuerst erschrecken und sich wie eine Erstverschlimmerung anfühlen, bevor sie über entsprechende Umdenkschritte zu Lösungen führt.

Ähnlich wie eine homöopathische Behandlung in akut lebensbedrohlichen Situationen fatale Folgen haben kann, weil sie oft nicht schnell genug wirkt, ist die allopathische Behandlung chronischer Krankheitsbilder in der Hoffnung, dadurch Heilung zu erreichen, ebenfalls unangemessen und häufig gefährlich. So gut dieses Vorgehen gemeint ist, kann es doch nur Symptome überdecken und dadurch tiefer ins Unbewusste, in den Schatten treiben. Eine Kortisonbehandlung vermag beim allergischen Asthmaanfall zwar das Leben zu retten, aber heilen kann sie die Allergie nicht, und als Dauerbehandlung wird sie immer auch schaden. Therapien, die Heilung versprechen, müssen aufdecken, bearbeiten und schließlich (er-)lösen.

Was das Thema Aggression angeht, wird man hier marsische Methoden einsetzen müssen, auch wenn man vielleicht persönlich eine Vorliebe für andere Prinzipien wie etwa das der Venus hätte. Der allopathische Versuch, randalierende Skinheads mit liebevollem Verständnis zu besänftigen, wird also in der Praxis wenig ausrichten, kompromisslose Gegenwehr wird dagegen spontan verstanden werden.

Die konsequente Deutung und Einlösung von Krankheitsbildern wird oft andere Behandlungsmethoden überflüssig machen; sie lässt sich aber auch beliebig mit den beiden Richtungen der Medizin, Allopathie und Homöopathie, kombinieren und schließt kaum eine Behandlungsform aus. Naturgemäß empfiehlt es sich, mit allopathisch unterdrückenden, nebenwirkungsreichen Methoden sparsam umzugehen und sie für echte Notfälle zu reservieren.

Vorbeugung und Früherkennung

Die Chancen der Krankheitsbilder-Deutung reichen bis zu den Möglichkeiten wirklicher Vorbeugung. Diese wird in einer Zeit, die sich ihre kostspielige Hightech-Medizin eigentlich schon gar nicht mehr leisten kann, zum Zauberwort. Umso erstaunlicher ist es, dass nur wenige wissen, was damit gemeint ist. Schulmediziner nehmen inzwischen zu einem gesellschaftlich akzeptierten Etikettenschwindel Zuflucht und nennen ihre Früherkennungsmaßnahmen Vorbeugung. Früherkennung ist zwar ohne Zweifel besser als Späterkennung, mit Vorbeugung hat sie jedoch prinzipiell nichts zu tun. Echte Vorbeugung würde bedeuten, sich freiwillig und so rechtzeitig zu beugen, dass einen das Schicksal nicht mehr zu beugen braucht. Dafür aber ist es notwendig zu wissen, wovor man sich zu beugen hat, das heißt, man müsste das Wesen des drohenden Krankheitsbildes erkennen.

In ihrer kämpferischen Antihaltung bei Krankheit lernt die Schulmedizin kaum je das Wesen der Krankheitsbilder kennen und bleibt folglich zu echter Vorbeugung außerstande. Ihre ungezählten Anti-Mittel (von Antibiotika über Antidepressiva bis zu Antiepileptika) verraten es ebenso wie die Hemmer (von ACE- bis Säurehemmer) und (Beta-)Blocker. In dieser Situation versuchen manche Schulmediziner mit bedenklichem Aktionismus, über ihr eklatantes Versagen in Sachen Vorbeugung hinwegzutäuschen.

Selbst die Feldzüge gegen Gebärmütter in den letzten beiden Jahrzehnten wurden zu Vorbeugungsmaßnahmen gegen Krebs hochstilisiert. Heute stehen wir – nachdem dieser Kreuzzug fast beendet ist – schon wieder am Beginn einer vergleichbaren medizinischen Farce. Der Zusammenhang zwischen Brustkrebs und einer bestimmten Genkombination sowie Krebsangst führen zu so genannten prophylaktischen Amputationen gesunder Brüste. In den USA haben bereits Tausende von Frauen diesen medizinisch untermauerten Denkfehlern ihre gesunden Brüste geopfert; in Deutschland hat das entsprechende Elend ebenfalls begonnen. Bei allem Entsetzen ist die sich darin ausdrückende Hilflosigkeit beider Seiten unübersehbar. Frauen, deren Mutter und Großmutter erkrankt sind, haben natürlich mit Recht Angst, ebenfalls an Brustkrebs zu erkranken. So nutzen sie dankbar die Möglichkeiten so genannter Krebsprophylaxe und fordern nicht selten von sich aus eine Unzahl von Mammographien. Sie fühlen sich dabei medizinisch sicher, weil alles im Rahmen so genannter Prophylaxe abläuft. Wer aber nach zwanzig Jahren eine hohe Zahl an Mammographien hinter sich hat, hat damit das Brustkrebsrisiko nicht reduziert, sondern drastisch erhöht. Solche Art von »Vorbeugung« ist keine, und falsch verstandene Früherkennung ist eine eklatante Gefahr. Hier wird deutlich, wie gefährlich ein auf den ersten Blick kleiner Etikettenschwindel ist.

Risiken durch frühzeitige Amputation gesunder Organe zu minimieren ist an sich ein kläglicher Gedanke, der einzig davon lebt, dass Schulmedizinern echte Vorbeugung so fremd ist. Die konsequente Weiterverfolgung dieses Gedankens zeigt seine Unhaltbarkeit. Wenn schließlich alle gefährdeten Organe frühzeitig weggeschnitten würden, bliebe dann nur noch das Gehirn in Nährlösung übrig, und es würde wohl unter Angst vor Gehirntumoren leiden. Solch makabre Aussicht kann nicht die Zukunft der Medizin sein. Die Gefahr, dass sich dieser Wahn trotzdem immer mehr durchsetzt, ist jedoch groß, denn er kommt aus den USA, deren Vorbildfunktion bei uns kritiklos akzeptiert wird.

Mittels Krankheitsbilder-Deutung, ergänzt durch Urprinzipienkenntnis, wird dagegen echtes Vorbeugen möglich. Ist das Wesen einer Symptomatik, in diesem Fall von Brustkrebs, verstanden[33], können Betroffene sich freiwillig und rechtzeitig mit den anstehenden (Lebens-)Aufgaben auseinandersetzen und sich ihnen beugen. Wer die Herausforderung annimmt, hat gute Chancen, aus dem (lebens-)gefährlichen Familienmuster auszusteigen. Es ist dann zwar noch nicht leicht, aber immerhin möglich. Wo die Deutung gelingt, kann der Vorbeugungsgedanke auf jede Krankheitssituation angewendet werden. So würde die Medizin einer ihrer vornehmsten Aufgaben gerecht und könnte problemlos auf viele peinliche Missverständnisse verzichten.

Die Technik der Krankheitsbilder-Deutung

Die folgenden Deutungen von Krankheitsbildern aus dem Umkreis des Aggressionsprinzips stammen aus direkter Übersetzung der Körper- und Symptomsprache auf die Ebene der Symbolsprache seelischer Wirklichkeit. Wie alle allgemeinen Deutungen, die in den letzten zwanzig Jahren entstanden sind, können sie aber immer nur den thematischen Rahmen beschreiben. Es bleibt in der Verantwortung des Anwenders, sich bewusst zu machen, dass es keine zwei gleichen Grippefälle gibt, sondern nur einzelne Patienten, die sich mit ähnlichen Krankheitsmustern herumschlagen. Die individuelle Komponente im Auge zu behalten ist entscheidend, und es kann nie darum gehen, alle Patienten mit derselben Diagnose über einen Kamm zu scheren. Andererseits haben Krankheitsbilder etwas wirklich *Mustergültiges.*

Jeder Mensch hat Anteil an den Bildern des kollektiven Unbewussten, verfügt aber zugleich über seine ganz eigene Färbung dieser inneren Bilderwelt. Deshalb ist erst die individuelle Deutung wirklich treffend. Vorgegebene Deutungen wie zum Beispiel zur Erkältung (ab Seite XXX) können nur Wegweiser sein, die den Rahmen und wesentliche Strukturen des Bildes aufzeigen. Stimmung und Atmosphäre, die entscheidend für die Wirkung des Bildes sind, bleiben immer etwas Eigenes und sind nur im persönlichen Bemühen um das individuelle Krankheitsmuster zu entdecken. Die zielführenden Fragen lauten: »Warum trifft gerade mich gerade das gerade so und gerade jetzt zu dieser Zeit meines Lebens? Wozu zwingt und woran hindert es mich?« Und weiter: »Was kann ich daraus lernen? Kann ich in Zukunft andere, geeignetere Ebenen für das Lernen dieser Thematik wählen?«

Solche Einschränkungen des vorgegebenen Deutungsrahmens könnten dazu verleiten, die unangenehmeren Erkenntnisse abzulehnen, was mehr als schade wäre. Die konsequentesten Deutungen, deren Ergebnisse einem unangenehm aufstoßen, sind nämlich in der Regel die wichtigsten, ist es doch immer der Schatten, der sich in der Krankheitssymptomatik verbirgt. Das Schicksal wählt bei seinen Eingriffen und sprichwörtlichen Schlägen oft sehr harte Wege.

Die Umgangssprache liefert in Bezug auf Krankheitssymptome oft ein ungeschminktes und ehrliches Abbild der Situation. Über zwei Jahrzehnte Reinkarnationstherapie haben mir andererseits gezeigt, dass Schicksal trotzdem nicht böse ist, wie wir (vor-) schnell annehmen. Es ist aber so sehr unserer Entwicklung verpflichtet, dass ihm zur Not alle Mittel recht sind, um uns zu Lernschritten zu bewegen. Das Bestreben des vorliegenden Buches ist es, auch noch so harte Schicksalshinweise aus dem Bereich des Aggressionsprinzips deutlich und verständlich zu machen und die Betroffenen zu motivieren, ihnen durch freiwilliges und rechtzeitiges Einsehen und Einlenken die größte Härte zu nehmen. Das aber macht konsequente und im Einzelfall oft unangenehme Deutungen notwendig. Auch wo sie als unangemessen, respektlos oder sogar verletzend empfunden werden, liegt doch ihr einziger Sinn in der Förderung von Bewusstwerdung und seelischer Entwicklung. Die Deutungen sind immer wertfrei gemeint, schon weil man letztlich gar nicht wissen kann, auf welcher Ebene jemand ein Thema lebt: Dem Körper lässt es sich von außen kaum ansehen; dem Menschen ist es nur anzumerken, wenn man ihn gut kennt.

Wenn der Ellbogen schmerzt, geht es sicher um das (Mars-) Thema Durchsetzung. Aber ob die Betroffenen sich durch zu viel oder zu wenig Ellbogeneinsatz in Probleme manövriert haben, bleibt offen. Ebenso bei Kopfschmerzen. Man kann sie sowohl dadurch heraufbeschwören, dass man fortwährend mit dem Kopf durch die Wand geht, als auch dadurch, dass man sich immerzu den Kopf zermartert, ohne daraus Aktivitäten folgen zu lassen. Der Schmerz will lediglich Aufmerksamkeit erregen, und er tut es auf durchaus aggressive Weise. Eine Allergie zeigt immer ein Aggressionsproblem. Oft wird sie Ausdruck unterdrückter Aggression im seelischen Bereich sein; manchmal aber kann sie auch auf überzogene und zu primitiv gelebte Aggression hinweisen. Wertungen, Be- oder gar Verurteilungen verbieten sich also schon deswegen, weil man von außen gar nicht sagen kann, ob jemand ein Thema in der Hemmung oder in der Kompensation lebt.

In welche Richtung die Lernaufforderung zielt, müssen weitere Fragen klären, zum Beispiel: Wann hat sich der Schmerz zuerst gemeldet? Wann tritt er heute jeweils auf? Wobei wird er schlimmer und wobei besser? Wozu zwingt er, und woran hindert er?

Nachdem das Problem identifiziert und vom Urprinzip her zugeordnet ist, geht es in einem zweiten Schritt darum, für sich persönlich – etwa mit Hilfe einer geführten Meditation im Sinne des Audioprogramms *Allergie* (siehe Anhang) – herauszufinden, in welcher Weise man aus dem eigenen Rahmen gefallen und in ein Extrem geraten ist, das zur Symptombildung führen muss.

Der Schatten der Krankheitsbilder-Deutung tritt hervor, wenn sie mit Schuldzuweisungen einhergeht oder so (miss-)verstanden wird. In diesem Fall schadet sie mehr, als sie nutzen könnte. Dann hat der Patient nicht nur seine Allergie, sondern auch noch das Gefühl, er würde mit den Symptomen für sein Versagen bezüglich der Aggressionsproblematik bestraft. Es kann nicht oft genug wiederholt werden: *Symptome bedeuten nicht, dass man etwas falsch gemacht und im Symptom dafür bestraft würde, sondern dass einem etwas fehlt, das man über die Symptombilder finden und integrieren kann.*

Obwohl Wertung also niemals die letzte Absicht oder gar das Ziel der hier angebotenen Deutungen sein kann, ist es trotzdem oft vor allem gerade die scheinbare Wertung, die uns aufrüttelt, aus alten Fahrrinnen aufschreckt und zum Ein- und Umlenken bewegt. Die Umgangssprache wählt sie spontan, und wenn umgangssprachliche Ausdrücke hier hin und wieder zitiert werden, geht es nie um Verletzung als Selbstzweck, sondern ausschließlich darum, einen Heilungsreiz zu setzen. Die oft unverblümten Kommentare sollen ebenfalls aufrütteln, aber nicht verletzen oder vor den Kopf stoßen. Sie sind meist Zitate von Patienten, die in der Regel in Psychotherapien die Lernaufforderung und den Sinn ihres Symptoms durchschaut hatten.

Einer meiner frühen Parkinsonpatienten hatte sich in solch einer Situation selbst als »Zombie« bezeichnet. Die Verwendung dieses Begriffs in dem Buch *Krankheit als Sprache der Seele* erboste den Vorsitzenden einer Selbsthilfegruppe so sehr, dass er mich zur Rede stellte und es schließlich zu einer Konfrontation mit Betroffenen und ihren Ärzten kam. Abgesehen davon, dass es ein konstruktiver Nachmittag wurde, freute mich besonders, wie viele der Betroffenen mir im persönlichen Gespräch sagen konnten, dass gerade diese Beschreibung zwar auch sie sehr getroffen und geärgert, aber eben auch aufgerüttelt und auf einen anderen Weg gebracht habe. Nur dies kann in unserem Zusammenhang der Sinn von besonderen Zitaten und provokanten, ja groben Ausdrucksweisen sein.

In allen anderen Fällen ist es unsinnig, Symptomdeutungen zu werten, denn jede Wertung ist immer zugleich ein Missbrauch. Deuten bringt in der Entwicklung weiter, werten kann – sowohl bei sich selbst als auch bei anderen – schaden. Verurteilungen auf dem Boden von Symptomdeutungen verraten nur etwas vom Charakter des Urteilenden und zeigen, dass er den hier vertretenen Ansatz (noch) nicht ganz verstanden hat. Symptome enthüllen Schatten, und dieser wird praktisch immer abgelehnt. Es gehört gleichsam zu seiner Definition, dass Schatten nicht gemocht wird. Wer also andere unaufgefordert mit Deutungen konfrontiert, wird deshalb fast immer heftige Abwehr auslösen. Deutungen sind wundervolle Hilfsmittel, aber nur wenn sie mit Respekt vorgebracht werden und der Tatsache Rechnung tragen, dass man von außen nie ganz sicher sein kann – dies ist allein das Privileg des Betroffenen.

Den Betroffenen steht aber häufig das Problem der Eigenblindheit im Weg. Viele Briefe, die mich erreichen, bringen dies indirekt zum Ausdruck. Nach einleitender pauschaler Anerkennung der Deutungen, in denen andere Familienmitglieder und besonders schwierige Menschen wie die anspruchsvolle Schwiegermutter oder der untreue Partner problemlos wiedererkannt wurden, beklagen die Schreiber, dass ausgerechnet bei ihrem eigenen Krankheitsbild die angegebene Deutung vollkommen unzutreffend sei. Insgesamt zeugen die eingehenden Briefe von überwiegender Zustimmung zur großen Mehrzahl der Deutungen und von harscher Kritik an einigen wenigen. Die breite Zustimmung betrifft die Krankheitsbilder der anderen, die Einzelkritik die eigene Symptomatik. Bereits die Bibel kennt diese Erfahrung, wenn sie sagt, es sei leichter, den Splitter im Auge des Nächsten zu erkennen als den Balken im eigenen. Für die eigene Entwicklung ist aber vor allem der Umgang mit den Balken im eigenen Auge entscheidend.

Das Bekenntnis zum eigenen Fehler sollte dabei eigentlich nicht so schwer fallen, sind es doch gerade Fehler, die das zur Ganzheit noch Fehlende zeigen und damit die größten Wachstumschancen bieten. Nur wer krank ist, wird gefragt, was ihm fehlt. Nur er kann folglich Fehlendes finden und in sein Leben einfügen. Dieser Umstand macht Krankheit zur Chance. Jeder Fehler, der zur Integration eines fehlenden Seelenanteiles führt, wird so zum Schritt auf dem Weg zum Heil(werden).

Das Krankheitsbild verkörpert Fehlendes: ein einzelnes Urprinzip oder eine Mischung verschiedener, im Unbewussten schlummernder Urprinzipien in unerlöster Form. Es gilt, die betroffenen Urprinzipien hinter den Fehlern zu erkennen und Möglichkeiten zu finden, sie in erlösterer Form ins Leben zu integrieren.

TEIL 2

Aggression – Krankheitsbilder und Lernaufgaben

Kinderkrankheiten

Die Zahl der mit Aggression verbundenen Krankheitsbilder ist viel zu groß, um hier jedes Symptom ausführlich deuten zu können – allein die Deutung aller Infektionskrankheiten würde den Rahmen dieses Buches sprengen. Notgedrungen musste also eine Auswahl getroffen werden. Allerdings kann das Verständnis des grundsätzlichen Themas Aggression auch bei hier nicht gedeuteten Krankheitsbildern weiterhelfen und die Einsicht in die Lebensaufgaben vertiefen.

Einige der mit Aggression verbundenen Krankheitsbilder wurden außerdem von mir bereits an anderer Stelle ausführlich dargestellt, auf sie sei im Folgenden deshalb nur verwiesen. So finden sich viele spezielle **Infektionskrankheiten** stichwortartig in dem Nachschlagewerk *Krankheit als Symbol*. Die **Geschlechtskrankheiten** wie Syphilis und Tripper, die das Mars- mit dem Plutoprinzip verbinden, sind ausführlich in *Frauen-Heil-Kunde* gedeutet. **Aids** wird in *Der Mensch und die Welt sind eins* dargestellt. Das **Magengeschwür** mit seiner Säureproblematik und das **Sodbrennen**, die beide in der Säure Mars und in der Selbstzerfleischung Pluto verkörpern, finden sich in dem Taschenbuch *Verdauungsprobleme*; die Übersäuerung wird zusammen mit Abhilfemaßnahmen in *Wege der Reinigung* abgehandelt. **Bluthochdruck** und **Herzinfarkt** sind zusammen mit den anderen Krankheitsbildern des Herz-Kreislauf-Systems in dem Taschenbuch *Herz(ens)probleme* bearbeitet. Desgleichen auch die **Anämie**, die einen Mangel an Marsenergie ausdrückt.

Die speziellen **Kinderkrankheiten**, in denen das Marsprinzip sehr klar zum Ausdruck kommt, sind stichwortartig in *Krankheit als Symbol* bearbeitet. Insgesamt gesehen stellen sie wie jedes andere Krankheitsbild natürlich eine Chance dar. Auf der Grundlage der Aggressionsproblematik gedeutet, sind sie ideale Lernschritte für das Kind und seinen wachsenden Organismus. Aus Sicht vieler Homöopathen handelt es sich um echte Entwicklungskrankheiten, die die Möglichkeit bieten, sich mit den Miasmen, den aus der Geschichte der Menschheit ererbten Krankheitsenergien, auszusöhnen. Die Aufgabe von Kinderkrankheiten liegt demnach darin, sich mit diesen mitgebrachten Krankheitsanlagen schon früh im Leben auseinanderzusetzen. Sie regen das Kind an, damit fertig zu werden. Der Kampf mit den Miasmen kann dafür sorgen, Tabula rasa zu machen, das Ererbte frühzeitig aufzuarbeiten, um danach das Eigene freier und besser verwirklichen zu können. Dafür spricht auch, dass die Kleinen nach überstandenen Kinderkrankheiten in der Regel deutliche Entwicklungsschritte machen.

Kinderkrankheiten bringen in ihren Symptomen, zum Beispiel im oft schnell ansteigenden Fieber und in der Röte der Haut*ausschläge*, die Marskräfte besonders deutlich zum Ausdruck. Der kindliche Organismus ist noch reaktionsfähiger, und die Seele versteckt sich weniger hinter Rationalisierungen und anderen Abwehrmechanismen (»Mich ins Bett legen? Das kann ich mir jetzt nicht leisten!«). Das Fieber zeigt mit seiner Generalmobilmachung, wie akut hier gekämpft wird und wie viel verbrannt werden muss. Die so genannten Effloreszenzen, die Aufblühungen der Haut, sind häufig von der roten Farbe des Marsprinzips geprägt. Bei Masern imponiert die knallrote Himbeerzunge, und auch *Röte*ln und *Scharlach*(rot) tragen ihre Namen nicht umsonst. Beim Keuchhusten *husten* Kinder ihrer Umwelt wochenlang einiges.

Mit den Kinderkrankheiten brechen schon zu Beginn die Marskräfte ins Leben, und das ist gut so. Denn im späteren Lebensalter werden Kinderkrankheiten, die dann eigentlich keine mehr sind, zu ungleich größeren Gefahren. Darin steckt viel Symbolik. Die Erfahrung zeigt, dass je mehr Kinderkrankheiten ein Kind durchgemacht hat, desto unwahrscheinlicher Allergien werden.

Wenn wir uns Mars frühzeitig und freiwillig stellen und ihm gerecht werden, sind wir danach sicherer vor seinen Überfällen und haben vor allem gelernt, ihm zu begegnen.

Infektionen

Angriffe auf das Abwehr- oder Immunsystem

Die Aufgabe des Immunsystems ist die Abwehr und damit der Kampf gegen die Feinde des Körpers. Es wird folglich vom Aggressions- oder Marsprinzip bestimmt. Unser Organismus ist ein idealer Lebensraum für viele Arten von Kleinstlebewesen. Sie tummeln sich auf unserer äußeren Haut, auf unseren Haaren und Nägeln, aber auch auf den Schleimhäuten, den Übergangszonen ins Innere. Sie sind ebenfalls im Körperinnern selbst zu finden: auf den inneren Grenzen und sogar innerhalb der Gewebe. Nicht alle sind Feinde, im Gegenteil sind wir auf viele im Sinne einer Symbiose, eines Zusammenlebens zu beider Vorteil, angewiesen. Wären nicht Milliarden von Escherichia-coli-Bakterien in unserem Dickdarm ansässig, stünde es schlecht um unsere Verdauung, und hätten Frauen nicht die Döderlein-Bakterien in ihrer Scheide, wäre es äußerst lästig, denn sie schaffen das ideale Milieu; ihr Fehlen wäre eine Einladung für unangenehme andere Mitbewohner.

Die meisten der Kleinstlebewesen und Keime sind weder nützlich noch gefährlich, sondern einfach harmlos. Sie siedeln auf und in uns, schaden uns aber nicht, solange sie an ihrem vorbestimmten Platz bleiben und nicht überhand nehmen. Wenn beispielsweise die Escherichia coli, die im Darm ein Segen sind, in die Scheide gelangen, können sie dort zum Problem werden.

Indem die an sich harmlosen Keime ihren angestammten Platz beanspruchen, steht er potenziell weniger harmlosen Gästen nicht mehr zur Verfügung. Darin liegt die Gefahr von Therapien mit Antibiotika: Wenn durch sie alle bakteriellen Wesen – die feindlichen, die harmlosen und die nützlichen – zerstört sind, ist nicht gesagt, dass die guten Symbionten und die harmlosen Platzhalter in angemessener Zeit wieder ihre Lebensräume einnehmen können. Sind von den feindlichen Keimen, zum Beispiel aufgrund von Resistenzbildung, einige übrig geblieben, besteht die Gefahr, dass sie nun die Räume, die früher die guten und harmlosen Platzhalter einnahmen, mitbesiedeln und vollends in die Überzahl geraten. Dann ist das Ergebnis schlechter als die Ausgangssituation. Die feindlichen Keime tragen nach einem kurzen Erfolg der Antibiotika den eigentlichen Sieg davon und ruinieren langfristig das Milieu.

Wenn Kinder in den ersten beiden Lebensjahren Antibiotika bekommen, erhöht sich ihr Allergierisiko im späteren Leben um fünfzig Prozent. Das ist eine statistische Tatsache, die im kinderärztlichen Alltag viel zu wenig Berücksichtigung findet. Möglicherweise erhöht sich das Risiko, weil in der sensiblen Prägungsphase der ersten Lebensjahre durch die Gabe von Antibiotika bereits eine Dysbiose, eine ungute Bakterienmischung im Darm, entsteht, die zur späteren Basis einer Allergie werden kann.

Die Verteilung der Kleinstlebewesen und Erreger im Körper ist der Situation im makroskopisch sichtbaren Bereich vergleichbar. Unter den Pilzen, die wir im Wald und auf Wiesen antreffen, finden wir einige wenige wohlschmeckende und genießbare Arten. Eine viel größere Zahl ist dagegen ungenießbar, aber nicht gefährlich. Eine kleine Gruppe schließlich ist giftig und damit wirklich (lebens-)bedrohlich. Ähnlich verhält es sich auch mit den mikroskopisch kleinen Pilzen sowie mit den Bakterien, Viren und Kleinstlebewesen, die unseren Organismus als Lebensraum auswählen.

Die Aufgabe des Abwehrsystems liegt darin, ein Gleichgewicht aufrecht zu erhalten und gefährliche Keime in die Schranken zu weisen, wenn sie überhand zu nehmen drohen. Einige wenige potenzielle Feinde kann ein gesunder Organismus in der Regel gut verkraften. Das Immunsystem sorgt auf sehr subtile und wirksame Weise für (diese) Ordnung, indem es die gefährlichen Keime erkennt und attackiert, die harmlosen und nützlichen aber verschont.

Die schulmedizinischen Eingriffe ins System sind dagegen eher grob und gegen alles bakterielle oder mykotische Leben gerichtet, wie die Namen der entsprechenden Mittel schon verraten: Antibiotika richten sich gegen das Leben (der Bakterien) und Antimykotika gegen das der Pilze. Die schulmedizinischen Mittel halten unterschiedslos alle Keime für Angreifer. Diese Undifferenziertheit ist generell eines der Probleme der schulmedizinischen Medikamente.

Es geht also um Kampf- oder Gegenmaßnahmen, die sich bestimmter chemischer Kampfstoffe oder »Antimittel« bedienen. Bezüglich der Viren verfügt die Schulmedizin noch über keine sehr wirksamen Mittel, sondern nur über Virostatika, die die Virenvermehrung lediglich bremsen. Die geringe Differenziertheit der Wirkung, die eine Unterscheidung zwischen guten Freunden, gefährlichen Feinden und harmlosen Platzhaltern schwierig bis unmöglich macht, muss zugleich immer auch schädlich sein. Wird eine Infektion mittels Antibiotika beendet, hat der Körper selbst nichts hinzugelernt. Im Gegenteil: Von außen gegen die Feinde ins Spiel gebrachte Hilfen machen den Körper langfristig von solcher Unterstützung abhängig und schwächen folglich.

In der Analogie zum Makrokosmos mag das noch klarer werden. Wenn sich ein Land nicht mehr selbst wehrt, sondern auf fremde Söldnertruppen verlässt, wird es mit der Zeit immer mehr von ihnen abhängig und damit schwächer. Irgendwann kann es ohne Söldner gar nicht mehr existieren, und wehe, wenn diese dann schwächer werden oder die Feinde stärker. Genau das passiert aber durch Antibiotikatherapien, auf die sich die einzelnen Bakterienarten immer besser einzustellen lernen und resistent werden. Hier kommt das Selektionsprinzip der Evolution den Erregern zugute. Unter den Milliarden von Keimen mag aufgrund einer Mutation, einer Erbgutveränderung, einer das Antibiotikabombardement überleben. Dieser gefährliche und antibiotikaresistente Keim hat danach das ganze Terrain für sich, weil ihm die Therapie alle anderen Keime aus dem Weg geräumt hat.

So züchtet die antibiotische Therapie die gefährlichsten Erreger selbst und verhilft ihnen anschließend auch noch zum Durchbruch. Das bringt einen von fremder Hilfe abhängig gewordenen Organismus in extreme Gefahr. Er müsste erst wieder langsam lernen, sich seiner eigenen Haut zu wehren. Auch auf dieser Ebene heißt das Zauberwort Eigenverantwortung. Beim **Hospitalismus**, der Infektion mit antibiotikaresistenten Keimen im Krankenhaus, haben wir durch übertriebene Antibiotikagaben bereits eine sehr prekäre Situation geschaffen. Gar nicht so wenige Menschen erleben, dass sie ihr zentrales Problem erst in der Klinik im Rahmen einer so genannten Komplikation bekommen. Darüber hinaus werden durch unverantwortliche Antibiotikagaben für Schlachtvieh bereits in der Nahrung des Menschen resistente Keime herangezüchtet und über die Nahrungskette verbreitet.

Naturheilkundliche Maßnahmen zielen im Gegensatz zu den allopathischen Antimaßnahmen der Schulmedizin darauf, die Selbstregulierungskräfte des Abwehrsystems anzuregen und zu stärken. Sie richten sich nicht gegen die vermeintlichen Feinde, sondern bringen Hilfe zur Selbsthilfe, indem sie den Körper anregen, sich im Kampf zu üben und mit Herausforderungen besser fertig zu werden. Alle Mittel zur Abhärtung nach Kneipp wären hier zu erwähnen. Die Naturheilkunde setzt überhaupt vor allem auf so genannte Reiztherapien. Sie bringen den Organismus durch kleine Reize vorsätzlich ein wenig aus dem Gleichgewicht, sodass er angeregt wird, sich aus eigener Kraft wieder zurück zur Mitte zu bewegen. Damit sind solche Mittel nicht allopathisch, also gegen die Feinde oder Symptome gerichtet, sondern homöopathisch, denn sie zielen in eine ähnliche Richtung wie die Feinde. Sie tun dies in einer Weise, die den Organismus nicht überfordert, sondern in seiner Kampfkraft stärkt.

Wenn man bedenkt, dass bei jedem Händeschütteln durchschnittlich 36 Millionen Keime den Besitzer wechseln und bei jedem Begrüßungskuss sogar fast 50 Millionen Keime ausgetauscht werden, wird klar, in welch überaus lebendigem Umfeld wir zu Hause sind. Die Hoffnung, all diese anderen Lebewesen auszumerzen, ist völlig abwegig. Näher liegend wäre der Gedanke, sich mit den vielen anderen Lebensformen auszusöhnen und alles daranzusetzen, dass die vielfältigen Gleichgewichtssysteme intakt bleiben.

Unser Organismus hat durch sein Immunsystem die Fähigkeit, sich seiner Haut (als äußerer Grenze) zu erwehren, allerdings sollten wir ihn darin unterstützen und nicht behindern. Das Abwehrsystem verfügt – genauso wie ein Staatswesen – über verschiedene Polizeikräfte und wehrhafte Truppen. Überall auf der Oberfläche gibt es eine Art Grenzschutz, der dafür sorgt, dass keine Feinde eindringen. Sowohl auf der äußeren Haut, wo die Immunglobuline der A-Klasse für Ordnung sorgen, als auch auf den inneren Schleimhäuten sind im Regelfall genügend Grenztruppen vorhanden, um die Ordnung zu bewahren.

Die größte und wichtigste Aufgabe des Immunsystems ist jedoch der Schutz des inneren Raumes. Hier gibt es eine Art von Polizisten, die Granulozyten oder weißen Blutkörperchen, die immer sofort zur Stelle sind. Sie bilden um Eindringlinge wie Bakterien einen Abwehrring, den Granulozytenwall, um die Problematik örtlich zu begrenzen. Währenddessen nehmen besondere Abwehrzellen aus der Fraktion der Lymphozyten an der äußeren Form der Angreifer Maß und kehren mit einer Art Schablone in die Waffenschmieden des Abwehrsystems, in das Knochenmark, zurück. Dort werden jetzt spezielle Lenkwaffen gebaut, die genau auf diesen Typ von Angreifer zugeschnitten sind. Diese Antikörper finden ähnlich wie Marschflugkörper ihren Weg zielsicher zu den bakteriellen Angreifern. Sie stürzen sich auf diese Eindringlinge und gehen mit ihnen zugrunde.

Daneben gibt es noch eine große Zahl anderer Abwehrkörper wie etwa die Makrophagen, was übersetzt so viel heißt wie Großfresser. Diese vergleichsweise gigantischen Zellen patrouillieren ständig durch die Gewebe des Organismus. Sie sind auf der Suche nach Fremdkörpern und Feinden. Wie genial konstruierte Amphibienfahrzeuge besitzen sie die Fähigkeit, sowohl durch Gefäße zu schwimmen, als auch durch deren Wand ins Gewebe zu wandern. Kann sich eine Zelle ihnen gegenüber nicht als körpereigen ausweisen, wird sie von den Makrophagen sofort aufgefressen. Dies geschieht, indem die Makrophagen sich einfach über die fremde Zelle werfen, sie in sich aufnehmen und im Innern verdauen.

Zellen tragen auf ihrer Oberfläche eine Art Ausweis oder Fingerabdruck, mit dem sie sich zu erkennen geben. Sobald die Patrouillen einen Eindringling finden, der sich nicht als körpereigen ausweisen kann – gleichgültig ob es sich um ein fremdes Zellwesen oder einen Holzsplitter handelt –, beginnen sie sofort ihren Kampf. Hier liegt auch eine der Ursachen der Krebsentstehung. Die körpereigene Abwehr identifiziert die Krebszellen nicht als fremd oder gefährlich und lässt sie deshalb gewähren. Die Forschung versucht intensiv, hinter das Geheimnis der zellulären Fingerabdrücke zu kommen.

Im Idealfall können die Angreifer nacheinander ausgeschaltet werden, und der Körper siegt auf der ganzen Linie. Es ist aber auch möglich, dass die Angreifer zu stark sind, den ersten Abwehrwall der weißen Blutkörperchen-Polizisten durchbrechen und Zugang zum Blut- oder Lymphsystem finden.

Die Kampfmethode aller Erreger ist gleich und besteht in hemmungsloser Vermehrung, um sich so den neuen Lebensraum zu sichern. Manche geben dabei noch Stoffwechselprodukte ab, die den Wirtsorganismus schädigen, aber der entscheidende Punkt ist stets die Vermehrung. Sind sie erst einmal in eines der Leitungssysteme eingebrochen, besteht akute Gefahr für das Überleben, und der Körper mobilisiert seine letzten Reserven.

Es kommt zur Generalmobilmachung, die sich vor allem in Fieber bemerkbar macht. Durch diese Temperaturerhöhung im Rahmen des Fieberschubes kann der Organismus seine Stoffwechselprozesse enorm steigern. Mit jedem Grad Fieber verdoppelt sich sein Abwehrpotenzial, weil nun alle Prozesse, also auch die Antikörperproduktion, intensiviert werden. Das ist wohl der Grund, warum die fast automatisch durchgeführte Fiebersenkung der Schulmedizin oft so kontraproduktiv ist. Sie bringt den Organismus um seine beste Abwehrchance. Das einzige echte Argument für diese brachiale Symptomtherapie ist die Angst vor den äußerst seltenen Fieberkrämpfen bei Kindern. Dabei ließen sich diese Krämpfe, wenn sie denn auftreten, immer noch behandeln. Ansonsten erweist sich die Methode der oberflächlichen Symptombeseitigung gerade am Beispiel Fieber leicht als gut gemeint, aber im Grunde schädlich. Der Körper verliert auf diesem Weg schließlich sogar die Fähigkeit zu fiebern, und so finden wir heute eine wachsende Zahl Erwachsener, die zu Fieber gar nicht mehr in der Lage sind. Sie sind die eigentlich Kranken und gehören dringend naturheilkundlich behandelt, um diese wesentliche Abwehrmöglichkeit wieder zu erlernen.

Mütter, die ihre Kinder fiebern lassen, sind folglich gut beraten, weil sie damit für die Seite der Abwehrsteigerung Partei ergreifen. Um langfristiger Gesundheit willen riskieren sie kurzfristig die Abwehrreaktion des Körpers, auch wenn diese dramatisch erscheinen mag. Solche Mütter wissen meist auch noch um die traditionellen Hausmittel und können mit Wadenwickeln und kühlen

Einläufen das Fieber in tolerierbaren Grenzen halten. Die meisten Erwachsenen können gut bis vierzig, die meisten Kinder sogar bis einundvierzig Grad fiebern.

Wenn die Erreger in die Lymphbahn eindringen, spricht man von Blutvergiftung. Sie zeigt sich in einer entzündlichen Rötung des betroffenen Lymphgefäßes, die langsam in Richtung Herz wandert. Früher ging der Laie davon aus, dass dieser rote Strich das Herz nicht erreichen dürfe, weil dann die Betroffenen sterben müssten. Tatsächlich zeigt dieser aufsteigende Entzündungsprozess die Macht der Erreger an. Heute haben wir allerdings – und das ist der Schulmedizin zu danken – mit den Antibiotika die Chance, solche gefährlichen Entwicklungen aufzuhalten.

Sind die Erreger in die Blutbahn eingedrungen, kommt es zur Septikämie, einer Überschwemmung des Organismus mit den betreffenden Keimen. Jetzt läuft ein Kampf auf Leben und Tod an. Der Mensch muss sich hinlegen und alle seine Energien in den Abwehrkampf werfen. Selbst die Schulmedizin, die der Körperabwehr sonst eher in den Rücken fällt, hat die Chance dieser völligen Einstellung aller zum Überleben überflüssigen Körperfunktionen erkannt und ahmt diese Situation im künstlichen Koma heute sogar nach.

Entweder gelingt es dem Organismus nun, die Angreifer durch die Generalmobilmachung in einer konzertierten Anstrengung niederzuringen, oder die Angreifer behalten die Oberhand, was zum Tod führt, langfristig auch zu dem der Erreger. Aber es gibt noch eine heute zunehmend häufiger auftretende dritte Möglichkeit: das Chronischwerden der Entzündung. Solche Entzündungsherde verkörpern eine Art Stellungskrieg. Der eigentliche heiße Krieg ist vorbei, aber auf beiden Seiten gibt es weiterhin Verluste und einen hohen Verbrauch an Lebensenergie. Beide Beteiligten verbluten langsam an ihrem Kampf, der keine Entwicklung mehr aufweist, aber auch kein Ende nehmen will.

Zur Chronifizierung kann es kommen, wenn die Erreger im Organismus Nischen finden, die von der Lebensenergie in Gestalt des Blutstromes nicht mehr ausreichend versorgt werden. Wird die Durchblutung schwächer, wächst die Gefahr, und jede Heilung wird schwieriger. Aus Sicht der Erreger ist es gelungen, einen Brückenkopf oder eine Enklave zu bilden. Dadurch wird mitten im

Hoheitsgebiet des Organismus eine Fremdherrschaft aufgebaut. Sobald der Körper dann in eine Schwächeperiode gerät, kann aus diesem Herd heraus ein neuerlicher Angriff der Erreger erfolgen. Für die Erreger ist das also eine chancenreiche Ausgangssituation; für den Organismus bedeutet es dagegen einen ständigen Gefahrenherd, das heißt einen körperlich gewordenen chronischen Konflikt. Auf der seelischen Ebene entspricht dem fast immer ein unbewusster fauler Kompromiss, der nicht wirklich innerlich mitgetragen wird und der ständig Energie bei dem Versuch verbraucht, den Konflikt nicht neuerlich hochkochen zu lassen.

Die Be-Deutung der Infektion

Im Sinne von *Krankheit als Sprache der Seele* ist die Infektion das Symbol eines in den Körper gesunkenen Kriegszustandes, eines Konfliktes zwischen inneren und äußeren Ansprüchen. Sobald wir einem anstehenden Kampf oder einem Konflikt im Bewusstsein keinen Raum geben, muss er sich irgendeinen anderen Platz suchen. Der Körper bietet sich als Bühne an, auf der sich im Bewusstsein nicht gelittene Themen ausdrücken können. Daraus folgt, dass, je weniger Auseinandersetzungen im Bewusstsein geführt werden, der Körper desto mehr Kriegssituationen darzustellen hat. Ein konfliktbereiter Mensch, der sich ständig mit sich selbst und seiner Umwelt auseinandersetzt, wird demnach wenig unter Entzündungen leiden, wohingegen jemand, der allen Konflikten aus dem Weg geht und die unvermeidbaren noch verdrängt, dazu tendieren wird, die negierten Kämpfe auf der Körperbühne zu erleben. Wer sich vom Leben erregen lässt, die Herausforderungen annimmt und seinen Lebenskampf freiwillig und bewusst führt, dessen Abwehrsystem wird erstarken und seine Körpergrenzen erfolgreich gegen äußere Feinde verteidigen können. Wer sich dagegen vor den anstehenden Kämpfen seines Lebens drückt, muss damit rechnen, dass sein Abwehrsystem schwach wird und seine Grenzen je nach verdrängtem Thema bestimmten Erregern öffnet, sodass sich die Konflikte stellvertretend im Körper niederschlagen. Wer sich also vom Leben erregen lässt, ist vor Erregern viel besser geschützt.

Eine starke Abwehr gegenüber den Herausforderungen des Lebens führt zur Schwächung des Immunsystems, während ein mutiges Leben zu seiner Stärkung beiträgt. Wer dem Leben mit seinen Konflikten und Bedrohungen entgegentritt und ihm entschlossen die Stirn bietet, ist vor Erregern relativ geschützt; er kämpft im Bewusstsein und braucht die Auseinandersetzung nicht in den Körper sinken zu lassen. Dem entsprechen die Erfahrungen der alten Seuchenärzte, die mutig in den gefährdeten Stadtvierteln oder Landesgebieten arbeiteten, ohne selbst zu erkranken. Von Nostradamus ist bekannt, dass er der Cholera durchs Land folgte, ohne sie je zu bekommen. Seine Frau und Kinder fielen ihr dagegen prompt zum Opfer. Wenn man sich in deren Lage versetzt, ist das verständlich. Nostradamus' Familie begleitete ihn sicher eher widerwillig und geplagt von Angst in die Seuchengebiete, aus denen andere voller Panik flohen.

Ein anderes Beispiel: Als Robert Koch in Berlin die ersten Erreger in Gestalt von Bakterien entdeckt hatte, hielt ihm aus München Max von Pettenkofer entgegen, dass das Milieu noch wichtiger sei als die gerade entdeckten Erreger. Der gelehrte Streit eskalierte so weit, dass Koch zwei Reagenzgläser mit Choleraerregern nach München schickte und Pettenkofer eines zur Demonstration seiner These vor dem Auditorium austrank, ohne anschließend zu erkranken. Sein Oberarzt aber, der sich wohl aus Solidarität gezwungen sah, es ihm nachzutun, bekam Cholera. Er hatte offenbar nicht die felsenfeste Gewissheit seines Chefs und auch nicht dessen seelische Kraft.

Die Anekdote illustriert zweierlei: erstens, dass offenbar bei der Entstehung von Infektionen die Seele entscheidend mitbeteiligt ist, und zweitens, dass man deren Situation und Einfluss leicht unterschätzen kann. Außerdem ist wichtig, ob man eine bestimmte Affinität zum jeweiligen Thema hat.

Zur Vorbeugung von Infektionen könnte man sich folglich allen Auseinandersetzungen mutig stellen und notwendige Kämpfe bewusst annehmen und austragen, um so den Körper schon im Vornherein zu entlasten und die Dinge gar nicht erst bis auf seine Ebene eskalieren zu lassen. Solche Art von Vorbeugung steht weit über jeder Früherkennung.

Erreger haben nur dann eine Chance, wenn der Organismus

in seiner Abwehrkraft geschwächt ist. Dem Militär ergeht es bei Angriffen ähnlich. Ist jeder Bürger eines Land zu dessen bedingungsloser Verteidigung bereit, wird es unbezwingbar – und zwar unabhängig von der Stärke etwaiger Angreifer. Partisanenarmeen haben das eindrucksvoll bewiesen. Die vietnamesischen Reisbauern haben mit der US-amerikanischen die stärkste Armee der Welt aus ihrem Land geworfen. Die Volksmudschaheddin in Afghanistan haben mit der russischen die größte Armee der Welt in die Flucht geschlagen. Die innere Bewusstheit und Kampfbereitschaft der einzelnen Bürger ist also viel wichtiger und wirksamer als noch so starke äußere Grenzbefestigungen. Diese sind irgendwann immer bezwungen oder umgangen worden.

Dass Infektionen Kriege im Körper sind, offenbart nicht nur die anatomisch-physiologische Betrachtung, sondern auch die (Umgangs-)Sprache. Der Ausdruck Entzündung zeigt schon an sich, wie viel Feuer im Spiel ist. Das Englische *inflammation* heißt wörtlich übersetzt Entflammung. So sprechen wir davon, dass ein Funke das Pulverfass zur Explosion bringt und einen Krieg auslösen kann; ein *heißer* Konflikt entsteht. Militärische Ausdrücke werden für andere Ebenen, auf denen sich das Marsprinzip austobt, übernommen. So sprechen Mediziner auf der anatomisch-physiologischen Ebene ebenso von *Angriffen, Überfällen, heißen Schlachten* und Entzündungsherden. Journalisten haben dieselben Ausdrücke für das Kampfgeschehen im Sport übernommen, wenn sie einen *scharfen Schuss* auch gern eine *Bombe* oder *Rakete* nennen und einen Stürmer durchaus anerkennend einen *Bomber* oder *Kanonier*. Wenn ein Stürmer den Gegner gleichsam allein *abschießt*, bringt ihm das Ruhm und Geld ein, auch wenn es auf eine Art *Hinrichtung* des Schwächeren hinausläuft. So wie Jagdpiloten gegnerische Flugzeuge abschossen und diese wiederum ganze Städte in Schutt und Asche legten, wie U-Boote Frachtschiffe versenkten und diese versuchten, U-Boote mit Unterwasserbomben zu sprengen, schießen Antikörper gezielt Bakterien ab, während diese Brückenköpfe bilden und ständig aus ihrer Stellung auszubrechen versuchen. Im Körper laufen diese Kriege obendrein ohne jede Rücksicht auf Verluste ab. Selbst die Kamikaze-Einsätze der Japaner waren nur eine Nachahmung körperlicher Kampftaktik.

Die Kriegsführung im Körper ist schon von Anbeginn sehr offensiv und brutal gewesen, ob Makrophagen ihre Feinde im Ganzen verschlucken und verdauen oder Lysosomen die Körperwand ihrer Gegner auflösen. Was modernste Waffentechniker auch erfinden, in unserem Organismus ist es in der Regel längst verwirklicht und seit Jahrmillionen im Einsatz.

Beispiele für Infektionen

Wie wir wissen, stellt jede Infektion einen in den Körper gesunkenen Konflikt dar. Das betroffene Organ enthüllt mit seiner Bedeutung die Ebene, auf der diese Auseinandersetzung tobt beziehungsweise auf die das Thema eigentlich gehören würde. Bei einer **Lungenentzündung** müsste man sich also nach der Bedeutung der Lunge und ihrer Funktion fragen. Hat man erkannt, dass diese in (Gas-)Austausch und Kommunikation liegt, ergibt sich das Thema sehr einfach als Kommunikationskonflikt. Beim Einatmen holen wir immer auch dieselbe Raumluft in uns hinein, deren Moleküle vorher schon in den Lungen unzähliger anderer Menschen und Lebewesen waren und nachher auch noch sein werden (Thema Austausch). Unsere Sprache ist nur mit Hilfe des Atemstromes der Lunge, den wir mit Kehlkopf und Mund modulieren, denkbar (Thema Kommunikation).

Die ursprünglichen schulmedizinischen Gegenargumente, dass man das Problem ohne jede Deutung allein mit Antibiotika lösen könne, greifen heute nicht mehr. Zum einen gibt es auch immer mehr virale Pneumonien, bei denen die Antibiotika sinnlos bis schädlich sind, zum anderen sterben heute schon wieder Menschen auf Beatmungsstationen an Lungenentzündung durch resistent gewordene Keime. Im Übrigen zeigt uns die Situation auf jeder Intensivstation, wie sehr der Ausbruch einer Lungenentzündung von der seelischen Ausgangslage abhängt. Über die Hälfte der Menschen hat jederzeit Pneumokokken, die typischen Erreger der Lungenentzündung, in der Lunge, ohne zu erkranken. Kaum werden sie aber als Patienten in eine Intensivstation eingeliefert, wo innerhalb kurzer Zeit die ganze Kommunikation nur noch über Plastikschläuche, Elektroden und Katheter läuft, wird sich der zugehörige Konflikt nur schwer bewusst austragen lassen und stattdessen häufig in den Körper sinken. Die dazu notwendigen Erreger haben die Betroffenen ja in über der Hälfte der Fälle schon dabei. Andernfalls reicht ihnen ein wenig physischer Kontakt zu Ärzten und Pflegepersonal, um jene Erreger aufzuschnappen, die sie für die Darstellung ihres Themas brauchen.

Bei einer **Blasenentzündung** liegt die Konfliktebene in der von der Blase verkörperten Thematik verborgen: im Bereich des (Druck-)Ablassens. Damit handelt es sich um einen unbewussten Konflikt im Bereich des Loslassens und Ablassens von Druck, ausgehend von überlebten seelischen Themen, weil der Urin in seiner Bedeutung überflüssig gewordenem Seelenwasser entspricht. Es handelt sich folglich um eine verdrängte Auseinandersetzung mit Themen und Inhalten, die längst loszulassen wären. Das meist dazugehörige Brennen beim Wasserlassen entspricht dem brennenden Bedürfnis loszulassen, wobei in der Regel auf der körperlichen Ebene dabei nicht viel herauskommt. Dies wiederum spiegelt die seelische Ebene wider, auf der man beim Loslassen zurzeit eben auch keinen Erfolg hat.

Nach diesem Muster lassen sich auch alle anderen Entzündungen auf der Ebene des jeweiligen betroffenen Organs oder der jeweiligen Körperregion deuten. Dazu müsste man sich die symbolische Bedeutung des befallenen Organs oder Gewebes klarmachen oder sie dem Nachschlagewerk *Krankheit als Symbol* entnehmen. In dessen erstem Teil finden sich die Bedeutungen aller Organe, Gewebe und Glieder(ungen) unseres Körpers in alphabetischer Reihenfolge.

Obwohl alle Erreger – ob Bakterien, Viren, Pilze oder andere Kleinstlebewesen – immer zu Entzündungen und damit zur Verkörperung von Konflikten führen, ist es häufig zusätzlich sinnvoll, die Besonderheit der Erreger in die Deutung einzubeziehen. Während Pilze Pflanzen sind, verschiedene Bakterien und Kleinstlebewesen am ehesten tierischen Charakter haben, handelt es sich bei Viren um eine Art Zwischenstufe des Lebens, im engsten Sinne eigentlich nur um ein mit einer Hülle versehenes Stück Erbsubstanz, die, dem Wirt eingegeben, diesen zwingt, seinerseits Viren zu produzieren.

Bei den Wald- und Wiesenpilzen handelt es sich um Saprophyten – um Wesen, die von vermodernden organischen Abfällen leben. Nur wo etwas tot oder wenigstens am Absterben ist, kommen sie zum Zug und fühlen sich wohl. Auf der Rinde morscher Bäume findet man sie ebenso wie auf der Haut alter, geschwächter Menschen oder jedenfalls solcher, die ebenfalls Schwierigkeiten haben, sich ihrer Haut zu erwehren. Auf jungen Bäumen mit glatter Rinde sind sie dagegen kaum anzutreffen. Alle Erreger nutzen ein geschwächtes Milieu, um ihre Chance zu ergreifen; bei Pilzen steht dabei das Bedürfnis nach absterbenden Strukturen im Vordergrund. Sie bedürfen also einer extremen, ja tödlichen Schwächung einer bestimmten Körperregion.

Wenn sich Pilzerkrankungen ausbreiten, wie wir es in den letzten Jahren beobachten mussten, spricht es dafür, dass vermehrt Sterbeprozesse in den Körper verschoben werden beziehungsweise dass viele Menschen bestimmte Regionen ihres Organismus nicht mehr wirklich am Leben teilhaben lassen. Sofern es hier um Entzündungen im Absterbebereich geht, handelt es sich urprinzipiell um eine Mischung von Mars- und Plutoprinzip.

Ein **Darmpilz** zeigt, dass das Leben nicht mehr lebendig genug verdaut wird, dass die eigene Art, die Welt zu verarbeiten, etwas Totes oder doch Sterbenselendes an sich hat. Der Konflikt liegt auf der Ebene der Verdauung des Lebens und hier noch meist im Totenreich des Körpers selbst, dem Dickdarm. Somit ist das Thema Tod doppelt angesprochen. Im Hades herrscht eine unlebendige Situation, die sich die Pilze zunutze machen. Die Inder sprechen von *Bhoga*, Weltessen, und davon, dass wir unsere Karmafrüchte, also unsere Vergangenheit, verzehren und verdauen müssen. Im Westen sagen wir: »Was du gesät hast, wirst du ernten.« Nach der Ernte geht es ans Essen und Verdauen. Doch wenn wir nicht mehr lebendig verdauen, öffnen wir den Pilzen Tür und Tor.

Ein **Fußpilz**, der eigentlich eher die Zehennägel betrifft, zeigt dagegen an, dass mit den Resten unserer Krallen, den Nägeln, Aggressionswerkzeuge befallen sind. Nägel sind ja nicht nur Werkzeuge, sondern auch Waffen – sowohl für den Angriff als auch für die Verteidigung. In jedem Fall tragen sie die typische Signatur des Marsprinzips: lang, spitz und scharf.

Beim Fuß(nagel)pilz kommt Mars also doppelt zum Zuge. Das Krankheitsbild lässt die Waffen stumpf und unansehnlich werden und zeigt, dass wir einen Konflikt in diesem Bereich haben. Wir können uns nicht gut auf der Erde festkrallen, uns nicht angemessen wehren, unseren Lebensraum nicht verteidigen, unsere Werkzeuge nicht mehr selbstbewusst kämpferisch einsetzen. Es fehlt uns also im doppelten Sinn an Vitalität und Kraft.

Dies entspräche einer feindlichen Streitmacht, die in ein anderes Land einfällt und dort ausgerechnet die Kasernen besetzt. Es wäre für die überrumpelte Armee ein besonderes Armutszeugnis, denn nirgendwo sollte sie wehrhafter sein als gerade in ihrem heimatlichen Stützpunkt, den Kasernen. In diesem Sinn ist ein Fuß- oder Nagelpilz geradezu eine Verhöhnung der eigenen Abwehrleistung.

Wie fast jedes Krankheitsbild kann auch dieses noch auf anderen als der seelischen Ebene dem Leben eine sinnvolle Richtung geben. Die Frage »*Wozu zwingt* mich die Symptomatik, und *woran hindert* sie mich?« kann hier weiterhelfen. Pilze, die das Tote, Absterbende lieben, bevorzugen auch minderwertige, tote Nahrung. Frische, vitale Lebensmittel sind dagegen nicht nach ihrem Geschmack. Die Betroffenen haben also die Wahl, ob sie in puncto Ernährung sich selbst oder die Pilze bevorzugen wollen. Sobald sie – meist durch (Eigen-)Versuch und Irrtum – gemerkt haben, dass die tote Supermarktnahrung ihren Pilzen gut und ihnen selbst schlecht bekommt, es bei lebendigen Lebensmitteln vom Biobauern aber gerade umgekehrt ist, werden viele ihre Ernährungsgewohnheiten auf ein besseres Niveau bringen. Insofern ist auch hier *Krankheit* auf den verschiedensten Ebenen *als Weg* zu einem erfüllteren Leben zu erkennen. Symptome tendieren – wenn wir auf sie achten und ihnen folgen – immer dazu, uns heiler zu machen. Deshalb könnte man seinen Pilzen auch dankbar sein, dass sie einem zum besseren Leben verhelfen. In diesem Fall bringen sie die körperliche Ernährungsebene auf nachdrückliche Art in Ordnung. Jeder Fehlgriff in dieser Hinsicht, also zum Beispiel der Rückfall zu raffinierten Zuckerprodukten, kann vom Organismus mit stinkenden Blähungen quittiert werden. So wird deutlich, dass dem Organismus diese Ernährungsstrategie gründlich stinkt und dass der eigene Körper auf seine Weise auch schon dagegen anstänkert. In der körpereigenen Unterwelt oder Hölle ist sozusagen der Teufel los. Die Pilze feiern und zünden einen Knallfrosch nach dem anderen und so manche eindrucksvolle Stinkbombe bis hin zu wahren Raketen. Interessanterweise galten die blähungsintensiven Hülsenfrüchte in manchen alten Traditionen als Totenspeise, weshalb sie auch bei Totenorakeln gefunden wurden. Weil sie einen ähnlich hohen Anteil an Eiweiß und Kohlenhydrat enthalten, erzeugen sie leicht Blähungen und sind deshalb bis heute in verschiedenen spirituellen Traditionen als »Höllenspeise« untersagt. Der plutonische Bereich soll hier auf anspruchsvolleren Ebenen der Metamorphose gelebt werden.

Eine Eigenart der Pilze ist, dass sie sich über zwei Wege fortpflanzen: Einerseits bilden sie Myzelien (Fadengeflechte) und wuchern bis zu Pilzrasen und -kreisen. Diese werden dann als Hexenkreise bezeichnet und bringen damit die alten plutonischen Zauberinnen ins Spiel. Andererseits bilden sie auch Sporen, die zum Beispiel schlechte Zeiten überdauern können. Letztere sind wohl der Grund, warum Pilze auch nach den rabiatesten Verfolgungen durch schulmedizinische Antimykotika und sogar nach chirurgischer Überarbeitung der befallenen Region wiederkommen. Selbst wenn man den ganzen Nagel entfernt, monatelang Nystatin einnimmt und die Wunde noch mit einer antimykotischen Lotion bestreicht, wird nicht selten im frisch heranwachsenden Nagel schon wieder der neue Keim des alten Übels sitzen. Solange das zugrunde liegende Thema nicht gelöst ist, kann man eigentlich gar nichts anderes erwarten.

So werden Pilze zu hartnäckigen Erregern, was man wiederum schon an ihren Wald- und Wiesenverwandten sehen kann, die – zigmal abgeschnitten – doch immer wieder an derselben Stelle nachkommen. Sie sind aber wenigstens in der Regel relativ ortsgebunden und werden nicht leicht auf andere Bereiche übergreifen, wie es Bakterien und Viren gern tun.

Weil er so ein plutonisches Thema ist, wird eigener Pilzbefall gern verheimlicht, ähnlich wie gute Pilzplätze im Wald strengster Geheimhaltung unterliegen.

Als nicht pflanzliche Wesen haben Bakterien im Vergleich zu Pilzen eine viel größere Beweglichkeit. Bakterieninfektionen, beziehungsweise den durch sie verkörperten Konflikten, ist folglich ein deutlich höheres Ausbreitungspotenzial zu unterstellen. Bakterien, wie auch Viren, können bei geringer Gegenwehr schnell den ganzen Organismus in Mitleidenschaft ziehen. Pilze werden sich dagegen nur bei extremer Abwehrschwäche so vehement ausbreiten, zum Beispiel in der Schlussphase von Aids.

Bakterien sind uns von allen Erregern die nächsten, weil sie mindestens so nützlich wie schädlich sind. Ohne Bakterien gäbe es auf der Welt keinen Humus und kein pflanzliches Wachstum; sie sind auf dieser Ebene die Wegbereiter der großen Metamorphose der Natur. Ohne die durch sie gewährleisteten Verwesungsprozesse würden wir im Abgestorbenen ersticken. Auch im Mikrokosmos unseres Körpers brauchen wir sie dringend: nicht nur als Helfer bei der Verdauung im Darm, sondern auch als Garanten eines gesunden Milieus in jeder Körperhöhle und auf jeder Schleim- und anderen Haut. Vieles spricht dafür, dass sogar in unseren Zellen mit den Mitochondrien Nachfahren von Bakterien unsere Energieversorgung sicherstellen. Einige Wissenschaftler gehen davon aus, dass sich die Zellen in einer frühen Phase der Evolution diese Energie-Bakterien eingefangen haben, um sie mit entsprechender Gewinnbeteiligung für sich arbeiten zu lassen.

Als Gefahrenpotenzial schienen die Bakterien schon fast überwunden zu sein, weil wir mit den Antibiotika so wirksame Waffen gegen sie entwickelt hatten. Tatsächlich konnten Penizillin und dessen Nachfahren bakteriell ausgelöste Krankheitsbilder erfolgreich bekämpfen und manche Seuchen fast zum Verschwinden bringen oder gar ausrotten. Erst durch ihre Sorglosigkeit haben die Ärzte, nachdem sie sich schon sicher wähnten, diesen Sieg noch verschenkt und den Bakterien neue Chancen eingeräumt. Indem sie durch überzogene Antibiotikagaben die Resistenzentwicklung massiv förderten und zum Beispiel Phänomene wie den Hospitalismus heraufbeschworen, entstand eine neue bedrückende Gefahr durch Bakterien. In manchen Bereichen der Medizin wie etwa der Urologie, in der es um Nieren-, Blasen- und Prostataprobleme geht, nähern wir uns Zuständen, die schlimmer sind als vor der Ära der Antibiotika.

Grundsätzlich sind Bakterien ehrliche Kämpfer, deren Strategie darin besteht, sich enorm schnell zu vermehren. Wenn sie genug Lebensraum und Nahrung vorfinden und keine Gegenwehr erfahren, vermehren sie sich exponentiell. Die Chance des Körpers, ihre lawinenartige Vermehrung zu verhindern, besteht darin, die Bakterien einzukesseln und am Ort ihres Einfalls festzusetzen und niederzuringen. Falls dies nicht gelingt, kann der Körper über Fieber seine Kampfkraft erhöhen und ihnen so den Garaus machen. Wo sie in ihrer Vervielfältigung erfolgreich behindert werden, ist der Krieg gewonnen. Ein Antibiotikum wie Penizillin wirkt, indem es den empfindlich reagierenden Bakterien einen Baustoff für deren Wand zur Verfügung stellt, der nicht hält, was er verspricht. Kaum sind die damit aufgebauten Bakterien fertig, zerfällt ihnen ihre Wand, und sie gehen zugrunde. Dies ist meist das Ende der Invasion, denn die Vervielfältigungsgeschwindigkeit ist das A und O beim Bakterienüberfall. Insofern gehören die Kampfmethoden der Bakterien und die so herausgeforderten Reaktionen ganz deutlich in den Bereich des Marsprinzips: Hier wird auf relativ ehrliche und offene Art und Weise gekämpft, gesiegt und untergegangen.

Viren

Viren sind aus menschlicher Sicht die raffiniertesten Erreger. Mit geringstem Einsatz und recht hinterhältig, aber hochintelligent ziehen sie ihr Programm durch und benutzen den Wirt in kaltblütiger Weise für ihre Zwecke. Er muss sich sozusagen sein eigenes Grab schaufeln, indem er seine Feinde im eigenen Innersten selbst produziert. Im übertragenen Sinn verrät sich hier eine selbstgeschaffene Problematik, zumindest wird sie durch das eigene Verhalten am Leben gehalten und gefördert. Man lässt sich überlisten.

Prinzipiell ist hierbei der Einfluss des plutonischen Archetyps zu spüren. Damit sind virale Konflikte auch deutlich schwieriger in den Griff zu bekommen. Bei Bakterieninfektionen verraten schon die erhöhten Werte der Blutsenkung recht schnell, wer die

Angreifer sind. Viren können von der Schulmedizin nur schwer bekämpft werden. Schon der Name der Virostatika zeigt das. Diese Mittel können die Viren mehr schlecht als recht behindern und stationär halten, sie aber nicht vernichten. Bei Virusinfektionen ist die verbliebene Kampfkraft des Abwehrsystems besonders entscheidend, um mit den Herausforderungen fertig zu werden.

Die Erreger im Vergleich

Verglichen mit den Viren bedienen sich Bakterien geradezu altbackener Kampfstrategien. Bakterien setzen auf einen Verdrängungswettbewerb und müssen sich durch ihre Vervielfältigungsgeschwindigkeit gegen die Abwehrkörperchen durchsetzen.

Viren und Pilze unterstehen beide dem Plutoprinzip, während Bakterien dem Marsprinzip zuzurechnen sind. Der Kampfstil wäre als eine Mann-gegen-Mann-Auseinandersetzung zu charakterisieren. Der Stärkere wird gewinnen und den umkämpften Raum erobern. So findet ein Wettlauf zwischen der Vermehrungsfähigkeit der Bakterien und der Schlagkraft der Abwehr statt. Die Bakterien verdrängen die Körperzellen, und diese vertrauen auf die Truppen ihres Abwehrsystems.

Dagegen wirken Viren wie die fünften Kolonnen einer feindlichen Armee. Sie umgehen heimlich, still und leise die Abwehrsysteme und unterwandern die gegnerischen Verteidigungsanlagen. Sie arbeiten hinter den Linien, sozusagen im Allerheiligsten, im Erbgut des Zellkerns.

Während Pilze einen sehr ortsgebundenen konventionellen Konflikt verkörpern, vergleichbar den frühen Auseinandersetzungen zwischen befestigten Burgen oder den in Schlachtreihen aufeinander zumarschierenden Heeren, sind die Bakterien schon ungleich beweglicher und inszenieren einen Krieg, den man vielleicht mit den Panzerschlachten des Zweiten Weltkrieges vergleichen könnte. Die Viren sind dagegen wie Agenten, Spione, Special Forces oder Terroristen, die unerkannt tief in Feindesland vorstoßen und dort an den empfindlichsten und wichtigsten Stellen gezielt zuschlagen. Nach dem Motto »Das Wichtigste zuerst« greifen sie die Spitze der Hierarchie an, die DNS des Zellkerns. Wobei sie nicht einmal richtig angreifen, sondern eigentlich nur die Software austauschen. In der überfallenen und infiltrierten Zelle laufen dann die Virenprogramme statt der lebenserhaltenden eigenen Programme. Fremde Bereiche werden so von den Viren unterwandert und von innen heraus in eigene Produktionsstätten umgewandelt.

Von der Art der Gefährdung verfügen Pilze über die ältesten ortsgebundenen Kampfmethoden. Bakterien sind beweglicher, moderner und gefährlicher, während Viren sich als vollends unberechenbar und bedrohlich erweisen und offenbar die modernsten Kampfstrategien verfolgen. In der weltlichen Kriegsführung geht die Tendenz ebenfalls immer mehr weg von aufwändigen Befestigungsanlagen, starren Kampfverbänden und Panzerungen im Sinne von Rüstungen zu beweglichen Einheiten. Die modernen ABC-Waffen sollen den Gegner im Innersten verletzen; man will sich nicht mehr mit äußeren Grenzstreitigkeiten abgeben. Im übertragenen Sinn gibt es hier also eine Tendenz von den Pilzen über die Bakterien zu den Viren.

Und die Viren stellen in unserer Zeit tatsächlich das Hauptproblem dar, sofern der HIV-Virus wirklich der entscheidende Auslöser von Aids ist. Ähnlich wie im Makrokosmos sind aber auch im Mikrokosmos die Bedrohungen durch gleichsam konventionelle Truppen wie Bakterien und Pilze längst nicht überwunden, wenn man etwa an die zu beobachtende Rückkehr der Pilze denkt.

Man muss wohl davon ausgehen, dass sich die Erreger im Laufe der Evolution den abwehrstärker werdenden Menschen angepasst haben. Während Pilze einen sehr geschwächten, durch Hunger und Kälte an den Rand des Todes gebrachten Organismus als Opfer brauchen, können es Bakterien und erst recht Viren auch mit gut ernährten und gepflegten Organismen aufnehmen. Dass wir heute wieder zunehmend Pilzerkrankungen finden, dürfte vielmehr damit zusammenhängen, dass die seelischen Belastungen und der emotionale Druck inzwischen so stark geworden sind, dass auch materiell gut gestellte und versorgte Menschen innerlich (teilweise) absterben und so unbewusst den auf diese Thematik spezialisierten Pilzen Lebensräume bieten.

Die landläufig als Grippe bezeichnete Erkältung ist das typischste und weltweit verbreitetste Beispiel einer Infektion, und fast jeder Mensch hat hier Eigenerfahrungen. Deshalb soll sie an dieser Stelle noch einmal exemplarisch gedeutet werden. Obwohl gerade diese Deutung schon sehr bekannt sein dürfte, kann man sich an ihrem Beispiel jedoch am leichtesten orientieren und andere Deutungen von Infektionskrankheiten ableiten.

In der medizinischen Terminologie bezeichnet die Wortendung -itis stets ein entzündliches Geschehen, und die Erkältung ist eine Ansammlung von solchen Phänomenen: Die Nase leidet unter der Rhinitis, dem Schnupfen; im Hals tobt an den Mandeln die Tonsillitis, die Mandelentzündung; im Kehlkopf herrscht die Laryngitis, auch als Heiserkeit bekannt; im Rachen sitzt die Pharyngitis und macht ihn rau und wund, und wenn man Pech hat, kommen in den Ohren die Otitis und in den Luftwegen noch die Bronchitis hinzu.

Auf den ersten Blick und nach allem bisher Besprochenen handelt es sich bei der Nase und ihrer Rhinitis (Entzündung der Nasenschleimhaut) um einen Konflikt des Austausches, denn das Hereinholen der Atemluft ist be-, wenn nicht sogar verhindert. Außerdem kann nichts mehr gerochen und – da auch die Wahrnehmung der Aromen der Nase zufällt – kaum noch etwas geschmeckt werden: Das Leben schmeckt nicht mehr, und meist vergeht auch noch der Appetit (darauf). Alles scheint im Gegenteil gleich fade und nichtssagend zu sein; man hat dem Leben gegenüber auf dieser Ebene zugemacht oder ist mit anderen Worten gründlich *verschnupft*.

Der Rachen zeigt bei der Pharyngitis in seiner oft brennenden Wund- und Rauheit an, wie überfordert die Eingangswege, die Zugangswege zum eigenen Körperland sind. Man war selbst diesbezüglich überfordert und musste vielleicht wider Willen Dinge *passieren* lassen, die einem nicht leicht eingegangen sind. Der Körper ist nun ehrlich und verdeutlicht, dass in dieser Hinsicht nichts mehr wie geschmiert läuft.

Die Entzündung der Mandeln, die durch ihr Anschwellen den Zugang zur Innenwelt fast versperren können, zeigt, dass man nichts mehr schlucken will beziehungsweise wie schmerzhaft das Schlucken geworden ist. Vielleicht musste in der jüngsten Vergangenheit zu viel vom Falschen geschluckt werden. Jedenfalls machen die Mandeln dicht, während in ihnen eine heiße Abwehrschlacht tobt. Den an- beziehungsweise abfallenden Kriegsschrott zeigen die kleinen weißlich-gelben Eiterpunkte auf ihrer Oberseite.

Die Laryngitis ist Ausdruck eines Konfliktes um das Sprechen, das durch die entstandene Heiserkeit hörbar erschwert sein kann. Manchmal klingt es und fühlt sich auch so an, als habe man *wie am Spieß gebrüllt*. Das war meist nicht der Fall, aber oftmals wird man sich wie am Spieß gefühlt haben, ohne es sich einzugestehen. Heiserkeit kommt nicht selten von unterdrücktem Schreien – etwa bei Lehrern – oder aber auch vom halb(herzig)en Brüllen. Wenn man dabei nicht sein ganzes Brüllen herauslässt, bleibt einem der Rest häufig in der Kehle stecken.

Die Otitis veranschaulicht, dass man auch einen Konflikt mit dem Hören und nicht selten dem Zuhören und oft auch mit dem Horchen und Gehorchen hat. Vielleicht hat man mehr, als einem gut tut, und vor allem auf die falschen Leute und zu wenig auf die eigene innere Stimme gehört. Auch hier handelt es sich also letztlich wieder um einen Aspekt eines Kommunikationskonfliktes, den der Volksmund mit dem Sprichwort »Wer nicht hören will, muss fühlen« umschreibt.

Nimmt man noch die häufig geröteten und angestrengten Augen hinzu und das Bedürfnis, sie am liebsten zu schließen, um nichts mehr sehen und aufnehmen zu müssen, wird die Tendenz, sich vom Außen abzuriegeln, noch deutlicher. Am liebsten würde man sich ins Bett verkriechen, die Decke über den Kopf ziehen und auf Tauchstation gehen. Es ist einem wahrlich Hören und Sehen vergangen und erst recht das ewige Schlucken. Man hat die Nase im doppelten Sinn gestrichen voll.

Die manchmal hinzukommende Bronchitis betont dasselbe Thema und verstärkt den schon entstandenen Eindruck, dass hier jemand von jedem Austausch und aller Kommunikation genug hat. Die Lunge ist neben der Haut unser wichtigstes Kontaktorgan; über sie läuft der gesamte Gasaustausch. Werden ihre Wege, das heißt die Bronchien, teilweise verstopft oder geschlossen, spricht das für den unbewussten Versuch, die Kommunikation mit der Welt auf dem Boden uneingestandener und unbewältigter Konflikte abzubrechen. Frösteln, das sich manchmal bis zum Schüttelfrost verstärkt, zeigt, wie sehr einen alles kalt lässt. Das Zerschlagenheitsgefühl gibt einen Eindruck, wie sehr man sich vom Leben durchgeprügelt fühlt.

Die eigenen Reaktionen im mitmenschlichen Bereich könnten einem bewusst machen, worum es eigentlich ginge. Viele Erkältete, die den vom Körper geforderten Rückzug ins Bett nicht durchzusetzen wagen, neigen dazu, sich mit kleinen Tricks und unmissverständlichen Zeichen wenigstens im Büro oder zu Hause ihren Freiraum zu verschaffen. Sie stapeln Berge von Papiertaschentüchern so demonstrativ auf dem Schreib- oder Küchentisch, dass der Kollege oder der Partner die Zeichen erkennt und freiwillig Abstand hält. In der Regel erfüllen diese Hinweise ihren Zweck ähnlich wie die Pestkreuze im Mittelalter. Wenn das noch nicht helfen sollte, kann man direkter werden und ganz offen sagen, worum es geht: »Komm mir nicht zu nahe, ich bin erkältet!« Dann scheint der Rückzug etwas Fürsorgliches zu haben und zeigt verträglicheren Charakter, als wenn man in aller Offenheit sagen würde, dass man niemanden mehr riechen kann und es einem vielmehr gewaltig stinkt, dass das (Betriebs-)Klima einem nicht mehr schmeckt, dass man genug geschluckt und die Nase so voll hat, dass man liebsten allen etwas husten würde. Da wir uns zu so viel Ehrlichkeit in der Regel nicht durchringen können, tun es vordergründig auch die verschlüsselten Botschaften an die Umgebung. Hauptsache, man bekommt seine Ruhe und seinen (Lebens-)Raum für sich.

Insgesamt ergibt sich ein Bild des Zumachens und der Verschlossenheit – bis auf aggressive Äußerungen wie Husten und Niesen. Man spricht nicht umsonst von Hustenstößen, -salven und -anfällen, von bellendem Reizhusten und aggressivem Stakkatohusten. *Jemandem etwas husten* zeigt die Richtung, um die es eigentlich ginge. Wenn man solche aggressiven Tendenzen lange und intensiv genug unterdrückt, ohne es sich einzugestehen, muss sich das Thema verkörpern.

Auch die Interpretation des Niesens geht in diese Richtung, *entladen* sich die Tröpfchen dabei doch mit der Geschwindigkeit von Gewehrkugeln, wie Schulmediziner nachgemessen haben. Und wehe, man würde jemanden damit treffen, ihn also anniesen! Dann wäre der feindliche Aspekt schließlich doch noch ans Licht gekommen. Geschieht es trotzdem wider Willen einmal, neigen wir vorzugsweise dazu, uns eher demütig zu entschuldigen, als uns zu unseren *geäußerten* Aggressionen zu bekennen.

Obwohl der Körper es jetzt so deutlich macht, fällt es uns schwer dazu zu stehen, dass wir aggressiv sind und dass wir uns vor der Außenwelt verschließen wollen. In der Regel neigen wir dazu, geradezu krampfhaft nach anderen äußeren Gründen für die Misere zu suchen, sodass wir sie nicht in Beziehung zu uns selbst bringen müssen. Nicht selten werden Kälte und Zug als Ursachen für die Infektion genannt, und tatsächlich heißt es ja *Erkältung*. Außerdem lehrt die Erfahrung, dass Kälte zu Beginn eine Erkältung verschlimmert und wir ein starkes Bedürfnis nach Wärme verspüren. Aber es geht hier in Wahrheit weniger um äußere als um innere Kälte. Wir erkälten uns, wenn uns die jeweilige Lebenssituation *kalt lässt*. Wäre wirklich die äußere Kälte allein verantwortlich, müsste Ski- und Schlittschuhfahren bei minus zwanzig Grad regelmäßig zu Erkältung führen. Das aber ist keineswegs der Fall. Solange wir nämlich unseren Spaß dabei haben, sind wir im Gegenteil besonders gut geschützt. Lediglich wenn jemand widerwillig Ski oder Schlittschuh läuft, wird er sich dabei erkälten, wobei die Temperaturen eher zweitrangig sind.

Am krassesten machen Verliebte die Situation deutlich. Da der Liebesgott nicht nur im Hochsommer, sondern in allen Jahreszeiten *zuschlägt*, finden sich Verliebte oft kaum bekleidet über viele Stunden im taunassen kalten Gras wieder, ohne sich dabei jedoch jemals zu erkälten. Solange sie in Liebe zueinander *entflammt* sind, solange ihre Herzen *brennen* und sie sich in *heißer* Sehnsucht zueinander verzehren, hat die Kälte der äußeren Welt keine Chance und keinerlei Macht über sie. Generell wird ein Mensch sich nicht erkälten, solange er auf etwas *heiß* ist. Hier geht es also um innere Hitze. Wer sich äußerlich in überheizten Wohnungen oder mittels Heizdecke erhitzt, wird auf dem Boden solcher Verweichlichung dagegen umso schneller ein Opfer von Erkältung. Die so häufig angeschuldigten äußeren Temperaturen spielen eine untergeordnete Rolle; zur Erkältung können sie beitragen, aber nur dort, wo innere Kälte hinzukommt.

Ähnlich verhält es sich mit Luftzug. Wäre er allein in der Lage, eine Erkältung auszulösen, müssten Segler und Windsurfer, die sich in ihren Trapezen absichtlich in die stärksten Windböen hängen, ständig verschnupft sein. Solange ihr Sport sie begeistert und es ihnen dabei warm ums Herz wird, sind sie vor der Grippe sicher. Wenn man allerdings widerwillig und auf verlorenem Posten hinterhersegelt, kann es schon sein, dass der Zug einen *kalt erwischt*. Auch wer im übertragenen Sinn im Zug stehen gelassen wird, hat davon schnell die Nase voll. Manchmal können äußere Einflüsse also zum Auslöser werden, aber nur, wenn die innere Situation es zulässt. Seele und Geist bestimmen eindeutig über das körperliche Geschehen.

Wir sagen auch ganz offen, dass wir uns *eine Erkältung geholt* oder *die Grippe aufgeschnappt* haben. Unsere Aktivität ist also dafür notwendig, selbst wenn diese unbewusst ist. Wir holen uns nur das, was wir brauchen. Wo ein Kommunikationskonflikt, bei dem wir die Nase voll haben und uns eigentlich wehren sollten, verdrängt wird, brauchen wir geradezu Rhinoviren, um das Geschehen auf der Körperbühne angemessen zu inszenieren. Die dazugehörigen Viren finden wir überall und zu jeder Zeit. Sie sind für die körperliche Darstellung des Problems notwendig, stellen aber nicht selbst das Problem dar.

Von der Schulmedizin werden die Viren dagegen überbewertet und gleichsam zu Alleinschuldigen hochstilisiert. Der ganze Abwehrzauber der Grippeimpfungen hat hier seine Wurzeln. Früher hat man mit verblüffendem Engagement mit den Erregern des Vorjahres geimpft und auch große Erfolge für diesen inzwischen selbst für Schulmediziner offensichtlichen Unfug reklamiert. Heute ist dieser peinliche Fehler mit Hilfe der Weltgesundheitsorganisation (WHO) behoben, aber wir haben noch immer das Phänomen, in den Praxen genauso viel erkältete Geimpfte wie Ungeimpfte anzutreffen. Und das hat nicht nur damit zu tun, dass die meisten Menschen an Erkältungen leiden und gar nicht an der echten Grippe, gegen die geimpft wird.

Bei aller generellen Problematik des Impfens, dessen Erfolge wie wenig anderes von den Anhängern übertrieben werden, wäre an Grippeimpfungen höchstens bei sehr geschwächten alten Menschen zu denken. Der hauptsächliche Wirkungsfaktor bei der gängigen und ohne Unterlass propagierten Grippeimpfung ist der Glaube der Bevölkerung, denn dieser kann bekanntlich Berge versetzen. So mag auch der größte Unsinn durchaus – über die Seelenschiene – noch Wirkung zeigen.

Die Belege für eine seelische Auslösung sind eigentlich unübersehbar. Wer bemerkt, dass sich eine Erkältung anbahnt, wird vielleicht versuchen, sie noch im Anfangsstadium aufzufangen. Dazu bewährt sich das Trinken von heißem Tee mit Zitrone oder Grog, ein ansteigendes Fußbad oder noch besser Begeisterung für irgendein Thema. Der Tee bringt die Wärme von außen. Der Alkohol im Grog führt ebenfalls zur Gefäßerweiterung und damit zu einem innerlichen Wärmegefühl. Das Vitamin C der Zitrone soll die Abwehrkraft steigern, und die ansteigenden Fußbäder holen die Wärme über die Reflexzonen der Füße herein. Besonders wirksam werden all diese Methoden, weil sie zu einem, wenn auch nur kurzen Rückzug aus dem Alltag zwingen. Darum ginge es aber gerade. Verglichen mit diesem Rückzugseffekt sind die konkreten Maßnahmen von geringerer Wirkung. Die Zitrone im Tee ist sogar geradezu kontraproduktiv, weil sie – wie alle Zitrusfrüchte – zu den kühlend wirkenden Lebensmitteln[34] gehört.

Am wichtigsten ist auch hier die seelische Ebene, deren durchschlagenden Effekt viele aus eigener Erfahrung kennen. Man kann nicht so verschnupft sein, dass nicht eine *heiße* Diskussion, ein begeisterndes Konzert oder auch nur ein spannender Film einen in Sekundenschnelle kurieren könnte. Eben war noch alles verstopft, kaum aber hat einen die Handlung in Bann geschlagen, öffnen sich die Kommunikationswege, und man kann wieder frei durchatmen. Tatsächlich ist man nun ja auch innerlich wieder aufnahmebereit, nämlich für den begeisternden Film, der einem das Herz erwärmt oder einen ganz heiß auf die Lösung macht. Selbst wenn er heiß vor Zorn machen würde, wäre das noch wirksam.

Die Erklärung für diese kurzfristige Wunderheilung ist einfach: Man wechselt die Bewusstseinsebene von verschnupft und Nase voll zu begeistert und offen. Kommt der Film schließlich an sein Ende, wird man sich erinnern, dass man doch eigentlich verschnupft war – und richtig, innerhalb von Sekunden ist der alte miserable Grippezustand wiederhergestellt. Man hat die Bewusstseinsebene wiederum gewechselt, nur diesmal mit umgekehrtem Vorzeichen.

Alle diese Methoden zusammengenommen haben jedoch den Nachteil, dass sie der inneren Kälte mit dem Gegenpol, also allopathisch, zu Leibe rücken. Sie seien deshalb wie alle Allopathie nur für den Notfall empfohlen. Auch im allopathischen Bereich ließe sich aber noch erkennen, dass die Maßnahmen auf der Bewusstseinsebene deutlich wirksamer sind als die auf der Ebene des Körpers. Besser aber, weil von langfristiger Auswirkung, wären homöopathische Interventionen.

Auf der körperlichen Ebene wären das etwa kneippsche Anwendungen, die äußerlich Kälte aufbieten, um erst im nächsten Schritt zu helfen, innerlich Wärme aus eigener Kraft aufzubauen. Generell kann man sagen, dass alles, was wir oder unser Körper aus eigener Kraft schaffen, besser wirkt als von außen ins Spiel gebrachte Maßnahmen.

Für die Bewusstseinsebene wäre die homöopathische Forderung, sich die innere Kälte einzugestehen und sich bewusst zu machen, wie kalt einen das Leben oder einer seiner wesentlichen Aspekte lässt. Anschließend ginge es darum, dem Körper all seine diesbezüglichen Äußerungen abzunehmen. Man selbst müsste lernen, nach außen zuzumachen und sich wieder Raum zum Leben und Arbeiten zu verschaffen. Dazu müsste man den anderen *etwas husten* und endlich einmal den Mund aufmachen und ehrlich seine Meinung sagen. Würde man sich in einer partnerschaftlichen oder beruflichen Krise derart mit dem Gegenpart auseinandersetzen, könnte sich an der Thematik grundsätzlich etwas ändern, und die nächste Erkältung würde unwahrscheinlicher.

Bei den allopathischen Maßnahmen wird das Grundübel dagegen nicht beeinflusst. Solche Interventionen bleiben deswegen auch beständige Lebensbegleiter, weil man mit dem eigentlichen Problem nie fertig wird, sondern immer wieder in dieselbe Falle tappt. Geht man das Problem dagegen homöopathisch an, wird man Thema für Thema klären und so immer sicherer seinen eigenen Lebensraum wahren und sich gegebenenfalls auch über verbale Mittel gegen allzu bedrängende Übergriffe zur Wehr setzen. Man wird *schlagfertig* und lernt, seine Meinung zu sagen und seinen Willen durchzusetzen. In diesem Sinn wird Krankheit zu einem Entwicklungsweg.

Natürlich verlangt unser modernes Leben immer auch Kompromisse. Es macht wenig Sinn, einen Chef frontal zu attackieren, etwa: »Als ich hier vor Jahren begonnen habe, konnte ich mich noch für die Themen begeistern, die Sie in Ihrer Firma anbieten. Jetzt lässt mich das dagegen alles kalt. Ich habe genug und die Nase gestrichen voll. Deswegen werde ich Ihnen jetzt mal was husten und anschließend heimgehen. Falls ich mich nächste Woche wieder für Sie und Ihre Themen erwärmen kann, werde ich mich melden.« So etwas wäre sicher übertrieben und Ausdruck eines langen Aggressionsstaus, der – auf diese Art abgelassen – am ehesten zu einer Kündigung wegen Unverschämtheit führen dürfte. Wer Marsthemen lange gänzlich aus seinem Leben verbannt hat, muss entsprechend vorsichtig, aber trotzdem nachdrücklich zu Werke gehen, wenn er ihnen wieder Raum geben will. Was sich lange angestaut hat, muss auch länger Zeit bekommen, um sich zu entladen. Alles auf einmal kann viel zu viel werden, besonders in einer Gesellschaft, die so viel Angst vor diesem Thema hat.

Trotz dieser Warnung ist es besser, sich im homöopathischen Sinn mit der Situation auseinanderzusetzen, als sie weiter aus dem Bewusstsein zu verbannen – auch wenn das homöopathische Vorgehen häufig mit einer so genannten Erstverschlimmerung einhergeht.

Neue Gefahren

Borreliose

Das Krankheitsbild der Borreliose ist zwar gar nicht mehr so neu, aber es wird heute zu einer immer erschreckenderen Bedrohung. Es handelt sich um eine durch Zeckenbisse übertragene bakterielle Infektion, also um die Folgen einer Bissverletzung. Besonders in Ländern wie Österreich, in denen die Zeckenimpfung mit geradezu irrationalem Eifer gepredigt wird und sich die Menschen dann vor Zecken sicher fühlen, droht verstärkt die Borreliosegefahr. Selbst wenn man wie viele Schulmediziner davon ausgeht, dass die Impfung gegen FSME (Frühsommer-Meningoenzephalitis) ein Segen sei, hat sie doch auch aus deren Sicht keinerlei Einfluss auf die Borreliose.

Anfangs können so ziemlich alle Hautpartien betroffen sein und damit die Themen von Grenze und Abgrenzung, von Kontakt und auch Kommunikation bis hin zu Zärtlichkeit. Wird jetzt das Thema nicht gelöst – (schul-)medizinisch empfehlen sich in diesem ersten Stadium unbedingt Antibiotikagaben –, kann es nach einer Ruhephase zu einer Eskalation der Probleme und einem Übergreifen auf die Nerven und auf Organsysteme kommen.

Die Deutung ergibt sich aus dem Geschehen. Schon der Biss durch den kleinen, aus menschlicher Sicht als hinterhältig empfundenen und oft gefährlich giftigen Blutsauger ist ein ausgesprochen aggressiver Akt. Die entzündlichen Symptome auf der Haut sprechen für einen oberflächlichen Krieg, der nach einer Art Inkubationszeit auf verschiedene (Themen-)Bereiche übergreifen und vor allem auch das Informations- beziehungsweise Nervensystem befallen kann. Die Bissstelle wird zu einem roten Fleck mit einer Art Hof, ähnlich einem Schutzwall. Dieser Fleck breitet sich anschließend unter Abnahme der Farbintensität aus, und die Probleme können nach innen sinken. Hinzu kann – als Generalmobilmachung des Organismus – Fieber kommen. Generelle Körperschmerzen sowie eine Entzündung verschiedener Gelenke können ebenfalls auftreten, sodass jede Bewegung wehtut. Die Patienten sind *bis auf den* (Lebens-)*Nerv getroffen*. Schließlich können neurologische Symptome und somit zentrale Ausfälle auftreten wie extreme Vergesslichkeit. Die Auslösesituation ist oft eine Überforderung – eine Überforderung durch sich selbst oder die anderen.

Die Bearbeitung verlangt eine ausführliche Beschäftigung mit dem plutonischen Prinzip und auch eine Auseinandersetzung mit dem eigenen Bestreben, von fremder Lebensenergie auf unzulässige Weise zu profitieren, bis hin zum Aussaugen und zu Tendenzen eigener Hinterhältigkeit – oder aber auch mit dem Gegenteil: der Bereitschaft, sich aussaugen zu lassen. Das Krankheitsbild fordert dazu auf, oberflächliche Konflikte mutig und ohne Rücksicht auf eigene Verluste bis in die Tiefe zu verfolgen. Dabei wären gerade auch Themen mit in die Auseinandersetzung einzubeziehen, die einem sonst auf (und an) die Nerven gehen. Wer sich freiwillig nichts erspart, (vielleicht) aus der Erkenntnis, dass ihm letztlich sowieso nichts erspart bleibt, und damit auf alles gefasst ist, befindet sich in einer guten Position.

Dieses Krankheitsbild vereinigt in sich auf eindrucksvolle Weise die beiden hauptsächlichen Prinzipien im Zusammenhang mit Aggression: Mars und Pluto. Die Art des Überfalls durch die Zecke ist plutonisch, der Biss marsisch. Dass der Mensch den Biss zuerst gar nicht bemerkt, wäre wieder plutonisch, ist hier doch Tarnung im Spiel. Plutonisch ist auch, dass das Krankheitsbild oft lange unerkannt und damit im Dunkeln bleibt.

Es geht bei diesem Krankheitsbild darum, sich tief innen zu wandeln und durchzuhalten. Altes ist zu vergessen, bevor sich Neues ergeben kann – stets eine besonders schwierige Aufgabe. Die Grenzen sind neu zu bestimmen; die Auseinandersetzung wäre mit marsischem Mut und plutonischem Absolutheitsanspruch bis in die Tiefe zu führen. Zu prüfen wäre, inwieweit man wie eine Zecke in jemandes Pelz sitzt oder anderen erlaubt, sich wie Zecken an einen zu heften. Welches Gift wechselt dabei den Besitzer? Und in welchen Bereich fließt es, welchen behindert es? Wird die eigene Beweglichkeit davon in Mitleidenschaft gezogen? Dies kann der Fall sein, wenn man selbst an jemandem hängt, aber auch wenn ein anderer an einem hängt. Beides macht das Leben und vor allem ein Fortkommen im Leben schwer, selbst wenn es im ersten Fall anfangs umgekehrt zu sein scheint.

Die Aufgabe läge darin, mit Mut und Kompromisslosigkeit abzuhängen, was an einem hängt, aber gegebenenfalls auch sich selbst abzukoppeln. Dies wird zudem beim Entfernen der Zecke deutlich. Sie muss sozusagen mit Stumpf und Stiel ausgerissen oder besser herausgedreht werden.

Auch die Tatsache, dass man den Biss oft gar nicht bemerkt (hat), ist der Deutung wert. Denn das Problematische der Situation besteht ja darin, dass man sich ihrer gar nicht angemessen bewusst wird. Das Unverhoffte des Überfalls oder Übergriffs, den die Betroffenen in keiner Weise erwarten, verstärkt die Schutzlosigkeit und gibt dem Ganzen die besondere Brisanz.

Eine andere Lösungsstrategie bestünde darin, den Mitbewerbern um die Lebensenergie rechtzeitig und freiwillig (kleine) Opfer im Sinne von Spenden zu geben – ähnlich den buddhistischen Spenden an hilfreiche und gefährliche Geister –, um sich nicht zu deren unfreiwilligem Opfer zu machen und im Nebeneffekt größere Konflikte einzufangen. Wenn man den Zeckenbiss betrachtet, geht es ja dabei um äußerst geringe Blutmengen, die von der Zecke abgezapft werden. Im Blutverlust liegt nicht das Problem, sondern vielmehr in der Vergiftung, die damit verbunden ist. Bei den eigenen Spenden, die man gibt oder sich holt, wäre also auf die Nebenabsichten zu achten, auf das, was an geheimen Gedanken und Wünschen noch mitfließt. Geht es bei den eigenen »Spenden« von Lebensenergie darum, andere von sich abhängig zu machen? Macht man sich bei seinen eigenen Entnahmen fremder Lebensenergie von anderen abhängig, ohne es zu bemerken?

Zur Einlösung steht die Aussöhnung mit dem plutonischen »Stirb und werde« an, und die große Chance läge darin, wie Phönix aus der Asche aufzusteigen und zu neuen Höhen zu wachsen.

Creutzfeldt-Jakob-Krankheit

Zu den altbekannten Bedrohungen durch Viren, Bakterien oder Pilze kommen heute neue hinzu, wie etwa die so genannten Brionen, die hinter BSE, dem Rinderwahnsinn, und der Creutzfeldt-Jakob-Krankheit stecken sollen. Sie sind keine Erreger im herkömmlichen Sinn – wenn sie überhaupt welche sind. Jedenfalls kann man den Brionen bisher konkret nichts Aggressives nachweisen; es besteht nur die dringende Vermutung, dass sie in Zusammenhang mit dem Leiden der Creutzfeldt-Jakob-Patienten stehen. Man konnte noch nicht feststellen, was sie wirklich tun, deshalb lässt sich eigentlich auch noch nicht von einer Infektion sprechen. Doch gibt es Anzeichen dafür, dass das »infizierte« Fleisch seinerseits infektiösen Charakter hat. So ist auch die urprinzipielle Zuordnung noch eher vage, wobei das Ende der Erkrankung sicher plutonischen Charakter aufweist.

Das noch wenig durchsichtige Drama spielt sich in einem belasteten und denkbar unappetitlichen Umfeld ab.

Fleischkost oder
Die Vorgeschichte der Creutzfeldt-Jakob-Krankheit

Englische Unternehmer hatten in den frühen achtziger Jahren Kadaver von an Scrapie verendeten Schafen zu Tierkraftfutter verarbeitet, anstatt sie ordnungsgemäß zu verbrennen. Scrapie, eine seit dem 18. Jahrhundert bekannte Nervenerkrankung bei Schafen, führt auf ähnlich grausame Weise zum Tod wie der Rinderwahnsinn (BSE) und das bei jungen Engländern zuerst aufgetauchte Krankheitsbild, das der Creutzfeldt-Jakob-Krankheit zumindest sehr ähnelt. Verseuchtes »Schafmehl« war an verschiedene »Nutztiere« verfüttert worden – mit dem jeweils gleichen traurigen Ergebnis. Nerze und Antilopen, Pumas und Elche, Hauskatzen und eben Rinder sind daran auf grausige Art zugrunde gegangen, ohne dass das irgendjemanden besonders erregt hätte. Wir haben uns mehrheitlich daran gewöhnt, Tiere auf diese Art für uns sterben zu lassen. Hunderttausende britische Rinder sind dem entsprechenden Wahnsinn verfallen und qualvoll verendet oder prophylaktisch getötet worden. Gekümmert hat das zumindest hierzulande wenige.

Bei den Rindern allerdings haben wir offenbar eine Grenze überschritten und ein Tabu verletzt. Seit auch Menschen qualvoll sterben, sind Angst und Sorge groß. Skrupellos zwangen Züchter ausschließlich vegetarisch lebende Rinder dazu, Schafe in Mehlform zu fressen. Aus diesem Übergriff – so weit sind sich die Forscher einig – entwickelte sich der ganze weitere Wahnsinn. Während die Scrapie der Schafe nicht auf den Menschen übergriff, haben wir ihr offenbar durch den Umweg über das Rind die Tür ins Menschenreich geöffnet.

Fleischskandale kennen wir in Form von Hormonexzessen bei der Kälbermast und anderen Missständen bei der Tieraufzucht wie der prophylaktischen Gabe von Antibiotika und Tranquilizern. Horrorreportagen von Hühnerfarmen und anderen Schauplätzen der Massentierhaltung, Schreckensszenen aus Schlachthöfen, Gruselgeschichten von Tiertransporten und medizinische Berichte über drastische Lebensverkürzung durch zu starken Fleischkonsum sind wir fast schon gewohnt. Wenn man hier von Skandalen sprechen will, beginnt das wohl schon bei der unserer menschlichen Art zuwiderlaufenden Eiweißmast mittels Fleisch.

Fleisch ist die Ernährung der Jäger, jener frühen Vorfahren, die wahrscheinlich die Sammler und Ackerbauern ablösten. Sie waren in ihrem Lebensstil schon deshalb beweglicher, weil sie den wandernden Herden hinterherziehen und auch das einzelne Wild über längere Strecken verfolgen mussten. Diese Art der Nahrungsbeschaffung machte sie notgedrungen offensiver und aggressiver: Waffen gehörten zu ihrem Alltag; sie brauchten sie zum Überleben. Diese Tatsache machte sie, was Aggression angeht, gegenüber anderen menschlichen Lebensformen überlegen. Wahrscheinlich geht der Wechsel vom Matriarchat zum Patriarchat auf die Jäger und ihren zunehmenden Einfluss zurück.

Den Jägern erschien das Fleisch und Blut der erlegten Tiere als natürliche Kraftquelle – abgesehen davon, dass sie offenbar vielfach annahmen, die Energie des erlegten und verspeisten Tieres ginge auf sie selbst über. Für sie war Fleisch nicht nur die wichtigste Nahrung, eine Einschätzung, die sich bezüglich des Sonntagsbratens bis in unsere Zeit gehalten hat, sondern auch ein Symbol der Kraft und Stärke. Noch bis in die jüngste Vergangenheit reichte dieser Aberglaube, etwa wenn Sportler zu starkem Fleischkonsum angeregt wurden, um den Muskelaufbau zu fördern. Heute ist das als Unfug durchschaut, aber Fleisch hat für die modernen Menschen, trotz aller inzwischen bewiesenen Gefahren und mancher Nachteile, seinen »Zauber« längst nicht verloren.

Nach den erschreckenden Meldungen von der BSE-Front war der Rindfleischkonsum in Deutschland rasch um mehr als die Hälfte gesunken. Aber schon wenige Monate später kletterte er wieder auf die alten Höhen, obwohl sich bezüglich BSE kein Grund zur Entwarnung abzeichnete.

In fast allen patriarchalischen Gesellschaften gilt tierisches Eiweiß nach wie vor als wertvollstes und wichtigstes Nahrungsmittel. Dies war in der Frühzeit der Menschheit noch relativ harmlos, weil aufgrund mangelnder Beute und fehlender Konservierungsmöglichkeiten die Fleischmahlzeiten Seltenheitswert behielten. Noch bis vor einigen Jahrzehnten war es hierzulande den meisten Menschen aus finanziellen Gründen unmöglich, mehr als einmal in der Woche Fleisch zu essen. Dieser eine Sonntagsbraten entsprach ziemlich genau der für uns Menschen von der Natur vorgesehenen Ration. Außerdem beinhaltete dieses Fleisch, das von der Jagd oder aus Einzelschlachtungen stammte, kein Gesundheitsrisiko.

Der Mensch ist ohne Zweifel – von seinem Gebiss und Darm her betrachtet – ein Allesfresser, nicht unähnlich dem Wildschwein. Allerdings würde er zwischen einem reinen Fleischfresser und einem reinen Pflanzenfresser nicht in der Mitte zwischen beiden, sondern sehr nahe beim Pflanzenfresser einzuordnen sein. Erst heute ist durch unsere »Fortschritte« in der Tierhaltung und Nahrungskonservierung eine veränderte und zunehmend gefährlich werdende Situation entstanden. Viele Menschen können es sich leisten, täglich mehrfach Fleisch zu verzehren. Obendrein ist dieses Fleisch im Gegensatz zu früher auch noch sehr belastet. Die Tiere werden meist unter unsäglichen Bedingungen aufgezogen, transportiert und vor allem geschlachtet. Nachdem ein durchschnittliches Schlachttier den Tod vieler Artgenossen, die vorher drankamen, miterleiden musste, befindet es sich in einer so großen Panik, dass es im Moment seiner Schlachtung voller Stresshormone ist, die wir – meist ahnungslos – mitessen.

Heute durchschauen wir längst, dass wir uns die Kräfte der Tiere nicht einverleiben können, wie die Vorfahren noch hofften. Wir wissen, dass Einweißmast problematisch ist, und trotzdem will die große Mehrheit nicht auf ihr Fleisch verzichten. Das hat sicher damit zu tun, dass sich aus Gewohnheiten stabile Felder gebildet haben und dass Fleisch noch immer von vielen für die Ernährung als wertvoll angesehen wird. Nicht unähnlich ihren frühen Jägervorfahren glauben auch heute noch etliche Männer, dass ihnen Fleisch besonders viel Kraft gäbe. Vorurteile kommen hinzu, die Fleisch und besonders das mancher Tiere als potenzfördernd darstellen. Außerdem ist Fleischkonsum ein Zeichen von Reichtum.[35] Der Rinderwahnsinn könnte in dieser Situation helfen, die Augen zu öffnen: für den Wahnsinn, dessen Zeugen wir seit langem sind und dessen Opfer in Zukunft viele zu werden drohen.

Der Verdacht einer Beziehung zwischen Rinderwahnsinn und Creutzfeldt-Jakob-Krankheit bestand schon lange, aber da in der EU Profitstreben einen deutlichen Vorrang vor der Sorge um die Gesundheit genießt, blieb er lange unbeachtet. Da nutzte es wenig, dass ein deutscher Gesundheitsminister früh die Gefahr erkannt und auf Maßnahmen im Alleingang gedrängt, ja sogar mit seinem Rücktritt gedroht hatte. Schließlich war doch alles beim Alten geblieben. Der Minister gab seinen Posten nicht auf, natürlich hätte auch sein demonstrativer Rücktritt nicht viel gebracht. Wenn alle

Minister mit Vernunft und Weitblick immer gleich zurücktreten würden, wäre uns kaum geholfen. Aber wie ist uns eigentlich noch zu helfen?

Solange andere und insbesondere Tiere leiden, sind wir erfahrungsgemäß kaum bereit, Konsequenzen zu ziehen. Selbst wenn einige Politiker hartnäckigem Druck vonseiten der Tierschützer nachgeben und die langen Transporte von Schlachttieren unterbinden wollen, gelingt das kaum. Damit es zu Reaktionen kommt, muss es erst Menschen treffen. Und das ist nun – aus Sicht der Tiere – *endlich* der Fall. Falls es eine Instanz wie das Schicksal gibt, die uns lehren und zu Einsicht und Entwicklung verhelfen will, muss sie hart zuschlagen, weil wir sonst weder begreifen noch reagieren.

Es hatte noch nie Sinn, Probleme auf vermeintlich Schuldige zu projizieren. Die Frage nach der Verantwortung stellt sich schon längst auf einer viel tieferen Ebene, und der Rinderwahnsinn ist eine gute Gelegenheit, den gesamten Wahnsinn zu durchschauen, um tiefergehende Konsequenzen zu ziehen. Solange wir nicht in radikaler Weise Verantwortung für das Leben auf diesem Planeten übernehmen, auch Tiere wieder als fühlende Wesen behandeln und die Erde an sich als Lebewesen erkennen, werden wir weiter von einem Skandal in die nächste Panik schlittern. Aus Sicht der Erde und ihrer lebendigen Kreaturen könnte man meinen, es geschähe uns recht. Wir ernten, was wir gesät haben und leider noch immer säen. Fleischkonsum können wir uns eigentlich schon lange nicht mehr leisten (ein Hamburger müsste etwa 150 Euro kosten, würde man die Umweltschäden bei seiner Produktion mitrechnen). Immerhin bemerken wir es allmählich.

Aus Sicht spiritueller – und häufig vegetarisch lebender – Menschen könnte der Rinderwahnsinn sogar als eine Art Lehrstück gedeutet werden. Wenn wir nicht endlich einsehen, dass wir Tieren Achtung schulden, werden wir dafür büßen. Das alttestamentarische »Auge um Auge, Zahn um Zahn« kommt in den Sinn, und zu fragen ist: Rächt sich die Natur nun an uns für all die Übergriffe, die wir uns ihr gegenüber geleistet haben?

Bevor wir uns solchen Argumenten zuwenden, sollten wir bedenken, dass Angst langfristig noch nie ein guter Lehrmeister war und selbst die Aussicht auf Lungenkrebs und Herzinfarkt zum

Beispiel Raucher kaum abschrecken kann. Eine vielversprechendere Alternative wäre, auf unsere Verantwortung für diese Schöpfung hinzuweisen, Achtsamkeit für alle Lebewesen zu wecken und Aufmerksamkeit auf jene Aufgaben zu lenken, die beim Umwelt- und Lebensschutz anstehen. Nicht schadenfrohes Grinsen aufseiten der Vegetarier nach dem Motto »Selbst schuld!« wird hier gebraucht, sondern die langfristige Verführung zu gesünderen Alternativen. Dafür war der Zeitpunkt selten günstiger.

Der Verzicht auf Fleischnahrung bietet nur Vorteile: Statt mit enorm hohem Einsatz von pflanzlichen Futtermitteln minderwertiges Schweine- und lebensgefährliches Rindereiweiß zu produzieren, könnten wir mit einer artgerechten, überwiegend vegetarischen Ernährung die Hungerprobleme dieser Welt lösen, dringend benötigtes Wasser sparen, den Treibhauseffekt mindern und nicht zuletzt unsere Selbstachtung zurückgewinnen.

Dass Vegetarier generell durchschnittlich gesünder sind und weniger häufig an Krebs erkranken, ist inzwischen bewiesen.[36] Darüber hinaus gilt es zu vermitteln, dass sie sich auch in vieler Hinsicht besser fühlen. Solange sich Vegetarier in die Ecke von Spinnern drängen lassen oder selbst noch das Vorurteil des Sektierertums untermauern, hat diese Lebensform wenig Ansteckendes für eine ängstliche, verunsicherte Mehrheit. Gleichzeitig sollten die Fleischesser nicht als unbewusste oder gar schlechtere Menschen angesehen werden; man wird ihnen den Weg in eine für alle bessere Lebensform ebnen müssen. Das Magazin *Der Spiegel*, nicht gerade im Verdacht einer fairen Berichterstattung gegenüber alternativen Wegen zur Gesundheit, kommt bei der Beurteilung von Vegetariern zu dem Schluss, dass von ihnen nur sechs Prozent rauchen, dass sie kaum Alkohol trinken, dafür aber viel Sport und Yoga treiben, fast ausnahmslos ihr Idealgewicht halten und meist gut bezahlte Akademiker sind. Das wäre ja kein so schlechtes Image in dieser imageverliebten Zeit.

Der viel gewichtigere Vorteil einer auf Fleischkonsum verzichtenden Lebensweise liegt aber im geistig-seelischen Bereich. Schon der Blick auf Transporter voller leidender Kreaturen müsste in fühlenden Menschen Spuren hinterlassen. Wer so etwas weiß und nur einmal durch die Gitterstäbe in die Augen eines dieser Kälber sieht, wird sich – insbesondere wenn er durch seine Ernährungsform mitverantwortlich ist – bewusst oder unbewusst schuldig und in seinem Menschsein gekränkt fühlen. Auf Dauer aber macht eine Haltung, die Unrecht spürt und erkennt und doch nichts dagegen unternimmt, krank. Diese Gleichgültigkeit gegenüber dem Leiden der uns ausgelieferten Kreaturen ist vielleicht noch die schlimmere, weil viel verbreitetere Krankheit als der Rinderwahnsinn. Sie hat auf alle Fälle längst Seuchencharakter angenommen.

Gerade in dieser Zeit, in der ständig routinemäßig so viele Tiere gequält und umgebracht werden, ist es eine spürbare Erleichterung, an diesem ganzen Wahnsinn wenigstens persönlich keinen Anteil zu haben. Es ist ein unschätzbarer Gewinn auf der Gefühlsebene, sich an Unrecht, das man nicht verhindern kann, wenigstens nicht zu beteiligen, ganz abgesehen von dem Vorteil, sich bei all den vergangenen und noch zu erwartenden Fleischskandalen auf der sichereren Seite zu wissen.

Zur befreienden Entscheidung für eine gesündere und menschlichere Zukunft könnte auch die Frage beitragen, auf was wir denn eigentlich verzichten. Die Skandale, die überwiegend verdorbenes Fleisch zutage förderten, hätten uns bereits helfen können, mit der Illusion aufzuräumen, dass wir überhaupt frisches Fleisch bekommen. Die meisten Hausfrauen wissen im Übrigen, dass das auch gar nicht wünschenswert wäre, und fragen nach, ob das Rind gut abgehangen sei. Sie erkundigen sich damit indirekt, ob die Zersetzungsprozesse schon weit genug fortgeschritten sind, damit das Fleisch überhaupt essbar ist. Der Wildkenner schätzt an seinem Braten den »Hautgout«, der ja nichts anderes als der Fäulnisgeruch des alten beziehungsweise lange eingelegten Fleisches ist. Angesichts solcher Überlegungen und der Aussicht auf eine lebendige vollwertige Ernährung auf der anderen Seite dürfte die Entscheidung gerade ausschließlich am eigenen Wohl interessierten Menschen nicht allzu schwer fallen. Die Zeichen stehen tatsächlich günstig für einen neuen Trend weg vom toten Verdorbenen und todbringend Gefährlichen hin zum lebendig Gesunden.

All diese Überlegungen sollen aber nicht darüber hinwegtäuschen, dass der Mensch als Allesfresser durchaus geringe Mengen guten Fleisches verträgt. Aber trotz des beachtlichen Ansatzes des geläuterten ehemaligen Fleischunternehmers Schweisfurth oder

der zunehmenden Zahl von Biobauern ist es doch in absehbarer Zeit ganz undenkbar, mit solch gesünderem Fleisch auch nur einen relevanten Anteil der Bevölkerung zu versorgen. Wenn sich die Fleischesser allerdings wieder auf das vertretbare Essen von einem Braten pro Woche beschränkten, lebten sie gesünder, und eine Versorgung mit gesundheitlich vertretbarem Fleisch wäre erreichbar.

Was Einsicht lange nicht geschafft hat, gelang der Angst verblüffend schnell. Die BSE-Panik brachte viele zu einem momentanen Verzicht auf Rindfleisch, aber noch zu wenige zu einem echten Umdenken. Die Mehrheit stieg rasch auf Geflügel- oder Schweinefleisch um. Wahrscheinlich müssen erst Tausende von Menschen an BSE sterben, bevor es zu einem wirklichen Umschwenken kommt. Wir sind auch nach Tschernobyl und dem ersten Schrecken über Aids wieder zur Tagesordnung übergegangen. Dabei wäre alles leicht einzusehen. Tiere eignen sich weder für diese Art von Massenhaltung noch für den routinemäßigen Verzehr, jedenfalls nicht in diesem Ausmaß und auf diese Art. Sie sind uns anvertraut – wie schon in der Bibel nachzulesen ist.

Wenn ich den kurzfristigen Niedergang der Fleischbranche erfreulich fand, dann sicher nicht ohne Mitgefühl für jene Bauern, Metzger, Transporteure und Unternehmer, deren Existenz dadurch bedroht ist. Aber selbst für sie beinhaltet dieser harte Fingerzeig des Schicksals auf Dauer gesehen die (bessere) *Lösung* aus einer unmenschlichen Situation. Es werden sich für Bauern andere Aufgaben finden, und die Umschulung von Metzgern sollten wir leichter verkraften als den fortdauernden (Rinder-)Wahnsinn der Gefühllosigkeit.

Die meisten Fleischesser haben bisher nur diese eine Erfahrung und können die Chancen eines Verzichts kaum abschätzen. Viele Vegetarier oder überwiegend vegetarisch lebende Menschen dagegen kennen auch Phasen mit Fleischkonsum. Dieser Erfahrungsvorsprung könnte ihnen helfen, ihre bessere Alternative auf nachvollziehbare Art zu verbreiten und ein Gefühl zu wecken für diese Lebensstimmung voller Energie und Kraft, die von lebendigen Früchten und Pflanzen stammen.

Be-Deutung

Die seelische Bedeutung der Creutzfeldt-Jakob-Krankheit ergibt sich aus der Bezeichnung Bovine Spongiform Encephalopathy (BSE), was als Gehirnschwamm der Rinder zu übersetzen wäre. Befallen sind bei den Rindern und offenbar auch bei den betroffenen Menschen das Gehirn und generell das Zentralnervensystem. Damit sind die zentralen Kommunikationsstrukturen und die gesamte Logistik des Organismus bedroht.

Die Übertragung erfolgt durch körpereigene Eiweiße, Brione genannt, die sich, in ihrem Bauplan geringfügig verändert, an Nervenzellen des Gehirns anlagern und diesen offenbar ihren Plan aufzwingen – fast so ähnlich, wie es Viren tun. Es scheint gesichert zu sein, dass der Übertragungsweg des Krankheitsbildes von Gehirn- zu Gehirnsubstanz verläuft, was aber praktisch nur bei Operationen und Transplantationen möglich wäre. Wie das Elend vom Rind auf den Menschen im Einzelnen übertragen wird, ist aus Sicht der Naturwissenschaft noch weitgehend rätselhaft.

Das Ergebnis ist das Absterben der befallenen Nervenzellen und in der Folge eine Art Poröswerden des Gehirns. Löchrig wie ein Schwamm, verschrumpelt schließlich das Gehirn. Das Krankheitsbild führt nach anfänglichen Taubheitsgefühlen über extreme Stimmungsschwankungen, Aggressionsausbrüche und tiefe Depressionen in den Tod. Er tritt im Koma ein. Zumindest in manchen der Symptome kommt das aggressive Element zum Tragen: an erster Stelle in den Ausbrüchen, aber auch in der Depression und den zugehörigen Selbstmordgedanken, die allerdings schon in Plutos Reich gehören, weil sich die Aggression gegen die eigene Person richtet.

Die Symptomatik reicht von anfänglicher Schlaflosigkeit und Nicht-mehr-abschalten-Können bis zu starken Kopfschmerzen. Die Betroffenen finden keine Ruhe mehr, sie fühlen sich regelrecht gemartert und können beim derzeitigen Stand der Forschung auch keine Heilung erwarten. Taubheitsgefühle in den Gliedmaßen führen zu einer völligen Unempfindlichkeit von innen heraus. Die entstehende Gefühllosigkeit könnte – in einem buddhistischen Sinn – als Spiegel des kollektiven Umgangs mit anderen fühlenden Wesen gedeutet werden. Wobei die Frage bliebe, warum gerade diese Menschen etwas widerspiegeln müssen, das eine große Mehrheit den leidenden Kreaturen antut. Immerhin werden ausschließlich starke Fleischesser betroffen, und nicht nur buddhistische Lehren weisen auf unsere Verantwortung gegenüber den Tieren hin, auch ein Franz von Assisi ermahnte zu Achtung und Liebe gegenüber allen Kreaturen.

Schließlich verhindern motorische Ausfallerscheinungen alle eigenen Schritte und Bewegungen; man wird zum Gefangenen des eigenen Elends. Anfängliche Gedächtnislücken werden größer – bis zum völligem Ausfall des Erinnerungsvermögens, was einem Aussteigen aus aller Verantwortung entspricht. Das Gehirn verhält sich also eher wie ein Sieb als wie ein Schwamm und kann bald gar nichts mehr behalten. Dies führt zu heftigen Stimmungsschwankungen, die vor allem durch ungebremste Aggressionsausbrüche gekennzeichnet sind. Auch Depressionen kommen häufig hinzu. Die Patienten werden zum hilflosen Opfer ihrer nicht mehr zu bewältigenden Emotionen. Man könnte darin den Gegenpol zu der allgemeinen kaltherzigen, grausamen Behandlung sehen, den unsere Gesellschaft den Mitgeschöpfen antut.

Nicht selten kommen Halluzinationen mit paranoiden Tendenzen hinzu und machen auch den Angehörigen den Umgang mit den Patienten zur Hölle. Bei den von inneren Bildern gepeinigten Patienten kann die Krankheitsentwicklung über Wahnvorstellungen in völlige Verrücktheit übergehen. Die Betroffenen funktionieren nicht mehr im Zusammenhang dieser Welt. Auch damit ließe sich das Krankheitsbild als Spiegel dieser Gesellschaft bezüglich ihres Umgangs mit Tieren deuten. Wir sind insgesamt aus der Ordnung der Schöpfung ausgestiegen und verhalten uns buchstäblich verrückt.

Was die Be- und Verarbeitung des Krankheitsbildes angeht, sind vor allem die Angehörigen und die Gesellschaft gefragt, denn für die Betroffenen führt das Krankheitsbild bisher ausnahmslos in den Tod. So geht es für sie vor allem um eine bewusste Sterbevorbereitung und -begleitung, wobei die Symptomatik das besonders schwer macht. Da es kaum ein schlimmeres Sterben als das an der Creutzfeldt-Jakob-Krankheit gibt, ist der Aufforderungscharakter für die Angehörigen unübersehbar.

Die hauptsächliche Aufforderung dürfte sich an die Menschen des Umfeldes richten, sich die Verantwortung für diese Schöpfung mit all ihren Wesen einzugestehen. Aus dem Wahnsinn moderner Weltsicht und ihrem rein funktionalen Machbarkeitswahn auszusteigen wäre das Gebot der Stunde. Wer aus Profitgier vegetarisch lebenden Wesen wie Rindern Schafleichen als Futter verabreicht, versündigt sich an den Mitgeschöpfen und der Schöpfung. Dafür ein Gefühl zurückzugewinnen ist eine vorrangige Aufgabe für viele moderne Menschen.

Letztlich ist BSE zwar nicht zweifelsfrei ein Infektionsthema, aber das eigentliche Problem, der zugrunde liegende gewaltige Fleischkonsum, hat mit den Prinzipien Mars und Pluto einiges zu tun. Töten und Schlachten sind dem Mars zugeordnet und damit auch die ganze Tötungsmaschinerie, die eine moderne Gesellschaft unterhält. Auch die Stresshormone der Tiere unterstehen diesem Prinzip. Dass das Fleisch in aller Regel beim Verzehr schon am Verwesen ist und auch sein muss, lässt Plutos Einfluss deutlich werden. Nun gibt es aber viele Metamorphosen, die appetitlicher wären als ausgerechnet die Umwandlung von Fleisch in Humus. Insofern wäre es eine gute Lösung für alle beteiligten Wesen, eine entwickeltere Art zu wählen, sein Plutothema zu leben. Ähnlich ließen sich auch Marsenergien sinnvoller angehen als mit Messer und Gabel.

Therapiemöglichkeiten bei Infektionen

Die Vernichtungsstrategien der Schulmedizin sind gegen die Brionen noch völlig wirkungslos, gegen die äußerst raffinierten Viren können sie kaum etwas ausrichten, und das Wenige ist auch noch mit unangenehmen Nebenwirkungen erkauft, wenn man etwa an die Aidsmittel denkt. Gegen Pilze und Bakterien haben sie wohl auf den jeweiligen Schlachtfeldern durchschlagenden Erfolg, das Problem aber sind die dort wie auch in vielen anderen Bereichen angerichteten unbeabsichtigten Nebenwirkungen, im Makrokosmos auch Kollateralschäden genannt. Es ähnelt der modernen Kriegsführung mit radioaktiven Waffen: Das Land ist von den Feinden befreit, aber so vergiftet, dass auch die Befreiten und ihre Befreier gleichermaßen leiden. Jede Tablette Penizillin, des ersten eigentlichen Antibiotikums, vernichtet im Darm Milliarden von hilfreichen Keimen, obwohl es vielleicht nur gegen Erreger einer Halsentzündung eingesetzt wurde.

Aus diesem Grund und weil manche Erreger gar nicht erreicht werden, sollten solch martialische Therapien auf die wirklich bedrohlichen Ernstfälle beschränkt bleiben. Dass diese scharfen antibiotischen, das heißt wörtlich »gegen das Leben« gerichteten Schüsse so häufig ins Leere gehen, liegt daran, dass die Erreger oft gar nicht erreicht werden können, einfach weil sie nicht darauf ansprechen. Möglicherweise sind sie auch resistent geworden oder haben sich an Orten verschanzt, deren Durchblutung zu schlecht ist, als dass Antibiotika, die auf den sie transportierenden Blutstrom angewiesen sind, dort hingelangten.

In dieser Situation, in der der Gegner nicht ausreichend zu treffen ist, böte sich als zweite Möglichkeit die Stärkung der Verteidigung an. Selbst die banale Analogie eines Fußballspiels könnte einem wachen Menschen klarmachen, dass in Angriff und Sturm allein kein Heil liegt. Es muss auch eine solide Verteidigung zur Verfügung stehen. Das ist der Bereich, wo auf der körperlichen Ebene – wie schon am Beispiel der Erkältung erwähnt – Naturheilkunde und Homöopathie ansetzen. Sie machen die körpereigene Abwehr durch viele kleine ähnliche Reize fit. Der Organismus wird auf den Ernstfall vorbereitet und dazu gebracht, seine Kampfkraft zu erhöhen. Nicht Vernichtung der schon eingedrungenen Gegner ist das primäre Ziel, sondern eine Kräfteverschiebung, sodass der Organismus in die Lage versetzt wird, sich aus eigener Kraft schon an seinen Grenzen feindlicher Angriffe erfolgreich zu erwehren.

Die zweite, noch wirksamere Methode in diese Richtung ist die geistig-seelische Stärkung des Organismus. Wie beschrieben sind diejenigen, die sich auf der Bewusstseinsebene auseinandersetzen, auf der körperlichen Ebene sicherer vor Angriffen. Ein mutiges Leben, das sich auf die Herausforderungen der Zukunft einstellt und sogar darauf freut, stärkt offensichtlich ebenfalls das Immunsystem, kurz gesagt: Was man bewusst vermag, kann man sich körperlich ersparen.

In der Analogie zum Makrokosmos wird dies wiederum sehr deutlich: Auseinandersetzungen, die auf geistiger Ebene mutig geführt werden, müssen nicht auf Schlachtfeldern ausgetragen werden. Der Kalte Krieg war auf jeden Fall besser als ein »heißer« Krieg, auch wenn hier noch viele Chancen vergeben wurden, weil die geistige Auseinandersetzung von beiden Seiten unfair und geradezu hinterhältig und fast ausschließlich über Projektionen geführt wurde. Das ist zwar das Wesen eines Kalten Krieges, aber es könnte sich daraus durchaus auch eine echte inhaltliche und damit weiterführende Auseinandersetzung mit dem Gegner entwickeln. Es gibt wohl keinen Zweifel, dass die sportlichen Kriege zwischen kommunistischer und freier Welt besser waren als militärische Konflikte.

Zusammenfassend ist zu empfehlen, für die Stärkung der Verteidiger zu sorgen, statt ausschließlich auf die Vernichtung vermeintlicher Gegner zu setzen. Hier ist wiederum die geistig-seelische Komponente wirksamer und wichtiger als die körperliche, wobei beide sich durchaus gut ergänzen. Leider setzt die Schulmedizin bis heute immer noch mit ihrem ganzen Waffenarsenal ausschließlich auf die Vernichtung des Gegners und damit auf die ungeschicktere Variante der Auseinandersetzung. Während sie diesen Krieg zu verlieren droht, weil der Gegner durch den Kampf unbeabsichtigt gefördert wird und nicht nur mit den Waffenarsenalen mitwächst, sondern auch auf dem Sprung ist, die pharmazeutische Rüstung durch geschickte Umgruppierung und differenzierte Anpassung eigener Truppen auszuspielen, vergibt die Schulmedizin viele Möglichkeiten. Sie verkennt in ihrer Monomanie, dass die Stärkung der körpereigenen Abwehr gar kein Ende ihrer Aufrüstungspolitik bedeuten müsste. Die Deutung der Krankheitsbilder lässt sich im Gegenteil mit allen anderen Richtungen der Medizin vorteilhaft verbinden.

Eine sinnvolle Möglichkeit, in die Auseinandersetzung zwischen den verschiedenen Lebensformen – Erreger auf der einen Seite und Wirt oder Mensch auf der anderen – einzugreifen, ist die Stärkung der eigenen Position. Dies hat zudem den großen Vorteil, dass sie grundsätzlich in Richtung Weiterentwicklung zielt. Auch im Makrokosmos zeigt sich, dass ein starkes, vitales, gut für alle Eventualitäten gerüstetes, florierendes Land kaum angegriffen wird.

Letztlich geht es jedoch darum, sich langfristig mit allen Lebensformen auszusöhnen. Alle Religionen und spirituellen Traditionen sind sich darin einig, dass wir Menschen nicht auf diesem Planeten sind, um heiße Kriege zu führen, sondern eher dazu, uns mit uns selbst und dem Leben auszusöhnen. Die Entwicklung geht ja auch – langfristig gesehen – in diese Richtung. Noch vor wenigen Jahrhunderten befand sich die eine Hälfte der Menschheit im Krieg gegen die andere, die sich allerdings nicht einmal wehrte, wenn wir etwa an die Zeit des Kolonialismus denken. Auch die Inquisition ließe sich als heißer, einseitig erklärter und nicht einmal erwiderter Krieg der Kirchenmänner gegen die Weiblichkeit interpretieren. Das konnte unter anderem auch deshalb passieren, weil dieselben Kirchenmänner die längste Zeit im Zweifel waren, ob Frauen überhaupt eine Seele hätten. Man(n) entschloss sich schließlich dazu, sie ihnen zuzugestehen. Doch noch länger als den Frauen sprach man sie den nicht weißen Menschen dieser Erde ab. Nun hat man heute auch die farbigen Menschen als Seelenwesen erkannt. Inzwischen geht unsere Aussöhnung mit der Schöpfung so weit, dass in den so genannten entwickelten Ländern eine Mehrheit sich sogar dafür engagiert, auch die großen Säugetiere dieser Erde zu schützenswerten Mitgeschöpfen zu erklären.

Wir brauchen eigentlich nur in dieser Richtung fortzufahren: Nach den Frauen, den Farbigen und den großen und kleinen Säugetieren könnten wir jetzt noch alle Tiere und schließlich auch noch die Pflanzen zu den schützenswerten Mitgeschöpfen rechnen, dann wären wir fast so weit wie Franz von Assisi längst war. Alle Lebewesen dieser Erde verfügen über den gleichen genetischen Code, der ihr Eiweiß bestimmt und dasselbe Lebensrecht auf diesem Planeten – und auch Pilze, Bakterien und Viren gehören dazu.

Insofern sollte unser Ideal in der Aussöhnung mit dem Leben und seinen verschiedenen Formen liegen und darin, im großen Muster des Lebens unseren Platz zu finden und verantwortlich auszufüllen. Dazu gehört auch, so mutig zu leben, dass das eigene Körperland an seinen Grenzen erfolgreich gegen andere Mitbewerber verteidigt werden kann. Wie wichtig diese Umorientierung ist, sieht man schon daran, dass der ursprüngliche Medizintraum von der Vernichtung aller vermeintlichen Feinde mit dem Leben gar nicht vereinbar ist. Hätte er Erfolg, würde er zugleich alles

Leben beenden. Ohne Bakterien, Pilze und Viren gäbe es kein Leben auf dieser Erde, wir könnten nicht mehr verdauen, und Pflanzen könnten mangels Humus nicht mehr wachsen, wodurch wir verhungern würden. Die offizielle Medizin ist hier auf dem Holzweg. Je schneller sie das begreift, desto besser für das Leben.

Ganz konkret verlangen diese Erkenntnisse von einer wirksamen Therapie der Infektionskrankheiten, an erster Stelle mehr Offenheit für das Marsprinzip zu beweisen. Das heißt, mutiger zu leben, die heißen Eisen anzupacken und sich kämpferisch um mehr Vitalität und die Durchsetzung eigener Lebensinteressen zu bemühen. Mars bedeutet darüber hinaus auch, in jedem Moment neu geboren zu werden, um das Wunder der Schöpfung stets aufs Neue kennen zu lernen. Dieses Neugeborensein spürt man im Ansatz nach einer überstandenen Marskrankheit, einer Infektion – es ist eines der Geheimnisse der Kinderkrankheiten. In der Zeit vor dem Ausbruch der Infektion muss es einen Mangel an aktiver Auseinandersetzung und an der vom Leben geforderten Durchsetzung gegeben haben. Diese Thematik gilt es zu finden und mutiger in Angriff zu nehmen, um die Körperbühne von der Darstellungsaufgabe zu entbinden.

Zugleich ist es sinnvoll, Schritte in Richtung einer allgemeinen Abwehrsteigerung zu unternehmen. Hierzu gehören alle Anstrengungen, die auf Abhärtung hinauslaufen, aber auch zum Beispiel die Möglichkeiten aktiven Herz-Kreislauf-Trainings. Durch regelmäßige milde Bewegung im so genannten Sauerstoffgleichgewicht lässt sich das Immunsystem messbar aktivieren. Ebenso förderlich sind frische, vitale Kost und tiefgehende Entspannung, insbesondere wenn Letztere sich gezielt der Abwehrsteigerung widmet.[37]

Wenn wir dem Körper zu viel abnehmen, wird er sich daran gewöhnen. Ähnlich wie er durch regelmäßige Gaben von fiebersenkenden Mitteln und Antibiotika seine Kampfkraft einbüßt, kann er durch entgegengesetzte Herausforderungen lernen, sich jederzeit offensiv zu verteidigen. Auf die heilsamen Anwendungen nach Kneipp wurde schon hingewiesen: Findet der Organismus die Kraft, sich von innen heraus selbst wieder aufzuwärmen, ist er für die Beantwortung weiterer Reize und damit für die Herausforderungen des Lebens gestärkt. Hier liegt auch der Grund, warum

Verweichlichung so gefährlich ist. Wenn schon Kinder nicht mehr lernen, sich mit Kälte auseinanderzusetzen, werden sie als Erwachsene umso mehr zu leiden haben. Wer verlernt, mit Fieber auf äußere Bedrohungen in Gestalt von Erregern zu antworten, ist den Angriffen anderer Lebensformen gegenüber machtlos; er ist auf fremde Hilfstruppen angewiesen und ohne sie den aggressiven Herausforderungen des Lebens ausgeliefert – ganz ähnlich wie ein Mensch, der im Rahmen seiner Sozialisation auf seelischer Ebene verlernt hat, sich zu wehren und den Anforderungen des Lebens zu stellen.

In diesem Zusammenhang sei auch auf die zunehmende Zahl von Kaiserschnittkindern hingewiesen, die schon bei der Geburt lernen, sich auf Hilfe von außen zu verlassen. Wenn dann noch alle Kinderkrankheiten weggeimpft werden, mag ein Kind mit starkem Aggressionsbezug sich durchaus eine andere Möglichkeit suchen, dieses Thema zu leben, wie etwa eine Neurodermitis.

Demnach ist es also gar nicht so schlimm, wenn man einmal durchnässt wird. Es ist im Gegenteil sogar hilfreich, sofern man sich danach wieder richtig erwärmen kann. Jedes Schwitzen aus eigener Kraft stärkt ebenso, wie auch das Schwitzen in der Sauna oder noch besser leichtes Fiebern in der Infrarotkabine[38].

Aus Amerika stammt der Spruch »*Use it or loose it*«, der nicht nur für die Muskeln, sondern für alle möglichen Körperfunktionen gilt: von der Abwehr über die Verdauung bis zum Gehirn. Was wir benutzen und brauchen, bleibt uns. Dagegen wird alles, was wir nicht nutzen, vom Körper abgebaut. Wenn wir eine Körperfunktion herausfordern, wird sie dadurch trainiert. So wie ballaststoffreiche Ernährung die Verdauung in Gang bringt, wird intensives Denken die Hirnleistung steigern und die Konfrontation mit den Härten des Lebens die Abwehrmöglichkeiten verbessern.

Impfen – Fluch oder Segen?

»Wer sich alles ersparen will, dem bleibt nichts erspart« – wenn man diese philosophische Einsicht auf das Impfen bezieht, dürfte klar werden, dass Impfungen nicht viel bringen können. Das Gesamtergebnis ist tatsächlich unter dem Strich recht dürftig. Eigentlich müssten wir heute über die Maßen gesunde Kinder haben, schließlich sind sie gegen praktisch alles geimpft: von den Kinderkrankheiten bis zu den großen Geißeln der Menschheit, den Seuchen. Gegen fast alle Übel stehen Impfstoffe zur Verfügung und werden – jedenfalls in unseren Breiten – flächendeckend eingesetzt. Und in der Tat bekommen moderne Kinder auch kaum noch eine der klassischen Kinder- und anderen Infektionskrankheiten. Warum aber sind sie nicht wirklich gesünder, sondern insgesamt eher kränklich und anfälliger als vor vierzig Jahren? Dass das Abwehrsystem unserer Kinder heute kaum noch Möglichkeiten bekommt, sich im Kampf zu bewähren und gleichsam degeneriert wie eine Armee, die nie kämpfen muss, ist nur ein Teil der Erklärung. Neben einer offensichtlichen Abwehrschwächung gibt es aber noch eine Reihe anderer Gründe, und in diesem Zusammenhang ist der moderne Trend der Vielfachimpfungen eine kritische Überprüfung wert.

Als Argument für die Impfung könnte man das Üben der körpereigenen Abwehr anführen – bei der mit abgeschwächten Erregern durchgeführten Immunisierung. In Wahrheit scheint es sich hier aber um einen Trick zu handeln, der nicht oder nur geringfügig zur Abwehrstärkung beiträgt. Der Organismus wird zwar zur Produktion von Antikörpern animiert, aber dabei muss er nicht wirklich kämpfen. Dies scheint sein Immunsystem und dessen Kampfkraft jedoch eher zu verwirren, denn Vielgeimpfte neigen stärker zu allergischen Reaktionen als Ungeimpfte. Auf der Ebene der Urprinzipien erklärt sich der Zusammenhang natürlich über die Verdrängung des in Kinderkrankheiten ausgedrückten Aggressionspotenzials, das nun an anderer Stelle hervortritt.

Nimmt man hinzu, dass zu Lebensbeginn antibiotisch behandelte Kinder zu fünfzig Prozent mehr Allergien entwickeln, führt unsere Art von (antibiotischer) Infektionstherapie zusammen mit der (Impf-)»Prophylaxe« zu einer Eskalation des Aggressionsthemas. Indem beide die Allergiebereitschaft erhöhen, kommen wir vom Mars- zum Plutoprinzip und damit vom Regen in die Traufe.

Das Wort »impfen« geht auf das Lateinische *imputare* zurück, was so viel wie aufpfropfen und auch veredeln bedeutet. Allerdings stellt sich hier schnell die Frage, inwieweit Krankheitsstoffe veredelnd wirken können, denn die Impfstoffe bestehen ja vor allem aus veränderten Erregern, Giften und manchmal auch Eiter. Eher dürfte hier das Thema der Aufpfropfung eine Rolle spielen. Auf der anderen Seite ließe sich argumentieren, dass auch die Homöopathie mit Krankheitsstoffen wie etwa den Nosoden arbeitet und verblüffende Erfolge aufweisen kann. Man könnte den Gedanken der Impfung sogar in die Nähe der homöopathischen Simile-Idee rücken, denn die leicht veränderten Erreger und entschärften Toxine sind ja mit ihren bedrohlichen Ursprüngen nicht mehr identisch, sondern ihnen nur noch ähnlich. Dieser Vergleich hinkt aber insofern, als die Homöopathie bei Nosoden nie mit Urtinkturen arbeitet, sondern vor allem mit Potenzen, die über der Potenz D23 liegen und folglich mit großer Sicherheit gar keinen ursprünglichen Stoff mehr materiell enthalten. Dies ist genau der Punkt, der den Homöopathen immer wieder von Schulmedizinern vorgehalten wird. Selbstbewusste Homöopathen antworten auf diesen wiederkehrenden Vorwurf aber sehr entspannt: »Das Vergiften der Patienten überlassen wir eben den Allopathen. Wir arbeiten bewusst nur mit Information und nicht mit Materie.«

Paracelsus hat bereits ausdrücklich darauf hingewiesen, dass allein die Dosis ein Gift ausmacht. Er sagte auch: »*Similia similibus curentur*« (»Ähnliches möge Ähnliches heilen«). Das Potenzieren und damit Reduzieren der Arznei auf ihren *Informationsgehalt* durch wiederholtes Verschütteln verdanken wir aber erst Samuel Hahnemann, dem »Erfinder« der Homöopathie. Und hier liegt auch der große Vorteil der Nosoden gegenüber den Impfstoffen.

Daraus ergibt sich der nahe liegende Gedanke einer homöopathischen Impfung, die ja auch längst existiert. Allerdings ist sie nie wissenschaftlich geprüft worden, was eigentlich leicht wäre, weil man ja nur etwaige Antikörper nachweisen müsste. Die Prüfungen in der Praxis haben Unterschiedliches ergeben. Während immer wieder Homöopathen wie Ravi Roy davon ausgehen, dass nach solchen Impfungen ein verlässlicher Schutz besteht, haben wir leider schon Erkrankungsfälle trotz homöopathischer Impfung erlebt, zum Beispiel in Bezug auf Malaria. Allerdings ist hier zu bedenken, dass es ja durchaus auch nach schulmedizinischen Impfungen noch Erkrankungen gibt, was von verantwortlicher Seite nur zu gern verschwiegen wird. Im Übrigen waren diese von uns beobachteten Krankheitsverläufe immer sehr milde.

Hier eröffnet sich nun das Kapitel des schulmedizinischen Umgangs mit Impfungen, ihrem behaupteten Schutz und ihren oft verschwiegenen Schäden.[39] Wenn immer wieder behauptet wird, die großen Seuchen und auch die kindlichen Infektionskrankheiten seien durch die Massenimpfungen zurückgegangen oder sogar verschwunden, ist das schlicht und einfach falsch und mit den epidemiologischen Daten der Schulmedizin selbst zu widerlegen. Weder bei Tuberkulose, Diphtherie und Kinderlähmung noch bei Keuchhusten und Wundstarrkrampf lässt sich dieser Zusammenhang aus den Erkrankungskurven belegen. Im Gegenteil zeigen diese ganz andere Zusammenhänge. Offensichtlich waren es vor allem die sozialen Errungenschaften, die den Hunger erfolgreich bekämpften und dann besonders auch die hygienischen Maßnahmen, die zum Rückgang der Seuchen führten. Die Kurve der Erkrankungszahlen ging bereits – wie für Pocken, TBC und Diphtherie eindeutig nachweisbar – steil bergab, als die Impfungen einsetzten. Deutlich kann man allerdings an den Kurven der TBC- und Diphtheriefälle erkennen, dass die Erkrankungen vor allem durch den Ersten Weltkrieg wieder anstiegen. Die Einführung der verschiedenen Impfungen aber brachte die sowieso schon zurückgehenden Erkrankungszahlen nicht zu einem noch schnelleren Abfallen, sondern die Impfungen scheinen den Rückgang zum Teil sogar verlangsamt zu haben. Besonders bei der alten Polioimpfung (Virelon-Impfstoff) führte das Einsetzen der Impfung zu einem neuerlichen Anstieg der Erkrankungen.

Was nun den behaupteten sicheren Schutz angeht, sieht die Sache leider auch nicht besser aus. Schon in den Anfängen der Pockenimpfung zeigten das die amtlichen Statistiken. Im Jahr 1871 erkrankten in Düsseldorf 1968 Geimpfte an Pocken, aber nur 210 Ungeimpfte, in Berlin 15 478 Geimpfte und 4670 Ungeimpfte, in ganz Bayern 29 429 Geimpfte und 1313 Ungeimpfte. Wer nun glaubt, dies sei heute besser geworden, muss sich leider eines Besseren belehren lassen. Gleich nach dem Zweiten Weltkrieg ereignete sich 1947 in Deutschland noch einmal einer von elf Pockenausbrüchen. Die Erkrankten waren alle pockenschutzgeimpft, und das gilt in ähnlicher Weise bis heute, wobei die letzte Pockenepidemie 1977 in Somalia auftrat. Der letzte Erkrankte war laut WHO ebenfalls geimpft.

Nach einer WHO-Untersuchung in Bezug auf Polio wurden in den Jahren 1970 bis 1974 von 360 untersuchten Poliofällen 205 direkt oder indirekt durch die Impfung hervorgerufen.

Es ist inzwischen belegbar, dass Impfungen das Immunsystem nicht stärken, sondern sogar schwächen. Aids zum Beispiel kann bei nicht erkrankten, aber infizierten Menschen durch Mehrfachimpfungen oder eine Pockenschutzimpfung zum Ausbruch gebracht werden, das stellte 1987 das *New England Journal of Medicine*, eine der angesehensten Wissenschaftszeitschriften, fest. Es scheint tatsächlich so zu sein, dass Impfungen gar nicht so selten genau die Krankheitsbilder hervorrufen, vor denen sie schützen sollen. Hinzu kommt, dass Geimpfte auch noch zu Überträgern des Krankheitsbildes werden. In den USA haben sich auf diesem Weg ab 1969 in den folgenden acht Jahren 34 Mütter bei ihren mit Polio-Lebend-Impfstoff behandelten Kindern die Kinderlähmung geholt. Die WHO hat diese Gefahr oft beschrieben, was lange Zeit zu keiner vernünftigen Reaktion in der Impfpraxis führte, sondern im Gegenteil zu eher absurden Maßnahmen wie der Impfung aller Familienmitglieder einschließlich der Großeltern gegen *Kinder*lähmung. Heute ist die Polio-Lebend-Schluckimpfung – aus obigen Gründen – wieder verboten. Allerdings kommt jetzt die alte Salk-Impfung neuerlich zum Zuge, die seinerzeit wegen zu großer Gefährdung abgeschafft wurde. Die Schulmedizin erwartet hier von ihren Anhängern schon eine gehörige Portion Gedächtnisschwäche!

Impfschäden sind auch leider nicht extrem selten, wie die schulmedizinischen Anhänger oft behaupten. Lediglich werden sie bei uns mit zum Teil hanebüchenen Argumenten nicht anerkannt. In der ehemaligen DDR, wo keine Industrielobby hindernd zwischen der Wahrheit und ihrer Anerkennung stand, kam es zu einer deutlich höheren Registrierung von Impfschäden. Von 1946 bis 1976 wurden 1755 Fälle (was 93 Prozent entspricht) anerkannt. Es gab 1230 Fälle nach Pockenimpfungen, wovon 21 tödlich verliefen und viele zu geistigen Behinderungen oder völliger Idiotie führten. Wenn man bedenkt, dass in dieser Zeit kaum noch ein Pockenrisiko in unseren Breiten bestand, sind das schreckliche Zahlen einer so genannten Schutzimpfung. Bezüglich Diphtherie- und Keuchhustenimpfungen wurden 161 Fälle von Impfschäden, davon 25 tödlich verlaufende, registriert.

Impfung ist die Zufuhr von Krankheitsstoffen in Urtinktur. Sie regt zwar die Antikörperproduktion an, aber die Abwehrlage verbessert sie insgesamt offenbar nicht, wie so viele moderne vielfach geimpfte Kinder demonstrieren. Im Grunde handelt es sich dabei um Körperverletzung, die nur durch die positiven Absichten des Arztes zu legitimieren ist. Viel zu viele Ärzte dürften aber den Werbekampagnen der Industrie aufsitzen und zu wenig sachliche Information bekommen. Slogans wie »Kinderlähmung ist tödlich, Schluckimpfung süß« sprechen von guten Werbekonzepten, mit sachlicher Aufklärung über die Tatsachen haben sie aber nichts zu tun. Das Verbot der Schluckimpfung spricht dann ja auch eine andere Sprache.

Wenn man sich wie der deutsche Internist Gerhard Buchwald die Mühe macht, die Hintergründe zu durchleuchten und die Zahlen sprechen zu lassen, kommt man zu ernüchternden Ergebnissen. Wesentliches Wissen über die Schattenseite des Impfens verdanken wir seinen Recherchen, die er über den Zeitraum von fünfunddreißig Berufsjahren hinweg unternahm. Das von ihm in seinem Buch *Impfen – Das Geschäft mit der Angst* bisher zusammengetragene Material belegt mit nüchternen Zahlen einen der großen Irrtümer der Schulmedizin.

Aus der Sicht der spirituellen Philosophie liegt im Anfang alles und schaut das Ganze noch schlimmer aus. Edward Jenner, der englische Erfinder des Impfens, probierte das Verfahren gleich an seiner eigenen Familie aus. Bei seinem Sohn, den er im Alter von zehn Monaten impfte, blieb danach die geistige Entwicklung stehen, und er starb im Alter von einundzwanzig Jahren, ohne je seinen schwachsinnigen Zustand überwunden zu haben. Seine Frau brachte nach der Impfung in der Schwangerschaft ein totes Kind zur Welt, dessen Haut mit pockenähnlichen Blasen übersät war. So begann die Geschichte des Impfens, und von daher wäre ein Verdacht gegenüber diesem Verfahren von Anfang an berechtigt gewesen, ohne es jedoch deswegen gleich in Bausch und Bogen abzulehnen.

Die heutige Schulmedizin weiß noch recht wenig über die Zusammenhänge zwischen den Organsystemen. Hier ist die Traditionelle Chinesische Medizin mit ihrem Denken in Funktionskreisen von Anfang an viel weiter gewesen. Noch weniger kennt die

Schulmedizin die Zusammenhänge zwischen Körper und Seele, wie es die etablierte Psychosomatik jederzeit offenbart. Die archetypische Medizin verfügt dagegen über ein größeres Verständnis dieser Zusammenhänge. Aus ihrem Blickwinkel lassen sich noch ganz andere Verbindungslinien und Wechselwirkungen wahrnehmen. So kann auch das Verschieben von Problemen, die man sich auf einer Ebene erspart, auf andere Ebenen erkannt werden, und dies wird unsere Euphorie hinsichtlich der scheinbar so erfolgreichen Unterdrückungsmaßnahmen weiter dämpfen.

Wir können davon ausgehen, dass Impfungen aus dem Wunsch resultieren, sich die entsprechenden Infektionskrankheiten zu ersparen. Da es sich dabei ausnahmslos um entzündliche Erkrankungen handelt, deren Thema wir als in den Körper gesunkenen Konflikt entlarvt haben, kommt darin zugleich eine erhebliche Konflikt- oder Aggressionsfeindlichkeit zum Ausdruck. Schon aus diesem Grund müssten wir uns zu Nachforschungen anregen lassen, ob im Zusammenhang mit dem zunehmenden Impfen und dem von der Schulmedizin darauf zurückgeführten und postulierten Zurückgehen der Infektionskrankheiten andere Krankheitsbilder, die mit den Themen Konflikt und Aggression verbunden sind, zugenommen haben. Das ist leider tatsächlich der Fall, und zwar in erschreckendem Ausmaß. Allergien und Depressionen nehmen rasant zu, um nur zwei weitere Aggressionssymptome anzuführen. Wir haben es mit einer deutlichen Eskalation im Rahmen des Aggressionsprinzips zu tun, wie noch erläutert wird.

Hinzu kommt, dass Homöopathen mit guten Gründen davon ausgehen, dass Kinderkrankheiten unter anderem die Aufgabe haben, den kindlichen Organismus von ererbten Krankheitsanlagen zu reinigen. Wenn dies aufgrund der Impfungen unterbleibt, hätten wir hier einen plausiblen Grund für die Kränklichkeit vieler durchgeimpfter Kinder. Außerdem würde es bedeuten, dass die Geimpften ihr Leben lang das Krankheitserbe ihrer Vorfahren mit sich herumschleppen müssten. Das Mitschleppen des »Familienerbes« auf dieser Ebene würde gut damit korrelieren, dass immer weniger Kinder es schaffen, sich nach der Pubertät von den Familienbanden seelisch zu lösen und sich wirklich abzunabeln.

Wenn wir feststellen, wie und seit wann sich die Allergien entwickelt haben, springen verblüffende und erschreckende zeitliche Parallelen zur Impfentwicklung ins Auge. Eine der häufigsten Allergien, der Heuschnupfen, wird erstmals 1819 von dem englischen Arzt Bostok erwähnt. Der englische Homöopath und Arzt Blackley konnte 1873 zeigen, dass dieses Heufieber auf Pollen zurückgeht. Die Entdeckung des Heufiebers in England könnte damit zusammenhängen, dass es hier seinen Ursprung hat. Auf jeden Fall haben in England 1796 – mit Edward Jenners Entdeckung der Pockenimpfung – die Impfungen angefangen und damit die Einbringung von fremdem Eiweiß in menschliches Bindegewebe und auch in das Immunsystem. Es war von Anfang an klar, dass das Heu bei alldem nur eine untergeordnete Rolle spielte, denn die Landbevölkerung hatte zwar am meisten mit Heu, aber am wenigsten mit Heufieber zu tun. Und sie war in deutlich geringerem Maß geimpft als die Stadtbevölkerung. Die Tatsache, dass der Heuschnupfen anfangs am häufigsten in den Teenagerjahren begann, hat psychosomatisch gesehen wahrscheinlich mit dem Durchbruch der Sexualität in dieser Zeit zu tun, dies findet aber auch eine Parallele in der zweiten Pockenimpfung im zwölften Lebensjahr. Ab 1875 hatte in Deutschland das Reichsimpfgesetz diese Vorgehensweise vorgeschrieben. Damals gab es nur die Pockenimpfung, heute ist es eine Vielzahl von Schutzimpfungen, die früh gegeben werden – und wir diagnostizieren immer mehr Allergien, nicht nur gegen Pollen, schon in der Kindheit. Viele einzelne Beobachtungen und Untersuchungen verweisen auf diesen Zusammenhang.

Anfang des 20. Jahrhunderts war der Heuschnupfen noch äußerst selten, besonders unter der Landbevölkerung. Am meisten trat er in den Städten auf und hier bevorzugt bei Kindern aus den besseren Kreisen. Das aber waren auch genau die damals bevorzugt Geimpften. Denn trotz gesetzlicher Regelungen gab es immer noch ein Stadt-Land-Gefälle und auch eines in sozialer Hinsicht. Einige Untersucher belegen, dass der enorme Anstieg der Heuallergien unter Kleinkindern in die sechziger Jahre fällt, in denen – »zufällig«? – auch die Mehrfachimpfungen eine Massenbasis fanden. Das hier für Heufieber Ausgeführte gilt aber in ähnlicher Weise auch für die Situation bei der Neurodermitis, unter der heute schon zwei Millionen Menschen allein in Deutschland leiden.

Das Wort Allergie bedeutet *anders reagierend*. Es geht auf das griechische Wort *allos* für *anders* oder *fremd* zurück. Wobei aus den oben angedeuteten und keineswegs bewiesenen Zusammenhängen noch nicht gesagt ist, dass dieses immer häufiger werdende Andersreagieren großer Bevölkerungskreise auf das Einbringen von fremdem Eiweiß oder von den anderen Bestandteilen des Impfstoffes zurückzuführen ist. Immerhin wird eine Fülle von Zusatzstoffen mit den Impfflüssigkeiten in den Körper gebracht, die eben die Erreger abschwächen und oft auch unerwünschten Reaktionen vorbeugen sollen. Von einigen wie Formaldehyd ist bekannt, dass sie nicht nur Allergien, sondern auch Krebs mit auslösen können.

Aber es ist eben nicht nur an die Allergien, sondern auch an die Autoimmunerkrankungen zu denken, die ebenfalls einen unerklärlichen und erschreckenden Aufwärtstrend zeigen. Hinzu kommen noch all die im seelischen Bereich sich häufenden Aggressionsprobleme bei Kindern im Sinne der Hyperaktivität. Auf der Ebene urprinzipiellen Denkens wäre ein Zusammenhang zur Aggressionsvermeidung im gesellschaftlichen Leben, die sich auch in den Massenimpfungen widerspiegelt, durchaus naheliegend. Allerdings wäre zu bedenken, dass im selben Zeitraum der zunehmenden Impfungen und Allergien auch die allopathischen Therapien zugenommen haben. In der Zunahme dieser Unterdrückungsmaßnahmen könnte ebenfalls eine Erklärung für den rasanten Anstieg von Allergien in der Bevölkerung liegen.

Mit dem Aggressionsthema hat auch die gesetzliche Vorschrift des Impfens zu tun. In Italien wurde die Impfung lange mit Polizeigewalt erzwungen; später wurden nicht geimpfte Kinder von der Schule ausgeschlossen. In Deutschland, wo der Zwang zur Pockenschutzimpfung erst 1983 aufgehoben wurde, avancierte die Polizei jahrelang ebenfalls zum Helfer der Gesundheitsämter und der Impfstoffe produzierenden Industrie. Heute werden in Österreich Kinder von Wandertagen ausgeschlossen, wenn sie nicht gegen FSME (»Zecken«) geimpft sind. Dort blicken von Werbeflächen wahre Zeckenmonster auf die Bevölkerung herab und lehren sie das Fürchten beziehungsweise das Impfen, was über weite Strecken dasselbe ist. Im von der Pharmaindustrie unabhängigen deutschen *Arznei-Telegramm* war 1991 allerdings zu lesen: »Einem

Risiko von 1:78 000 durch Erkrankung nach Zeckenbiss in ›Endemiegebieten‹ steht nach unseren Daten – ohne Berücksichtigung der erheblichen Dunkelziffer – ein Risiko von Impffolgen unterschiedlichen Schweregrades von 1:32 000 gegenüber. Demnach ist die Chance auf eine Nebenwirkung bei der Impfung doppelt so hoch wie die Erkrankungswahrscheinlichkeit nach einem Zeckenbiss.«

Auch die Diskriminierung und Verunglimpfung der Impfgegner seitens der etablierten Medizin und der Industrie hat sicher mit in die Irre geleiteter Aggression zu tun, wie auch die Ablehnung von 6000 Anträgen auf Schadensersatz nach Impfschäden bei Anerkennung von nur 2000 Fällen in Deutschland.

Nicht Edward Jenner, sondern Ignaz Semmelweis und den Sozialreformern muss unser Dank gelten bezüglich des verbesserten Schutzes vor den großen Seuchen. Jenner selbst hat im Übrigen noch auf seinem Sterbebett seine eigene Impfung als Monstrum bezeichnet und den Fehler erkannt. Doch seine Entdeckung war bereits zum Selbstläufer geworden in einer Schulmedizin, die sonst gar keine Vorbeugung zu bieten hat.

Relativ guten Schutz bieten anstelle der Impfungen körperliche Abhärtung im Sinne eines gut trainierten Immunsystems und eine engagierte Auseinandersetzungsbereitschaft hinsichtlich seelischer und gesellschaftlicher Entwicklungsprobleme. Die diesbezüglichen Ratschläge wurden bereits gegeben. Zusätzlich wäre an die Möglichkeit der homöopathischen Impfung mit Hochpotenzen zu denken, die Ravi und Carola Roy[40] empfehlen. Diese gewährt – aus meiner Sicht – zwar keinen absoluten, aber doch einen relativen Schutz, und sie ist sicher ungefährlich. Da auch denjenigen, die sich alles ersparen wollen, nichts erspart bleibt, wie das Leben immer so anschaulich vorführt, ist die umgekehrte Einstellung dringend zu empfehlen, sich nämlich nichts Wesentliches ersparen zu wollen, weil man dann wenigstens auf alles gefasst und folglich im besten Sinne gerüstet und kampfbereit ist.

In der Praxis spricht also einiges dagegen, sich und seinen Kindern durch Impfungen alles Mögliche ersparen zu wollen. Es scheint einfach nicht zu gelingen, sondern häufig im Gegenteil zu enden – wohl vor allem, weil das Schicksal mit so durchsichtigen Tricks nicht auszuspielen ist. Der Gedanke, einem halbjährigen

Kind eine Sechsfachimpfung zu verabreichen, weil man ihm sechs einzelne Einstiche ersparen will, ist menschlich und verständlich. Diese Impfung überfordert aber den kleinen Organismus so gewaltig, dass man natürlich das Gegenteil des Erhofften erreicht.

Andererseits spricht nichts Grundsätzliches gegen den Gedanken der Impfung, nur scheint er mit den bisherigen Methoden mehr Schaden als Nutzen anzurichten. An sich ist – wie schon erwähnt – die Idee, den Organismus frühzeitig und in einer Situation, in der er bestens bei Kräften ist, mit zu erwartenden Herausforderungen vertraut zu machen, sehr stimmig. Insofern ist das Prinzip Impfung auch aus einer spirituellen Sicht nicht von vornherein abzulehnen, etwa nach dem Motto: »Ich vertraue auf mein Schicksal und werde nur bekommen, was ich sowieso bekommen soll.« Nach dieser naiven Einstellung könnte man auch vor dem Überqueren einer Straße auf den Blick nach rechts und links verzichten. Es scheint eben kein Zufall zu sein, dass wir Augen haben, und diese sollten wir auch benutzen. Dementsprechend ist es sicher kein Zufall, dass wir das Prinzip der Impfung entdeckt haben. Wir sollten nur abwägen, ob der Nutzen den Schaden überwiegt, was im Augenblick nicht der Fall zu sein scheint. Im Islam gibt es diesbezüglich ein schönes Sprichwort: »Binde dein Kamel an, und vertraue auf Gott!« Wer sein Kamel gar nicht erst anbindet, fordert Gott heraus und wird von ihm entsprechend therapiert.

Allergien

Kaum ein Krankheitsbild hat in den letzten Jahrzehnten so zugenommen wie die Allergien, die sich damit als eines der zentralen unbewältigten Themen der Gegenwart zu erkennen geben. Diese Zunahme der Allergien in den letzten zwanzig Jahren kann ich selbst aus der Praxis bestätigen, in Zahlen liest sich das so: Als ich Examen machte, musste ich wissen, dass etwa jeder zehnte Bundesbürger allergisch reagiert. Heute geht man bereits davon aus, dass jeder dritte betroffen ist. Inzwischen kommt so gut wie jeder Stoff als Allergen infrage; fast jede Körperregion kann zum Schauplatz dieses inneren Stellvertreterkrieges werden.

Im Vergleich zu den Infektionskrankheiten stellt die Allergie eine Eskalation der Aggressionsproblematik dar. Während es sich bei den Erregern von Infektionen immerhin noch um potenziell gefährliche Gegner handelt, kann man dies von den Allergenen nicht behaupten. Die meisten Auslöser von Allergien sind harmlos oder sogar ausgesprochen gesund wie die Blütenpollen, die sich andere Menschen gerade zum Zweck der Abwehrsteigerung einverleiben. Wenn solche harmlosen Stoffe bis aufs Blut bekämpft werden, muss das dahinterliegende Problem gewaltig sein. Hinzu kommt, dass es bei Allergien im Gegensatz zu bakteriellen Infektionen keine Inkubationszeit gibt, während der das Abwehrsystem seine maßgeschneiderten Lenkwaffen, die Antikörper, produziert. Wenn diese Zeit ausfällt und der Krieg ohne Vorwarnung sofort beginnt, muss man davon ausgehen, dass die Waffenarsenale des Körpers bereits gefüllt waren und es offenbar immer sind. Die Abwehr des Allergikers kann jederzeit sofort losschlagen.

Auch spielt es bei der Allergie kaum eine Rolle, mit wie vielen Allergenen der Betroffene in Berührung kommt, die Reaktion ist immer heftig und gleichsam maximal. Es hat damit zu tun, dass der Organismus im Allergen nicht so sehr einen bestimmten Stoff als vielmehr ein Symbol bekämpft. Symbole aber wirken durch ihr Bild und dessen Bedeutung; ihre Zahl ist dagegen weniger wichtig. Wenn also jemand gegen ein an sich harmloses Symbol sofort und mit der ganzen Kampfkraft seines ständig randvollen Waffenarsenals losschlägt, muss man davon ausgehen, dass er immer bis an die Zähne bewaffnet ist und ein größeres Aggressionsproblem mit sich herumschleppt.

Der Mechanismus der Allergie ist leicht zu durchschauen und ergibt sich aus dem Verständnis der Entzündung. Bei der Allergie sind lediglich Erreger durch Allergene ersetzt, die das Abwehrsystem mit denselben Methoden verfolgt und in heißen Schlachten bekämpft wie die Erreger. Der Unterschied liegt lediglich darin, dass der Allergiker keinerlei Zeit mehr braucht, um sich auf seinen vermeintlichen Gegner einzustellen. Das Abwehrsystem hat sich bereits bei früheren Gelegenheiten reichlich auf die Allergene eingeschossen.

Die Worte Gegenwehr oder Abwehrkampf sind hier nicht unproblematisch, weil im Grunde gar kein Angriff stattfindet. Während die Erreger den Organismus oft mit eindeutig aggressiven Absichten heimsuchen, ist das bei Allergenen eine reine Unterstellung. Blütenpollen führen gegen Menschen nichts im Schilde und wollen sich nicht in oder auf ihnen ansiedeln wie Pilze, Bakterien und Viren. Pollen greifen nicht aktiv an, sondern lassen sich vom Wind passiv treiben in der Hoffnung, irgendwo hinzugelangen, wo sie befruchtend wirken können. Ihr Ziel ist eine neue Pflanze, aber gewiss kein Eroberungskrieg in der Lunge eines Allergikers. Wenn die Betroffenen entsprechend heftig auf ihre absichtslose Anwesenheit reagieren, ist das deren Angelegenheit und gänzlich einseitig.

Bei den Heuschnupfenkranken wird diese Situation besonders deutlich; sie gilt aber in ähnlicher Weise auch für alle Allergiker: Sie fühlen sich angegriffen oder zumindest bedroht von völlig harmlosen Stoffen, die nicht das Geringste von ihnen wollen. Die allerschlimmsten Absichten werden auf sie projiziert, und der Verdacht liegt nahe, dass es sich dabei um eigene unbewusste Motive handeln muss. Wie kriegerisch heiß das Thema ist, zeigt unser Umgang damit. Zur einschlägigen Heuschnupfenzeit folgt in allen Medien auf den Wetterbericht eine Art Kriegsberichterstattung für Allergiker, die etwa gefährlichen Blütenpollenflug im Raum XY meldet. Wie man sechzig Jahre zuvor vor Bombergeschwadern warnte, geschieht es nun vor Pollen. Allergiker finden das meist angemessen und verhalten sich denn auch wie Menschen im Krieg. Als Reaktion auf die Pollenflug-Durchsage meiden sie die gefährdeten Gegenden.

Ähnlich geht der Katzenhaarallergiker davon aus, dass man ihn gefälligst vor Katzen zu schützen habe, ganz so, als sei die Katze an sich problematisch. Auf diese Weise versucht er, wie andere Allergiker – und wie die meisten Menschen moderner Gesellschaften auch – sein Problem in der Projektion zu lösen: Die Katze ist schuld. In Wahrheit ist er es, der ein Problem mit Katzen hat. Er reagiert mit einem bedrohlichen inneren Kampf auf sie.

Betrachtet man die Thematik mit einigem Abstand, fällt auf, wie eindeutig und einseitig das Aggressionsproblem bei den Allergikern selbst liegt und nicht einmal ausnahmsweise bei den Allergenen. Sie werden lediglich von der anderen Seite benutzt, um deren eigenes aggressives Problem darzustellen, ähnlich wie ja auch der Körper lediglich als Bühne für ein Bewusstseinsthema benutzt wird. Wir werden trotzdem den Anteil der Allergene später noch in ihrer Symbolik finden.

Genauso rasch wie das infektiöse verrät das allergische Geschehen, dass Aggression das zentrale Thema ist. Das Abwehrsystem bekämpft Allergene nicht weniger als Erreger, eher mehr und vor allem irrationaler. Seine Abwehrbemühungen bekommen dabei etwas Überzogenes, ja Groteskes. Während sie bei Erregern wesentlich von deren Bedrohlichkeit abhängen, laufen sie bei Allergien nicht selten mit irrationaler Wucht ins Leere.

Allerdings sind die Abwehrmaßnahmen bei der Allergie mehr auf Vermeidung ausgelegt und weniger auf heißen Kampf wie bei Entzündungen, was sich schon daran zeigt, dass viel seltener Fieber auftritt. Bei der Allergie stehen Widerstand, Abgrenzung und Verbarrikadierung im Vordergrund. Alles schwillt zu: die Körperöffnungen, sogar die Poren der Haut. Der Allergiker legt sich in der akuten Reaktion ein dickeres Fell gegen die Gefahr zu. Verbarrikadierung führt auf Dauer zu Leblosigkeit, weshalb sich Allergiker im Winter, wenn alles schneebedeckt ist, am wohlsten fühlen, sowie in relativ leblosen Gegenden wie Salzwüsten und auf

Bergeshöhen. Vermeidungsstrategie steht auch bei Impfungen im Vordergrund. So ist (ana-)logisch, dass Impfungen Allergien begünstigen, wenn auch natürlich nicht verursachen.

Beim allergischen Asthma kann die übertriebene Abwehr im Status asthmaticus sogar das Leben kosten. Irrational ist der Kampf auf der Körperebene auch deshalb, weil zum Beispiel die vereinigten Pollenallergiker dieser Erde nicht die geringste Chance haben, die Pollen durch ihren aufopferungsvollen Kampf auch nur merklich zu reduzieren. Sie können ihnen nicht einmal spürbar Schaden zufügen. Dieser liegt ausschließlich beim Allergiker selbst. Würde es den Allergikern und ihren Unterstützern aufseiten der Schulmedizin tatsächlich gelingen, alle Pollen auszuschalten, wäre das noch deutlicher das Ende dieser Welt als der angestrebte Sieg gegen die Erreger.

Die Aggression geht also von den Allergikern aus und bleibt auch in ihren Auswirkungen weitgehend auf diese beschränkt. Natürlich ist es ebenfalls ein Todesurteil für den einzelnen Pollen, wenn er von einem Allergiker eingeatmet wird, aber das geschähe ihm bei jedem anderen Menschen genauso und liegt mit im Schicksal der Pollen, die ja gerade deswegen so ungeheuer zahlreich sind, weil so viele verloren gehen. Ob es dagegen in der Bestimmung eines Menschen liegt, seine vitalen Kräfte fast ausschließlich im innerlichen Kampf gegen harmlose Pollen zu erschöpfen, darf angesichts der Tatsache, dass gesundete Allergiker sich wesentlich besser fühlen, wenn sie ihre Lebenskraft wieder auf anderen Ebenen bewusst einsetzen können, bezweifelt werden.

All das ist den Betroffenen ganz oder weitgehend unbewusst, sonst müssten sie es nicht im Körper ausleben. Einmal mehr wird hier die Körperbühne zu jener stellvertretenden Plattform, die ein Thema übernimmt, das im Bewusstsein weder Zeit noch Raum bekommt. Wie aggressiv das zugrunde liegende Geschehen ist, zeigt sich sowohl auf der äußeren Haut- als auch auf der inneren Schleimhautebene. Allergien spielen sich vor allem an Grenzflächen ab. Bei den Hauterscheinungen, etwa beim Nesselfieber, kommt es zur typischen Anschwellung, Rötung und Erhitzung – alles Symptome, durch die auch Entzündungen gekennzeichnet sind.

Eine Verdickung der Haut im Sinne des Anschwellens wäre zuerst einmal als Versuch zu sehen, die Grenze zu verstärken. Wenn es im weiteren Verlauf zu einem Aufbrechen kommt – bis hin zum Nässen und Bluten –, spricht dies in der bildlichen Sprache des Körpers dafür, dass die Lebenssäfte hinausdrängen und die Grenze überschritten werden muss. Zu Letzterem kommt es vor allem im Zuge des Juckens und des dadurch ausgelösten Kratzens. Hier macht der Körper nicht nur sehr deutlich, was zu geschehen hat. Es ist auch geradezu schwierig, seinen Handlungsanweisungen nicht Folge zu leisten. Wenn uns etwas juckt, reizt es uns, gleichgültig, ob es sich dabei um eine Pustel auf der Haut oder um ein Thema im Bewusstsein handelt. Wir wollen uns Zugang zu diesem Bereich verschaffen, und das geschieht an der Oberfläche kratzend und sodann in die Tiefe bohrend. Dass wir dadurch den Reiz vernichten, liegt in der Natur der Sache. Sobald die Haut aufgekratzt ist, lässt der Juckreiz nach. Sobald das Thema angepackt ist, fühlen wir uns irgendwie *aufgekratzt* und erleichtert. Das Ganze juckt und kratzt uns jetzt nicht mehr besonders. Im blutigen Geschehen auf der Haut, aber auch wenn jemand im übertragenen Sinn bis aufs Blut gereizt wird, zeigt sich die aggressive Auseinandersetzung an Grenzbereichen.

Bei Allergien im Darm- und Lungenbereich finden die Auseinandersetzungen ebenfalls an Grenzflächen statt, denn die Schleimhäute dieser Organe fungieren genauso als Grenzen nach außen. Erst das, was auch die Schleimhaut passiert hat, befindet sich wirklich im Körperinnern.

Im Fall des Heuschnupfenallergikers oder des Asthmatikers kommen mit Husten, Niesen, Schnauben und Keuchen offensichtlich aggressive Äußerungen hinzu. Auch im Zuschwellen von Augen und Bronchien zeigt sich ein Abwehrgeschehen. Im *bellenden* Reizhusten oder im aggressiven Husten*stoß* verrät sich die aggressive Komponente. Betrachtet man den physiologischen Ablauf des Hustens, so baut sich enormer Druck auf, um sich dann explosionsartig nach außen zu entladen – ähnlich wie beim Niesen, bei dem die Tröpfchen die Nase in der Geschwindigkeit von etwa einhundertfünfzig Stundenkilometern verlassen. Wer vor Sekret, das ihm Nase oder Bronchien verstopft, oder vor Wut schnaubt, gleicht demjenigen, der anderen *etwas hustet*. Hier werden Aggressionen laut. Besser wäre es natürlich, sie über die verbale Ebene rechtzeitig zu äußern. Ein *schlagfertiger* Mensch erspart sich manches an Husten und Schnauben und auch manchen *Ausschlag*.

Auf der Ebene der Zellen ist die aggressive Komponente noch deutlicher. Die Antikörper stürzen sich in Massen auf die Allergene. Diese Tatsache belegt außerdem wieder einmal, von wem die Aggression ausgeht. Allergene machen von sich aus nichts, sie dringen nicht einmal ein, sondern werden passiv eingeatmet oder gelangen ohne ihr Dazutun auf die Haut. Auch eine Tröpfcheninfektion mit Bakterien geschieht zwar zuerst einmal passiv, aber es liegt doch im Sinn dieser Erreger, den Menschen zu attackieren. Bei der Allergie ist es immer das körpereigene Abwehrsystem, das den Vernichtungskrieg beginnt. Seine Antikörper stürzen sich in Kamikaze-Manier auf die Allergene, verkleben mit ihnen und gehen anschließend gemeinsam zugrunde. Diese selbstmörderische Kampftechnik ist also durchaus nicht von den Japanern im Zweiten Weltkrieg erfunden worden, sondern war schon immer eine bewährte Methode des Organismus, mit Erregern oder Allergenen fertig zu werden. Offensichtlich ist die Infektionsbekämpfung die viel ältere und sinnvollere Aufgabe des Immunsystems; die Auseinandersetzung mit Allergenen ist eine Art Systemfehler, der erst viel später in der Entwicklungsgeschichte auftritt.

Was nämlich im Kampf mit Infektionen durchaus sinnvoll ist, bringt in Bezug auf Allergien nur Nachteile. Bei Entzündungen sind die Kampfmaßnahmen angemessen, weil es sich hier buchstäblich um Materialschlachten handelt. Die Kriegstaktik beider Seiten ist gleich. Da die Erreger vor allem auf Vervielfältigung setzen, antwortet das Abwehrsystem darauf mit massenhafter Antikörperproduktion durchaus angemessen. Auch der Zweite Weltkrieg wurde in Europa auf dieser Ebene gewonnen. Bei Allergien liegt das Problem aber anders, weil die »eingebildeten« Angreifer meist nur in geringer Zahl an den Grenzen des Körpers auftreten und trotzdem eine starke Überreaktion des körperlichen Waffenarsenals hervorrufen. Andererseits treten sie insgesamt gesehen in einer solchen Überzahl auf, dass sie niemals durch Massenproduktion von Antikörpern zu vernichten wären. Im Gegenteil sind es die Mengen an Kriegsschrott, die schnell zu einem ernsten Problem werden. Das Abwehrverhalten des Organismus ist sowohl ausgesprochen aggressiv als auch unangemessen. Man könnte sagen, dass er mit den Methoden der Vergangenheit gegen eine Bedrohung kämpft, die sich sein Bewusstsein in der Gegenwart einbildet. Somit hat jede allergische Reaktion etwas von Don Quichottes ritterlichem Kampf mit den Windmühlenflügeln. Hier wird auf der falschen Ebene mit unangemessenen Maßnahmen auf eine Situation reagiert, die nur im Bewusstsein zu bewältigen ist. Dies zeigt auch die Tatsache, dass Allergien im Zustand der Bewusstlosigkeit gar nicht auftreten beziehungsweise wie rasch sie bei einer krassen Bewusstseinsverlagerung etwa im Rahmen einer akut auftretenden Psychose verschwinden. Ihr Wiedereinsetzen ist dann ein verlässliches Zeichen, dass die Psychose überwunden ist.

Zusammenfassend sei wiederholt: Wenn man von einigen chemischen Lösungsmitteln absieht, gibt es keine objektiv gefährlichen Allergene. Auf der physischen Ebene, wo der Krieg geführt wird, sind sie harmlos oder sogar gesund. Ihre Gefährlichkeit liegt auf anderen Ebenen, und so erhärtet sich der Verdacht, dass es sich um einen Stellvertreterkrieg handelt. Im Bewusstsein nicht akzeptierte Aggression sinkt in den Körper und wird hier auf unerlöster Ebene in Form von Krieg *deut*lich. Der Allergiker ist ein aggressionsgestauter Mensch, der sich dieser Situation nicht bewusst ist. Seine Waffenarsenale sind bis an den Rand gefüllt; die Munitionsfabriken seines Abwehrsystems im Knochenmark arbeiten ständig auf Hochtouren. Allerdings produzieren sie ihre gefährlichen Lenkwaffen lediglich gegen einen oder wenige, noch dazu recht zweifelhafte Gegner, die von sich aus niemals angreifen. Wie es zu dieser eigenartig unsinnigen Kriegsbesessenheit gegen vermeintlich harmlose Feinde kommt, kann weiteren Aufschluss über die Allergie geben.

Allergie und Ausländerfeindlichkeit

Wer ein wenig zwischen den Zeilen liest, erkennt unschwer eine auffällige Parallele zur schon behandelten Ausländerfeindlichkeit, eines Krankheitssymptoms moderner Industriegesellschaften, das einen ähnlichen Anachronismus wie die Bekämpfung von Allergenen darstellt. Vor sehr langer Zeit mögen Fremde im eigenen Revier ein Grund zu aggressiven Kampfmaßnahmen gewesen sein. Heute sind die Fremden im Wesentlichen eingeladen worden und machen für uns die Drecksarbeit, die wir nicht mehr verrichten wollen. Sie hätten also Gastfreundschaft verdient. Bei den Ausländerfeinden scheinen sich aber neben all den schon besprochenen Projektionsmechanismen uralte unbewusste Muster durchzusetzen, die mit Angst vor Fremdem oder vor Überfremdung zu tun haben.

Mit den einzelnen Ausländern hat das wahrscheinlich so wenig zu tun wie die Allergie mit den Pollen selbst. Trotzdem werden sie aber wie die Pollen zu Opfern, weil sie etwas symbolisieren, das aufgrund des alten unbewussten Musters eine Art Amoklauf der aggressiven Systeme auslöst. Selbst die Zahlenverhältnisse sind ähnlich. Es gibt ebenso unglaublich viel mehr Ausländer, als man je niederkämpfen könnte, wie es unübersehbar mehr Pollen gibt, als man mit seinen Antikörpern zu neutralisieren vermöchte. Aber offensichtlich geht es bei beiden Krankheitsbildern wohl nur darum, dass man zu viel Angst hat, im eigenen Revier etwas Fremdes zu dulden.

Wie der Allergiker ist auch der Ausländerfeind aggressionsgestaut und sich dieser Situation nicht besonders bewusst. Liebend gern würde auch er aufrüsten und seine Waffenarsenale bis an den Rand füllen. Seine Gegner machen ebenfalls als solche nicht viel her. Niemals würden sie von sich aus angreifen, und nie könnten sie ihm gefährlich werden. Auch sie erhalten ihr ganzes Bedrohungspotenzial aus ihrer Symbolik. Fremde stehen für das, was einem an und in sich selbst fremd ist, und Behinderte und Schwache für das, was an einem selbst hinderlich und schwach ist. Ein starker, mutiger Mensch würde das bei sich selbst angehen; schwache, feige Menschen wie die Ausländerfeinde bearbeiten es jedoch in der Projektion.

Anlässlich solcher Parallelen zwischen Allergikern und Ausländerfeinden wäre es eine Untersuchung wert, wie viele Allergiker unter den rechtsradikalen Ausländerfeinden anzutreffen sind. Wahrscheinlich wären es verhältnismäßig wenige. Denn auch wenn sie eine so primitive Bearbeitungsebene für ihren Aggressionsstau wählen, ist es aber doch zumindest eine Art Aktion, und sie werden mit ihren Aufmärschen und Menschenjagden einige Energien los.

An diesem Beispiel lässt sich auch gut zeigen, wie viel gnädiger wir mit körperlichen Symptomen umgehen als mit geistig-seelischen oder sozialen. Während es in meinem Freundeskreis keinen einzigen Ausländerfeind gibt, habe ich gar nichts gegen Allergiker einzuwenden.

Die Be-Deutung der Allergene

Im weitesten Sinn wird in Allergenen Schmutz, das heißt alles Unreine und Unwerte, bekämpft, wobei es verschiedene Untergruppen zu unterscheiden gilt. In allen Fällen ist den Betroffenen jedoch der inhaltliche Zusammenhang unbewusst, auch wenn Allergien geradezu Bewusstsein voraussetzen. Was auf den ersten Blick als Widerspruch erscheinen mag, ergibt auf den zweiten umso mehr Sinn. Der Intellekt spielt bei der Allergie wie bei allen Krankheitsbildern nur eine untergeordnete Rolle. Konkret ist es völlig unwichtig, ob der Allergiker den inhaltlichen Zusammenhang zwischen seinem Symptom und seinem Allergen vernunftmäßig durchschaut. In manchen Fällen ist den Betroffenen der Zusammenhang auf diesem Weg nicht einmal nachvollziehbar. Die Allergie macht so unsere Verbindung zu jenem viel größeren Bereich des Unbewussten deutlich. Selbst wenn Betroffenen wie zum Beispiel Kindern der Zusammenhang zwischen ihrer Penizillinallergie und der Tatsache, dass Aspergillus penicillinum ein Schimmelpilz ist, gänzlich unbekannt ist, kann der Schimmel als Symbol für Schmutz und Verkommenheit unbewusst von ihnen bekämpft werden. Es reicht aus, dass im vorherrschenden Bewusstseinsfeld der jeweiligen Gesellschaft, in der das Kind lebt, ein Wissen um diesen Zusammenhang existiert.

Wird Bewusstsein bis in seine letzten Tiefen ausgeschaltet, entzieht dies der Allergie den Boden, wie sich schon an ihrem Verschwinden zeigt, wenn ihre Besitzer in eine tiefe Narkose oder in psychotische Welten abtauchen. Tatsächlich wird sogar den meisten Patienten die inhaltliche Verbindung zu ihrem Allergen unbekannt sein. Sie aufzudecken ist ein erster, aber noch nicht ausreichender Schritt zur Besserung. Heilung kann erst eintreten, wenn die Erkenntnis noch tiefere Ebenen als die intellektuelle einbezieht.

Dass das Bewusstsein ein entscheidenderer Faktor ist als der objektive Schmutzgehalt, wird deutlich, wenn schon das Bild des betreffenden Allergens die typische Symptomatik auslöst. Ein kleiner Asthmapatient mit Stauballergie reagierte auf den Anblick einer rauchenden Dampflokomotive im Film mit einem Asthmaanfall. Ein Mädchen mit einer seltenen Rosenallergie bekämpfte einen vom Oktoberfest mitgebrachten Strauß aus Plastikrosen genauso heftig wie echte Rosen.

Bei Kindern genügt sehr häufig schon das reine Symbol, was den Bewusstseinsaspekt der Allergie weiter untermauert. Wenn man diesen Gedanken weiterverfolgt, ist schnell jeder ein Allergiker, denn auf irgendeinen Menschen wird er irgendwann *allergisch reagieren,* wie es umgangssprachlich heißt. Doch wollen wir die Allergie hier im Wesentlichen auf jene Überreaktionen beschränken, bei denen ein – wenn auch noch so geringer – physischer Kontakt mit dem betreffenden Allergen erfolgt. Aber natürlich sind die Grenzen in den seelischen Bereich fließend. Es zeichnet die Allergie ja geradezu im Gegensatz zur Infektion oder auch zur Vergiftung aus, dass es nicht um die Menge der »Schadstoffe« geht. Wenn aber auch der Kontakt mit wenigen Molekülen oder sogar einzelnen Atomen genügt, eine Reaktion hervorzurufen, ist es natürlich leicht vorstellbar, dass auch noch feinstofflichere »Berührungen« wie Bilder oder Gefühle Wirkung zeigen. Das konkrete Bild oder oftmals auch nur die Vorstellung davon kann dann genauso allergisierend wirken. Ein ähnliches Phänomen treffen wir auch bei Entzündungen an, bei denen manchmal bereits der Anblick von Herpesblasen auf den Lippen einer anderen Person genügt, um eine Infektion auszulösen. Ja, selbst die Vorstellung von Schmutz und der Gedanke an Ekel können beim Herpes genitalis bereits die entsprechende Symptomatik hervorbringen.

Damit ist es auch nicht so erstaunlich, dass fast körperlose Therapieverfahren, wie etwa die rein auf Schwingungsbasis ablaufende Moratherapie, helfen können. Natürlich geht die Psychotherapie diesbezüglich am weitesten. Hier wirken »nur« Gedanken, Bilder, Emotionen und Gefühle und machen gerade deswegen den tiefsten Wandel möglich.

Solange es sich also um eine rein seelische Abwehrreaktion handelt, sprechen wir im medizinischen Sinn im Allgemeinen noch nicht von Allergie, selbst wenn die Grenzen zwischen rein seelischer und »normaler psychosomatischer« Allergie sehr fließend sind. Aber einfach alle Menschen als Allergiker zu bezeichnen bringt uns nicht weiter, auch wenn es durchaus Sinn macht zu erkennen, dass wir hier schnell alle im selben Boot sitzen und die Tendenz haben, immer allergischer zu reagieren. Wenn die Zuwachsraten weiter so groß sind, werden die Allergiker in Deutschland bald die Mehrheit stellen.

Ein Mensch ohne jede Abwehr und Abneigung gilt uns mit Recht als Heiliger. Tatsächlich ist eines der zentralen Kriterien bei Erleuchteten, dass sie alle Widerstände aufgegeben haben und ganz entspannt im Hier und Jetzt leben, wie immer das gerade aussehen mag. Sie reagieren auf alles situationsgerecht und jedenfalls nicht übertrieben oder gar allergisch, weil sie – frei von allen Bindungen und losgelöst von Vergangenheit und Zukunft – in diesem Augenblick angekommen sind. Ganz ohne allergische Reaktion auch im seelischen Sinn zu sein ist also ein Fernziel des Entwicklungsweges. Ohne allergische Reaktion auf die Stoffe dieser Welt auszukommen ist dagegen ein Zustand relativer Gesundheit, den wir hier bereits als nicht allergisch bezeichnen wollen, auch wenn es bei den Betreffenden im seelischen Bereich durchaus noch allergische Reaktionen geben mag. Wer also »nur« auf seinen Chef oder Partner allergisch reagiert, hat zwar mit dem Thema zu tun, wird aber im Folgenden nicht als Allergiker bezeichnet, auch wenn er bereits beginnen könnte, sich im vorbeugenden Sinn mit dem anstehenden Ausdruck von Aggression anzufreunden.

Die Basis des Krieges ist die auf Verwirklichung drängende Aggression; sein Ziel kann in den jeweiligen Kriegsgegnern deutlich werden – das gilt auch für die Allergie. Heute könnte fast jeder Stoff zum Allergen werden, an den klassischen Vertretern lässt sich die Thematik jedoch noch immer am klarsten erkennen.

Beim **Hausstaub**, einem der häufigsten Allergene, ist der Zusammenhang offensichtlich, ist er doch das Symbol für Schmutz schlechthin und jeder engagierten Hausfrau ein Gräuel. Dies wird noch klarer, wenn man bedenkt, dass Staub im Wesentlichen aus dem Kot der Hausstaubmilben besteht. Dass es genauso Allergien gegen **Waschmittel** gibt, mag dagegen auf den ersten Blick der Schmutztheorie diametral widersprechen. Für die Seele liegen jedoch solche Gegensätze immer recht nahe beieinander, und so wird im Waschmittel auch der Gegenpol *deut*lich und entsprechend bekämpft. Inzwischen weiß auch die Psychologie um diesen Zusammenhang und kennt die Nähe zwischen Trinker und Abstinenzler, zwischen Raucher und Antiraucher. Der Volksmund weiß, dass Psychiater den Verrückten recht nahe stehen, und jeder Krimifan akzeptiert, dass Krimineller und Kriminalist gleichermaßen kriminell denken, damit das Ganze spannend wird. Die Gegenpole gehören für die Seele zusammen; sie machen die beiden Seiten der einen Medaille aus, und so gehören auch Schmutz und Waschmittel eng zusammen und beleuchten dieselbe Thematik nur eben von zwei verschiedenen Seiten.

Die wichtige Rolle des Bewusstseins in seiner umfassenden Dimension tritt besonders bei den immer bedrohlicher werdenden **Nahrungsmittel**allergien hervor. Vor zwanzig Jahren, als unser Essen noch in viel stärkerem Maß verunreinigt war, aber kaum jemand davon wusste, waren entsprechende Allergien praktisch unbekannt. Heute, da wir von einem Lebensmittelskandal in den nächsten schlittern und die Lebensmittel wegen häufiger Kontrollen deshalb relativ sauber sein dürften, gibt es eine Fülle von einschlägigen Allergien – mit immer noch steigender Tendenz. Entscheidender als der Verschmutzungsgrad ist also das entsprechende Bewusstsein.

Früher waren die Allergien im Lebensmittelbereich vor allem auf **Gluten**, den Klebstoff im Getreide, beschränkt, was zur Sprue (Zöliakie) führt. Dieser Kleber, der unser Brot zusammenhält, hat recht schmierigen Charakter. All das Schmierige, Glitschige, Schleimige ruft bei manchen Menschen ebenfalls Assoziationen mit Schmutz hervor, samt einer deutlich sexuellen Komponente, die uns später noch beschäftigen wird.

Bei **Milch**allergie richtet sich der Kampf gegen den Grundstoff des Lebens und erscheint besonders unsinnig. Milch sollte eigentlich nicht zu den Grundnahrungsmitteln des Erwachsenen gehören und ist schon gar kein angemessenes Getränk. Selbst im Kindesalter geht es nicht um ihren Flüssigkeits-, sondern Nahrungsaspekt und hierbei hauptsächlich um Fett. Milch ist darüber hinaus die Basis aller typischen Kindernahrung, die hauptsächlich Breicharakter hat. Im Musigen und Breiigen begegnet uns ein Aspekt, der häufig allergische Reaktionen auslöst und in einem weiteren Sinn ebenfalls in den noch zu behandelnden Bereich sexueller Probleme gehört. Das Sexuelle ist mit Schleim und einer glitschigen, rutschigen Atmosphäre assoziiert. Hinzu kommt noch die Assoziation mit dem Mütterlich-Verschlingenden, gegen das sich manche Kinder über diesen Weg unbewusst zur Wehr setzen.

Bei den zunehmenden Allergien gegen **Medikamente** spielt das Bewusstsein – ähnlich wie bei Lebensmittelallergien – die herausragende Rolle, denn erst seit wir eine Ahnung von ihrer Schädlichkeit haben und sich immer mehr Menschen vor chemischen Medikamenten fürchten, sich von ihnen belastet und verunreinigt fühlen, sind die einschlägigen Allergien zu einem wichtigen Thema geworden. Als der Glaube an die Medikamente der Schulmedizin noch ungebrochen war, beschränkte sich das Allergiegeschehen auf den Schimmelpilz Penizillin. In der heutigen Zeit dagegen, in der die Pharmazeutika generell ins Gerede gekommen sind und Skandale sich häufen, greifen Allergien auf alle möglichen Stoffe über. Jene wachsende Bevölkerungsgruppe, die bereits gegen die ganze Schulmedizin *allergisch reagiert*, ist hier allerdings wiederum nicht gemeint, handelt es sich doch um Menschen, denen ihre aggressive Abneigung bewusst ist und die schon deshalb nicht dazu tendieren, das Thema in den Schatten zu drängen. Statt es vom eigenen Immunsystem stellvertretend austragen zu lassen, neigen sie im Gegenteil dazu, bei jeder Gelegenheit gegen den Gegner loszuziehen. Das mag eine Stil- und Geschmacksfrage sein, jedenfalls führt es nicht zu körperlichen Allergiesymptomen.

Bei **Farben, Lösungs- und Konservierungsmitteln** steht ebenso deren Unreinheit und Gefährlichkeit im Vordergrund, die besonders in den letzten Jahrzehnten entlarvt wurden. Die Holzschutzmittel und Farben der sechziger und siebziger Jahre waren zwar viel giftiger, aber da es niemand wusste, lösten sie so gut wie keine Allergien aus, dafür aber sehr viel mehr Vergiftungserscheinungen als ihre chemisch verträglicheren Nachfolger. In den Farben kann darüber hinaus noch die in ihnen symbolisierte Lebendigkeit bekämpft werden; an den Lösungsmitteln kann sich Widerstand gegen alles Fließende und Lösende festmachen.

Auffallend bei **Metall**allergien ist, dass sie ausschließlich unedle Metalle und deren Legierungen betreffen. Sterlingsilber scheint die Grenze der Verträglichkeit zu markieren. Offensichtlich ist auch hier das Wertlose, Unedle das entscheidende Kriterium. Die Logik der Psyche ist dabei nicht mit der des Intellekts vergleichbar. Einer meiner ersten Patienten mit Metallallergie reagierte ausschließlich auf Nickel. Die Suche nach der auslösenden seelischen Verbindung, nach dem eigentlichen Thema seines unbewussten Kampfes, gestaltete sich recht schwierig, bis der Patient bei einer Assoziationsübung zum Thema Nickel auf den amerikanischen Ausdruck *»a nickel and a dime«* kam, der für Kleingeld steht. Als kleines Kind hatte er gelernt, *Geld ist schmutzig*, und war angehalten worden, sich nach jeder Berührung damit die Hände zu waschen. Selbst wenn die Brückenfunktion, die dem Wort Nickel hier zufällt, für den Intellekt unbefriedigend ist, ist sie seelisch jedoch wirksam, wie die entsprechende Allergie zeigte. Als diese verschwand, nachdem der Patient sein problematisches Verhältnis zu Geld geklärt hatte, wurde einmal mehr deutlich, welche für den Verstand verschrobenen Wege die Seele wählen kann, um ihre Anliegen auszudrücken. Wir haben es hier mit Verbindungen und Verknüpfungen zu tun, wie wir sie am ehesten noch aus dem Reich der nächtlichen Träume kennen.

Bei den **Metalllegierungen** handelt es sich um Verbindungen und Verschmelzungen verschiedener Elemente. Sie können der Psyche wegen der Assoziationsmöglichkeiten zu sexuellen Parallelen, wie etwa sexueller Verschmelzung, bekämpfenswert erscheinen.

Die Be-Deutung der überall herumfliegenden **Pollen** ergibt sich aus der Funktion. Es handelt sich um den männlichen Samen der Pflanzen auf seinem Weg zu Befruchtung und neuem Leben. So sind generell alle Arten von Pflanzensamen hier zu nennen, weil jede als Fruchtbarkeitssymbol bekämpft werden könnte. Die Beziehung zwischen Fruchtbarkeit und Schmutz ist auf den ersten Blick schwer herzustellen und für nicht allergisch reagierende Menschen auch gar nicht vorhanden. Den betroffenen Allergikern ist aber das Sexuelle, das Befruchtende in den unbewussten Tiefen ihrer Seele unheimlich und wird für unrein gehalten. Sprachlich erkennen wir diesen Bezug an Ausdrücken wie *dreckige Witze* und *schmutzige Bemerkungen*. In der katholischen Beichte wird danach gefahndet, ob man nicht unkeusche Gedanken gehegt und ob man sich nicht verunreinigt habe. Leider gibt es keine Untersuchungen, ob sich Allergien bei in religiöser Hinsicht sexuell eingeengten Menschen noch stärker häufen als in der übrigen Bevölkerung. Es wäre immerhin denkbar, weil sie wenigstens unbewusst und manchmal sogar bewusst dazu neigen, Sexualität als schmutzig zu empfinden, aber dann meist doch nicht umhin können, sich dem *schmutzigen* Thema und Treiben hinzugeben, weil die Triebe stärker treiben, als die religiösen Verbote hindern können. Dies ist genau die Situation, die zur Verdrängung und Abspaltung von Energien führt.

Nicht zufällig spielt sich das Heuschnupfengeschehen für die meisten Betroffenen vor allem in der Nase ab, die einen deutlichen Bezug zum Sexuellen hat. Es liegen nicht nur alle möglichen Reflexzonen für den gynäkologischen Raum auf ihren Schleimhäuten, sie gilt auch dem Volksmund als Symbol des männlichen Gliedes, wenn es respektlos heißt: »Wie die Nase des Mannes, so auch sein Johannes.« Dieser Bezug ist den meisten zumindest ansatzweise bewusst, warum sonst wäre Nasebohren so verpönt und zugleich so beliebt?

Auf der gleichen Linie wie die Symbolik der verschiedenen Samen liegt auch die Bedeutung vieler **Früchte**. Die als Allergen besonders verbreitete **Erdbeere** macht uns die Deutung leicht. Die pralle rote Frucht lässt an so manches (früh-)reife *Früchtchen* denken. Ausdrücke wie »Ich bin so wild auf deinen Erdbeermund« verlassen recht eindeutig den botanischen Bereich.

Bei **Kirschen** fällt auf, dass sie in der Regel zu zweit in recht symbolträchtiger und ein*deuti*ger Art und Weise am Ast baumeln. Auch gelten sie als verbotene Frucht in Nachbars Garten.

Bei den **Bananen** ist nicht nur die Form verdächtig, sondern häufig kommt auch ihre matschige Konsistenz hinzu, die eine sexuelle Symbolik vermittelt. Unsere Ablehnung alles Matschigen und Schleimigen ist ein kulturelles Phänomen, das mit der generellen Abwertung des Sexuellen im jüdisch-christlichen Kulturraum zusammenhängt. Manchen Indianervölkern gilt der Schleim dagegen sogar als Heimat des Lebens, weil sie beobachten konnten, dass es immer schleimig zugeht, wenn neues Leben gezeugt wird. Sie können folglich auch problemlos ertragen, wenn Mütter ihren Kleinen etwas vorkauen und es zu diesem Zweck sorgfältig einspeicheln. Bei manchen Eingeborenen gilt es sogar als besondere Ehre, wenn einem Fremden leckere Bissen vorgekaut werden. Bei uns dagegen darf etwas einmal Eingespeicheltes auf keinen Fall den Mund verlassen, sonst würgt es viele Menschen bereits vor Ekel.

Die Symbolik hinter **Tierhaar**allergien geht ebenfalls in Richtung Erotik. In den **Katzenhaaren** wie aber eigentlich in jedem Tierfell wird das Animalisch-Weibliche oder auch das Animalisch-Männliche bekämpft. Die Kuscheltiere der Kinder, die sich so gut zum Schmusen eignen, aber auch Ausdrücke wie »Du kleine Wildkatze«, das »katzenhafte Wesen« einer Frau, »kleine Schmusekatze« oder der vielsagende Spruch »Die Katze lässt das Mausen nicht« mögen den Zusammenhang noch erhärten. Nicht umsonst stellen manche *Wildkatzen* ihre Krallen besonders heraus und markieren sie bevorzugt in der Farbe der Liebe und des Blutes. Dass das Mars- und das ihm entgegengesetzte Venusprinzip auf dieselbe Farbe setzen, hat damit zu tun, dass sie sich – wie alle Gegenpole – sehr nahe sind. Das Aufmerksamkeit erheischende Rot bringt neben der Gefährlichkeit vor allem die erotischen Aussichten *deut*lich ins Spiel, wenn *Mann* sich mit einer Raubkatze näher einlässt. Nicht ohne Grund ist die Katze neben ihrer Funktion als Allergieobjekt ein so beliebtes Haustier. Ihr Schnurren und Schmeicheln bei gleichzeitiger Bereitschaft, die Krallen zu zeigen, ihr Eigenwille und ihre Unerziehbarkeit machen sie manchen Menschen zu liebsten Partnern und anderen zu bekämpfenswerten Biestern. Ihr Schnurren wurde in letzter Zeit sogar von der Wissenschaft als heilungsfördernd erkannt.

Katzen sind für ihre Lieblingsspielobjekte, die Mäuse, wahre Lustmörder. Und nachdem sie ausgiebig ihren Raubtiertrieben gefrönt haben, finden sie nichts dabei, das blutverschmierte Maul schmusend am Bein des menschlichen Freundes zu reiben, was ihnen obendrein den Ruf der *Falschheit* einbrachte. So ist es wenig verwunderlich, wenn Katzen einerseits abgöttisch geliebt werden wie im alten Ägypten, wo sie als heilig galten, aber unbewusst von vielen Allergikern auch bis aufs Blut bekämpft werden. Dass manche Allergiker diese Tatsache rundweg abstreiten, darf dabei nicht erstaunen, denn die tieferen Zusammenhänge sind den Betroffenen natürlich unbewusst. Manche Katzenallergiker schwören sogar unaufgefordert, dass sie Katzen lieben, und aus ihrer Perspektive haben sie sicher Recht. Das Schattenthema meint nicht die konkreten Katzen, sondern die Symbolik, für die sie stehen, und es reicht viel tiefer und ist auch weit wirksamer als alle Lippenbekenntnisse. Der Körper macht hier wieder einmal sehr ehrlich, wenn er unter Aufbietung seiner Abwehrkräfte einen erbitterten Kampf gegen die süßesten Schmusekätzchen ficht, sobald er auch nur deren Zuhause betritt. Oft ist dem Allergiker nicht einmal bewusst, in welche Höhle er sich gewagt hat, das heißt, er ahnt vielleicht gar nicht, welcher »Tiger« hier auch noch wohnt. Der trotzdem auftretende Allergieanfall ist dann weniger Beweis für den objektiven Tatbestand der Katzenhaarallergie als vielmehr ein weiterer Hinweis, dass es nicht auf das oberflächliche Wissen im Sinne von Information ankommt, sondern auf die Tiefenwahrnehmung, zu der die Seele allemal fähig ist. Die Betroffenen wittern das Katzenhafte überall, auch wenn sie das selbst gar nicht glauben.

Bei den Allergien gegen **Hundehaare** rangiert die primär aggressive Bedeutungskomponente noch vor der erotischen, wobei Aggression und Erotik gern zusammenspielen und beide Prinzipien als Gegenpole eine enge Beziehung zueinander haben. Liebesbisse und -kratzer stehen im Konkreten dafür, widergespiegelt in der engen Beziehung von Mars und Venus im Mythologischen. Die Umgangssprache verrät das alltägliche Gefühl für diese Verbindung. Man hat sich zum *Fressen* gern, findet jemanden zum An*beißen* und *vernascht* ihn auch gleich. Wer dem Partner liebevoll androht, ihn mit *Haut und Haar zu verschlingen*, überschätzt zwar seine äußeren aggressiven Möglichkeiten, aber keineswegs seine erotischen. Eros/Amor, der Gott der Erotik, ist nicht umsonst ein Kind von Venus und Mars.

Der Hund ist uns als Nachfahre des Wolfes einerseits ein Symbol des Bösen (Wolfes), andererseits aber auch unser bester und liebster Freund im Tierreich. Als Seelenwolf repräsentiert er die dunklen, aggressiven Regungen in uns, die ihn etwa das Rotkäppchen *verschlingen* lassen, aber genauso den treuen Gefährten, der für seinen Herrn durchs Feuer und zur Not sogar bis in den Tod geht. In Mythos und Literatur wurde der Wolf aufgrund seiner zärtlichen Liebe zu den Jungen hin und wieder als Retter und Nährer von Menschenkindern dargestellt – wie Romulus und Remus in der römischen Sage oder Mowgli in Kiplings *Dschungelbuch*. In dem Kinofilm *Der mit dem Wolf tanzt* wurde diese freundschaftlich-liebevolle Seite des Wolfes ebenfalls dargestellt.

Bei den Allergien gegen **Pferde** und ihre Haare steht die Abwehr der Triebe im Vordergrund. Das Pferd symbolisiert als ein dem jovischen Prinzip[41] zugeordnetes Tier die Macht der Triebe, die der Reiter zwischen seinen Schenkeln zu beherrschen lernt. In der Werbung kann man diese Komponente an den Cowboys erleben, die für ihre jeweilige Marke bis in den Herzinfarkt oder Lungenkrebs reiten. Auch wenn hier der Gegenpol so deutlich hervortritt, bleibt die ursprüngliche Absicht der Werbung doch erkennbar und verfängt bei den in ihrer Sucht gefangenen Rauchern ja entgegen aller Vernunft immer noch. Die Macht der Bilder und die Symbolik, die in der Triebbeherrschung beim Reiten deutlich wird, sind zu stark, um von noch so gut gemeinter medizinischer Argumentation erreicht zu werden. Das Pferd steht als jenes mächtige und so unendlich viel stärkere Geschöpf im Vergleich zu seinem Reiter für die triebhafte Urkraft, die auf dem Weg der Menschwerdung zu beherrschen ist. Wird diese Thematik bei ihm angerührt, ist das dem Pferdehaarallergiker einigen Abwehrkampf bis hin zu massiven Asthmaanfällen wert.

Hinter der **Sonne**nallergie verbirgt sich meist eine Allergie gegen die einschlägigen Schmiermittel, die vor der Sonne schützen sollen, wobei hier wohl meist der glitschige Aspekt der Präparate im Vordergrund steht. Der gut geölte, glänzende Körper erscheint nicht nur Bodybuildern als Ausdruck von erotischer Kraft. Sich von einem schönen Fremden einölen zu lassen hat auch immer einen erotischen Aspekt. Zunehmend wird jedoch die Sonne an sich auf der eigenen Haut allergisch bekämpft. Hier mag im Zeitalter des Ozonlochs die Entdeckung der Schädlichkeit der Sonnenstrahlen eine Rolle spielen.

Darüber hinaus ist die Sonne Quelle aller Wärme und wird als solche im Sommer von unzähligen Menschen angebetet. Sie lassen sich von ihr am liebsten nackt liebkosen und bieten die Haut bereitwillig ihren Strahlen zu heißen Küssen dar wie sonst nur dem oder der Geliebten. Dass man sich an der Sonne wie an der Liebe auch verbrennen kann, ist ihnen bewusst, und so wird beides zugleich gefürchtet und gesucht. Der Mangel an Sonne und an Liebe wird gleichermaßen beklagt, und beides geht im Sommerurlaub, der immer auch Sonnenurlaub sein muss, gern Hand in Hand. Dass die Zuwendung und Wärme spendende Sonne Akne bessert, ein Symptom bei mangelndem Durchbruch pubertärer grenzüberwindender Erotik, erstaunt in diesem Zusammenhang wenig.

Auch als Symbol für Licht, Lebenskraft und Individuation ist die Sonne manchen Allergikern bereits bekämpfenswert, denn letztlich richtet sich die allergische Grundhaltung in ihrem Kampf gegen Sexualität und Schmutz gegen das Leben im Allgemeinen. Ohne Sexualität würde menschliches Leben innerhalb einer Generation erlöschen; ohne die schleimig-glitschige Atmosphäre in diesem Zusammenhang wäre es ebenso wenig zu erhalten. Überall, wo Leben entsteht, sind wir mit jenem rutschigen Chaos konfrontiert, das viele Allergiker so hassen – ob wir die Ursuppe betrachten, von der die Wissenschaft annimmt, dass sie das erste Leben hervorbrachte, oder einen Dschungel mit seinem wuchernden Grün oder den nächstgelegenen Tümpel oder Sumpf.

Bei der Sonnenschutzmittel-Allergie könnte auch noch ein Zusammenspiel verschiedener Strömungen vermutet werden, denn wer sich einschmiert, hindert ja auch wieder die Sonnenkraft, ihn wirklich zu berühren. Vielleicht spürt das Unbewusste einiger Sonnenanbeter, die am Strand auf dem Sonnengrill liegen, dass es eigentlich darum ginge, die Sonne als Individuationssymbol tiefer an sich heranzulassen. Das Sonnenöl, das diesen Vorgang verhindert, könnte so zum Feind werden.

Die **Sperma**allergie ist eine noch sehr seltene, aber sehr *deutliche* Form der zunehmenden Allergisierung. Sie ist bisher in Deutschland bei etwa fünfzig Frauen aufgetreten. Sie reagieren auf männliches Sperma allergisch bis hin zum anaphylaktischen, also lebensbedrohlichen Schockzustand. Die Betroffenen können nur noch mit Kondom Geschlechtsverkehr haben und müssen bei dessen Versagen zum Teil intensivmedizinisch behandelt werden.

Eine natürliche Befruchtung ist nicht mehr möglich. Eine künstliche Befruchtung bleibt theoretisch denkbar. In der Deutung wird klar, dass hier das Männliche in Form seiner Fruchtbarkeit unbewusst bekämpft wird. Die Frau will letztlich keine Berührung mit dem Männlichen – und schon gar nicht gemeinsame Sache (in Form eines Kindes) mit ihm machen. In ihrem Unbewussten hält sie es für unsauber und gefährlich. Insofern kommen bei dieser seltenen Allergieform zwei für viele Allergien wesentliche Themen zusammen.

Wege der Therapie

Alle Allergene lassen sich in zwei einander durchdringende Kreise einordnen. In den inneren kleineren kann man all jene Allergene sortieren, die mit erotisch-sexuellen Themen zu tun haben, in den größeren Kreis gehören die Themen Schmutz, Unwertes und Weibliches. Der kleine wird insofern vom großen Kreis mitvertreten, als seine Allergene nur als solche wirken können, wenn Sexualität und Erotik in der Tiefe der Seele unbewusst ebenfalls als schmutzig und unwert empfunden werden. In den inneren Kreis gehören folglich alle Samen und also auch die Pollen, die Tierhaare und Früchte. Auch alle schleimigen, weichen und breiigen Allergene sind diesem Bereich zuzuordnen. Alle anderen Stoffe gehören im engeren oder weiteren Sinn zum Thema Schmutz – oder was die Betroffenen darunter verstehen oder dafür halten. Hier wären also der Hausstaub zu finden, aber eben als Gegenpol auch das Waschmittel sowie die Fülle der allergieauslösenden Medikamente, Farben und Lebensmittel, die unedlen, minderwertigeren Metalle und Legierungen und so weiter. Wie nahe die Schulmedizin in diesem Zusammenhang heute schon dem Thema Polarität kommt, verrät die Tatsache, dass es inzwischen sogar schon Schmutztherapien für Allergiker gibt, die auf eine Aussöhnung mit diesem Thema zielen.

Für die Therapie ergeben sich zwischen den beiden Kreisen einige wichtige Differenzierungen. Allergiker des inneren Kreises können nicht nur vom Kriegsgott Mars, sondern auch vom Liebesgott Amor/Eros Entlastung erhoffen. Tatsächlich ist Amor/Eros ein – wenn auch uneheliches – Kind von Mars/Ares. Der Kriegsgott hat es mit seiner Gegenspielerin, der Liebesgöttin Venus/Aphrodite, gezeugt, mit der er verblüffend vieles teilt. Wie die meisten Kinder vertritt Eros auch eine Mischung aus den Themen beider Eltern. Er vertritt das Anliegen seiner Mutter, der Liebesgöttin, mit den Waffen seines Vaters, des Kriegsgottes. Mit dem Bogen *schießt* er seine mit (marsischer) Galle bestrichenen Liebes*pfeile* in die Herzen der Menschen oder stößt die Brandfackel der Begierde in sie. So *entzündet* er die Liebe wie einen Flächenbrand, der oft schwer zu löschen ist, der mit der Zeit aber fast immer von selbst erlischt, wenn das gemeinsame Brennmaterial abgefackelt ist.

Mutig gelebte, vitale Erotik ist folglich eine ideale Therapie, weil sie die beiden betroffenen Urprinzipien in sich vereint. Mit den Mitteln des Mars werden die Themen der Venus – das Verführerische, Verlockende und Erotische – bei diesen Allergien bekämpft. Offensichtlich wäre es viel heilsamer, in Liebeskämpfen und -schlachten Mars und Venus aneinandergeraten zu lassen. Liebesbisse und die gegenseitige Lust am Verschlingen, die heftigen Explosionen oder sanfteren Implosionen der Orgasmen verraten die beiden Urprinzipien überdeutlich. Die Spuren der Liebe sind denen des Kampfes prinzipiell ähnlich, wenn auch auf dem Gegenpol angesiedelt. In entsprechenden Kratz- und Bisswunden, in der Rötung der Haut und der Anfachung des Atemfeuers zeigen sich Liebe und Kampf gleichermaßen. Schreie können sowohl die Schlachtfelder als auch die Felder der Liebe erschüttern, und danach macht sich in beiden Fällen Erschöpfung breit.

Wo die Liebe zu einem Ritual wird und der ritualisierte Kampf zu einem Fest der Vitalität, fühlen sich Mars und Venus wohl. In solch einer Stimmung dürften sie auch ihr anderes uneheliches Kind, Harmonia, gezeugt haben. In der Mythologie gehören die unehelich, also jenseits der Grenzen menschlichen Legalitätsverständnisses entstandenen Archetypen, wie eben die unehelichen Götterkinder Eros und Harmonia, mit zu den wichtigsten, schon weil sie oft eine große Kluft überbrücken etwa vom Götter- zum Menschenreich oder wie hier von einem zum anderen Extrem. Harmonia jedenfalls, das Ziel so vieler Aggression verweigernder Allergiker, ist nur erreichbar über ihre beiden Eltern Mars und Venus. Der Gedanke der Esoterikszene, dass aus ganz viel Licht,

Liebe und Honigsauce irgendwann Harmonie erwüchse, ist damit abwegig und wird dem Wesen echter Harmonie nicht im Entferntesten gerecht. Sie kann nur aus Kampf und Liebe, aus Mars und Venus, erschaffen werden und wird denjenigen Allergikern, die sich Mars mutig und offensiv nähern, anschließend umso leichter und wie von selbst in den Schoß fallen. Für die Betroffenen beider allergischer Kreise gilt darüber hinaus das allgemein zur Aggressionsbewältigung Angeführte.

Es ist allerdings nicht notwendig, die Thematik nur auf die Erotik zu begrenzen. Der Fluss und die Spannung zwischen weiblicher und männlicher Energie ist in unserer Welt der Polarität notwendig, damit Leben entsteht und im übertragenen Sinn jene Lebendigkeit, die das Leben erst lebenswert macht.

Vermeidungsverhalten

Was Allergikern alles bekämpfenswert erscheint, wird an der Karikatur ihrer Situation am deutlichsten. Wenn man die Ratschläge schulmedizinischer Vermeidungsstrategen zusammenfasst, die neben der Unterdrückung der Körperreaktionen mit Antihistaminika und Kortison vor allem zur Vermeidung der Allergene raten, bleibt fast nichts übrig, jedenfalls nichts Lebendiges. In den USA, wo Allergien noch stärker auf dem Vormarsch sind, gewinnen die Vermeidungskampagnen auf dem Boden eines tief verwurzelten Hygienewahns noch zusätzlich an Macht. Hier treffen sich bereits organisierte Allergikerzirkel mit ihren allergenfreien Mobilhomes in Wüstengegenden zum gemeinsamen Urlaub von der Allergie. Der Innenraum ihrer Wohnmobile ist wenig wohnlich. Er erinnert eher an einen Operationssaal, weil alles allergenfrei, sprich desinfiziert, keim- und damit lebensfrei sein muss. Topfpflanzen sind genauso tabu wie Staubfänger aller Art. Wasser und sogar die Luft werden gefiltert; die Nahrungsaufnahme wird streng überwacht. So ist der Urlaub zwar frei von Allergenen, aber auch von allem Lebendigen.

Die äußere Umgebung, die sich solche Vermeidungsstrategen für ihre Treffen auswählen, muss natürlich genauso karg sein. Wüstengegenden, wo nichts wächst, bieten sich an, wie die Salzwüsten von Utah oder die Hochgebirgsregionen über der Baumgrenze, wo frische Winde für klare Bergluft sorgen und Hausstaubmilben nicht mehr überleben können. Solcherart über den Dingen stehend, mag bereits der Gedanke an das quirlige Leben unten in den Tälern allergieauslösend wirken.

Von den Jahreszeiten ist der Winter am angenehmsten, weil dann auch in der Natur das Leben auf Sparflamme gesetzt wird und Rückzug und Sterben angesagt sind. Den Frühling mit seinen gefährlichen Düften und Trieben meiden Allergiker lieber. Sich abheben vom normalen Leben mit seinen Niederungen und seiner auf*reizenden* Lebendigkeit, das ist ihre Devise.

Bei manchen Allergikern wie etwa Asthmatikern wird diese Karikatur noch von der Wirklichkeit übertroffen. Bei uns gab es für sie früher die so genannten allergenfreien Kammern, eine Art geräumiger Särge, die man aus Angst vor der Allergie schon lange Zeit, bevor die eigene Lebenszeit abgelaufen war, bezog. Das Leben vermeiden war das traurige Ziel dieser Strategie, die eher als unbewusster Selbstmord auf Raten denn als Leben zu bezeichnen war.

Die zunehmenden Nahrungsmittelallergien zwingen heutzutage Menschen in ähnlich groteske »Lebenssituationen«. Wenn man überhaupt keine Nahrung mehr verträgt, heißt das nichts anderes, als dass das Leben im Ganzen bekämpft wird. Mit künstlicher Ernährung schmuggeln die Ärzte dann die zum Überleben notwendigen Kalorien an der Darmschranke vorbei. Unter Umgehung dieser inneren Grenze zur Außenwelt ist Überleben möglich, mit Leben hat dies jedoch kaum noch etwas zu tun. Hier zeigt sich, dass überhaupt nichts mehr ohne immunologischen Stellvertreterkrieg hereingelassen werden kann.

Alles Essen erinnert an Leben, das diese Allergiker bekämpfen und dem sie sich unbewusst zu entziehen drohen. Essen setzt *natürlich* immer ein gewisses Maß an Aggression voraus. Man muss es sich nehmen, muss abbeißen und kauen und so die Nahrung gewaltsam zerkleinern. Tatsächlich führt auch jedes Essen, das ja die Integration von Fremdem erfordert, zu einer Leukozytose, zu einem Anstieg der weißen, für die Abwehr zuständigen Blutkörperchen. Das alles scheint vom extremen Nahrungsmittelallergiker schon zu viel verlangt zu sein. Er verweigert auch noch diese vielleicht natürlichste Aggression und macht damit seinen Körper zu einem noch katastrophaleren Schlachtfeld.

Im extremen Fall, wenn (fast) alle Nahrung abgewehrt und bekämpft wird, handelt es sich bereits um einen zwar unbewussten, aber doch kaum verhüllten Selbst*mord*versuch. Suizid ist ja immer auch mit Aggression verbunden, die sich in diesem Fall ganz offen und direkt gegen das eigene Leben richtet. Wenn das allergische Geschehen so weit geht, wird neben dem Mars- auch schon das Plutoprinzip mit seiner selbstzerstörerischen Energie deutlich. Seine weiblich getönte Form von Aggression richtet sich nach innen, gegen sich selbst, statt nach außen wie bei Mars. Bei den Autoaggressionserkrankungen wird dieses Thema dann ganz in den Vordergrund rücken.

Spezielle allergische Krankheitsbilder

Asthma

Beim Asthma bronchiale kommt neben der grundlegenden Aggressionskomponente noch das Aufgeblähte hinzu, das mit den Jahren die äußere Erscheinung charakterisiert. Die Medizin spricht vom Fassthorax, dem ein Lungenemphysem zugrunde liegt. Hier wird der überblähte Ego-Anspruch überdeutlich. Aus der Umgangssprache kennen wir die Bezeichnung *aufgeblasener Typ.*

Zur Überblähung kommt es, weil die Patienten sich übernehmen. Statt immer wieder auch (Luft ab-)zu geben, versuchen sie, ständig und damit viel zu viel zu nehmen. So kommt es zu einer Störung der Polarität von Nehmen und Geben, an der der Asthmatiker im Extremfall des Status asthmaticus zu ersticken droht. Wer alles für sich behalten will, bekommt aber nichts mehr, sondern vergiftet sich und schneidet sich von der Fülle des Lebens ab. Viele Asthmatiker sehnen sich nach Liebe. Da sie selbst jedoch kaum geben, bekommen sie auch nie genug. So machen sie auch in übertragener Hinsicht den Eindruck, *den Hals nicht voll zu bekommen.* In diesem Zusammenhang sind *Bläh-* oder *Gierhals* verräterische Ausdrücke der Umgangssprache.

In der Überblähtheit kommt ein überzogener Machtanspruch zum Ausdruck, der sich nicht selten in entsprechender Machtausübung äußert. Selbst lebensbedrohliche Anfälle werden so von der Umgebung oft als »erpresserisch« empfunden. Hier kommt ein gehöriges Maß an Selbstaufopferung mit ins Spiel: Man riskiert sein eigenes Leben, um sich durchzusetzen, was mehr noch als den marsischen einen plutonischen Aspekt zeigt. Das Ungleichgewicht zwischen Macht und Ohnmacht bestimmt somit weitgehend das asthmatische Leben. Bei einer Konfrontation mit Dominanzbestrebungen anderer *verschlägt es einem die Sprache,* oder es *bleibt einem die Luft weg.* In dieser Situation kommt die schulmedizinische Klimatherapie den Asthmatikern sehr entgegen, denn man schickt sie auf die Höhen der schönsten Bergregionen. Weit über allem stehend – über den Dingen und den anderen Menschen –, lassen sich sowohl der eigene Größenanspruch als auch die Sehnsucht nach reiner Luft befriedigen. Solche Höhenlagen können natürlich auch einsam machen, denn so weit oben ist die Luft dünn und alles Lebendige reduziert. Etwaige Tränen weinen die Betroffenen nach psychoanalytischer Deutung eher nach innen.

Die Höhenlage kommt auch der Abwehr eigener, als dunkel empfundener Lebensbereiche entgegen. Mit den unteren Regionen, besonders mit den Sexualzonen des Beckens, sind Asthmatiker meist wenig ausgesöhnt. Die Patienten vermitteln einen eher kopflastigen Eindruck, und sie verlagern nicht selten ihre Sexualität in die Brust. Statt in den ihnen verdächtigen unteren Regionen produzieren sie den Schleim in den Bronchien ihrer Lungenflügel. Diese (inneren) Flügel einmal auszubreiten, abzuheben und in die Leichtigkeit des Seins wegzufliegen ist zwar eine Sehnsucht, aber sie wird zugleich massiv boykottiert.

Da der freie Atem auch Ausdruck von Austausch und Kontakt ist, zeigen sich im asthmatischen Atemmuster Verweigerung und Widerwille. Außerdem ist mit der Lunge natürlich das neben der Haut wichtigste Austauschorgan betroffen. Dahinter mag die Angst vor dem Schritt in Freiheit und Selbstständigkeit stecken. Innerlich kontrastiert zum äußerlich imponierenden aufgeblasenen Dominanz- und Machtanspruch, wie er sich im Fassthorax zeigt, eine durch das Emphysem bestimmte Engbrüstigkeit, die von Angst und damit Enge zeugt. Wer nicht frei atmen kann, wird auch seine eigenen Seelenqualitäten nicht gut leben können. Subjektiv haben die Betroffenen den Eindruck, ihre Mitmenschen – und besonders häufig die eigene Mutter – gäben ihnen nicht genug Raum zur Entfaltung.

Im allergischen Geschehen kommt die Abwehr des Lebendigen, ein Sich-nach-außen-Abschließen, hinzu. Der Asthmatiker kann sich im Anfall so stark vom Lebendigen abkapseln, dass der Gegenpol in Gestalt des Todes droht. Dabei möchte er durchaus *sich brüsten* und *sich Luft machen*, aber seine Aggressionen bleiben in der Lunge stecken. Bei dem Versuch, jemandem *etwas zu husten*, wird er nicht selten hilflos *vor Wut nach Luft schnappen*.

Asthmatiker könnten ihre Probleme mittels der Therapie des verbundenen Atems[42] bearbeiten. Dabei ließen sich ein Ausgleich der Spannungen zwischen Geben und Nehmen und der Einsatz gesunder Aggression üben. Andererseits verlangen die beschriebenen Probleme in der Regel Psychotherapie. Dabei kann das Bewusstsein lernen, sich zu weiten und den Raum einzunehmen, von dem die Betroffenen träumen. Wo das in übertragener Hinsicht geschieht, kann der Brustkorb von dieser Aufgabe entlastet werden. Wenn betroffene Asthmatiker für die Anerkennung ihrer Wichtigkeit sorgen, brauchen sie sich nicht mehr so sehr in Gestalt ihres Brustkorbs aufzublasen.

Im verbundenen Atem könnten sich auch Asthmatiker für Augenblicke über die Polarität erheben und im Aus- und Einatmen das »Stirb und werde« erleben und dabei sich und anderen den Raum und die Freiheit zur Selbstverwirklichung geben.

Wenn sie sich im übertragenen Sinn *Luft machen* und anfangen, offensiv zu leben, wird der ständige Kampf in den Lungenflügeln Entlastung finden. Wo sie ihre Angst, Enge und Kleinheit im Bewusstsein realisieren und annehmen, müssen diese Themen nicht länger auf der Körperbühne kompensiert werden. Wer seiner selbst mächtig wird und echte äußere Macht verwirklicht, braucht auch nicht mehr über seine Symptomatik Macht auszuüben. Wer Sexualität zuerst ins Bewusstsein statt in die Brust hebt und die damit verbundene Energie dann in die dafür vorgesehenen Regionen abfließen lässt, wird spüren, wie das Leben nur so flutscht, und sein Schleim wird eine wonnevolle und keineswegs mehr behindernde Rolle spielen.

All das bisher Gemiedene, vor allem der eigene »Schmutz«, würde so allmählich wieder bewusstseinsfähig – und langfristig zum Dünger der eigenen Entwicklung. Auf einer sehr konkreten Ebene wäre hier die Eigenurintherapie eine gute Unterstützung, weil sie das Abwasser der Seele noch einmal ins Spiel des Lebens bringt.

Auf diese Weise lassen sich erfahrungsgemäß mit der Zeit das Nehmen und Geben im Bereich Austausch und Kommunikation und vor allem in der Liebe versöhnen.[43] Sexualität könnte sich dann mit Liebe verbinden, und vormals »schmutzige Fantasien« werden zu einer Quelle der Lust. Das Sichabschließen-Wollen lässt sich dahingehend wandeln, den eigenen Raum zu beschützen und auch einzunehmen. Die dazu eingesetzte Aggression bekommt so etwas Lebensförderndes. Durch eine gewisse Macht über sich selbst und das eigene Leben wird der Dominanzanspruch entlastet, und die eigene Bedeutung und gegebenenfalls auch Kleinheit können realistisch gesehen werden, wodurch schließlich Harmonie zwischen der Freiheit des Atems und den Möglichkeiten des Raumes entstehen kann.

Neurodermitis

Im Wort *Ausschlag* kommt bereits der aggressive Charakter des Krankheitsbildes zum Ausdruck. Die Haut fungiert als unser primäres Kontaktorgan – während über das Austauschorgan Lunge, also über das Luftelement, eine vergleichsweise distanzierte Kommunikation mit der Außenwelt ermöglicht wird. Bei der Haut geht es um Zärtlichkeit, um einen nahen, sinnlichen Kontakt; gleichzeitig dient sie uns auch als Grenze. In diesen Bereichen ist folglich auch die Störung bei der Neurodermitis zu vermuten.

Da bei dem Krankheitsbild der Ausschlag von innen nach außen durchbricht, weil er juckt und folglich zum Kratzen, einer aggressiven Form der Zuwendung, führt, geht es vor allem um die Themen Kontakt und Zärtlichkeit. Die Neurodermitis macht die Grenze eher auf als zu. Sie will die Haut nicht stärken und befestigen wie etwa bei der Schuppenflechte, bei der es zu einer Art Panzerung der Hautgrenze von innen heraus kommt.

Wen etwas *juckt* oder *kratzt*, der ist nicht nur von seinen meist allergischen Hautreaktionen herausgefordert, sondern auch von einem bisher verdrängten oder jedenfalls unbewussten Thema. Über dessen Inhalt können oft die Allergene Auskunft geben. Sie und die Symptome der Neurodermitis haben etwas Stimulierendes, Erregendes und Reizvolles oder sogar Reizendes – lauter Wörter mit ambivalenter Bedeutung. Erst wenn das Geheimnis um das, was da aus der Tiefe des eigenen Körperlandes hervordrängt, gelüftet und die Haut aufgekratzt ist, treten Ruhe und eine gewisse Entspannung ein.

Vom Aspekt der Hauterscheinungen muss man auf eine heiße, sogar feurige Energie schließen. Es könnte sich also durchaus um heißen Zorn oder flammende und jedenfalls auf Anerkennung drängende Leidenschaft handeln oder um eine andere Form inneren Feuers. Die Betroffenen werden sich im wahrsten Sinne des Wortes *aufgekratzt* fühlen. Ihr bis aufs Blut gehender Kampf gegen meist »nur« symbolische, von den Allergenen verkörperte Feindbilder mit seinen Überreaktionen verrät die starke unbewusste Aggressivität. Da sie sich vor allem gegen einen selbst richtet, ist deren plutonischer Anteil unübersehbar.

Manchmal steht die aufflammende Aggression den Neurodermitispatienten direkt ins Gesicht geschrieben, sodass es nicht mehr gelingt, die (äußere) Form zu wahren und gute Miene zum bösen Spiel zu machen. Die Körperbühne macht einmal mehr ehrlich: Hier würde jemand am liebsten aus der Haut fahren. Da die Haut neben ihren verschiedenen anderen Funktionen auch eine Landkarte der Seele ist, ergibt sich aus der Lokalisation des Ausschlags, auf welcher Ebene die Auseinandersetzung zu führen ist.

Statt sich offensiv mit den zugehörigen Themen auseinanderzusetzen und auch nach innen zu gehen und die drängenden Geheimnisse zu lüften, nachdem die Grenze aufgerissen ist, drehen viele Patienten im wahrsten Sinne des Wortes den Spieß um. Sie beginnen unter dem Vorwand der Allergenvermeidung ihre Umwelt zu tyrannisieren und damit die fälligen Aggressionen auszuleben. Der unbewusste Aggressionsstau kann sich dabei in verschiedenen Machtspielen zeigen und der unterdrückten Vitalität ein unerfreuliches Ventil schaffen, das die Betroffenen wie das Kratzen zunächst zu entlasten scheint. Wirklich weiterbringen, das heißt, die in Symptome gekleidete Lernaufgabe lösen, können sie natürlich nicht.

Es wäre sinnvoller und weiterführender, das unstillbare Bedürfnis, sich blutig zu kratzen und die eigenen Grenzen einzureißen, im übertragenen Sinn bei einer Psychotherapie zu nutzen und bis zur Quelle der eigenen unterdrückten Vitalität vorzustoßen. Der dabei auftretende Schmerz macht dann Sinn und erleichtert dauerhaft. So könnte man sich all seinen dunklen Themen bewusst aussetzen, statt sich aussätzig zu fühlen.

Durch den freiwilligen Rückzug in die Stille und Einsamkeit einer Psychotherapie kommt es zwar ebenfalls zu einer Distanz zur Gemeinschaft, aber diese Art von Absonderung ist zeitlich überschaubar und begrenzt (auf drei bis vier Wochen bei unserer Form der Krankheitsbilder-Psychotherapie). Währenddessen und danach wird man sich auf der richtigen Ebene aufgekratzt fühlen und sich den eigenen unter die Haut gehenden Bedürfnissen bewusst stellen können. Wer sich freiwillig herausfordern lässt, den wird das Leben mit seinen Reizen nicht weniger jucken. Aus dem Meer der Reize wird er jene bewusst an sich heranlassen, die ihn betreffen, und so aus seinem Schneckenhaus herausgelockt werden. Wer die eigenen Grenzen mutig und bewusst öffnet, kann allmählich sogar die bisher als Feinde bekämpften Symbole hereinlassen und in ihrer ganzen Bedeutung anerkennen und schätzen. Er wird im übertragenen Sinn reaktionsfreudiger, während seine Haut diesbezüglich entspannen kann. Jetzt kann er sich mehr erlauben; er wird hinsichtlich seiner Grenzen durchlässiger und vermag mehr Kontakt und Austausch zu erlauben. In dem Maß, wie er selbst offensiver und mutiger wird, kann der Körper sich mit aggressiven Reaktionen zurückhalten.

Wer die Bedürfnisse seiner Haut und Seele zu leben wagt, wer schlagfertiger wird und lernt, sich seiner Haut zu wehren, kann schließlich sogar mit Lust und Hingabe offensiv agieren. Er wird nicht nur die Erotik, sondern vermehrt das Leben insgesamt mehr genießen.

Wie auch bei anderen Krankheitsbildern heißt die erfolgreiche Deutung nicht, dass andere Ebenen des Geschehens außer Acht zu lassen wären, im Gegenteil werden ihre Maßnahmen auf dieser Basis sogar besser anschlagen. Mittels klassischer Homöopathie und Ernährungsumstellung, Eigenurintherapie und Entgiftung, um nur einige Beispiele zu nennen, lässt sich der Genesungsprozess unterstützen.

Nesselsucht

Die als Nesselsucht (Urtikaria) bezeichneten allergischen Hautreaktionen gleichen den durch Brennnesseln (Urtica urens) hervorgerufenen Bläschen und Quaddeln und verraten brennende Bedürfnisse der Haut oder besser Bedürfnisse, die auf der Haut brennen. Auch hier juckt es die Betroffenen, bis sie sich aufkratzen, was ähnlich zu deuten ist wie bei der Neurodermitis. Allerdings kommt nun durch die Aufschwellung, die die Haut deutlich dicker werden lässt, auch noch eine akute Schutz- und Abwehrkomponente hinzu. Im Gegensatz zur Neurodermitis ist die Nesselsucht ein deutlich akuteres Geschehen, das weniger zu chronischen Leidensschüben führt. In der Regel ist die Bedrängnis in überschaubarer Zeit wieder vorbei.

Sowohl das Jucken als auch das dadurch herausgeforderte Kratzen haben oft etwas geradezu Wollüstiges und Lüsternes. Das nach außen drängende Feuer wird häufiger zu einer Leidenschaft als zu Zorn gehören, die aber beide unbewusst sind. Wer Stimulation und die Reize eines offensiven Lebens aus freien Stücken an sich heranlässt, wird von außen deutlich weniger gequält. Die schicksalhafte Notwendigkeit dafür entfällt ganz einfach.

Zur Bearbeitung wäre es wichtig, ein Leben zu führen, das einen wirklich kratzt, das den eigenen Mut anstachelt und dazu herausfordert, die heißen Eisen des Lebens anzupacken. Wer für genug Stimulation und positive Erregung sorgt, für Sinnesreize und reizvolle Erfahrungen, wird weniger gereizt reagieren – sowohl auf der Haut als auch im Leben.

Was auf der Haut brennt, wird es auch auf der Seele tun. Wer sich aber aus freien Stücken den brennenden Bedürfnissen der Seele widmet, wird seine Haut schonen. Wer zum Beispiel mit brennendem Herzen für einen anderen Menschen entflammt, kann das im verliebten Kontakt auch in einer leichten, aber angenehmen Hautrötung spüren; er braucht den (Liebes-)Kampf, den er selbst führt, jedoch nicht auf seiner Haut zu Markte zu tragen.

Quincke-Ödem

Bei diesem Krankheitsbild handelt es sich fast immer um ein allergisches Geschehen mit Nähe zur Nesselsucht. Sehr selten soll es bei Frauen aufgrund eines Enzymmangels auch erblich auftreten. Das Gesicht schwillt unter heftiger Rötung plötzlich auf, die Augen verquellen so stark, dass nur noch schmale Sehschlitze übrig bleiben, und selbst Zunge und Kehlkopf können mitreagieren. Die Medizin spricht in solchen Fällen von angioneurotischem Ödem, also einer Wassereinlagerung auf dem Boden einer Gefäßneurose. Der seelische Hintergrund wird somit schon im Namen offensichtlich, selbst wenn die seelische Ebene in der schulmedizinischen Therapie keine Rolle spielt. Diese versucht vor allem mit Kortison, das Phänomen möglichst schon im Keim zu ersticken und zu verhindern, dass der Patient wegen der Kehlkopfschwellung erstickt.

Die Grundthematik ist in der Allergie zu sehen, bei der sich seelisch ungelebte Aggression im Körper austobt – in einer nicht selten mörderischen Abwehrschlacht gegen symbolträchtige Allergene. Eine Patientin entwickelte ihr Gesichtsödem nach einem Flohbiss, und auch der Floh steht für eine unsaubere Situation. Alles, was auch nur entfernt mit dem Thema Schmutz zu tun hat, wird hier bis aufs Blut bekämpft: von der »schmutzigen« sexuellen Symbolik bis zum gewöhnlichen Hausstaub. Die Patientin konnte durch Gabe der homöopathischen Flohbissnosode eine Aussöhnung mit der Thematik erreichen und dadurch Erleichterung finden.

Erröten wäre symbolisch die harmlosere Variante und zeigt seinerseits eine Situation von Unehrlichkeit bezüglich eines als peinlich empfundenen Themas. Man will zu einem meist erotisch getönten Bereich nicht stehen, und die ehrliche Haut des Gesichts entlarvt die »rote Birne« als das Ehrlichste an einem. Die Symbolik der roten Laterne weist die Spur. Die Nähe von Aggression und Erotik wird nicht nur in der Farbe Rot deutlich, sondern auch im zugehörigen Gott Eros/Amor. Steht das Gesicht derart in Flammen, mag er etwas zu hoch gezielt haben.

Wie Unehrlichkeit kann ebenso Scham, Schadenfreude oder Wut im Gesicht brennen. Aber man wird auch vor Liebe brennen. Dann steht jedoch das Herz als natürlicher Ort dieses verzehrenden Feuers in Flammen. Nur in Situationen, die etwas bisher Unausgesprochenes oder schamhaft Verschwiegenes an den Tag bringen, werden die Flammen auf das Gesicht übergreifen. Ein Gesicht, das so nachhaltig in Flammen steht, macht nicht nur dem Betroffenen selbst, sondern auch der Umgebung deutlich, dass hier etwas nicht stimmt. Wie ein Leuchtturm, der ja auch seine wegweisende Botschaft weithin sichtbar aussendet, verkündet die betroffene Person, dass sie ein brennendes Problem hat.

Im Aus*schlag* der neurodermitischen Variante liegt die Aggression, die nach außen schlägt – eine uneingestandene und außer in der Allergie ungelebte Aggression. Das Gesicht brennt wie Feuer. Angesichts eines solchen Brandmals stellt sich die Frage, was einen gebrandmarkt hat. Es mag die eigene bisher ungeäußerte Aggression sein, die – im Sinne der Ausdrücke *wutentbrannt* und *aufflammende Zornesröte* – einem Feuer gibt oder aber die empfangene und geschluckte Aggression in Form von Ohrfeigen, die ebenfalls auf den Wangen brennen können. Sowohl empfangene als auch nicht ausgeteilte Ohrfeigen können das Gesicht anschwellen lassen. Statt zurückzuschlagen, lässt man das Gesicht ausschlagen. Auch damit hält man sich manche Gegner vor allem im Kampf der Geschlechter vom Leib.

Das Ödem, das die eigenen Gesichtszüge in der Schwellung untergehen lässt, deutet an, dass auch ein erheblicher Gesichtsverlust stattfindet. Das verquollene Gesicht zeigt, dass man nicht zu sich und dem Gesicht steht, das man der Welt präsentiert. Eine Patientin deutete das Erscheinungsbild ihres eigenen Konterfeis in dieser Situation als das eines »Schweinsgesichts«, was sie vor allem auf die kleinen, schmalen »Schweinsäuglein« bezog, die als Nebeneffekt der Schwellung auftraten. Über diese Assoziation gelangte sie zu gewissen *Schweinereien*, die ihr seinerzeit großen Spaß bereitet hatten, die sie sich aber nicht länger zugestehen konnte. In diesem Zusammenhang war sie sogar von ihrem Geliebten als *süße Sau* bezeichnet worden, was sie sehr gereizt hatte – in jener Situation allerdings ganz anders als hinterher. Sie hatte ihr Leben lang alles andere als *schweinisch* wirken wollen, und nun das! Die Ehrlichkeit des Körpers wurde für sie nur erträglich, weil sie daraus die Chance zog, mit dem Problem auf einer tieferen

Ebene fertig zu werden und sich einen Lebensbereich zu erobern, der ihr immer verschlossen gewesen war.

Aufschwellen kann neben Aufbegehren auch ein Abschotten ausdrücken. Der aus dem Engegefühl erwachsende innere Druck weist auf eine kommende Explosion hin. Die Verdickung der Haut als Grenze betont dagegen den Schutzwall und die damit verbundene Schutzsuche. Man verbirgt sich hinter dicken Schwellungen; die Augen werden zu Sehschlitzen. Auf diese Weise abgeschottet, signalisieren die Betroffenen wie kleine Kinder, die sich die Augen zuhalten, dass sie gar nicht da sein wollen. In ihrer gut abgeschotteten Burg stellen sie sich tot. Einer Patientin kam bei ihrem aufgedunsenen Gesicht tatsächlich der Gedanke an eine Wasserleiche. Die damit verbundene Angst wird im Engegefühl des Gesichts spürbar.

Schutzwallbau statt Gegenwehr ist ein Zeichen von Schwäche und mangelnder Lebendigkeit. Wer Mut hat, wird zu offensivem Kampf gegen die jeweiligen Anfechtungen neigen; wer sich hinter dicken Mauern verbarrikadiert, signalisiert das Gegenteil. Auf alle Fälle ist die Botschaft der dicken Wälle ambivalent, denn Schutzsuche und die gleichzeitige Erregung von Aufmerksamkeit widersprechen sich auf den ersten Blick. Die krasse Signalwirkung könnte auch als Hilferuf verstanden werden, hinter den eigenen Mauern Entsatz und Entlastung in seinem brennenden Oberstübchen zu finden.

Wer sich hinter Burgmauern verkrochen hat, wer nichts mehr sehen und nicht mehr gesehen werden will, sondern nur noch ängstlich durch Schießscharten hinaus in eine feindliche Welt späht, braucht offenbar Hilfe. Trotz der zusätzlich vorhandenen aggressiven Komponente kann das Gesicht in seiner Prallheit auch etwas Kindlich-Pummeliges annehmen, etwa nach Art einer Engelsputte. Angst hat viele Gesichter, dieses wäre eines der naiveren.

Den tiefsten Schatten des Krankheitsbildes, wie er sich in Psychotherapien offenbart, enthüllt das Monster(gesicht), das erschreckt und zu verschlingen droht. Der Mythos der Medusa kommt hier in den Sinn. Das Ödem enthüllt jene dunkle Seite, die man nicht zu zeigen, ja nicht einmal selbst anzusehen wagt. Entsprechend groß ist der Schreck beim Blick in den Spiegel. Nur selten schlägt der Schatten so deutlich nach außen, und es ist verständlich, wenn man ihn sofort wieder loswerden will. Umso mehr Respekt gebührt den Patienten, die sich durch diesen Anblick der eigenen Medusa hindurchgekämpft haben.

Auch der Archetyp der Kali, der verschlingenden, zu Tode erschreckenden Göttin, die jedes Leben zurückfordert, kann hierher gehören. Wenn man dieses eigene Schattengesicht gezwungenermaßen der Welt zeigen muss, wird man zu einer schier unerträglichen Ehrlichkeit gezwungen. Jeder Schritt hinaus aus den eigenen vier Wänden, jener sicheren Höhle, in die man sich erschreckt zurückgezogen hat, kann zu einem wahren Horrortrip werden.

Verständlicherweise erwarten Betroffene von ihrem Therapeuten, dass er dieses Drama so schnell wie möglich beendet. Doch er muss ihnen raten, sich mit dieser Schattenseite der eigenen Seele im Bewusstsein auseinanderzusetzen – dann muss sie weder außen im Spiegel betrachtet noch anderen gezeigt werden. Selten aber liegt Flucht so nahe und wäre Standhalten so wichtig wie bei den vom Quincke-Ödem Gezeichneten. Oscar Wildes Buch *Das Bildnis des Dorian Gray* mag einem in den Sinn kommen und könnte eine hilfreiche Lektüre in solcher Zeit sein.

Betroffene müssten sich fragen, durch welche Rechnung ihnen dieses Gesicht einen dicken Strich macht und welches Gesicht sie ihrer Umwelt stattdessen lieber zeigen würden, was sie generell am liebsten von sich zeigen und was sie hinter ihrer Fassade – vielleicht in Form eines antrainierten *Keepsmiling* – verbergen. Die Frage, was sie überhaupt mit einem Gesichtsverlust verbinden, läge nahe. Auch den Unterschied in der Reaktion der Umwelt gilt es zu deuten. Wie begegnet man mir, wenn ich mein normales Alltagsgesicht aufsetzen kann, und welche Reaktionen löst mein Medusenhaupt aus, wenn ich es zeige? Was macht mir Angst, welche Angst erzeuge ich bei anderen? Welche Miene mache ich gewöhnlich zu bösem Spiel? Was droht mich zu ersticken, was drohe ich in mir zu ersticken?

Autoaggressionskrankheiten

Bei den Autoaggressionskrankheiten handelt es sich um eine weitere Eskalationsstufe der Marsthematik. Waren bei den Entzündungen die Erreger noch potenziell gefährliche Gegner, bei den Allergien die Allergene schon physisch harmlose, aber wenigstens noch von außen kommende Wesen, deren Gefahr allein von ihrer Symbolik ausging, haben wir es nun mit körpereigenen Strukturen zu tun, die offenbar von der Abwehr nicht mehr als solche erkannt, sondern mehr oder weniger heftig attackiert werden. Wie bei den Allergien scheint es auch in diesem Bereich einen erheblichen Zuwachs an Erkrankungen zu geben, wobei wir noch immer nicht sicher wissen, welche Krankheitsbilder wirklich dazugehören.

Krankheitsbilder wie **Lupus erythematodes** und die Schilddrüsenerkrankung vom Typ **Hashimoto** können wir sicher hinzurechnen; bei der **Multiplen Sklerose** (MS) wird der Verdacht immer wahrscheinlicher. In letzter Zeit werden aber auch die verschiedenen Spielarten von **Rheuma** sowie das **chronische Müdigkeitssyndrom** (Chronic Fatigue Syndrome = CFS, auch Burnout-Syndrom genannt) in diesen Zusammenhang gebracht. Doch wo nicht einmal die Namen sicher sind, bleibt die Zuordnung noch schwieriger.

Das schon wegen der mit ihm verbundenen massiven Einschränkungen und seiner großen Verbreitung wichtige Krankheitsbild der Multiplen Sklerose ist in *Krankheit als Sprache der Seele* so ausführlich besprochen, dass es im Folgenden nicht wiederholt zu werden braucht. Das Müdigkeitssyndrom, bei dem sich der innere Krieg gegen das Fremde auf fast alle Bereiche erstrecken kann, findet seine psychologische Deutung in *Lebenskrisen als Entwicklungschancen.* Die nach dem Japaner Hashimoto benannte

Attacke gegen das eigene Schilddrüsengewebe läuft auf dessen so große Schädigung hinaus, dass es schließlich zur Schilddrüsenunterfunktion kommen kann, die wiederum in *Krankheit als Sprache der Seele* ausführlich abgehandelt ist.

Neben der Zuordnung ist die Behauptung der Zunahme solcher autoaggressiven Krankheitsbilder nicht unproblematisch, weil es genauso möglich wäre, dass diese Zustände früher nur nicht erkannt wurden. Allein mit den (in Deutschland etwa vier Millionen) Rheumatikern und Hunderttausenden von MS-Kranken kommt ein Millionenheer von Patienten zusammen, die unter ihrer Autoaggression leiden.

Das Geschehen ist dafür umso eindeutiger: Nicht nur völlig harmlose, sondern auch (über-)lebenswichtige körpereigene Strukturen werden als Feinde betrachtet und bekämpft. Offensichtlich hat das Immunsystem ein Problem, das Eigene als solches zu erkennen. Aus einer Perspektive, die hinter allem Sinn sieht, könnte man auch sagen, dass das Bekämpfte nicht mehr zum Eigenen zu rechnen ist, obwohl es im eigenen (Körper-)Land liegt und hier auch dringend gebraucht wird. Aus dieser Sicht wäre es denkbar, dass die Zellen der betroffenen Gewebe ihre Fähigkeit verlieren, sich bei den regelmäßigen Kontrollen durch patrouillierende Immunzellen als körpereigene Strukturen auszuweisen, und somit selbst die aggressive Reaktion auslösen. Diese Körpergewebe haben sich sozusagen entfremdet und werden damit automatisch zu Feinden. Der Körper duldet in seinem Innern nur Eigenes – mit der Ausnahme des Embryos, der zu fünfzig Prozent aus Fremdgewebe besteht. Somit kann man davon ausgehen, dass die Betroffenen sich unbewusst von diesen Strukturen und ihren Themen entfremdet haben. Um den Krieg zu beenden, wäre diese Entfremdung wieder aufzuheben, und die entsprechenden Themen müssten ins Leben zurückgeholt werden.

Im Makrokosmos würde man von Bürgerkrieg sprechen. Soldaten fangen an, auf die eigenen Leute zu schießen. Sie bringen das Land in die Nähe des Zusammenbruchs, besonders wenn sie lebenswichtige Zentren besetzen oder gar zerstören. Wie der Bürgerkrieg die schlimmste Variante des Krieges ist, stellt die Autoimmunerkrankung die weitestgehende Eskalation des Aggressionsproblems dar. Meist sind mehrere Generationen notwendig, um die Menschen nach einem Bürgerkrieg wieder miteinander zu versöhnen und das Gefühl, ein Volk zu sein, zurückzugewinnen.

Auf der Mikrokosmosebene des Körpers kennt die Schulmedizin in dieser bedrohlichen Situation überhaupt keine Heilung versprechende Therapie, sondern setzt mittels Kortisongaben auf die Unterdrückung akuter Krankheitsschübe. Damit werden alle Reaktionen, die sinnvollen genauso wie die bedrohlichen, unterdrückt. Auf Dauer verträgt der in seinen Reaktionen eingeschränkte, hilflos gemachte Organismus diese Therapie nur sehr schlecht. Die Nebenwirkungen reichen bis zum Cushing-Syndrom, bei dem es zur so genannten Stammfettsucht kommt: Der Körper verfettet, während die Extremitäten immer dünner werden.[44] Auch wenn in der Verzweiflung sogar zu Zytostatika gegriffen wird, geht es um dieselbe Taktik, weil diese typischen Antikrebsmittel unter erheblichen Nebenwirkungen ebenfalls nichts anderes erreichen können, als das Zellwachstum zu hindern – leider eben das Wachstum aller Zellen und nicht nur der erkrankten.

In der Naturheilkunde gibt es eine Reihe von Wegen, auf die Kräfte des Immunsystems regulierend einzuwirken. Besonders bewährt hat sich bewusstes Fasten, das dem Organismus offenbar über die Ruhe- und Regenerationsphase, die es bietet, auch die Möglichkeit einer Neubesinnung und Neuordnung seiner Kräfte eröffnet. Natürlich gibt es wie immer auch hier die Möglichkeit, über die klassische Homöopathie regulierend einzugreifen.

Der entscheidende Punkt läuft darauf hinaus, das geordnete Zusammenspiel der Körperorgane und -systeme wiederherzustellen, die Armee mit dem eigenen Land beziehungsweise mit der betroffenen Region zu versöhnen und dazu zu bringen, die übergeordnete Hierarchie wieder anzuerkennen. Offenbar steht die Seele in dieser Hinsicht über dem Körper, und tatsächlich lässt sich der Angriff auf das eigene Gewebe wiederum nur über dessen symbolische Bedeutung entschlüsseln. Wie die Allergene über die Symbolik rasch ihr Wesen verraten, ist dies natürlich auch bei den körpereigenen Geweben und Strukturen möglich. In meinem Buch *Krankheit als Symbol* sind sie der Reihe nach alphabetisch in ihrer Be-Deutung aufgeführt. Die Symbolik der attackierten Strukturen weist also den Weg, womit sich die Betroffenen unter plutonischem Einsatz offensiv einzulassen und zu beschäftigen hätten.

Die grundlegende Krankheitstendenz bei allen Autoaggressionserkrankungen läuft auf Selbstzerfleischung und die Zerstörung der eigenen Lebensgrundlagen hinaus. Die Aufgabe besteht also im positiven Sinn darin, ohne Rücksicht auf eigene Verluste das in der Organsymbolik der befallenen Region deutlich werdende Thema für das eigene Leben zu erobern und sich diese Thematik kämpferisch zu erschließen. Es geht darum, die entsprechenden seelischen Themen zu erobern und zu bewältigen, statt die konkreten körperlichen Regionen und Gewebe zu überwältigen. Was die Antikörper in offensiver Absicht versuchen – nämlich die fremd und feindlich gewordenen Gewebe um jeden Preis zu attackieren, um sie wieder zu unterwerfen und zu besiegen –, müssten die Patienten im Bewusstsein schaffen. Dabei dürfte es genauso plutonisch zugehen wie beim körperlichen Kampf.

An dieser Stelle kann deutlich werden, wie vielschichtig das Thema Aggression ist und wie fließend das Marsprinzip in das Plutoprinzip übergeht. So kommt es etwa beim **Sodbrennen** zum Aufstieg von Magensäure, die wegen ihrer extremen Zersetzungskraft zum Aggressionsprinzip gehört und tatsächlich in der Lage wäre, Metalle zu zerstören. Hier lässt Mars ebenso grüßen wie auf der nächsten Eskalationsstufe, der Attacke gegen die eigene Magenschleimhaut. Aber an dieser Stelle übernimmt fließend das Plutoprinzip, denn nun kommt es zu einem Akt der Selbstzerfleischung, wenn die Säure beginnt, das eigene Fleisch zu verdauen und ein Loch in die Magenwand zu fressen. Bei dem auf dieser Ebene möglichen Magendurchbruch wäre dann auch wieder mit Mars zu rechnen. Eine etwaige Entartung in Richtung Magenkrebs bringt in der ersten Phase wieder Mars in den Vordergrund, wenn die Krebszellen ihre Umgebung durch Infiltration attackieren. Wenn es anschließend aber immer mehr zum Auffressen der eigenen Lebensgrundlage kommt, hat wiederum Pluto das Heft in der Hand und bestimmt den Ablauf.[45]

Alle Autoaggressionserkrankungen erfordern totalen Einsatz, der für das Plutoprinzip typisch ist. Wie im Körper haben Mars und Pluto auch auf mythologischer Ebene eine enge Beziehung zueinander. Der Kriegsgott Mars arbeitet dem Gott des Totenreiches, Pluto, direkt zu, indem er ihm durch Kämpfe und Kriege auf aggressive Weise den Seelennachschub für seine Unterwelt verschafft. Hier warten auf die Gestorbenen die entsprechenden Aufgaben der inneren Wandlung. Mars braucht Pluto als Abnehmer oder Vollender, Pluto benötigt Mars als Vor- und Wegbereiter. Damit kann man Pluto auf dieser Ebene als Eskalation von Mars bezeichnen und damit die Autoaggressionskrankheit als Eskalation der Allergie. Allerdings ist zu bedenken, dass es dabei nicht um einen Übergang im medizinischen Sinn von der einen zur anderen Symptomatik geht, sondern um eine Vertiefung der urprinzipiellen Problematik.

Zur Deutung kommt wesentlich die Verwechslung von Eigenem und Fremdem hinzu. Was in der Außenwelt als Diebstahl bekannt ist, wenn sich jemand Dinge nimmt, die nicht sein Eigentum sind, wird bei der Allergie umgekehrt zum körperlichen Drama. Die Immunabwehr, wie jede Armee eines Landes zum Schutz der eigenen Grenzen geschaffen, dreht den Spieß um und richtet ihn nach innen, um hier besonders die Grenzflächen der eigenen Organstrukturen ins Visier zu nehmen. Es kommt also nicht zum Gewaltausbruch nach außen, sondern nach innen, statt zur Ex- zur Implosion.

Diese Tendenz entspricht vollkommen der des Urprinzips Pluto. Seine Erlösung läge in einer generellen Umkehr, wie sie in der Antike in Form der Metanoia bekannt war, der tiefsten und zur völligen Lebensumkehr führenden Reue. Die Metamorphose, die vollkommene innere Wandlung, gehört ebenfalls hierher und folgt zeitlich darauf. Wenn sich eine in jedem einzelnen ihrer vielen Glieder extrem bewegliche Raupe von innen heraus in eine starre Puppe verwandelt, liegt solch eine Umwandlung vor. Ebenso wenn die starre, erdgebundene Puppe wiederum von innen heraus ihren Panzer sprengt und als Schmetterling ihr neues Luftreich erobert. Wie Richard Bach sagt: »Was für die Raupe das Ende der Welt, ist für den Meister ein Schmetterling.« Schöner lässt sich das Prinzip der Metamorphose kaum ausdrücken.

Für den von einer Autoaggressionserkrankung Heimgesuchten muss das kämpferisch zu verwirklichende Fernziel darin liegen, die Ordnung im eigenen (Körper-)Haus – koste es, was es wolle – wiederherzustellen und das Eigene als eigen, das Fremde wieder als fremd zu erkennen. Dabei müssen alte, vertraute und vielleicht sogar liebgewordene Vorurteile über einen selbst zugunsten neuer

Erkenntnisse untergehen. Auch die Raupe muss sterben, um zum Schmetterling zu werden.

Der Autoaggressionspatient muss den alles entscheidenden Unterscheidungsschritt schaffen und wiedererkennen lernen, was sein Eigen ist und was fremd. Dieser Schritt ist lange vor der – in den spirituellen Traditionen geforderten – Erkenntnis fällig, dass alles eins ist. Das Kind muss zuerst lernen, sich abzugrenzen und Ich zu sagen im Unterschied zum Du und allem anderen. Dann geht das Kind oft in das andere Extrem und hält alles Spielzeug dieser Welt für sein eigenes. Jetzt muss es wiederum lernen, was ihm gehört und was den anderen. Erst sehr viel später auf dem Entwicklungsweg mag ihm klar werden, dass auch dies nur eine Einschränkung der Wahrnehmung bedeutete und dass letztlich alles eins ist. Anders ausgedrückt, das Kleinkind liebt zu Beginn seines Lebens die Mutter wie sich selbst, weil es noch gar keinen Unterschied zwischen ihr und sich selbst macht. Auf einer nächsten Stufe muss es lernen, sich selbst anzunehmen und zu lieben, und dann erst kann es sich sinnvollerweise wieder bemühen, seinen Nächsten wie sich selbst zu lieben.

Der Autoaggressionspatient erkennt auf diesem Lernweg noch nicht einmal mehr, was körperlich sein Eigen ist. Er muss also vorrangig lernen, den eigenen Körper in all seinen Strukturen als sein Eigentum zu erkennen. Er ist damit auf der Ebene der Ichkräfte gefordert. Bei seiner Selbstverwirklichung muss er lernen, wer er ist und was alles zu ihm und seinem engsten Einfluss- und Aufgabenbereich gehört. Tatsächlich sind in einem übertragenen Sinn die als fremd bekämpften Körperstrukturen eben nicht in seinem Besitz, beherrscht er doch die hier verkörperten Themen und Aufgaben noch nicht. Er muss sie also erst bewältigen, muss sie sich im übertragenen Sinn zu eigen machen. Dann braucht seine Abwehr nicht mehr auf der Körperbühne darzustellen, wie fremd ihm diese Region und dieses Organ in ihrer Bedeutung und Symbolik sind.

Lupus erythematodes

Lupus erythematodes attackiert neben anderen Geweben vor allem die Haut. Sie ist einerseits unser primäres Kontaktorgan und repräsentiert somit die Themen des physischen Kontakts von der Begrüßung bis zur Sexualität, andererseits ist sie unsere Schutzschicht und stellt damit eine Art Panzerung gegen eine potenziell gefährliche Außenwelt dar. Für den Lupuspatienten geht es also darum, sich das Reich des Hautkontakts oder – auf dem Gegenpol – der äußeren Verteidigung zu erobern. Das darf und muss sogar kämpferisch geschehen und verlangt höchsten Einsatz, wie man den entsprechenden Krankheitsbildern ansehen kann, die rasch etwas Bedrohliches entwickeln.

Ein Lupuspatient kleidete sein Hautproblem einmal in den Satz: »Ich darf nichts an mich heranlassen, sonst geht es mir einmal genauso schlecht wie meinem Vater.« Der Patient bot das Bild eines Getriebenen, der ständig auf der Flucht vor sich selbst war und krampfhaft versuchte, von seiner unerträglichen Ungeduld abzulenken. Seine Seelensituation war gleichsam ein Spiegel des Bürgerkrieges im Körper. Er kämpfte an allen Fronten nach außen. Aber das waren keine sinnvollen Auseinandersetzungen, die ihn weiterbringen konnten, sondern eher Spiegelgefechte der Ablenkung von der eigentlichen Hemmung, sich etwas wirklich nahe kommen oder gar unter die Haut gehen zu lassen. Genau dort lag jedoch die Aufgabe. Statt sich immunologisch auf alle Grenzen nach außen zu stürzen, ging es darum, seine seelischen Barrieren und Grenzen einzureißen und offen zu werden für äußere Reize, die ihn beziehungsweise seine Seele wirklich reizten.

Eine andere Lupuspatientin verbarg ihre Verletzlichkeit hinter einer Maske von Härte und Resolutheit. Eine weitere wählte einen Panzer aus Fett und verbarg sich hinter den dicken, gelben Mauern ihrer eigenen Burg. Im Innern aber tobte der Bürgerkrieg, der ihr immunologisch zeigte, dass keine der Grenzen mehr unumkämpft war und dass sie von innen her attackiert und aufgerissen werden sollten. Die Hautreaktionen, die zu heftigem Kratzen animierten, zeigten ebenfalls in diese Richtung.

Lupuspatienten müssen folglich alles daransetzen, den in ihrer

Haut symbolisierten Themen auf seelischer Ebene gerecht zu werden. Sie sind aufgefordert, sich in ihrer Haut zu wandeln, gleichsam auszuschlüpfen und dann bewusst und unter neuen Vorzeichen wieder einzuziehen. Sich die als fremd bekämpfte Haut in ihrer ganzen Bedeutungstiefe zu eigen machen und die Themen Hautkontakt und Grenze zu bewältigen, das ist die Aufgabe.

Oft zeigt die Psychotherapie, dass es wirklich nur die ererbte Haut und nicht die ureigene ist. Manche Patienten hängen noch so fest in Familien*band*en, dass sie gar nicht zum Eigenen kommen. Lieber folgen sie einem Familienfluch als dem eigenen Leben. Unbewusst tragen sie die Lebensthemen der Ahnen mit sich herum, ohne zu erkennen, wo das Leben von ihnen Lösung und Eigensein fordert. Sie müssen sich dann die eigene Haut erst erobern, und das bedarf einer Art Bürgerkrieg in der Seele, um sich offensiv und aggressiv mit der eigenen (Familien-)Geschichte auseinanderzusetzen und sich von den Vorfahren abzugrenzen. Nicht nur die Reinkarnationstherapie, sondern vermehrt auch das Familienstellen fördern solche Konstellationen zutage.

Die Gründe für die verweigerte Abnabelung von Familientraditionen können vielfältig sein und sich schon in mangelnder Kampf- und Geburtsbereitschaft ganz zu Beginn des Lebens zeigen. Oft ist es Angst, die Deckung der Familie zu verlassen, oder auch Bequemlichkeit, aus dem Nest zu schlüpfen. Als Konsequenz muss dann die Familiengeschichte weiter herumgeschleppt werden. Hier wird der Körper zur Chance. Er zeigt, dass man heraus muss aus der eigenen Haut und Lebenssituation.

Rheuma und seine Spielarten

Der Begriff Rheuma bezeichnet gar keine so eindeutige Diagnose, wie es zunächst erscheinen mag. Früher wurde alles dazugerechnet, was sich an Gelenken und Muskulatur in Gestalt chronisch entzündlicher Prozesse unangenehm bemerkbar machte. Heute geht man von einem autoaggressiven Geschehen aus, weil sich niemals entsprechende Erreger finden ließen, wie sie für eine Entzündung unerlässlich wären. Insofern ist ein Name wie Polyarthr*itis* eigentlich überholt; er wird aber ähnlich wie bei der Neurodermi*tis*, die sich mit der Zeit als Allergie statt Entzündung entpuppte, aus Tradition beibehalten.

Natürlich versucht die Schulmedizin, die Diagnose möglichst scharf zu fassen. Ein kleiner Erfolg war die Entdeckung des so genannten Rheumafaktors, eines bei Rheumatikern im Blut auftauchenden Eiweißkörpers. Doch spricht man trotzdem von Rheuma, wenn man ihn nicht findet und jemand lange genug Gelenk- oder Muskelbeschwerden hat. So erinnert der Rheumafaktor heute vor allem daran, dass Rheuma auf einer körperlichen Ebene wohl auch ein Eiweißproblem ist. Das Krankheitsbild kommt deutlich häufiger in jenen Ländern vor, in denen durch zu üppige Fleischmahlzeiten ein hoher Eiweißkonsum verbreitet ist.

Bei der typischen Symptomatik von Rheuma handelt es sich um eine Einschränkung der Beweglichkeit und damit der Artikulationsmöglichkeit (lat.: *articulus* = Gelenk) in der äußeren Welt. Die Gelenke blockieren, und der Mensch ist eben nicht mehr gelenkig, sondern eher steif. Er wird in die Ruhe gezwungen; alles andere schmerzt. Die Beweglichkeit der Betroffenen ist damit infrage gestellt. Die typischen rheumatischen Schmerzen machen die Gelenke mehr oder weniger unbrauchbar. Später wirken die Gelenke durch Veränderungen an den ursprünglich spiegelglatten Gelenkflächen und durch Ablagerungen von Stoffwechselschlacken im Gelenkspalt besonders morgens wie eingerostet. In der Folge kommt es zu massiven Behinderungen und Schmerzen. Die Synovialflüssigkeit, eine Art Gelenkschmiere, die dem Öl im Motor entspräche, ist restlos aufgebraucht, und die beiden Knochen reiben aufeinander, dann allmählich sogar ineinander. Hier verkörpert sich eine festgefahrene Situation, dem Kolbenfresser in einem Motor vergleichbar. Wenn im Motorkolben mangels Öl Stahl auf Stahl trifft, fressen sich ebenfalls die beweglichen Teile fest, und der Kolben wird zerstört.

Der Volksmund weiß: »Wer rastet, der rostet.« Unsere zahlreichen Gelenke brauchen tatsächlich ausreichende, aber keinesfalls überfordernde Bewegung, um gut geschmiert zu bleiben. Analog dazu ist innere Beweglichkeit *not*wendig, damit im Leben alles wie geschmiert läuft. Der Rheumatiker müsste also für seine Beweglichkeit eine ganz neue Ausdrucksebene finden. Er sollte sich seine Gelenke und damit die Artikulationsfähigkeit *zu eigen* machen. Sicher ist, dass es nicht primär um körperliche Bewegung geht, wie viele Rheumapatienten und ihre Ärzte glauben, sondern um geistig-seelische. Manchmal wird zwar auch körperliche Bewegung bessern, vor Ausbruch des Rheumas wie auch noch danach, aber manchmal auch gerade nicht. Es handelt sich dabei bestenfalls um eine sinnvolle Bearbeitung, also eine Beschäftigung mit dem anstehenden Thema. Notwendig wäre aber mehr.

Für die körperliche Ebene hat sich herausgestellt, dass bewusste, fließende Bewegungen, wie etwa bei Tai Chi, Qi Gong oder Feldenkrais-Übungen, am besten geeignet sind, um die Gelenke in Ordnung zu halten; und sie kämen auch als Heilmaßnahmen infrage. Das heißt, unsere Gelenke brauchen möglichst geschmeidige und fließende Bewegungen, um in guter Form zu bleiben. Das gilt auch im übertragenen Sinn: Wer im Fluss und damit in Übereinstimmung mit der Lebensenergie bleibt, hat keine Schäden zu befürchten. Diese Parallele erklärt auch die guten Heilwirkungen der oben genannten Übungen. Denn wenn sie nicht nur rein funktional, sondern als Exerzitium für Körper, Geist und Seele durchgeführt werden, können sie den Lebens- und Energiefluss auch im Übertragenen wieder in Ordnung bringen, was offensichtlich die konkreten Bewegungen in der Welt ebenfalls wieder fließender werden lässt.

Die (Er-)Lösung kann also nur auf der übergeordneten geistig-seelischen Ebene gelingen, dort liegt die primäre Aufgabe. Natürlich werden viele Rheumatiker auch schon vor Ausbruch der eigentlichen Symptomatik unbewusst spüren, dass in diesem Bereich ein Thema und eine Aufgabe liegen. In einer so materialistisch eingestellten Gesellschaft wie unserer tendieren sie leicht dazu, die (vom Schicksal) geforderte Artikulationsfähigkeit auf der körperlichen Ebene unter Beweis zu stellen, und werden unter Umständen sogar zu guten Sportlern. Sie kompensieren so ihr Problem, und solange sie dies tun, entwickeln sie auch kaum konkrete Symptome. Die Beschäftigung mit einer Thematik ist natürlich besser als nichts, gefordert ist aber letztlich Erlösung, die alle Ebenen einschließt. Auf die geistig-seelische Ebene kann nicht verzichtet werden. Spätestens, wenn die Sportphase im Leben vorüber ist, werden die Gelenk- oder Muskelbeschwerden auftauchen und die in ihnen symbolisierten Aufgaben der Beweglichkeit auf geistig-seelischem Niveau einklagen.

Der entscheidende Faktor bei Rheuma ist aber die Aggression, die sich hier gegen die Organe der Bewegung richtet und so die äußere Beweglichkeit einschränkt und im Extrem sogar unterbindet. Der Kranke könnte seinem Körper diese Darstellungsaufgabe abnehmen, wenn er bewusst seinen ganzen Mut zusammennähme und sich gegen seine oft übertriebene innere Beweglichkeit richtete. Was wie ein Widerspruch anmutet, bezieht sich auf die Fülle der Ausreden, Ausflüchte und Projektionen, mit denen viele Rheumapatienten ständig »unterwegs« sind. Hier wäre es besser, die eigene Sprunghaftigkeit und die Ideenfluchten mutig infrage zu stellen und stattdessen einmal *ruhig* bei einer »Sache« – am besten bei dem eigenen Thema Aggression – zu bleiben. Wer den Tag mit einer stillen Meditation begänne, könnte seinen Organismus im Hinblick auf die Morgensteifigkeit entlasten und sich und seinen Gelenken viel überzogene Betriebsamkeit ersparen. Es wären also echte innere Bewegung und mutige Schritte in geistig-seelischer Hinsicht gefragt.

Die Starrheit und Steifheit, die in der Symptomatik zum Ausdruck kommen, werden auch deutlich, wenn es in der Psychotherapie darum geht, die eigenen Projektionsmuster aufzugeben. Viele Patienten sind es schon gewohnt, alles auf das Wetter, die Umgebung und eigentlich Gott und die Welt zu schieben, um die eigene Situation nicht wirklich anschauen zu müssen.

Die seelische Übersetzung der Situation ergibt: Es existieren Blockaden der Beweglichkeit durch überlebte, aber noch unverdaute Themen, die sich in den Schlacken und Rheumaknoten ausdrücken. All die Ablagerungen, das Geröll im Gelenkspalt, die Rheumaknötchen stehen für missachteten Seelenmüll und Schattenthemen. Der Knoten ist schlechthin das Symbol für ein ungelöstes Problem; es blockiert den äußeren konkreten Fortschritt, wenn die unteren Extremitäten betroffen sind – und die Möglichkeit, das Leben in den Griff zu bekommen, wenn es um die oberen Gelenke, speziell die Handgelenke, geht. Es ist Sand im Getriebe.

Diese körperliche Situation korreliert nicht selten mit innerer Zwanghaftigkeit, extremer Gewissenhaftigkeit und einem überfordernden Perfektionismus. Nicht wenige Patienten stürzen sich trotz ihrer Einschränkungen in aufopferungsvolle Hilfsmaßnahmen, die oft den Gedanken an ein Helfersyndrom auftauchen lassen. In Verbindung mit der Härte entwickelt sich dann hin und wieder jene Situation, die der amerikanische Psychosomatiker Francis Alexander mit »wohlwollende Tyrannei« umschreibt. Dazu kommen ein hoher moralischer Anspruch und eine Neigung zu depressiver Verstimmung, die die auch oft anzutreffende Härte gegen sich selbst und andere noch überwiegen kann und dann manchmal in eine Art Klagesyndrom übergeht. Statistisch sind fast doppelt so viele Frauen betroffen, was damit zusammenhängen dürfte, dass Frauen es auch heute noch immer viel schwerer haben, ihre vital-aggressiven Energien auszuleben.

Die Aufgabe liegt darin, bewusst eine langsamere Gangart einzuschlagen und die alten Themen, die einem (unbewusst) in den Weg gekommen sind, zu identifizieren und zu lösen. Das könnte der Körper am besten beim Fasten schaffen. Auf der Bewusstseinsebene wäre es ebenso fällig und würde durch den Reinigungs- und Regenerationsprozess einer Fastenkur sehr gefördert.

Begünstigt durch die Fülle der ungelösten Themen, versandet mit der Artikulationsfähigkeit allmählich auch die geistige Beweglichkeit und führt zu einer diesbezüglichen Bewegungsarmut, die eher eine Karikatur innerer Ruhe ist. Die Bewegungsarmut in innere, aus der eigenen Tiefe kommende Ruhe zu wandeln könnte man als zentrale Lernaufgabe bezeichnen. Die Morgensteifigkeit, die äußerlich zur Ruhe zwingen will, zeigt die Starrheit, mit der Betroffene dem Tag und dem Leben begegnen. Die Hitze sowie die Schwellungen und Schmerzen an den Gelenken verdeutlichen dagegen wie bei Entzündungen den Krieg, der um das Thema Bewegung ausgebrochen ist, und sie zeigen zugleich, wie viel Aggression im übertragenen Sinn einzusetzen wäre. Die Betroffenen stehen nicht zu den eigenen Aggressionen und verkörpern stattdessen das Thema. Das macht ihnen oft Schuldgefühle, die sie dann wieder aufgrund des hohen moralischen Anspruchs unbewusst mit der schon erwähnten Hilfsbereitschaft kompensieren.

Der Zwang zur Ruhe könnte eine Chance darstellen, die eigentlich vorhandene innere Starre bis hin zu Sturheit, die oft durch äußere Hyperaktivität oder doch übertriebenen Aktionismus kompensiert wird, zu durchschauen. Wenn aggressive und sogar feindselige Impulse durch Flucht in den Gegenpol, das heißt durch Aufopferung und Dienen, kompensiert werden, bringt das den Körper nur noch mehr unter Druck, das eigentliche Thema darzustellen.

Die Bearbeitung der Problematik erfordert, die in den Schatten gesunkene Durchsetzungsfähigkeit oder auch den Egoismus, die mangelnde Anpassungsfähigkeit, vielleicht auch die eigene Herrschsucht zu erkennen und die darin gebundene Energie für konstruktive Zwecke zu nutzen. Es ginge darum, mutiger in die Ruhe einzutauchen, freiwillig Schritte nach innen zu unternehmen, weil die äußeren sowieso blockiert sind. Die sonst gegen die eigene Beweglichkeit gerichteten vitalen Energien könnten dazu genutzt werden, sich dem eigentlichen Weg zu widmen und für die eigene Situation Verantwortung zu übernehmen, statt sich in Projektionen zu flüchten. In der erzwungenen äußeren Ruhe bietet es sich an, jene inneren Kämpfe auszufechten, die zur Auflösung der liegen gebliebenen Probleme führen. Auch dazu wäre zuvor ein Eintauchen in innere Ruhe nötig, um die Themen zu identifizieren.

Das eigene Helfersyndrom und andere krampfhafte Formen der Aufopferung als Kompensationsmaßnahmen zu durchschauen fällt besonders Menschen mit hohen moralischen Maßstäben ausgesprochen schwer und wäre doch so *not*wendig. Nächstenliebe und Altruismus – so wundervoll sie in ihrer erlösten Form sind – sollten bei sich selbst ehrlich hinterfragt werden. Bewusstes Fasten zur (Er-)Lösung der Ablagerungen und Reinigung auf der Bindegewebsebene könnte daneben vor allem der Bewusstmachung und der Ehrlichkeit dienen.

Beim **Weichteil-** oder **Muskelrheuma** geht es um die Blockade der Aktivitäten im motorischen Bereich. Die Muskulatur – ob direkt oder indirekt betroffen – ist für die Kraftumsetzung zuständig, und die einzelnen Muskeln könnte man mit kleinen Motoren vergleichen. Die Lernaufgabe läge also darin, sich im motorischen Bereich freiwillig einzuschränken und die so gewonnene Ruhe zu nutzen, um die anstehenden Kämpfe auf die Bewusstseinsebene zu heben. Sich bei äußeren Aktivitäten zurückzunehmen und dafür mutiger bei der Auseinandersetzung mit sich selbst zu werden ist das Ziel – immerhin handelt es sich um ein Autoaggressionsproblem. Auch hier wäre Fasten eine ideale Begleitung aller Maßnahmen bis hin zur Psychotherapie, weil es neben den schon angeführten Vorteilen dazu zwingt, zum Wesentlichen zurückzukommen, unverdaute Probleme nachzuverdauen und Knoten aufzulösen. Auch beim Fasten isst sich der Organismus selbst. Es ist also eine homöopathische Antwort auf den Kannibalismus der Autoaggressionserkrankung.

Fibromyalgie

Dieses auch als falsches Rheuma bezeichnete Krankheitsbild kann mit vielen Symptomen einhergehen, darunter Gelenk- und Muskelschmerzen, aber auch mit Schlaflosigkeit und leichten bis mittleren Depressionen. Die Depressionen könnten allerdings auch aus der Odyssee herrühren, die die Patienten hinter sich bringen, bis sie überhaupt eine Diagnose bekommen. Sie sind nicht selten so verzweifelt, dass das Thema Sterben, das in der Depression immer mitschwingt, sogar in den Vordergrund drängt. Oft entwickelt sich das Ganze zu einem generalisierten, die Betroffenen in die Verzweiflung treibenden Schmerzzustand.

Viele alternative Behandler deuten die Symptome als typisch für eine Amalgamvergiftung. Die unklaren Schmerzen könnten von Quecksilberablagerungen in den Nerven stammen, so wie die häufig hinzukommenden Muskelschmerzen von entsprechenden Ablagerungen in den Häuten der Muskeln, den Faszien, und die Gelenkschmerzen von Quecksilberanreicherungen in den Gelenkkapseln. Bewiesen im naturwissenschaftlichen Sinn ist das nicht, es ist für die Deutung auch nur bedingt wichtig. Das Krankheitsbild beschwört ähnliche Symptome wie Rheuma herauf und könnte ebenso eine Autoaggressionskrankheit sein. So gibt es Patienten, die weder Amalgam im Mund noch eine fehlgeschlagene Amalgamsanierung hinter sich haben und trotzdem an den gleichen Symptomen leiden. In der Verzweiflung über die hartnäckigen Schmerzzustände hat ein bayerischer Chirurg begonnen, den Betroffenen Akupunkturpunkte herauszuoperieren. Einigen soll es geholfen haben, andere trugen nur scheußliche Narben davon und behielten ihre generalisierten Schmerzen.

Die Deutung entspricht sehr weitgehend der bei Rheuma, weil es sich ja um ganz ähnliche Symptome handelt. Die körperliche Beweglichkeit ist aufgrund der Schmerzen infrage gestellt, was bei Ablagerungen im Nervenbereich für eine lange Leitung und Sand im Getriebe spräche. Die Betroffenen sollten zur Ruhe kommen, ihre inneren Kräfte mit Nachdruck mobilisieren und energisch und mutig ihre liegen gebliebenen Aufgaben angehen. Da mit größter Wahrscheinlichkeit das Bindegewebe betroffen und blockiert ist, ginge es auch darum, die eigenen Beziehungen zu überdenken und von Ballast und alten Themen zu befreien. Generell wäre an eine Reduktion der unter diesen Patienten sehr verbreiteten Projektionsleidenschaft zu denken.

Auffällig häufig erleben sich Patienten mit Fibromyalgie als Mobbing-Opfer. Diese vom plutonischen Prinzip getragene moderne Kampftechnik, bei der ein Mensch auf allen Ebenen hintenherum schlechtgemacht wird, könnte sich in den unklaren Schmerzzuständen auf ziemlich allen körperlichen Ebenen abbilden. Das ist nicht in dem Sinn gemeint, dass die Mobbenden oder Intrigierenden es wirklich schafften, ihr seelisches Gift in dem fremden Organismus zu deponieren, sodass jeder ihr Opfer werden könnte, den sie hinterrücks attackieren. Es bedarf vielmehr der Resonanz in den Opfern, die es erlaubt, dass sich die seelische Reaktion auf die Spitzen und Angriffe in dieser schmerzhaften Form verkörpert. Jedenfalls ist den Patienten schon aufgrund ihrer Schmerzen zum Schreien und Aus-der-Haut-Fahren. Mobbing führt auf der sozialen Ebene zu einer ähnlichen Seelenlage. Die Lösung liegt nun aber nicht im (an-)klagenden Jammern über das erlittene Elend, sondern – wie es die Schmerzen in ihrer Symbolik nahe legen – im »Ausrasten«, im Schreien und Sichwehren. Kampf, Gegenwehr oder auch sofortige Kündigung ist gefragt.

Mobbing kann sich natürlich auch in anderen plutonischen Symptomen niederschlagen. Es schwächt das ganze System der Attackierten, wenn sie dazu in Resonanz gehen. An den Schwachpunkten, die bei der betreffenden Situation besonders angesprochen sind, kommt es schließlich zum Symptomdurchbruch. Im Übrigen tritt der schlimmste Schaden natürlich bei den Mobbenden selbst auf, nur bemerken sie es durch die Zeitverzögerung in der Regel gar nicht.

Die bei der Fibromyalgie oft hinzukommende Schlaflosigkeit bei gleichzeitiger Erschöpfung fordert ein geistig-seelisches Aufwachen für die eigenen Verbindlichkeiten und eine Einkehr in innere Ruhe. Dass die Umsetzung der inneren Impulse in äußere Aktivitäten sowieso nicht mehr gut funktioniert oder nur unter Schmerzen, kann als Zeichen gewertet werden, sich tendenziell mehr nach innen zu wenden. Die Depressionen verlangen eine Bearbeitung der eigenen Sterbethematik.

Krebs

In einem gewissen Sinn gehört auch Krebs zu den Autoaggressionskrankheiten. Krebserkrankungen sind heute die zweithäufigste Todesursache. Das Schicksal der einzelnen Krebszelle enthüllt uns die zugrunde liegende Thematik. Auf der Bühne des Körpers wird verdeutlicht, dass hier jemand wie die Krebszelle von seinem ureigenen Lebensweg abgewichen ist. Das Krankheitsbild legt ihm nahe, zu seinem Sinn und Wesen zurückzufinden.

Wieder geht es darum, dem Körper die im Krankheitsgeschehen *deut*lich werdende Aufgabe abzunehmen. Der Patient sollte sich seinen Lebensbereich erkämpfen – anstelle der Krebszelle, die sich auf den Weg macht und das Körperreich erobert. Der Patient könnte zu seinen Ursprüngen zurückkommen und seinen ursprünglichen Lebenssinn wiederfinden – anstelle der Körperzelle, die sich bei Krebs zurück zu ursprünglichen (embryonalen) Mustern entwickelt.

Eine ausführliche allgemeine Deutung findet sich in *Krankheit als Sprache der Seele.* Die speziellen Deutungen der Krebserkrankungen bei Frauen, zum Beispiel Brust-, Gebärmutter oder Eierstockkrebs, sind in dem Buch *Frauen-Heil-Kunde* zu finden, die der Krebserkrankungen des Verdauungstraktes vom Magen- bis zum Dickdarmkrebs in *Verdauungsprobleme.* Im Nachschlagewerk *Krankheit als Symbol* sind die übrigen Krebsarten gedeutet.

Schmerzen

Im Allgemeinen sind alle Schmerzen dem Aggressionsprinzip zuzurechnen, denn es handelt sich dabei um Hilfe*schreie* des Körpers, die Aufmerksamkeit *erregen* wollen und sollen. Man muss in extremen Fällen vor Schmerzen *schreien*. Ein Schmerzensschrei kann die Stille *zerreißen*. Schmerzen können die Betroffenen *aufschrecken*, ja scheinbar in den Wahnsinn *treiben*.

Eine Frau wird normalerweise unter Schmerzen und laut schreiend gebären, wenn sie nicht durch Angst oder Konventionen daran gehindert wird. Schon daran, dass moderne Frauen kaum noch schreien, lässt sich ermessen, wie tief die Aggressionsverweigerung uns in Fleisch und Blut übergegangen ist. Nicht einmal befreiende, weil die marsische Energie verstärkende Schreie sind noch geduldet. Sie dürften an das Kampfgeschrei von Kriegern erinnern und werden wie das ganze Aggressionsprinzip verdammt.

Solche marsische Stärke wird inzwischen sogar als Schwäche missdeutet und verbannt. Eine Gebärende, die bei dieser archaischsten aller Lebenserfahrungen ihrem tiefsten Innern gerecht wird und aufschreit, muss das hinterher fast mit Scham eingestehen. Besser wäre es nach *herr*schender Meinung gewesen, wenn sie sich *zusammengerissen* und eben be*herr*scht hätte. Das heißt, eine moderne Frau soll sich in solch einer Situation *Gewalt antun*. Dazu wird sie entweder geradezu übermenschliche Kraft aufbringen, um diese elementaren menschlichen Regungen niederzu*kämpfen*, oder gleich das ganze Geburts- und Schmerzgeschehen mit den verschiedensten Schmerzmitteln von starken Tabletten über die Periduralanästhesie (PDA) bis zur Vollnarkose unterdrücken.

Selbst wenn wir verleugnen, wie viel Marsenergie in Form von Schmerzen und Schreien zur Geburt gehört, wir können Mars und seine Schmerzen aus dem Geburtsgeschehen nicht wirklich verbannen. Was sich die Frau auf der einen Ebene erspart, wird später in anderer Form auf sie zukommen, oder das Problem geht auf das Baby über. Hineinspielen wird Mars bei einem so uranfänglichen Geschehen wie der Geburt auf alle Fälle.[46]

Dass Schmerzen Aufmerksamkeit und Beachtung wollen, zeigt sich ständig. Wer leichte Schmerzen im Zahnbereich etwa aus Angst vor dem Zahnarzt und in der Hoffnung, sie könnten von selbst wieder verschwinden, einige Zeit aushält, wird irgendwann doch nachgeben. Vielleicht steht eine Ferienreise bevor, die man keinesfalls durch schlimmer werdende Beschwerden gefährden will. Während man im Wartezimmer den leichten, aber tiefgründigen Schmerz noch deutlich lokalisieren kann, ist dies auf dem Behandlungsstuhl plötzlich nicht mehr möglich, ja manchmal verschwindet der Schmerz hier ganz. Er hatte bekommen, was er die ganze Zeit über wollte, nämlich Beachtung, und deswegen gibt er nun fürs Erste wieder Ruhe. Hier liegt auch der Grund, warum einfaches Körperfühlen, das Hinspüren zum Ort der Missempfindung, manche Schmerzen nach einer kurzen anfänglichen Verstärkung reduzieren oder sogar zum Verschwinden bringen kann.

Normalerweise fürchten wir Schmerzen und meiden sie um fast jeden Preis. Ein Leben ganz ohne Schmerzwahrnehmung ist aber in höchstem Maß gefährdet. Den wenigen Betroffenen, die zu keinerlei Schmerzwahrnehmung in der Lage sind, fehlt damit die so *not*wendige Warnung vor Gefahren. Schon als Kind haben sie keine Chance zu erkennen, dass ihnen die heiße Herdplatte schadet, weil die Berührung ihnen nicht wehtut. Die meisten Betroffenen erleiden auf diese Weise schon als Kinder schwerste Schäden und erreichen kaum je ein höheres Alter. Ein Leben ohne Schmerzen ist also eher ein Albtraum als ein Traum. Gerade die früh erlernte Vermeidung von Schmerzen schützt uns vor Schaden.

Trotz dieser Erkenntnis wollen wir nichts von Schmerzen wissen und erkennen kaum noch, wie sehr sie uns nützen und wie notwendig wir sie daher brauchen. Unser Widerwillen führt zu typischen Abwehrreaktionen. Wir machen uns eng, wenn wir nur an Schmerzen denken, ziehen uns auf kleinstem Raum zusammen, wohl in der Hoffnung, ihnen auf diese Weise nicht begegnen zu müssen. Dies hat dazu geführt, dass wir Enge, ähnlich wie Kälte, schon von vornherein mit Schmerz assoziieren.

Wenn wir nun im Rahmen einer kleinen Übung wie dem Körperfühlen lernen, uns im Angesicht von Schmerzen nicht wie gewohnt zu verschließen, sondern im Gegenteil zu öffnen, tritt eine Schmerzreduzierung ein. Wir machen uns jetzt innerlich weit, und das ist eben eher mit Wohlbefinden assoziiert als mit Schmerzen. Auf diese Weise kann man lernen, seinen Schmerzen sehr nahe zu kommen, sie dabei zu reduzieren, und man vermag nun viel leichter zu erforschen, welche Warnung sie einem übermitteln wollen. Denn selbst wenn die Lokalisation der Schmerzen im Körper meist noch leicht gelingt, macht das Entschlüsseln der konkreten Botschaft oft Probleme. Bei Kindern ist nicht einmal die Ortung der Schmerzen einfach, wie jede Mutter weiß. Sie neigen dazu, sich immer gleich in ihrer Lebensmitte gestört zu fühlen, und empfinden deshalb alle Schmerzen in der Bauchregion. Sogar bei Zahnschmerzen wird zielsicher auf den Bauchnabel gedeutet – zum Kummer der Kinderärzte.

Aus dem Gesagten dürfte klar werden, wie wertvoll Schmerzen für uns als Warnsignale und als Wegweiser für Hilfsmaßnahmen sind. Wenn die Haut zu brennen beginnt, deutet sie an, dass ihr zu heiß ist und zum Beispiel Sonnenbrand droht. Leider tut sie das bei Letzterem in der Regel so spät, dass sie dann am Abend juckend und brennend den Weg weisen muss, wo die kühlende Medizin aufzutragen ist.

Die so genannte Humanmedizin hat Schmerzen – ähnlich wie auch Fieber – zu ihrem Feind erklärt und neigt dazu, sie möglichst schnell zu unterdrücken. Bei Kopfschmerzen zückt ein solcher Mediziner sofort den Rezeptblock und schreibt ein Schmerzmittel auf, was immer gleichbedeutend mit Unterdrückung ist. Ein Arzt müsste zuerst einmal feststellen, was der Hintergrund der Schmerzen ist. Wenn er die Botschaft verstanden und dem Patienten vermittelt hat, kann er die Schmerzsymptome immer noch erleichtern, und vor allem kann er jetzt sinnvolle Maßnahmen einleiten, die das Problem an der Wurzel angehen. In einer vergleichbaren Situation würde ein Zahnarzt dagegen niemals Schmerzen einfach unterdrücken, bevor nicht deren Ursachen abgeklärt sind. Bei Bauchschmerzen wären aber auch Humanmediziner vorsichtiger als gerade beim Kopf. Wobei zu fragen bliebe, womit gerade unser(e) Haupt(sache) so viel Missachtung verdient hat.

Je akuter ein Schmerz, desto mehr untersteht er dem Marsprinzip, desto dringender warnt er und desto raschere Gegenmaßnahmen fordert er. *Stechende, brennende, (be-)drückende, hämmernde, pulsierende* Schmerzen bringen eine ganze Palette marsischer Nuancen ins Spiel und vermitteln einen Eindruck von der großen Spannbreite dieses Prinzips allein im Schmerzbereich.

Nicht wenige Schmerzambulanzen kümmern sich heute um nichts anderes als um die Ausschaltung von chronischen Schmerzen. Die so genannten Schmerzpatienten könnten schreien vor Schmerz und finden dennoch wenig Hilfe, weil es viel zu wenige Ärzte gibt, die auf den tieferen Inhalt ihrer Hilfeschreie eingehen. Solange die Botschaft nicht verstanden ist, muss der Organismus aus seiner ihm eigenen Logik alles daransetzen, am jeweiligen Schmerz festzuhalten. Wo er auf eine Art unterdrückt wird, versucht der Organismus, ihn auf eine andere wieder ins Spiel des Lebens zu bringen. Allein schon die Beachtung der tieferen Ebene und eine gewisse Offenheit gegenüber der Botschaft können das Drängen des Schmerzes lindern und ihm die *Spitze* nehmen.

Phantomschmerzen

Selbst wenn die Schmerzursache gar nicht mehr auf der körperlichen Ebene existiert wie bei Phantomschmerzen, kann sie auf anderen Ebenen dennoch bestehen bleiben und müsste geklärt werden. Wenn durch Unfall verlorene oder aus medizinischen Gründen amputierte Gliedmaßen oder längst gezogene Zähne weiter schmerzen, kann das die Betroffenen und ihre Ärzte in schiere Verzweiflung treiben. Der Versuch, hier mit Schmerzmitteln weiterzukommen, greift zu kurz. Es müsste jedem Menschen klar werden, dass das eigentliche Problem in diesem Fall gar nicht auf der materiellen Ebene liegen kann, weil diese gar nicht mehr existiert. Hartgesottene Materialisten unter den Ärzten versuchen, entweder den Patienten als Simulanten abzustempeln, weil sie ihm nicht helfen können, oder mit immer schärferen Waffen auf die Schmerzen loszugehen. Schließlich ist der Mensch gänzlich betäubt, aber er nimmt immer noch seine Phantomschmerzen wahr und natürlich auch wichtig. Auf der falschen Ebene kann man noch so starke Geschütze auffahren und wird damit doch nichts Sinnvolles erreichen. Wer beispielsweise Liebeskummer hat, wird essend nie glücklich, sondern nur dick werden. Genauso kann der Phantomschmerzpatient zwar keine wirkliche Erleichterung durch Schmerzmittel finden, aber natürlich einen Nierenschaden durch ihre Nebenwirkungen erleiden.

Die nahe liegende Lösung wäre, auf die angemessene Ebene zu wechseln. Offenbar ist das materiell fehlende Glied oder Organ im Bewusstseinsfeld noch vorhanden. Der Mensch besteht ja nicht nur aus dem physischen Körper, sondern darüber hinaus aus einer Reihe weiterer energetischer Körperebenen, wie viele spirituelle Traditionen wissen. Auf diesen lassen sich offensichtlich ebenfalls Schmerzen wahrnehmen. Dass die Schulmedizin diese Energieebenen noch nicht kennt, ändert nichts an deren Existenz – und dass die Menschheit über viele Jahrtausende nichts von ihrer Erbsubstanz, der DNS, wusste, hat diese keineswegs daran gehindert, zu existieren und zu wirken. Ähnliches ließe sich bezüglich der Elektrizität und vieler anderer Phänomene feststellen. Die Wirklichkeit wirkt generell vollkommen unabhängig davon, ob wir ihre Wirkprinzipien durchschauen.

Für Phantomschmerzen läge die Aufgabe darin, die scheinbar sinnlos weiterbestehende Information über das längst fehlende Glied zu löschen. Da es aber weder im Mikrokosmos Mensch noch im Makrokosmos Erde etwas Sinnloses gibt, gilt es auch hier, die Botschaft zu verstehen. Was angesichts unseres mangelhaften Wissens über die feinstofflicheren oder energetischen Körperebenen als schwierig erscheinen mag, ist in der Praxis eher einfach. Die Betroffenen müssen lediglich bewusst miterleben, wie ihr Glied oder Organ abhanden gekommen ist. In der Regel war ihr Bewusstsein ausgeschaltet, als es passierte, und hat es so einfach nicht mitbekommen. Wenn wir mit einer Regressionstechnik, wie sie bei der Reinkarnationstherapie üblich ist, auf der Schiene der Zeit bis zu dem schmerzlichen Verlustereignis zurückgehen und es noch einmal durchleben, wird es sich von selbst den anderen Ebenen mitteilen, und der Schmerz kann verschwinden. Dazu ist es manchmal sogar notwendig, Operationen nochmals mit Bewusstsein in einem Trancezustand nachzuvollziehen, etwa in der Reinkarnationstherapie, um so von einem amputierten Glied wirklich auf allen Ebenen loszukommen. Möglich ist solches Wiedererleben, weil durch die Narkose die Seele zwar aus dem Körper getrieben wird, aber dennoch das ganze Geschehen von außen mitbekommt.

Erst wenn sie den Verlust selbst miterlebt haben und ihre Seele wirklich dabei bleiben konnte, statt aus dem Körper zu fliehen, sind die Betroffenen oft wirklich fertig mit diesem Aspekt ihres Körpers und den dahinterliegenden Themen. Erst dann wird offenbar die Spur des verlorenen Organs auch in den verschiedenen Energiekörpern aufgelöst.

Kopfschmerzen

Der Kopf ist als oberes Ende, als Spitze des Körpers schon an sich dem Marsprinzip zuzuordnen. Wenn er schmerzt, ist das Marsprinzip doppelt angesprochen.

Die biochemischen und physiologischen Grundlagen des Krankheitsbildes Kopfschmerzen sind sehr schlecht erforscht, somit wird hier von der Schulmedizin häufig mit einer Blindschusstaktik »therapiert«. Dies ist umso erstaunlicher, als achtzig Prozent der erwachsenen Deutschen dieses Krankheitsbild aus eigener Erfahrung kennen. Die hohe Verbreitung von Kopfschmerzen könnte dazu verleiten, sie gleichsam als natürlich und zum Leben dazugehörig zu betrachten. Dabei übersieht man allerdings, dass das Krankheitsbild Kopfschmerzen wie all die Symptome, die selbst die Schulmedizin als psychosomatisch einstuft, zum Beispiel Bluthochdruck oder Phantomschmerzen, nur für unsere Gesellschaft typisch ist.

Einen Angehörigen eines Naturvolkes, der noch eingebunden in seine Umwelt und in die Traditionen seines Stammes lebt, kann man nicht einmal nach diesem Symptom befragen, so fremd und unbekannt ist es ihm. Dazu wären gedankliche Umwege nötig, etwa folgender Art: Ein starker Sturm reißt einen großen Ast von einem Baum, der direkt auf den Kopf stürzt und ihm eine Wunde schlägt. Jetzt kann sich ein solcher Mensch vorstellen, dass so etwas erheblich schmerzt. Fragt man nun, ob er entsprechende Schmerzen auch ohne äußere Verletzung und Wunde kenne, wird er verständnislos reagieren. Warum sollte der Kopf ohne Grund schmerzen? Im Prinzip hat er mit dieser Haltung Recht, denn es gibt immer einen Grund oder besser Hintergrund, auch wenn er oft nicht leicht durchschaubar ist.

Auch Kopfschmerzen sind ein Hilferuf des Organismus. Wie Zahnschmerzen unsere Aufmerksamkeit auf einen bestimmten

Zahn lenken, ziehen Kopfschmerzen sie zum Kopf. Die Medizin hat bisher lediglich herausgefunden, dass es sich physiologisch meist in verschiedener Hinsicht um Durchblutungsprobleme handelt. Zu hoher Blutandrang kann ähnlich schmerzhafte Probleme bereiten wie zu geringe Durchblutung. Die Umgangssprache lenkt die Aufmerksamkeit in die gleichen Richtungen, wenn sie davon ausgeht, jemandem *steige das Blut zu Kopf* oder er *habe ein Brett* (und damit eine Blockade) *vor dem Hirn*.

Spannungskopfschmerzen

Rein vom Sprachverständnis kann man nachvollziehen, wie sehr *Kopfzerbrechen* auf Dauer schmerzen muss. Die mitschwingende aggressive Komponente ist nicht zu übersehen. Auch wer ständig versucht, *seinen Kopf durchzusetzen* oder gar *mit dem Kopf durch die Wand zu gehen*, muss ebenfalls mit schmerzhaften Ergebnissen rechnen. Die Schweizer haben für langes, intensives Nachdenken den treffenden Ausdruck *Hirnen*. Selbst wer seinen Kopf ständig oben behalten will, muss langfristig mit Zeichen von Überanstrengung rechnen. Auch wenn wir alle dazu neigen, uns zu dieser Einstellung zu ermuntern nach dem Motto »Kopf hoch!« oder »Nur nicht unterkriegen lassen!«, ist diese Haltung als Grundeinstellung auf Dauer anstrengend und schmerzträchtig. Jeder normale Kopf will auch wieder zum Ausruhen abgelegt und in die Horizontale und damit auf gleiche Ebene mit dem Rest gebracht werden.

Mit dem aufrechten Gang wurde die menschliche Evolution ein entscheidendes Stück weitergebracht; der Kopf rückte damit äußerlich an die erste und höchste Stelle. Aber wenn die Bedeutung des Kopfes in modernen Zeiten auf anderen Ebenen so übertrieben wird, dass er kaum noch Regenerationszeiten bekommt, kann er um Hilfe bitten und schließlich sogar um Hilfe schreien. Ersteres kann er mit den Anzeichen von Müdigkeit tun, Letzteres eben mit Schmerzen. Der Kopf als Zentrale unseres Nervensystems sollte zwar im Wachzustand oben gehalten werden, aber er braucht *natür*lich auch Ruhephasen, in denen er sich und wir uns von seinem Gewicht und seiner Arbeit erholen können. So kommt es am häufigsten zu Spannungskopfschmerzen, die von Überanstrengung herrühren. Sie zwingen zur Ruhe und werden durch Ruhe und Entspannung auch meist rasch gebessert.

Blut, der besondere Saft, ist ein Symbol der Lebensenergie, die sich bei diesen Überlastungssymptomen im Kopfbereich staut. Die Lernaufgabe liegt im homöopathischen Sinn darin, mehr Lebensenergie in den oberen Bereich zu schicken, aber nicht in Form von physischem Blut, sondern im übertragenen Sinn. Den Spannungskopfschmerzen liegt eine Situation der Verbissenheit zugrunde, bei der der Kopf sich durchsetzen will. Die Lösung könnte in mehr Kreativität liegen. Statt immer wieder mit denselben Programmen gegen dieselben Hindernisse anzurennen, läge die Lösung in neuen Wegen und Gedanken. Immer mehr Anstrengung führt zu immer mehr Kopfschmerzen, aber nicht zu immer besseren Lösungen.

Vielleicht ist auch ein Wechsel in der Dominanz der Gehirnhälften hilfreich. Statt ständig noch intensiver auf die linke, analytisch arbeitende und urprinzipiell männliche Gehirnhälfte zu setzen, könnte ein Wechsel auf die ganzheitlich arbeitende, mehr an archetypisch weiblichen Prinzipien orientierte rechte Hirnhälfte zu Auswegen aus dem Dilemma führen. Wenn die Dinge mehr mit rechts bedacht und mit links gemacht würden, also auf dem archetypisch weiblichen Weg, wäre vieles einfacher, und der Betroffene müsste sich weniger in schmerzhafte Sackgassen verrennen. Lebensenergie muss sich ja nicht in monotoner Anstrengung nach dem immer gleichen Strickmuster erschöpfen, sondern könnte auch in Leichtigkeit und Humor Ausdruck finden, in einem anderen Rhythmus und neuen, ungewohnten Handlungsmustern.

Das Gefühl, *ein Brett vor dem Kopf* zu haben, ist oft bildreicher Ausdruck dieser verbissenen und festgefahrenen Einstellung. Sehr häufig steckt hinter dem ganzen Dilemma die Blockade des ersten Impulses. »Ich bin blockiert«, erkennen manche Menschen dann auch ganz richtig. Die Blockierung auf der Gedankenebene, und insbesondere des ersten Gedankens oder Eindrucks, führt sehr häufig zu Kopfschmerzen. Eine Blockade auf der emotionalen Ebene hat eher eine Tendenz zu Bluthochdruck, jene auf der Weiterleitungsebene führt zu Nervenproblemen und jene auf der Ausführungsebene zu Muskel- und Gelenkproblemen.

Im Fall von Kopfschmerzen wäre die Erlösung des Problems theoretisch sehr einfach. Es ginge darum, diese ersten Impulse wieder ins Bewusstsein zu lassen, ja sie mit Lebensenergie zu versorgen. Nur so könnte man sich auch von ihnen leiten lassen – was viele Vorteile hat, wie der Volksmund weiß, wenn er davon ausgeht, dass der erste Eindruck oder Gedanke immer der beste ist. Zumindest ist er oft sehr hilfreich und könnte uns genau die oben angesprochenen Auswege aus festgefahrenen Situationen zeigen.

Der allopathische Weg ist wie immer einfacher und in diesem Fall besonders einleuchtend. Gönnt man dem überanstrengten System Ruhe, werden die Schmerzen nachlassen, was aber nicht heißt, dass sie bei der nächsten ähnlichen Gelegenheit nicht postwendend zurückkehren, um auf das unverändert weiterbestehende Problem hinzuweisen. Grundsätzlich für weniger geistige Anstrengung und nervliche Anspannung zu sorgen hilft, Spannungskopfschmerzen zu vermeiden. Und weniger Verbissenheit und Sturheit und weniger Versuche, *mit dem Kopf durch die Wand* zu gehen, machen sie überflüssig. Den Kopf als Rammbock zu benutzen ist zwar eine in gewissen Grenzen wirksame, aber wenig elegante Art. Bei allen Projekten, bei denen es um Durchsetzung im seelischen Bereich geht, ist geschicktes kreatives Gedanken*spiel* ausnahmslos wirksamer als die übliche rationale Kopf*arbeit*. Kopfschmerzen sind – wie eingangs erwähnt – überhaupt erst eine »Errungenschaft« moderner Zeiten, die immer wesentlicher von Kopfarbeit(ern) geprägt werden.

Schulkopfschmerzen

Immer häufiger erleben wir in der Sprechstunde bei Kindern so genannte Schulkopfschmerzen. Eigentlich sollten gesunde Kinder es lieben, sich das pralle Leben außerhalb des Klassenzimmers zu erobern. Dazu würden sie problemlos ihre marsische Aggression in Form aktiven Muskelspiels und lauten Schreiens einsetzen. Werden sie aber konsequent daran gehindert, also zu Stillsitzen und zu Leistung gezwungen, die sie nur über unausgesetztes Zermartern ihres Hirns erbringen können, reagieren einige mit rasch chronisch werdenden Kopfschmerzen. Wenn die Kinder erleben, dass dieses Symptom sie wenigstens zeitweilig von ihrem Leiden auf der Schulbank befreien kann, ist einer Kopfschmerzkarriere schon früh Tür und Tor geöffnet.

Die Therapie wäre einfach und bestünde darin, einen Gegenpol zum Stillsitzen und ausschließlichen Erbringen linkshemisphärischer Hirnleistungen zu schaffen. Die Vergewaltigung zu einem nicht kindgemäßen Leben müsste ausgesetzt werden, stattdessen sollten die vitalen marsischen Kräfte *Spielräume* bekommen. In der Praxis des Schulalltags gibt es jedoch unterdrückende Pillen und *immer mehr vom selben*, in diesem Fall in Form vermehrter intellektueller Anforderungen. Dadurch lässt sich das marsische Problem manchmal niederhalten. Aber es wird auch oft auf andere Ausdrucksebenen eskalieren.

Kopfschmerzen durch chronisch volle Nase

Sicher ist eine der Voraussetzungen für bestimmte Kopfschmerzen auch unser aufrechter Gang. Solange der Kopf beim Vierfüßlergang eher hängend in Bodennähe getragen wurde, ist anzunehmen, dass er wenigstens nicht im heutigen Sinn wehtat. Zu jenen Zeiten dürften vor allem äußere physische Einflüsse zu einem schmerzenden Kopf geführt haben.

Aber auch noch in einem anderen Sinn haben wir, als wir uns *auf die Hinterbeine stellten*, unseren Kopf in Schwierigkeiten gebracht. Damit er überhaupt zu tragen ist, musste sein Gewicht reduziert werden. Es kam folglich im Laufe der Evolution zur Entwicklung der verschiedenen Höhlensysteme, die von Schleimhaut ausgekleidet und mit Luft gefüllt sind und dem Kopf seine Form und Leichtigkeit geben. Ihre Ausgänge, die den Abfluss des von den Schleimhäuten gebildeten Sekrets gewährleisten, liegen durch die Aufrichtung aber plötzlich ganz oben. Bei einem nach unten hängenden Kopf waren sie dagegen als Abflüsse ideal positioniert. Unser Aufstieg auf die Hinterbeine und zu den vermeintlichen Herren der Welt hat zumindest in diesem Zusammenhang nur geschadet. Wir haben nun zwar eine relativ trockene Nase und nicht etwa wie ein Pferd ständig feuchte Nüstern, aber die Höhlen können jetzt jederzeit volllaufen. Die sich bildenden Sekretseen lassen sich leicht konflikthaft entzünden. So haben viele Menschen kurzzeitig oder chronisch die Nase voll. Dies ist einerseits ein Erbe der Evolution, anderseits aber auch Ausdruck einer seelischen Grundhaltung von *Verschnupftsein*. Hier liegt die Basis der Nebenhöhlenentzündung (Sinusitis).

Die volle Nase und der schwere Kopf sind sehr häufig auftretende Symptome. Viele Menschen haben sich so sehr daran gewöhnt, dass sie es nicht einmal mehr bemerken. Selbst an die davon ausgelösten Kopfschmerzen kann man sich gewöhnen und sie ignorieren. Als Fastenarzt erlebt man gar nicht selten, dass Patienten nach ein paar Tagen Fasten über einen untypischen Schnupfen klagen, der große Mengen von dickflüssigem Sekret zutage fördert. Wenn man die Fastenden motivieren kann durchzuhalten, entleeren sich ihre chronisch vollen Nebenhöhlen, und sie fühlen sich danach leichter und manchmal geradezu wie neu geboren. Der Kopf erscheint freier und wie gereinigt. Erst jetzt bemerken sie, wie sehr sie die Nase und die ihr angeschlossenen Höhlen voll hatten.

Kopfschmerzen aufgrund schlechter Durchblutung

Von ganz anderer Art als die typisch »männlichen« Spannungskopfschmerzen sind die archetypisch »weiblichen« Kopfschmerzen aufgrund von Mangeldurchblutung, wie sie etwa bei niedrigem Blutdruck vorkommen können. Das Gefühl, Watte im Kopf zu haben, kann damit verbunden sein. Es ist ein Zeichen von zu wenig Energie im Kopf und damit in der Zentrale. Das Symptom zeigt an, dass man nicht *Herr(in) der Lage* ist. Der Schwindel vermittelt, dass man sich etwas vormacht, dass etwas Wesentliches an der eigenen Einstellung nicht stimmt. Die primäre Lernaufgabe zielt in diesem Fall darauf, sich mehr Ruhe zu gönnen und nicht so zu tun, als könne man alles unter Kontrolle halten. Vielmehr wären Hingabe und der Mut, sich gehen zu lassen, gefordert.

Andere Formen von Kopfschmerzen

Eine besondere Kopfschmerzform stellt die **Migräne** dar mit ihrem Bezug zu Geschlechtsverkehr und Orgasmus. Dieser Zusammenhang und seine Deutung werden in *Krankheit als Symbol* und *Krankheit als Weg* abgehandelt.

Auch ein **Hirntumor** kann Schmerzen bereiten, wobei er das meist erst spät tut, weil die Nervenmasse – im Gegensatz zu den Gefäßen und den empfindlichen Häuten des Gehirns – gar keine Schmerzrezeptoren besitzt. Bei dieser Art Kopfschmerz liegt am ehesten der eigenen Art zuwiderlaufendes Denken in Bezug auf die eigenen Muster und Programme zugrunde, sodass man diesbezüglich sogar von einem »entarteten Denken« sprechen könnte – wie ein Patient es im Moment der Erkenntnis seiner ihm selbst am meisten schadenden ewig gleichen Denkschleifen einmal tat. Psychologische Deutungen finden sich wiederum in *Krankheit als Symbol*. Allerdings versteht es sich von selbst, dass hier die Behandlung ganzheitlich sein muss, das heißt, sie muss wirklich alle Möglichkeiten einschließen, oft sogar vorrangig schulmedizinische Diagnose und manchmal auch Therapie.

Nägelkauen

Die Nägel der Finger und Zehen sind die Reste von Krallen und gehören daher zusammen mit den Zähnen zu unseren äußeren Waffen, während das Immunsystem das innere Waffenarsenal stellt. Der Ausdruck »etwas mit Zähnen und Klauen verteidigen« verweist auf eine aggressive Einstellung in einer defensiven Aktion. Typischerweise arbeiten beim Nägelkauen beide äußeren Waffengattungen zusammen: Mit den Zähnen werden die Nägel abgebissen; die Krallen werden gestutzt.

Selbst wenn besonders liebevolle Eltern beschwichtigend vom Nägelknabbern sprechen, bleibt es doch ein aggressiver Akt, der mehr mit *beißen* und *fressen* als mit knabbern zu tun hat. Höchstens an *nagen* könnte man noch denken, wenn man sich vergegenwärtigt, wie weit manche Spezialisten ihre Waffen zurückbeißen oder abnagen.

In grauer Vorzeit haben wir unsere Nägel im täglichen Lebenskampf verbraucht, wie es bei Wildtieren bis heute geschieht; nur sehr degenerierte Hunde müssen zur Pediküre. Wir Menschen sind mit Ausnahme der Nägelkauer auf dieses Niveau degeneriert. Krallen verbrauchen sich nur bei einem aggressiven *natürlichen* Lebensstil. Wo er verloren gegangen ist, muss er durch andere aggressive Maßnahmen ersetzt werden. Das übliche Nägelschneiden ist solch eine aggressive Ersatzhandlung. Mit einer scharfen Schere oder einem entsprechenden Knipswerkzeug werden die Krallen gestutzt. »Jemandem die Krallen stutzen« ist ein Ausdruck, der besagt, dass man ihn aus der Offensive in die Defensive zurückdrängt. Dies haben wir inzwischen kollektiv nötig. Wir können aufgrund unserer Zahl und unseres gesellschaftlichen Gefüges gar nicht mehr direkt die Krallen zeigen und einsetzen, sondern müssen sie uns in Ersatzhandlungen amputieren, das heißt zurückstutzen.

Lediglich im übertragenen Sinn könnten wir noch *Krallen zeigen*. Vielleicht ist auch das ein Grund, warum uns die Nägelbeißer so stören, obwohl sie ja niemandem etwas tun. Im Gegenteil, sie berauben sich freiwillig der Möglichkeiten dazu. Dies zeigen sie jedoch so deutlich, dass manche sie für diesen Spiegel, den sie unaufgefordert präsentieren, hassen. Denn tatsächlich ist der Unterschied zwischen dem regelmäßigen Beißer und dem regelmäßig schneidenden Bevölkerungsrest gering. Der Nagelkauende macht sich nur mehr Mühe; er arbeitet in jeder freien beziehungsweise unbewussten Minute mit *Verbissenheit* an sich und zeigt so, wie sehr es dabei um sein Thema geht. Wäre es in geringerem Umfang nicht auch unser aller Thema, könnte er uns niemals so sehr irritieren.

Das Symptom ist so leicht durchschaubar, dass es weitgehend auf die Kindheit beschränkt bleibt. Mit fortschreitendem Alter verliert es sich meist in dieser deutlichen Form, und die Aggressionsproblematik sucht sich andere, auf Anhieb weniger leicht durchschaubare Ventile wie etwa die verschiedenen Allergieformen.

In extremen Fällen können gelenkige Kleinkinder sich sogar die Fußnägel abbeißen und das Problem auf diese Art noch deutlicher machen. Die Kleinen amputieren sich selbst auf aggressive Art und Weise ihre Waffen. Sie zeigen damit, wie wenig sie sich trauen können, aggressiv und offensiv ihre Krallen im Leben(skampf) einzusetzen und sich zu nehmen, *sich zu krallen*, was sie brauchen. Diese Tatsache dürfte es sein, die oft sogar Erzieher so aggressiv gegen dieses an sich harmlose Symptom *zu Felde ziehen* lässt. Anstatt froh zu sein, dass ihre Schützlinge sich selbst und obendrein unaufgefordert ihrer aggressiven Waffen entledigen, spielen sie manchmal geradezu verrückt.

Ein Vorfall, dessen Zeuge ich in einer typischen bayerischen Dorfschule wurde, verdeutlicht die Problematik. Der Lehrer versuchte mehr schlecht als recht, seine acht Klassen mit insgesamt über sechzig Schülern in ein und demselbem Raum zu bändigen. Zu seinen drastischen Notmaßnahmen in dieser bedrängenden Situation gehörte auch ein Fingernägelritual. Montags früh waren die Fingernägel zu präsentieren, und wo sie niedergebissen waren, gab es mit dem Holzlineal eins drauf. Verständlich, wenn die solcherart Gezüchtigten dem Pauker am liebsten ins Gesicht gesprungen wären, was aber nie vorkam. Die meisten waren schon so verschüchtert, dass sie nicht einmal mehr ihren natürlichen Schutzreflexen gehorchten und die Hände im letzten Moment wegzogen – was im Übrigen nur die Wiederholung der Züchtigung zur Folge gehabt hätte. Hier wird die Symbolik überdeutlich. Kinder, die es sich – von äußeren oder inneren Schranken gehindert – nicht leisten können, ihre natürlichen aggressiven Energien angemessen zu entfalten, richten sie gegen sich selbst und beißen sich die Krallen ab. Ein Lehrer, der sich nur noch mit offener Aggression Respekt verschaffen kann, lebt sein Marsproblem in denkbar unerlöster Form an den bereits entwaffneten Fingern der Schwächsten aus. Tatsächlich wurden die wirklich frechen Bürgerkinder kaum je gezüchtigt, eher die Bauernbuben, die sich sowieso schon nicht zu mucksen trauten. Dass solche Symptome auch unter diesen drastischen Maßnahmen nicht verschwinden, verblüfft den Symbolkundigen wenig. Nägelkauen ist bereits eine Demutsgebärde. Sie wird durch weitere Demütigung nicht zum Verschwinden gebracht, sondern im Gegenteil noch dringender notwendig.

Nun ist Nägelkauen kein Körpersymptom im üblichen Sinn, denn der Körper produziert es eigentlich nicht in eigener Regie wie bei anderen Symptomen, sondern die Betroffenen kauen bewusst oder halb bewusst. Geschieht es bereits unbewusst, ist es eher wie eine Zwangshandlung zu deuten. Außerdem hat es immer den Charakter einer Selbstbestrafung. Denn zusätzlich zu den Strafen durch (unbewusste) und selten wohl auch sadistische Erwachsene bereitet es scheußliche Beschwerden, wenn etwa noch das Nagelbett mit angenagt wird.

Betroffene Eltern argumentieren an dieser Stelle gern, dass bei ihren Kindern alles ganz anders sei, weil diese bereits ausreichend Aggressionen lebten und so weiter. Das kann aber nicht sein, denn wenn die gelebten Aggressionen ausreichend wären, hätten die Kinder keine mehr zum Beißen übrig. Es wird vielmehr so sein, dass diesen Eltern die ausgelebten Aggressionen bereits reichen.

Dies ist zwar menschlich verständlich, aber kein Kriterium, an dem sich die Seele orientiert. Es ginge darum, für die Marskraft wirksamere Ebenen zu finden.

Die entwaffnende Offenheit, mit der die kleinen Patienten sich ihrer Waffen berauben, verliert sich mit deren zunehmender Raffinesse. Vor allem sobald die Symbolik der Nägel aus dem Unbewussten dämmert, müssen andere Wege beschritten werden. Sie sind allerdings meist noch gefährlicher, weil das Problem sich von der Oberfläche in die Tiefe des Organismus verlagert. Werden die Nägel erst als Schönheitssymbole erkannt, sollen sie besonders beim weiblichen Geschlecht in voller Länge von der Vitalität, Wehrhaftigkeit, aber auch Angriffslust ihrer Trägerin zeugen. Zu diesem Zweck auch noch in offensiven Farben bemalt, unterstreichen sie zusätzlich die aggressiv-erotische Ausstrahlung. Werden sie jetzt immer noch wie unter Zwang abgebissen, müssen Prothesen – falsche Nägel aus Kunststoff – herhalten. Bei ihnen geht es um Täuschung, in diesem Fall um die Vortäuschung falscher (aggressiver und ästhetischer) Tatsachen.

Die gängige Therapie beschränkt sich auf Straf- oder zumindest Gegenmaßnahmen. Sie reichen vom Bestreichen der Krallenreste mit ekelhaften Geschmacksstoffen bis zu Überklebeaktionen und drastischen (Selbst-)Bestrafungen. Das Aufkleben von künstlichen Krallen ist bei Mädchen hier noch am erfolgversprechendsten, denn die Beißer nagen kaum an künstlichen Materialien. Eine echte Therapie ist das natürlich nicht, denn diese müsste den aggressiven Energien andere Ventile öffnen und so das Beißen nicht verhindern, sondern überflüssig machen. Das aber führt zu den allgemeinen Therapierichtlinien bezüglich des Marsprinzips.

Es müsste geklärt werden, wie weit der Lebensraum des Kindes beschränkt oder beschnitten ist, etwa durch das Leben in einer Großstadt, die die offensiven Tendenzen immer einengen wird. Wo genau und durch wen werden darüber hinaus die vitalen Energien an ihrer Entfaltung gehindert? Wie ließe sich Mut machen, zu seiner Kraft zu stehen? Welche Ventile könnten für die aggressiven Kräfte gefunden werden, sodass sie nicht mehr schaden, sondern sogar Spaß machen oder nützlich sind? Hat das Kind richtige Freunde, Partner, um seine Vitalität in der Gruppe auszuspielen? Hat es genug Gelegenheit, seine Krallen auf natürlichem Weg zu (ver-)brauchen, sie sozusagen spielend abzuwetzen? Bekommt es oder kann es sich alles verschaffen, was es braucht? Welche Aktivitäten, die der Krallen bedürfen, würden obendrein Spaß machen?

Über solche Fragen kann man sich echten Therapieansätzen nähern und mehr Abstand zu den üblichen Strafmaßnahmen gewinnen. Die Kinder brauchen Hilfe und keinesfalls weitere Einschüchterung. Ein indirekter Hinweis auf unterdrückte Aggression kann zum Beispiel auch ein ungewöhnlich hoher Schuhverbrauch sein. Diese werden gegen alle möglichen Bordsteinkanten geschlagen, und jeder Stein wird zum Fußballersatz. In solchen Fällen läge es nahe, gleich ein richtiges marsisch-hartes Fußballtraining ins Auge zu fassen oder das Erlernen marsischer Kampfsportarten.

Erwachsenen Nagern wäre auch gutes Kauen anzuraten, das nebenbei noch ungemein gesund für die Verdauung ist. Auch aggressiveres Essen käme infrage, sowohl was das Abbeißen als auch was die Nahrungsauswahl angeht. Vegetarismus als auf dieser Ebene fortgesetzte Aggressionsvermeidung ist vielleicht ethisch beachtlich, aber an diesem Punkt nicht gerade gesund. Vor allem aber ginge es natürlich darum, sich vom Leben mehr abzubeißen und offensiv einzuverleiben.

Trichotillomanie

Bei diesem gar nicht so seltenen Krankheitsbild reißen sich die Patienten zwanghaft die eigenen Haare aus, meist die Schläfenhaare, aber auch das Haupthaar allgemein sowie Augenbrauen und -wimpern. Im Reißen zeigt sich die Aggression; die Haare als Symbole von Freiheit, Vitalität und Schönheit verdeutlichen das Thema.

Die Betroffenen beschreiben diese (Un-)Sitte als eine Art Verzweiflungsaktion, die unter erheblicher Spannung vollführt wird. So ist mit der Zeit eine Art unbewusstes Zwangsritual entstanden, das sie als Opfer ihrer eigenen Handlung erleben. Sie *raufen sich* im konkreten Sinn *die Haare*. Der Druck lässt erst nach erfolgreichem Ausreißen nach. Wie etwa auch beim Thema Jucken-Kratzen verhilft dieses Ausleben der Aggression zu einer kurzfristigen

Erleichterung der Symptomatik, ohne allerdings das Problem zu lösen.

Wer sich seine Symbole der Kraft, Macht und Ausstrahlung auf autoaggressive Weise ausreißt, kann sich selbst nichts Gutes wollen. Er wird sich in seiner Selbsteinschätzung auch eher schwach sehen. Ausdrücke wie »nichts auf der Platte haben« und »nichts drauf haben« verraten, wie negativ das Ergebnis gesehen wird. So machen sich die Betroffenen selbst herunter. Sie reißen sich mit den Haaren die Symbole von Würde und Ausstrahlung aus. Wer *kein gutes Haar an jemandem lässt,* setzt diesen herab, wer aber kein gutes Haar an sich selbst lässt, *putzt* sich selbst *herunter* und gönnt sich keinen Status. Die Betroffenen *brechen sich* sozusagen selbst *die Zacken aus der Krone,* bis zum Schluss nur noch eine Art struppige Antifrisur übrig bleibt, den Punks nicht unähnlich. Während diese aber absichtlich mit ihrem hässlichen Erscheinungsbild provozieren wollen, leiden die Trichotillomaniepatienten unter ihrer Symptomatik.

Sie können sich unbewusst keine gute Wirkung auf andere Menschen zugestehen. Ausschweifungen kommen für sie nicht infrage; sie *halten sich* im Gegenteil ausgesprochen *kurz.* Haare als Auswüchse und Verlängerungen unserer Antennen nach oben dürfen sie sich aus einem inneren Zwang heraus nicht leisten. Hier spielt ein ähnlicher Aspekt wie beim Nägelkauen herein. Die Betroffenen *treiben sich* sozusagen *alle Flausen* gleich selbst *aus* und werden zu ihren eigenen Spielverderbern. Das Extrem der Glatze bringt sie zur typischen Sträflings- oder Mönchs- und Nonnenfrisur. Ersteren gönnt die Gesellschaft nichts mehr, Letztere gönnen sich selbst nichts, sie zielen auf Erlösung von dieser Welt und reduzieren deshalb die Signale an die Welt.

Eine häufige Komplikation der Trichotillomanie ist der Darmverschluss, weil die ausgerissenen Haare oft geschluckt werden. Der Darm antwortet auf diese Fehlernährung mit einem Boykott, was nichts anderes bedeutet, als dass das eigene Leben nicht mehr verdaut werden kann. Oder noch direkter gesagt, die Betreffenden werden mit ihren heruntergeschluckten Problemen nicht mehr fertig. Wer aber das Leben nicht mehr verdaut, dem droht der Tod.[47]

Zur Lösung der Problematik gehört an erster Stelle, sich der gegen die eigene persönliche Ausstrahlung gerichteten Aggressionen klar zu werden. Eine bewusste Zurücknahme der Ego-Ansprüche an Ausstrahlung und Macht, wie sie von Menschen auf dem spirituellen Weg gefordert ist, könnte die (Er-)Lösung bringen. Als bewusster Akt der Entwicklung ist das Abschneiden alter Zöpfe beziehungsweise aller Haare ein symbolträchtiger Schritt zu sich selbst, zu dem eigentlichen Selbst, das sich nicht mehr vom Außen abhängig macht.

Im schmerzhaften Ausreißen der Haare lässt sich auch eine Art Opfer anlässlich eines anstehenden Entwicklungsschrittes erkennen. Alle wesentlichen Übergänge im Leben sind mit Opfern verbunden. So muss das Ungeborene das Paradies des Mutterleibes aufgeben, um geboren zu werden. Das Kind sollte in der Pubertät sogar im übertragenem Sinn sterben, damit der Erwachsene geboren werden kann. Bei manchen Pubertätsübergangsritualen müssen die Kinder tatsächlich Haare lassen, etwa bei den Juden. *Haare lassen müssen* ist aber auch ein Ausdruck für bezahlen.

Die Trichotillomaniepatienten bezahlen unbewusst schon einmal für einen ihnen noch unklaren, aber andrängenden Entwicklungsschritt. Um diesen herauszufinden, kann es helfen, sich im Rahmen eines sorgfältig zelebrierten Rituals alle Haare bewusst abzuschneiden. Die solcherart Geschorenen hätten nun bessere Möglichkeiten, die *gescherte* Situation zu überwinden und ihren weiteren Weg zu erkennen, zu einer höheren Bewusstheit zu gelangen und das Ziel der eigenen Mönchsfrisur zu finden.

Daraus werden sich dann auch ganz *von selbst* sinnvollere Wege zum Ausdruck der eigenen Aggression und Vitalität ergeben. Im Übrigen wäre schon der Mut, sich die Haare scheren zu lassen, eine erlöstere Form von Aggression als das Ausreißen. Von den *Gescherten,* wie man früher die vorsätzlich herabgewürdigten Menschen ohne Haare und Status nannte, zu den bewusst Geschorenen ist ein großer Schritt, und ganz *ungeschoren* werden sie keinesfalls *davonkommen.* Ein Opfer ist in jedem Fall *not*wendig. Da ist es immer besser, den bewussten und obendrein das Bewusstsein noch erweiternden absichtlichen Schritt in Neuland zu wagen.

Aus einer Unsitte oder schlechten Gewohnheit ein bewusstes Ritual zu formen ist immer heilsam. Wenn in der aggressiven Zerstörung der Symbole der eigenen Ausstrahlung die Sehnsucht nach innerer Verwirklichung (an)erkannt und umgesetzt wird, ist der Weg vom *gerupften Huhn* zur kahlen »Nonne« beziehungsweise zum kahlen »Mönch« geebnet. Wobei das vorsätzliche und absichtliche Opfern von gewissen Freiheiten und äußeren Eitelkeiten noch nicht bedeutet, dass man konkret hinter Klostermauern verschwinden müsste. Auf alle Fälle aber kann es über diesen Weg gelingen, sich selbst zu vergeben und den Sinn des Symptoms in Selbsterkenntnis und Selbstverwirklichung zu finden. Auch den Nonnen und Mönchen geht es beim Opfern alter Freiheiten darum, neue größere Freiheit auf neuen Ebenen zu gewinnen. Eine mit der alten geopferten unvergleichliche neue Ausstrahlung wird sich dann von selbst einstellen.

Diese Deutungen stammen wesentlich von einem Patienten, der sein Symptom im Sinn von *Krankheit als Symbol* für seinen Weg genutzt hat und dem an dieser Stelle auch nochmals stellvertretend für all die anderen Patienten und ihre stillschweigende Mitarbeit gedankt sei.

Das Gebiss und seine Krankheitsbilder

Die Bedeutung der Zähne lässt sich bereits an der Art und Weise erkennen, wie sie sich im Babyalter zeigen. Ab dem sechsten Monat zahnen die Kinder und erleben unter Schmerzen, wie das Aggressionsprinzip gewaltsam in ihr Leben tritt. Der erste Zahn ist bezeichnenderweise ein Schneidezahn, der sich im wahrsten Sinne des Wortes seinen Weg durch das empfindliche Zahnfleisch schneidet. Die daraus folgende Entzündung zeigt, wie heiß und konfliktgeladen das Thema ist, das sich hier Bahn bricht. Die zahnenden Babys reagieren auf die Schmerzen je nach Veranlagung mit Schreien, stillem Weinen oder offenem Zorn. Oft ist gar nicht leicht zu entscheiden, ob sie noch vor Schmerz oder bereits vor Wut über die Situation heulen. Die bayerische Mundart benutzt den Ausdruck *zahnen* ganz allgemein für weinen und all seine tränenreichen Spielarten, die kärntnerische Bezeichnung *Zahalan* steht für Tränen.

Wie sehr dieser Durchbruch der Aggressionswerkzeuge das Kind und sein Lebensgefühl beeinträchtigt, zeigen als weitere Symptome starker Speichelfluss, häufig hinzukommendes Fieber sowie Durchfall und ein wunder Po. Das Fieber verdeutlicht im Sinne der Generalmobilmachung, wie sehr sich der Organismus nun auf Kampf einstellt und seine Abwehr schon einmal hochfährt, selbst wenn dieser erste Angriff eindeutig aus dem eigenen Innern kommt und nichts mit äußeren Erregern zu tun hat. Durchfall symbolisiert *Schiss* und zieht den hinteren Ausgang in Form von Wundheit in Mitleidenschaft. Der zunehmende Speichelfluss lässt das Kind sabbern. Im Zusammenhang mit den geröteten Backen mag das ein Zeichen dafür sein, dass trotz der martialischen Symptome doch eine gewisse Lebenslust besteht, immerhin läuft ihm das Wasser im Mund zusammen.

Die meisten Kinder reagieren auf diesen Einbruch von Verletzung und Schmerz äußerst ungehalten und machen damit die von Anfang an bestehende Einstellung gegenüber Aggression deutlich. Das Marsprinzip wird von Groß und Klein gleichermaßen abgelehnt. Dabei können uns gerade die Zähne zeigen, wie sinnlos und kontraproduktiv der Kampf gegen ein Urprinzip wie Mars ist. Wir brauchen es genauso wie die Zähne, und der Natur ist kein Fehler unterlaufen, als sie sie uns zugedacht hat. Dass die Zähne auf ihre eigene marsische Art in unser Leben einbrechen, liegt in der Natur der Sache beziehungsweise in ihrer Natur. So könnten wir uns von Anfang an auf dieses zentrale Lebensthema einstellen. Im Übrigen zeigt die Existenz der Zähne in unserem Leben auch, wie natürlich und wichtig Aggression für uns ist.

Wer die Ablehnung von Mars trotz allem in sein späteres Leben mitnimmt, macht es sich und seiner Umgebung nicht leicht. Kinder haben aber wenigstens noch nicht gelernt, still vor sich hin zu leiden und aggressive Äußerungen aus Rücksicht auf die Umwelt zu unterdrücken. Je vitaler das Kind ist, desto länger wird es sich weigern, diese krankmachende Politik zu übernehmen und im Gegenteil seine aggressiven Regungen ungehemmt und unter voller Ausschöpfung seiner wenigen Möglichkeiten ausleben. Neben Schreien, Wimmern und Nörgeln kommen hier die ersten Beißversuche ins Spiel. Es ist die Zeit der Beißringe, und manchmal gehört auch die mütterliche Brust zu den Opfern dieser Beißversuche. Wenn sich das Baby nicht konsequent auf sozial anerkannte Beißebenen umstellen lässt und weiterhin lieber die Eltern mit seinem beißenden Schreien und wütenden Gebrüll nervt, werden diese irgendwann ebenfalls wütend. Es ist lediglich eine Zeitfrage und beruht auf der Tatsache, dass fast jeder Mensch dieser Gesellschaft auf unterdrückte Aggressionen zurückgreifen kann. Es wird immer dann umso leichter geschehen, wenn diese – durch äußere Aggressionen angeregt – wiederbelebt werden.

Das Thema, das hier vehement ins Leben drängt, wird so auf allen Ebenen sichtbar, wobei die Reaktionen der Eltern zum Glück für das Überleben der Menschheit bereits viel gehemmter sind. Sie geben ihre Aggressionen in der Regel höchstens indirekt an das Kind zurück, zum Beispiel in Form schlechter Stimmung. In solchem *Muffeln* und *Stänkern* ist ebenfalls das Marsprinzip spürbar. Im Allgemeinen finden Eltern aber andere Ventile wie scharfe

Worte und bissige Bemerkungen. Vielfach haben »gute Eltern« ihre Aggressionen schon so »im Griff«, dass sie sich in *zerknirschter Verbissenheit* einfach in diese schwierige Zeit fügen.

An dieser frühen Entwicklungsphase wird noch eine weitere mit den Zähnen verbundene Bedeutungsebene deutlich. Während der ersten sechs Monate, in denen das Kind zahnlos ist, kann es lediglich saugen und ist auch sonst in seinen Lebensäußerungen eher eingeschränkt. Es mangelt ihm gewissermaßen noch an Vitalität und zum Beispiel auch an der Kraft, die Eltern zu attackieren und zornig zu machen. (Lediglich die so genannten Schreibabys schaffen Letzteres über ihre quälende Verdauungssituation.) Dies findet seine körperliche Entsprechung nicht nur im zahnlosen Mund des Babys, sondern auch in seinem noch unvollständigen Immunsystem. Erst wenn die entsprechenden Antikörper gebildet und die ersten Zähne durchgebrochen sind, ist es möglich, Aggressionen auf der Körperebene kämpferisch auszuleben.

In der Zeit des Zahnens nehmen die vitalen Möglichkeiten auf allen Ebenen zu. Der Vitalitätsmangel, der sich im zahnlosen Mund ausdrückt, wird im Greisenalter noch deutlicher. Die alte, zahnlose Hexe im Märchen ist geradezu ein Symbol für den Mangel an eigener Vitalität, und so trachtet sie Kindern nach dem Leben, das heißt nach deren ungebrochener Lebenskraft. Zahnlose Greise bekommen wieder etwas babyhaft Unschuldiges. Der Körper signalisiert ihnen, dass sie besser nicht mehr stark zubeißen und auf äußere körperliche Ausstrahlung weitgehend verzichten sollten. Je mehr sie gelernt haben, ihre Ausstrahlung auf andere Ebenen zu heben, desto weniger müsste ihnen das Schicksal die körperlichen Attribute derselben entziehen.

In der Kinderzeit folgt auf die Phase des Saugens nach sechs Monaten die des Beißens und der Einübung von Aggression. Kauen wird erst mit einem Jahr möglich, wenn die ersten Mahlzähne des Milchgebisses durchbrechen. Solange muss Breinahrung gefüttert werden; die fehlende Kaumöglichkeit wird auf diese Weise kompensiert.

Der Ausdruck Milchgebiss ist im Übrigen eher eine Verharmlosung, weil gerade in dieser Zeit die aggressiven Zähne überwiegen: Acht Schneide- und vier Eckzähnen stehen lediglich acht Mahlzähne, die Milchmolaren, gegenüber.

Allgemeine »Richtlinien« für Mund und Zähne

Die vier Quadranten des Gebisses

Der Oberkiefer ist Teil des Schädels und bildet mit ihm eine knöcherne Einheit. In der taoistischen, aber auch in der alten jüdischen Tradition sah man im Schädel nicht nur die Spitze, sondern sogar den Himmel des Menschen. Der Oberkiefer hat demnach symbolisch die Aufgabe, die von oben kommenden sozusagen höheren Wünsche nach unten zu vermitteln. Der Unterkiefer hat dagegen mit der Materie zu tun, dem konkreten Schaffen und Umsetzen; er ist nach oben und unten, rechts und links, vorn und hinten beweglich. Durch diese Bewegungen können wir kauen und beginnen mit der »Verdauung« der Welt.

Das markante, in die Welt hinausragende Ende des Schädels ist das Kinn. Je weiter es sich nach vorn reckt, desto stärker ist der Wille entwickelt, der Welt den eigenen Stempel aufzudrücken, und desto mehr stehen auch die instinktiven Kräfte im Vordergrund. Je zurückgenommener es ist, desto mehr tendiert der Mensch nach oben in Richtung seiner Selbstverwirklichung. Während also der Oberkiefer symbolisch die inneren und höheren Wünsche repräsentiert, steht der Unterkiefer für die Beziehung seines Besitzers zur Umwelt.

Neben dieser Unterscheidung können wir den Menschen als ganzen – und im Detail auch sein Gebiss – in eine rechte und linke (Körper-)Hälfte teilen. Die rechte Seite, der linken Gehirnhemisphäre entsprechend, ist dem analytischen, archetypisch männlichen, logisch arbeitenden Verstand zugeordnet mit seinem Bezug zum Materiellen und Konkreten; es ist die Yang-Seite. Die linke, der rechten Gehirnhemisphäre entsprechende Seite ist unseren archetypisch weiblichen Anteilen zuzurechnen, denen es um ganzheitliches, musisches und analog(isch)es Wahrnehmen geht. Auf dieser Yin-Seite besteht ein Bezug zu unseren Sehnsüchten und Gefühlen.

Für die sich somit oben und unten, rechts und links abzeichnenden vier Quadranten unseres Gebisses ergibt sich für die oberen ein Bezug zu den Wünschen, bei den unteren zum Konkreten; die linken beziehen sich mehr auf die analogischen sinnlichen Erfahrungen der Vergangenheit, die rechten tendieren auf die Zukunft und logisch ausgerichtete, konkrete Lebensmeisterung.

Zahnprobleme im Oberkiefer, also in der archetypischen Yang-Region, werden uns eher Schwierigkeiten mit unseren Träumen und Wünschen signalisieren, im Unterkiefer, der archetypischen Yin-Region, dagegen mit deren Umsetzung in die Realität. Auf der rechten, archetypisch dem Yang zuzuordnenden Gebissseite deuten sie auf konkrete archetypisch männliche Probleme hin, also solche mit unseren logischen Funktionen. Auf der linken, archetypisch dem Yin zugeordneten Seite, weisen sie in Richtung archetypisch weibliche, also unsere Gefühls- und Bilderwelt betreffende Themen.

Probleme im linken oberen Quadranten (Yang des Yin) stehen folglich für Wünsche, die sich auf unsere Existenz beziehen: Wie will ich mich existenziell in der Welt ausdrücken, mein Innenleben *äußern*? Im rechten oberen (Yang im Yang) bedeuten sie Schwierigkeiten mit der Einordnung: Wie kann ich meinen Platz in der Welt finden und mich ausdrücken?

Schwierigkeiten im linken unteren Quadranten (Yin des Yin) verraten oft fehlende Anerkennung durch die eigene Familie. Die Frage lautet hier: Wie bringe ich meine Einfühlsamkeit zu konkreten Ergebnissen? Solche im rechten unteren (Yin im Yang) machen deutlich, dass es schwer fällt, die praktischen Dinge des Lebens anzugehen und etwas auf den Boden zu bringen, im Sinne von konkreter Verwirklichung. Wie mache ich Nägel mit Köpfen?[48]

Der Mundraum

In ihren Vorträgen erläutert die Berner Zahnärztin Marianne Braun, dass die Größe des Mundraumes das Verhältnis des Menschen zu seiner Außenwelt widerspiegelt. So weist ein gut entwickelter Mundraum auf ein stabiles Selbstwertgefühl hin. Dies ist letztlich auch aus der Umgangssprache bekannt; wir gehen davon aus, dass jemand mit einer *großen Klappe* sich einiges herausnimmt und nicht zu Schüchternheit neigt. Letzteres ist eher das Thema von Menschen mit einem beengten Mundraum. Sie fühlen sich in der Regel tatsächlich eingeengt, nehmen ihre Umwelt als beschränkend und behindernd wahr. Häufig haben sie das

Gefühl, nicht ihr ganzes Potenzial verwirklichen zu können. Wie ihre Zähne können sie nicht den Raum einnehmen, der ihnen angemessen wäre.

Eine Besserung der Situation ist von beiden Seiten aus möglich. Sowohl seelische Erkenntnisse über die eigene Lage und entsprechende Psychotherapie-Maßnahmen, die über die Seelenbilderwelt neue innere Räume erschließen, können die Mundsituation bessern als auch zahnärztliche oder kieferorthopädische Eingriffe, die sich wieder auf die Seelensituation befreiend und ermunternd auswirken können. Doch entspricht die Entfernung bleibender Zähne mit dem Argument, Raum zu schaffen, einem kurzsichtigen Denken, das rein funktionale Aspekte im Auge hat und die weitreichenden Konsequenzen für die Seelenwelt der Betroffenen ignoriert. Nach dem Zahnarzt Michael Wirthgen korreliert zum Beispiel die Entfernung der Vierer, der ersten Backenzähne, aus solchen Erwägungen heraus häufig mit Schulproblemen der auf diese martialische Weise »befreiten« Kinder. Viel besser wäre es, das Problem ganzheitlich anzugehen. Mit dem Beinlängentest ließe sich in solchen Situationen häufig eine deutliche Differenz finden, die wiederum auf einen Beckenschiefstand verweist. Mit diesem ist eine schlecht ausbalancierte Wirbelsäule verbunden, die ihrerseits eine Verkrampfung des Schultergürtels nach sich zieht, was eine Kompensation durch die Hals- und Kopfhaltung notwendig macht. Letzteres hängt dann wieder mit einem Bissfehler zusammen. Die so genannte Funktionsorthopädie nach Herrmann kann hier Wege aufzeigen, die Zähne schonen und Entwicklung fördern.

Das frühzeitige Ziehen der Achter oder Weisheitszähne trägt sogar zum Problem des beengten Mundraumes ursächlich bei. Da die Keime der Achter von sich aus einen Wachstumsreiz auf den Kiefer ausüben, sollten sie sich zumindest erst einmal entwickeln dürfen und dabei helfen, Raum zu schaffen.

Ein korrektes Verhältnis zwischen Ober- und Unterkiefer bedeutet, dass die oberen Zähne die unteren etwa zwei Millimeter überlappen, dabei aber gegenseitig Kontakt haben. Dem entspricht die wünschenswerte Situation, dass der Geist, symbolisiert durch den Oberkiefer, den Körper, dargestellt im Unterkiefer, regiert. Davon gibt es allerdings eine Reihe von Abweichungen:

Der Vor- und der Rückbiss geben Auskunft über das Verhalten in Konfliktsituationen. Beim Rückbiss ist der Unterkiefer zu weit zurückgenommen. Der Geist gibt dem Körper sozusagen gar keine Chance und dominiert übermäßig. Bei Kindern kann es darauf hinweisen, dass die körperliche Entwicklung mit der geistigen nicht Schritt halten kann und weit zurückhängt. Betroffene meiden direkte Konfrontationen, weichen lieber aus und ziehen sich (wie ihr Unterkiefer) zurück. Sie haben Defizite, wenn es darum geht, das Leben in Angriff zu nehmen, und selbst wenn sie angegriffen werden, können sie sich nur zaghaft zur Wehr setzen. Ihre Aggressionsbereitschaft ist gehemmt, sie haben sich zu weit zurückgenommen. Das Gegenteil, der Vorbiss, ist eher selten. Hier ist eine Tendenz angedeutet, sich in Konflikten reaktionsstarr und verbissen zu verhalten.

Nach Marianne Braun haben vertikale Abweichungen von der Ideallinie mit den Themen Offenheit und Abgrenzung zu tun. Ein offener Biss und Mund deuten auf Schwierigkeiten hin, sich von seiner Umgebung angemessen abzugrenzen, sich unabhängig zu fühlen und unabhängig zu machen im Sinne einer in sich geschlossenen Persönlichkeit. Betroffene vermeiden, es hart auf hart kommen zu lassen und sich durchzubeißen. Sie sehnen sich häufig nach symbiotischen Beziehungen.

Ein Deck- oder tiefer Biss deutet auf introvertierte Menschen hin, die sich anderen Menschen und Umständen gegenüber nicht so leicht öffnen. Sie beißen lieber die Zähne zusammen und verbergen ihr Innenleben vor der Außenwelt.

Bei den horizontalen Abweichungen handelt es sich um Asymmetrien, Verschiebungen der Mittellinie und so genannte Kreuzbisse. Hier ist nach Braun ein Ungleichgewicht oder Koordinationsproblem zwischen rechter und linker Gehirnhälfte angedeutet. In solchen Situationen empfehlen sich Synchronisationsübungen und Bewusstseinsgymnastik.[49]

Nach den Erfahrungen des Saarbrücker Zahnarztes Dirk Schreckenbach[50] gehören Zähne, deren Achsenrichtung sich nach innen orientiert, zu introvertierten Menschen, die dazu neigen, alles in sich hineinzufressen. Ihre zu bewältigende Aufgabe läge folglich darin, diese Tendenz auf eine erlöstere Ebene zu bringen und sich zum Beispiel mit eigenen Problemen und Themen aktiv auseinanderzusetzen.

Entsprechend müssten Menschen, deren Zähne aus dem Mund wachsen und die eher dazu neigen, ihre Aggressionen hinauszuschreien oder auch herunterzuschlucken, lernen, sich mutig und offensiv nach außen zu wenden und ihre Themen kühn anzupacken. Ihre Aufgabe wäre, im übertragenen Sinn Biss zu entwickeln, sich durchzubeißen und sich den eigenen Teil vom Lebenskuchen abzubeißen.

Generell ist bei diesen Problemen zu beobachten, dass sie fast immer beim Zahnarzt bearbeitet werden und nie beim Psychotherapeuten, wo sie ebenso hingehörten. Eine Zusammenarbeit von Zahnarzt und Psychotherapeut wäre für die kindliche Entwicklung von großem Wert. Die Auswirkungen des Mundraumes auf die gesamte Persönlichkeit werden noch immer erheblich unterschätzt. Wobei das Übersehen der Auswirkungen funktionaler Maßnahmen auf die Seele der Betroffenen ganz allgemein in allen Spezialdisziplinen der Medizin dramatische Auswirkungen hat. Eine Zahnmedizin und Kieferorthopädie, die solche Zusammenhänge mit einbeziehen, könnten echte Hilfe bei der Kindererziehung bieten.

Schneidezähne und Eckzähne

Die aggressive Aufgabe der acht Schneidezähne wird schon an ihrer Form deutlich, die ausgesprochen phallisch ist. Ein Schneidezahn wirkt mit seiner Wurzel wie ein Donnerkeil oder megalithischer Menhir. Die scharfen Kanten erinnern an Meißel. Nebeneinander aufgereiht bilden die Schneidezähne eine Phalanx von aufrechten Kämpfern, der Palisadenbefestigung eines Forts im Wilden Westen oder den Zinnen einer mittelalterlichen Burg nicht unähnlich. Manche Eingeborenenstämme Afrikas feilen sie sich tatsächlich spitz, um diesen Aspekt noch zu betonen. In unserer Kultur setzt man da schon eher auf *spitze* Bemerkungen, *bissige* Argumente und die *messerscharfe* Zunge. Offene Aggression zur Schau zu stellen meiden wir dagegen, wo es geht.

Wer von Natur aus in seinem Mund zu solch ehrlicher Demonstration gezwungen ist, weil etwa seine Schneidezähne aggressiv nach vorn weisen, wird alles daransetzen, diese Tatsache zu verschleiern. Der Volksmund spricht vom »Pferdegebiss« und der Mediziner taktvoll lateinisch von Protusio. Der Betroffene wird sich geradezu entstellt fühlen, wobei er in Wahrheit nur sehr ehrlich dargestellt ist. Mit Hilfe der Zahnärzte wird alles versucht, um den demaskierenden Missstand (der Schneidezähne) mit nackter Gewalt hinzubiegen. Dabei will das Schicksal den Betroffenen nur in aller Deutlichkeit zeigen, dass sie Zähne hätten und durchaus im Leben Biss entwickeln könnten.

Der Eindruck vorstehender Vorderzähne kann aber auch dadurch entstehen, dass der Unterkiefer sehr zurückgenommen ist und den Betroffenen in diesem Fall anzeigt, dass ihr Willensaspekt zurückzunehmen oder zurückgenommen ist. Ein durch solche Fehlstände entstehender offener Biss zeigt ganz konkret, dass jemand den Mund nicht zubekommt. Dies macht es erfahrungsgemäß schwerer, zu einer geschlossenen Persönlichkeit zu reifen.

Nach innen weisende Frontzähne sind den betroffenen Trägern bei weitem nicht so peinlich, ist doch auch die so signalisierte Autoaggression oder Aufforderung dazu – zumindest im gesellschaftlichen Bereich – wesentlich weniger verpönt. Oft soll dieser Mensch offensiver und mutiger zur eigenen Sache kommen.

Die Reihe der Schneidezähne bildet aber nicht nur ein schützendes Bollwerk, sondern dient vor allem auch dem Zubeißen. Hier dürfte der Ausdruck »bis an die Zähne bewaffnet« seine Wurzeln haben. Wer ebenmäßige, vor Kraft strotzende und weiß strahlende Frontzähne hat, kann sich im Vertrauen auf seine gesunde Aggression beruhigt auch an andere Fronten wagen und anderen schon mal *die Zähne zeigen.* Er wird sie beim Lachen sogar gern entblößen und solcherart sehen lassen, was er an Vitalität und Kraft zu bieten hat.

Stehen die Schneidezähne dagegen schief und strahlen nicht in weißer Pracht und Unschuld, wird das Lächeln eher gequält ausfallen. Disharmonische Frontzähne verleihen schnell dem ganzen Gebiss und Menschen etwas Unsympathisches oder sogar Brutales. Wessen Aggressionssymbole kunterbunt durcheinander geraten sind und keine ordnende Harmonie erkennen lassen, der ist Mitmenschen spontan verdächtig.

In der Traditionellen Chinesischen Medizin werden die Schneidezähne dem Nieren-Blasen-Meridian zugeordnet, wodurch sie über die angesprochenen Organe hinaus auch Bezug zu Themen wie Bettnässen haben, aber auch zu solchen der Empfängnis. Die oberen haben darüber hinaus eine Beziehung zu saurem Aufstoßen wie bei Sodbrennen, die unteren zu gynäkologischen Problemen und solchen der Ausscheidungsorgane Enddarm und After.

Mittlere Schneidezähne (Einer)
Auf der Zahlenebene entsprechen die mittleren Schneidezähne der Eins, der Zahl allen Anfangs, die noch alle Möglichkeiten und damit das ganze menschliche Potenzial in sich birgt. Von daher werden sie von den Zahnmedizinern auch ganz stimmig Einer genannt.

Symbolisch stehen die Einer mit Mutter und Vater in Verbindung. Lassen sie zum Beispiel eine deutliche Lücke (Diastema) zwischen sich, spricht der Volksmund von »Glückszähnen«. Dieses Glück will aber erst verdient werden, denn zuerst einmal verweist der Spalt auf eine Spaltung und damit auf Probleme, die eigene weibliche und männliche Seite miteinander zu versöhnen. Anders ausgedrückt liegen Anima und Animus weit auseinander, und es erfordert Einsatz, sie bewusst zusammenzubringen. Im Außen, also vor allem in Beziehungen, kann sich dies dadurch ausdrücken, dass man den Partner liebt und trotzdem ständig infrage stellt oder dass man sich von ihm zugleich fasziniert und abgestoßen fühlt.

Nach der bereits zitierten französischen Zahnärztin Michèle Caffin steht der linke obere Schneidezahn – von Zahnärzten linker oberer Einer genannt – für die innere Mutter und Frau, also für den weiblichen Archetyp und das weibliche Gottesbild, die innere Göttin. Der obere rechte Einer symbolisiert den inneren Vater und Mann, also den männlichen Archetyp und die oberste Autorität, Gott. Wenn einer dieser Zähne ausgeschlagen wird, was besonders Kindern leicht geschieht, wäre der Hinweis auf beschädigte Elternbilder leicht zu dechiffrieren. Wenn sich der rechte über den linken Schneidezahn schiebt, herrscht eher der Vater, schiebt sich der linke über den rechten, die Mutter. Weicht einer von beiden nach hinten zurück, wird entweder die Mutter (beim linken) oder der Vater (beim rechten) eine untergeordnete Rolle im Leben des Kindes spielen. Wenn beide zurückweichen, ließe sich auf eine weniger wichtige Rolle beider Eltern schließen.

Die erwähnte Beziehung der vorderen Schneidezähne zum Nieren-Blasen-Meridian legt auf der seelischen Ebene einen Bezug zur Willenskraft nahe, ähnlich wie beim Kinn, das sich auf seiner Ebene ebenfalls am weitesten in den Raum hinauswagt.

Der untere rechte Einer zeigt nach Caffin an, wie die Anima, die eigene Weiblichkeit, angenommen und im konkreten Alltag verwirklicht wird, während der untere linke das Gleiche für den Animus, den männlichen Seelenanteil, aussagt.

Obere seitliche Schneidezähne (Zweier)

Diese Zähne entsprechen numerologisch der Zwei und damit der Polarität. Weil sie all ihre Energie von den mittleren Einern bekommen, verdeutlichen sie, wie sich die Energie (Anima- oder Animus-Energie) der Einer in der Welt der Gegensätze auswirkt. Sie verraten, wie ihre Besitzer diese jeweiligen Anlagen umsetzen und was sie daraus machen. Darüber hinaus spiegeln sie etwas vom Temperament ihrer Besitzer wider.

Der linke obere Zweier symbolisiert also die Auseinandersetzung mit dem weiblichen Archetyp, also etwa mit der Mutter und dem Mütterlichen. Steht er zum Beispiel vor, lässt das darauf schließen, das die Betreffenden sich in dieser Hinsicht weit vorwagen und sich früh von ihrer Mutter freischwimmen. Steht dagegen der rechte obere Zweier vor, wagen sich die Besitzer selbst weit vor und sind in ihrer Lebenshaltung generell eher vorwärts gewandt. Sie nehmen sich ihre Freiheit gegenüber Autoritäten und werden schon bald von ihrer Vaterfigur unabhängig, was aber nicht bedeuten muss, dass sie die offensive Auseinandersetzung mit ihr suchen. Dies ist oft gar nicht notwendig und wird sogar eher vermieden.

Drängen die seitlichen oberen Schneidezähne über die mittleren, die Zweier, vor die Einer, spricht das für ein Dominieren der Kinder über die Eltern oder bei einseitiger Konstellation dafür, dass das Kind den entsprechenden Elternteil in den Schatten stellt oder jedenfalls unwichtig erscheinen lässt. Wenn sie dagegen nach hinten weisen, zeugen sie von Unterwerfung des Kindes beziehungsweise Erwachsenen und von einem widerstandslosen Beugen unter die Elternautorität. Wenn lediglich die linke Seite betroffen ist, gilt die freiwillige Unterwürfigkeit nur der Mutter, auf der rechten Seite nur dem Vater.

Bei Menschen, bei denen die Zweier erheblich kleiner ausfallen als die Einer und wie Mäusezähnchen oder Reiskörner wirken, handelt es sich meist um Persönlichkeiten, die kaum zu offenen Aggressionen neigen, die als freundlich und friedlich bekannt, beliebt und gern gesehen sind. Bei einseitigem Auftreten links spricht es für eine friedliche und freiwillige Akzeptanz der Mutter, einseitig rechts für eine ebensolche des Vaters. Das gar nicht so selten vollkommene Fehlen dieser Zweier lässt darauf schließen, dass sich die angedeutete Tendenz noch verstärkt. Dann lässt sich bereits eine sehr weit reichende Aggressionshemmung gegenüber den Elternbildern vermuten. Möglicherweise leben diese Menschen auch freiwillig das Leben ihrer Eltern, sodass gar keine Auseinandersetzung möglich ist.

Eckzähne (Dreier)

Der Zahl Drei zugeordnet, bringen die Eckzähne – wie es der Qualität dieser Zahl entspricht – eine Entwicklung zu Ende und beschließen sozusagen die Trinität der primär aggressiven Zähne. Funktionell besitzen sie eine Sonderstellung, weil sie eine Führungsposition einnehmen. Ihr Verlust kann zu einem kompletten Zusammenbruch der Gebissfunktion führen. Beim Zähneknirschen, von dem fast ein Viertel der deutschen Bevölkerung betroffen sein soll, sind sie aufgrund ihrer Führungsrolle besonders leidtragend und zeigen die ausgeprägtesten Spuren. Sie haben die größte Reibung auszuhalten und somit ein *aufreibendes* und gequältes Leben; anders ausgedrückt, auf ihrem Rücken wird diese Thematik verschobener Aggression vorrangig ausgetragen.

Eine weitere Besonderheit ist ihre Gefäßversorgung durch die Vena angularis, die das Blut durch das Gehirn entsorgt. Probleme wie Entzündungen in ihrem Wurzelbereich können also sehr schnell sehr erhebliche Auswirkungen auf die Zentrale haben und so den ganzen Menschen in besonderem Maß betreffen.

Die vier Eckzähne rahmen die acht Schneidezähne ein und vervollständigen die vorderen Abwehr- beziehungsweise Angriffsreihen unseres Waffenarsenals im Mund. Sie vertreten das aggressive Prinzip sowohl durch ihre Signatur als auch durch ihre Herkunft, denn sie gehen entwicklungsgeschichtlich auf die Reißzähne unserer tierischen Vorfahren zurück. In ihrer lateinischen

Bezeichnung Canini ist noch unschwer der Hund (lat.: *canis*) zu erkennen.

Die durch die Dreier ausgedrückte Gefährlichkeit wird besonders beim Mythos des Vampirs deutlich, bei dem es ja gerade das Markenzeichen der betonten Eckzähne ist, von dem aller Schrecken ausgeht. Wie sehr diese Signatur wirkt, kann man im Fasching leicht ausprobieren: Das hübscheste Gesicht bekommt durch die Betonung der Eckzähne sofort etwas Erschreckendes und ruft Assoziationen von blutrünstigem Aussaugen hervor. Die Reißzähne drohen mit dem Tod und bringen das ewige Leben, wird der Mensch durch den Biss der Vampire doch »unsterblich«, wenn auch auf wenig erfreulicher Ebene. Diese so genannten Untoten gelten als »verflucht« und »unerlöst« und hängen zwischen den Welten. Eine plutonische Qualität der völligen Wandlung, wenn auch in eine unerlöste Richtung, wird hier deutlich. Aus diesem Grund sind die Eckzähne symbolisch dem Plutoprinzip zuzuordnen. Solche Fangzähne sind im Übrigen bei Schlangen zum zentralen Gebissteil geworden und lassen deren aggressive Giftigkeit fürchten, selbst bei ganz harmlosen Exemplaren wie der Ringelnatter oder Eierschlange.

Wenn Raubtiere aggressiv werden, fletschen sie die Zähne, und es sind wieder besonders die ausgeprägten Reißzähne, die ihre Gefährlichkeit verkörpern. Wenn ein Mensch einem anderen *die Zähne zeigt,* muss das nicht unbedingt körperlich geschehen, der Sinn aber bleibt. Unsere inzwischen meist auf die Größe der übrigen Zähne reduzierten Eckzähne lassen also vermuten, dass die Menschheit aggressivere Zeiten und Lebensformen hinter sich hat.

Dies wird auch durch die Tatsache widergespiegelt, dass unsere zwölf zuerst hervorbrechenden Zähne ausschließlich aggressiven Charakters sind; mit nur acht Mahlzähnen ist unser Milchgebiss überwiegend aggressiv (aus-)gerüstet. Folglich stehen die ersten zwölf Lebensjahre unter verstärktem Einfluss des aggressiv-marsischen Prinzips – die zweite Hälfte des ersten Lebensjahres in ganz besonderem Maß, denn in dieser Zeit verfügt das Kind ausschließlich über primär aggressive Zähne und ähnelt manchmal fast einem Nagetier wie etwa einer Maus oder einem Hasen. Aus diesem Bereich wählen Eltern dann oft auch die Kosenamen für ihre ganz Kleinen.

Hinsichtlich der Entwicklung fällt ein Sechserrhythmus auf: Mit sechs Monaten kommt der Einer, mit sechs Jahren erst der Sechser, mit zwölf der Siebener und ab achtzehn der Achter. In der frühen aggressiven Phase spiegelt sich eine frühere Menschheitsphase. Mediziner gehen davon aus, dass individuelle und Stammesgeschichte (Onto- und Phylogenese) einander entsprechen.

Bewusst oder instinktiv zeigen sich Zahnärzte bei den Eckpfeilern des Gebisses sehr zurückhaltend und ziehen sie nur äußerst widerwillig. Der Volksmund spricht auch von »Augenzähnen«, und die Augen symbolisieren immerhin unsere Einsicht und Ganzheit. Der allumfassende Gott wird häufig als *drei*eckiges Auge dargestellt. Bei den Elefanten sind die Dreier zu den eindrucksvollen Stoßzähnen ausgewachsen und stehen – etwa bei dem indischen Elefantengott Ganesha – für Weisheit und Macht. Besonders wenn untere Eckzähne dran glauben müssen, entspricht das einem meist deutlichen Absinken der Lebenskraft und -freude der Betroffenen.

Die Traditionelle Chinesische Medizin ordnet die Eckzähne dem Leber-Gallen-Meridian zu, was den Bezug zu Problemen mit den Eierstöcken und der geschlechtlichen Lust herstellen würde. Ferner können nach dem französischen Arzt Orsatellis die oberen Eckzähne mit Atemrhythmus- sowie die unteren mit Nieren- und Blasenproblemen in Zusammenhang gebracht werden.

Symbolisch stehen die Eckzähne für die Wandlungen des Lebens und hierbei besonders für die großen Übergänge wie Pubertät und Wechsel in der Lebensmitte. Der *linke obere Dreier* verdeutlicht in besonderem Maß die innere Einstellung gegenüber solchen grundlegenden Veränderungen. Der *rechte obere Dreier* symbolisiert, wie wir uns in Übergangssituationen gegenüber der Welt zeigen wollen.

Der *linke untere Dreier* verrät, wie man die inneren Wandlungen konkret zum Ausdruck bringt. Wenn Menschen die Wandlungen der Lebenskrisenzeiten umgehen oder ignorieren wollen, kann dieser Zahn ihre Fluchttendenzen verkörpern, indem er aus der (Zahn-)Reihe tanzt. Wer sich in solch einer Krise wendet und windet, um sich nicht der anstehenden Aufgabe zu stellen, kann erleben, dass sich auch sein Zahn dreht und die im Leben entstandene Schieflage verkörpert. Er tanzt aus der Reihe wie sein(e)

Besitzer(in); er weicht aus und verlässt die Ordnung. Der *rechte untere Dreier* versinnbildlicht, was wir nach außen hin im Leben leisten wollen. Er hat eine ausgeprägte Beziehung zu unserem körperlichen Wachstum.

Wenn die vier Eckzähne ihre Stellung untereinander durcheinanderbringen – eigentlich sollten die oberen über die unteren beißen –, kann das bedeuten, dass sich hier jemand *verkehrt* durchbeißt. Dann wird es schwer, die vom Oberkiefer verkörperten Sehnsüchte und Wünsche in der konkreten Welt umzusetzen. Die reguläre Stellung ist symbolisch so wichtig, weil die vom Oberkiefer repräsentierten Wünsche über die vom Unterkiefer dargestellte Verwirklichungsebene herrschen sollten. Ist dies nicht der Fall, könnte das zeigen, dass die Verwirklichungsebene von den höheren Wünschen abgekoppelt wurde und sich funktionale Bestrebungen verselbstständigt haben.

Backenzähne und Mahlzähne

Die acht so genannten Milchmolaren brechen erst im Laufe des zweiten Lebensjahres durch. Der Ausdruck Molar geht auf das lateinische Wort *mola* für Mühle zurück. Zwar hat Kauen auch noch einen aggressiven Anteil, denn die Nahrung wird mit enormer Gewalt zerquetscht, aber es kommt das zweite zentrale Prinzip der Zähne, das des Saturn, hinzu. In dem Ausdruck »Gottes Mühlen mahlen langsam« ist es wundervoll verdeutlicht. Hier ist keine Eile, kein hastiges Zubeißen mehr vonnöten; die Nahrung ist ja bereits erfolgreich erobert. Vielmehr geht es nun um ein stetiges Zerkleinern mit Nachdruck und Bestimmtheit sowie um das Ziel, zum Wesentlichen vorzudringen. Seinen Teil vom Kuchen hat man sich bereits abbeißend und aggressiv erobert, jetzt kommt die Weiterverarbeitung. Durch ihre Form sind die Mahlzähne dazu bestens geeignet. Gegenüber der phallischen Signatur der Schneidezähne beeindruckt ihr von vier bis fünf Kauspitzen gekrönter, klotzig gedrungener Körper, der unten in mehrere Wurzelspitzen ausläuft.

Auch vom Material her sind die Zähne dem saturninen Prinzip zuzuordnen. Sie sind im wahrsten Sinne des Wortes knochenhart. Ihr äußerer Überzug, der Schmelz, ist das härteste und widerstandsfähigste Material, über das unser Körper verfügt.

Im endgültigen Gebiss spielen die Backenzähne (Prämolaren) und Mahlzähne (Molaren) die entscheidende Rolle, was schon daraus zu ersehen ist, dass der erste bleibende Zahn der vorderste Molar, der Sechser, ist. Er bricht in der Regel im Alter von sechs Jahren durch und ersetzt keinen Milchzahn, sondern rückt in die Mitte des Kauzentrums.

Zahlenmäßig erobern die mahlenden Zähne gegenüber den zwölf aggressiven Vorderzähnen allmählich die erste Position; es handelt sich schließlich um insgesamt zwanzig Exemplare.

Während die Eckzähne das »Opfer« reißen, die Schneidezähne sich ihren Teil abschneiden und so beide der Nahrungsbeschaffung dienen, beginnt mit den Mahlzähnen der eigentliche Verdauungsakt. Wie die Mühlsteine langsam und gründlich das Mehl als das Wesentliche aus dem Korn herausmahlen, sollten dies auch die Molaren bei der Nahrung tun. Beim Mahlen geht es immer darum, die Dinge auf das Wesentliche zu reduzieren, ihr Wesen zu befreien – gleichgültig, ob das wahre Wesen nun durch Gottes langsam mahlende Mühlen zutage gefördert wird oder Kripobeamte einen vermeintlichen Delinquenten *durch die Mühle drehen,* um die Wahrheit herauszubekommen. Auch wenn wir uns vermählen, geht es darum, das Wesentliche von zwei Menschen zusammenzubringen. Werden zwei Getreidesorten zusammen gemahlen, sind sie untrennbar miteinander vermischt. Um genau solch eine untrennbare Vermählung geht es ursprünglich beim Heiraten. Mit der Gemahlin oder dem Gemahl vermählt und eins geworden, muss anschließend das Leben gemeinsam verdaut werden. Hat die Vermählung nicht wirklich geklappt, sodass man keine Einheit geworden ist, liegt die Gefahr nahe, sich stattdessen gegenseitig in der Ehe zu zermahlen oder aufzureiben. Wenn es allerdings zum Zerfleischen kommt, sind wieder mehr die marsischen Zähne und Energien angesprochen. An diesem Beispiel mag deutlich werden, dass auch in den Mahlzähnen von ihrer Funktion her noch ein erhebliches Potenzial an Aggression steckt, dem zentralen Thema des Gebisses.

Nach der Traditionellen Chinesischen Medizin liegen die oberen Backen- und die unteren Mahlzähne auf dem Lungen-Dickdarm-

Meridian, was sie unter anderem mit Nasennebenhöhlen-Entzündungen und verschiedenen Formen der Bronchitis verbindet. Die oberen Mahl- und die unteren Backenzähne gehören dagegen zum Milz-Pankreas-Funktionskreis, was unter anderem Magen- und Kreislaufprobleme sowie Müdigkeit betrifft.

Die ***vorderen Backenzähne (Vierer)*** repräsentieren nach Michèle Caffin das Ego, jene Instanz, die sich im »Ich will« ausdrückt. Werden sie im Rahmen von Kieferregulierungen zur so genannten Platzschaffung gezogen, wird das kindliche Ichbewusstsein geschwächt. So können Schwierigkeiten mit Autoritäten heraufbeschworen werden, weil die Kinder häufig dazu neigen, sich äußerlich zu unterwerfen, ohne den Schritt innerlich mitzuvollziehen. Es handelt sich dann um eine von außen aufgezwungene unechte Demut. Bezeichnenderweise haben die Backenzähne eine Verbindung zu den Knien, die ja die für das Thema Demut zuständige Körperregionen sind. Dass aus ihrer Entfernung bei Kindern auch Schulschwierigkeiten resultieren können, verwundert damit nicht.

In der Einzelsymbolik kommt dem *oberen linken Vierer* nach Caffin die Aufgabe zu, unsere Gefühle und Sehnsüchte auszudrücken. Der *untere linke Vierer* verdeutlicht, wie weit wir imstande sind, diese Sehnsüchte und Gefühle gegenüber der Umwelt zu zeigen, wie weit wir also anderen unsere Gefühle offenbaren können. Der *obere rechte Vierer* symbolisiert, wie sich der Mensch nach außen präsentieren will, während der *untere rechte Vierer* andeutet, wie wir unsere Pläne in der konkreten Welt verwirklichen.

Die ***hinteren Backenzähne (Fünfer)*** stehen für die Kreativität ihrer Besitzer, wobei Kreativität hier nicht auf Kunstwerke beschränkt ist, sondern auch die gezeugten Kinder, die Beziehungen und Verhältnisse und so weiter einschließt. Nach Caffin steht der *Fünfer links oben* in Beziehung mit dem so genannten Karma und zeigt an, zu welchen Aufgaben der Mensch in diesem Leben berufen ist. Er symbolisiert damit die Anlagen und Talente, die in der Tiefe eines Menschen verborgen ruhen und geweckt werden wollen. So hat dieser Zahn mit dem Lebenssinn zu tun. Der *Fünfer rechts oben* steht für unsere Entwicklungswünsche in der Welt, für die Ziele und Pläne, die wir haben, aber auch für die Kinderwünsche. Wenn dieser Zahn abgestorben oder überkront ist, könne das auf Probleme in diesem Bereich, wie etwa Abtreibungen, hinweisen.

Der *Fünfer links unten* zeigt nach Caffin an, wie wir die Energie unserer Mutter konkret in unser Wesen integrieren. Wenn er sich ins Mundinnere wendet, ist nach ihren Erfahrungen fast immer eine erdrückende Mutter im Spiel (des Lebens). Dieser Zahn hat auf der körperlichen Ebene eine Beziehung zu den Schultern und ihren Problemen. Der *Fünfer rechts unten* repräsentiert die Verwirklichung unserer Pläne in der Welt und besonders die beruflichen Ambitionen.

Die ***vorderen Mahlzähne*** (Molaren) oder ***Sechser*** haben nach Caffin mit der Stellung zu tun, die wir im Leben einnehmen. Der *Sechser links oben* zeigt die Rolle, die ein Mensch gern hätte, um sich selbst und vor allem seine Gefühle und Empfindungen ausdrücken zu können. Der *Sechser rechts oben* verdeutlicht den Rang, den der Mensch in der Welt gern einnehmen würde.

Der *Sechser links unten* verrät, inwieweit sich der Mensch geliebt fühlt, während der *Sechser rechts unten* mit dem Thema Arbeit und dem Thema Tod verbunden ist. Große Probleme im Arbeitsbereich, zum Beispiel gescheiterte Ambitionen, können sich an diesem Zahn manifestieren. Auf der Körperebene existiert eine Beziehung zwischen den vorderen unteren Mahlzähnen und den Organen des Unterleibs, was die Geschlechtsorgane und die Hüftgelenke einschließt.

An den ***hinteren Mahlzähnen (Siebener)*** lässt sich das Verhältnis zur Umwelt ablesen. Was wir auf die Umwelt projizieren und was sie uns darauf antwortet, kann hier seine Spuren hinterlassen. Der *Siebener links oben* sagt nach Caffin, wie man mit den Mitmenschen harmoniert. Tiefe gefühlsmäßige Enttäuschungen in einer Beziehung können sich hier niederschlagen. Sein unteres Gegenüber, der *Siebener links unten*, zeigt ganz konkrete Enttäuschungen etwa über materielle Zurücksetzung oder gebrochene Versprechen.

Der *Siebener rechts oben* erzählt von Spannungen und Problemen des Arbeits- und Alltagslebens. Sein unteres Gegenüber, der *Siebener rechts unten*, kann nach Caffin von den Umständen unserer Beziehungen berichten und reagiert zum Beispiel empfindlich auf andauernde Streitereien.

Die Weisheitszähne, die von ihrer Art her den Mahlzähnen (Molaren) zuzurechnen sind, verdanken ihren Namen ihrem späten Erscheinen: frühestens nach dem vierzehnten, im Allgemeinen aber erst nach dem achtzehnten Lebensjahr. Nicht selten fällt die Weisheit – jedenfalls auf dieser Ebene – auch gänzlich aus. Selbst falls sie noch *durchstoßen*, weisen die Weisheitszähne (Achter) bei den meisten Menschen Rückbildungserscheinungen auf. Oft finden sie nicht mehr genug Platz im Kiefer und bleiben bei ihrem Durchbruchversuch stecken. Das wiederum führt zu chronisch *entzündlichen* Herden, die Zahnärzte zur Extraktion der Störenfriede animieren. Allerdings gibt es hierzu auch kritische Stimmen. Neben dem schon erwähnten Wachstumsschub für die Kiefer, der von ihren Keimen ausgeht, betont der Aachener Zahnarzt Alexander Rossaint[51] die wichtige Stellung der Weisheitszähne im energetischen Gesamtgefüge und belegt, dass ihre Entfernung häufig keine befriedigende Lösung ist.

Die zu frühe Entfernung der Weisheitszähne fördert – wie erwähnt – die Tendenz zu drangvoller Enge, die sich von Generation zu Generation immer mehr verstärkt, davon berichten Zahnärzte in den Industriestaaten. Farbige in Afrika haben dagegen meist intakte Achter, die auch in geräumigeren Kiefern durchaus ihren Platz finden. Bei ihnen kommen dahinter oft sogar noch so genannte Neuner vor.

Könnte es sein, dass sich hier im Gebiss ein viel größerer Entwicklungszyklus spiegelt? In unserer Gesellschaft erleben wir ja nicht nur im Mund eine zunehmende Enge, die in Afrika noch nicht in diesem Ausmaß in Erscheinung tritt. Wir spüren sie auch in unseren Apartments, in denen wir nicht selten isoliert von den Nachbarn eine eigene Art von Apartheid leben, im Stau auf Straßen und in öffentlichen Verkehrsmitteln. Es wird immer enger in unserem Leben, und vieles spricht dafür, dass sich dieses Drama auch in unseren Mündern abbildet.

Die Kiefer wachsen nicht mehr ausreichend, und wir verstärken diese Tendenz noch, wenn wir die Achter zu früh eliminieren, statt ihnen und uns Raum zu schaffen, auch in der Mundhöhle. Dass einfaches Ausreißen folglich keine gute Lösung sein kann, ist auf einer symbolischen Ebene leicht nachvollziehbar. Das Grundproblem, dass hier jemand den Prinzipien der Reduktion und Aggression in seinem Mund und in seinem Leben zu wenig Raum gibt, ist natürlich durch die gewaltsame Entfernung von Zähnen nicht zu lösen. Zwar kommt in dem aggressiven Akt des Reißens und dem vorhergehenden Stich mit der Anästhesienadel etwas Aggression zum Einsatz, aber der chronische Entzündungsherd um einen quälenden Weisheitszahn verkörpert diese auf viel deutlichere und drastischere Weise. In der Entzündung wird der aggressive Konflikt somatisiert. In dem chronischen, schwelenden Verlauf der Entzündung verkörpert sich zudem die Beharrlichkeit des Saturnprinzips.

Dass die Weisheitszähne sich zurückbilden und immer weniger Platz im Kiefer so vieler Zeitgenossen finden, könnte vordergründig daran erinnern, dass die Weisheit oder eine weise Lebenshaltung heute eher stört und kaum noch Platz findet. Für diese Deutung ließen sich sicher Argumente vorbringen. Allerdings ist die Beziehung der Achter zur Weisheit mit dem späten Auftreten symbolisch recht dünn belegt. Da die Weisheitszähne aber von einigen spirituell interessierten Zahnärzten auch in Beziehung zum mystischen Erleben gebracht werden und zur Tendenz eines Menschen, sich auf den Weg zur Einheit zu machen, ist der Name wohl doch tiefer begründet.

Näher liegt uns aber noch ihr Bezug zum Herzen, denn die Weisheitszähne sind nach der chinesischen Medizin dem Funktionskreis Herz-Dünndarm zuzuordnen. Vor allem aber lassen sich an ihrer Rückentwicklung allgemeine Tendenzen bezüglich der betroffenen Lebensprinzipien festmachen. Der erste Impuls der Zahnentwicklung liegt im marsisch-aggressiven Bereich bei den Schneidezähnen. Der letzte Impuls dagegen betrifft das saturnine reduzierende Prinzip. Die Weisheitszähne würden den (Zahn-) Kreis vervollständigen und schließen. Doch dazu kommt es eben nur noch selten. Das lässt den Schluss zu, dass wir uns nach den Schwierigkeiten mit dem Aggressionsprinzip mit dem saturninen Prinzip der Reduktion mindestens ebenso schwer tun. Dafür sprechen nicht nur die Existenzprobleme der Weisheitszähne, sondern auch die Tatsache, dass die mahlenden Zähne noch viel anfälliger für Konflikt- und Verfallserscheinungen wie Karies sind. Dies gilt allerdings nicht mehr für Länder wie die Schweiz, deren konsequente Kariesprophylaxe allen Zähnen bessere Lebenschancen einräumt. Da auch Konsequenz und Disziplin dem Prinzip des Saturn zuzurechnen sind, wird dieses in der Schweiz nicht weniger, sondern nur auf einer erlösteren Ebene bearbeitet.

Generell handelt es sich bei der Karies der hinteren mahlenden Zähne in der modernen Welt um eine unübersehbare Seuche, die fast die ganze Bevölkerung erfasst. Die Tatsache, dass fast alle betroffen sind, entwertet entsprechende Deutungen nicht. Im Gegenteil zeigt sie, wie sehr es sich hier um ein gesamtgesellschaftliches Problem handelt. Wir haben kollektiv nicht nur Probleme mit dem Zubeißen, sondern auch mit dem Mahlen und Herausarbeiten des Wesentlichen. Praktisch alle Ärzte, die sich mit Ernährungsfragen beschäftigen, stellen übereinstimmend fest, dass wir viel zu wenig kauen.

Vom Gebiss her betrachtet wäre aber, abgesehen von den ersten zehn Jahren, in denen das aggressive Moment im Vordergrund steht, Mahlen und Weiterverarbeiten die vorrangige Aufgabe. Nach der frühen Phase des Schluckens, die der Nahrungsaufnahme der Vögel und Reptilien entspräche, kommt die des Abbeißens, die unsere Raubtieranteile spiegelt, und schließlich ginge es vor allem um genüssliches Kauen, auch wenn Aspekte der früheren Muster beibehalten werden. Dem Erwachsenen wäre also eindeutig zu langen, gemütlichen *Mahl*zeiten zu raten.

Wo stattdessen Schling- oder Schluckzeiten die Nahrungsaufnahme kennzeichnen, ist jemand auf früheren Entwicklungsebenen stecken geblieben. Wir Menschen befinden uns offenbar – über lange Zeiträume betrachtet – auf einem Entwicklungsweg von den Fleisch- über die Alles- zu den überwiegenden Pflanzenfressern. Erstere reißen sich ihren Anteil aus der Beute heraus; die Allesfresser müssen das so Eroberte schon intensiv zerkleinern; die überwiegenden Pflanzenfresser können die Nahrung nur noch sinnvoll aufschließen, wenn sie sie mit ihrem Gebiss für die anschließende Verdauungsarbeit der Därme vorbereiten. Der einzelne Mensch legt diesen entwicklungsgeschichtlichen Weg noch einmal wie im Zeitraffer zurück. Am Anfang als Baby schluckt er wie etwa ein kleiner Vogel; in der Kindheit mit dem überwiegend aggressiven Gebiss dürfte er ein wenig nach Raubtierart schlingen. Wenn er dann erwachsen wird, sollte er seiner Art und ihrem Entwicklungszyklus entsprechend zum Mahlen und zu ruhigen Mahlzeiten finden.

In seiner grandiosen Anpassungsfähigkeit reagiert der Organismus auf alle Veränderungen und bildet zurück, was nicht mehr gebraucht wird. Unser weniges Kauen lässt offenbar bereits vier Mahlzähne, eben die Achter, überflüssig erscheinen. Wir geben dem Kauen keinen Raum mehr, und der Körper entzieht den damit überflüssig werdenden Werkzeugen ihren Lebensraum. Wenn die Entwicklung in diese Richtung weitergeht, werden die Menschen der Zukunft immer weniger Mahlzähne haben. Da diese im Erwachsenenalter überwiegen sollten, entwickelt sich unser Gebiss so gesehen in Richtung auf ein frühes oder Kinderniveau zurück. Zu werden wie die Kinder ist zwar unser biblischer Auftrag, aber nicht in körperlicher, sondern in geistig-seelischer Hinsicht. Insofern kann man die Entwicklung, die sich in unseren Mündern abzeichnet, als Degeneration betrachten.

Noch ein anderer Aspekt dieses Problems wird hier sichtbar. Auch wenn das zahnlose Greisenalter dem ebenso zahnlosen Säuglingsalter entspricht, ähnlich wie Haarlosigkeit oft beide Lebensphasen kennzeichnet, ist dieser Rückkehrschritt auf körperlicher Ebene ein Missverständnis. Das Thema Mars sollte offensichtlich ganz zu Beginn und zum Ende des Lebens andere als physische Ausdrucksformen finden. Angemessen wären der mutige Kopfsprung ins Leben und der ebenso mutige Schritt über die Schwelle ins Jenseits. Beide erfordern viel marsische Kraft auf der übertragenen Ebene. So ist das Leben an seinem Anfang und Ende von marsischer Qualität eingerahmt.

Im Übrigen ist es ein wesentlicher Unterschied, ob man ganz in den Erwachsenenpol hineingewachsen ist und dann um- und zurückkehrt oder schon umkehrt, bevor sich der Kreis geschlossen hat. Unser Gebiss zeigt uns, dass moderne Menschen schon sehr früh immer weniger Platz für Zähne und die von ihnen verkörperten Themen Aggression und Reduktion auf das Wesen(tliche) haben. Auf den Lebensweg bezogen würde der frühe Verlust der Achter einer Umkehr in der Adoleszenz statt in der Lebensmitte entsprechen.

Besonders deutlich wird die Problematik der Achter, wenn man die Erfahrungen spirituell orientierter Zahnärzte hinzunimmt. Caffin geht davon aus, dass die Achter unseren Bezug zum kollektiven Bewusstsein verkörpern, also den Zugang zu jener Region, die C. G. Jung das kollektive Unbewusste nannte und die die Inder als Akasha-Chronik kennen. Dass unser Zugang zu diesem Bereich heute schwindet, ist unverkennbar und könnte sich im Rückzug der Weisheitszähne bei modernen Zivilisationsmenschen widerspiegeln. Diesbezüglich wäre es interessant, die Situation der Achter bei den wenigen verbliebenen archaischen Völkern zu untersuchen.

Allein schon die Zahl Acht weist über unsere konkrete Welt hinaus, steht die liegende Ziffer Acht doch als Lemniskate für die Unendlichkeit. Die bereits erwähnte Tatsache, dass sich bei der schwarzen Bevölkerung Afrikas die Achter regelmäßig noch entwickeln, kann den Verdacht, dass wir uns mit ihnen einer Chance berauben, noch erhärten.

Auch wenn man ihre weitere Bedeutung für die Höherentwicklung des Menschen und seinen Bezug zur Selbstverwirklichung ins Auge fasst, wäre der Rückzug der Achter gut mit einem drastischen Nachlassen des Interesses an diesem Thema in Übereinstimmung zu bringen. Fehlende Weisheitszähne verkörpern also eine Abwendung von der mystisch verzauberten Welt unserer Vorfahren, in der alles lebendig war, hin zu einer rationalen Weltbetrachtung und einem entzauberten Weltbild, das von toter Materie ausgeht, die mechanisch beherrscht wird. Diese Weltsicht wird verständlicherweise von Menschen vertreten, die in ihrem Leben weder Platz noch Zeit für höhere Werte und wohl auch nicht für höhere Zähne haben.

Zahnentwicklung, Zahnprobleme und Aggression

Betrachtet man die Zahnentwicklung zusammenfassend, lässt sich feststellen, dass es zu Anfang ausschließlich um das Thema Aggression geht und dann allmählich jenes der Reduktion hinzutritt und an Bedeutung gewinnt, ohne jedoch die zentrale Stellung der Aggression infrage zu stellen. Parallel mit der Zahnentwicklung verläuft jene der Vitalität. Mit vollendetem Gebiss ist auch unsere Lebenskraft auf der Höhe. Dies ist insofern nicht erstaunlich, als Lebenskraft und Aggression zwei Worte für dieselbe Energie sind; sie werden lediglich von uns unterschiedlich bewertet. Bei der Geburt erlebt man sehr deutlich, dass Aggression und Lebenskraft ein und dieselbe Kraft sind. Wie tief dieses Wissen um die in den Zähnen sichtbar werdende Vitalität in der Volksweisheit verankert ist, zeigt der Spruch »Einem geschenkten Gaul schaut man nicht ins Maul«, denn dabei ließe sich anhand der Zähne die Vitalität und damit der Preis des Tieres erkennen.

Deutlich wird an dieser Stelle auch, dass sowohl zu einem vollendeten Zahn- als auch zu einem vollkommenen Lebenskreis durchaus Weisheit(szähne) gehört (gehören) und die mit ihr (ihnen) assoziierte spirituelle Dimension des Lebens.

Ein weiterer wichtiger Bezug der Zähne geht zur Potenz, insbesondere der sexuellen, als einer anderen Ausformung der Lebenskraft. Zahnausfall im Traum wird in der Psychoanalyse regelmäßig als Angst vor Potenzverlust interpretiert. Tatsächlich entwickelt sich unser bleibendes reifes Gebiss gerade in der Zeit, in der auch die reife genitale Sexualität zum Höhepunkt kommt. Zudem spielen die Zähne in der Sexualität eine gewisse Rolle, und Aggression oder Mars macht die eine Hälfte von Eros aus. Die im Orgasmus angestrebte *Harmonia* gilt in der Mythologie als Tochter des Kriegsgottes Mars und der Liebesgöttin Venus. So ist es eben nicht weiter verwunderlich, wenn Liebende sich neckend *beißen* und sich mit diesen Liebes*bissen* zeigen, dass sie sich *zum Fressen gern* haben. Selbst wenn sie unmittelbar nach einem heftigen Streit übereinander herfallen und wild miteinander schlafen, ist das durchaus im Sinn von Mars und Venus und entspricht recht gut deren archetypischer Geschichte.

Schließlich spielen die Zähne auch beim Sprechen eine nicht zu unterschätzende Rolle. Erst mit ihrem Durchbruch beginnt das Kind, sich auch verbal auszudrücken. Wie hinderlich Zahnlücken dabei sind, ist später beim Wechsel vom Milch- zum Erwachsenengebiss oft zu hören. Die Rolle der Zähne beim Sprechen bestätigt wiederum die Beziehung zur Aggression. Wir brauchen Zähne, um die scharfen, zischenden Laute wie *S*, *Z* und *Sch* und harte, knallende Laute wie das *T* zu bilden. Im Ausdruck »durch die Zähne zischen« klingt dieser Zusammenhang lautmalend mit.

Das weiche *M* lässt sich dagegen ohne Mithilfe der Zähne formen. So sind die Zähne wie die Zinnen der Burg, in der das Schwert der Zunge herrscht und mit seinen *spitzen Bemerkungen* und *scharfen Antworten* sowohl zur Verteidigung als auch zu gewagten Ausfällen und frontalen Angriffen ausholen kann. Immer ist dabei das Marsprinzip beteiligt.

Eskalationsstufen der Aggression

Die verschiedenen Phasen des Grundthemas Aggression lassen sich gut im Zusammenhang mit dem Gebiss betrachten. Als wesentliche Lebensenergie, die in ihrer Bedeutung der Liebe nicht nachsteht, kann Aggression nicht vermieden werden, sondern muss sich in irgendeiner Weise in unserer Existenz Bahn brechen.

Die **erste Stufe** beschreibt die natürliche Art, Aggressionen auszudrücken. Die gesündeste Form auf der Zahnebene besteht in herzhaftem Zubeißen und gründlichem Kauen auf der Basis gesunder, kräftiger Zähne, die in einem gut durchbluteten Zahnfleisch ruhen und über vitale Wurzeln verfügen. Auf übertragener Ebene entspricht dem eine gesunde Durchsetzungsfähigkeit, der Mut, auf der Grundlage eines ausgeprägten Urvertrauens erste Schritte zu tun. Solch ein Mensch hat *Biss*, ohne deshalb *bissig* zu sein. Er kann sich jederzeit seinen Teil *abbeißen* und auch richtig *zubeißen*, wenn es sein muss. Dafür braucht er nicht ständig *die Zähne zu fletschen* und mit *bissigen Bemerkungen* auf diesbezüglichen Nachholbedarf hinzuweisen. Widerstände werden von ihm als willkommene Herausforderungen angenommen. Aber auch der bissige Mensch lebt seine Aggressionen noch aus, und solange er seine Bissigkeit kennt und zu ihr steht, muss er noch keine Gebissprobleme bekommen.

Auf der **zweiten Stufe** findet sich der tobende, aggressiv explodierende Mensch von cholerischem Temperament. Er lebt seine Aggressionen recht spürbar aus, wenn auch schon auf einer deutlich weniger bewussten Ebene. Das häufige Benutzen solcher Ventile kann ihn davor bewahren, dass sich seine Probleme über einen roten Kopf, steigenden Puls und Blutdruck hinaus auch am Gebiss niederschlagen. Diese heftigen Wutausbrüche oder

-anfälle, die bis zum heiligen Zorn reichen können, richten sich gegen Widerstände, die man zwar nicht mag, die man aber unter Schwierigkeiten für überwindbar hält. Wenn cholerische Ausbrüche in unserer Gesellschaft auch negativ bewertet werden, sind sie doch gesundheitlich eher harmlos, denn immerhin darf sich hier die Aggression noch unübersehbar und unüberhörbar in wilden Gesten sowie in Schreien und Toben Luft machen. Der Betroffene kann seiner Umwelt noch die Zähne zeigen und sich zur Not auch durch schwierige Situationen *hindurchbeißen*.

Wirklich gesundheitsschädlich wird es erst, wenn sich Aggressionen aus verschiedenen Rücksichten auf Erziehung, guten Ton oder andere Zwänge nicht mehr ausdrücken dürfen und auf Schleichwegen notgedrungen in die Körperlichkeit ausweichen müssen. Irgendwo müssen sie schließlich hin; jede andere Auffassung sitzt der Illusion auf, ein Teil des Lebens ließe sich ausklammern und *aus der Welt schaffen*. Bestenfalls – eigentlich schlechterenfalls – lassen sich ungeliebte Dinge be*seit*igen. Dort, auf der Seite, finden wir sie dann als Aufgabe wieder vor. Wie schon so oft erwähnt, ist der Körper ein Bereich, wo sich Beseitigtes mit Vorliebe niederschlägt.

Die **dritte Stufe** beschreibt den Unterschied vom cholerischen zum jähzornigen Menschen, der in seinen Wutanfällen völlig außer sich ist. Er gerät außer Kontrolle. Der Grund liegt vor allem in der unterschiedlichen Einschätzung des Widerstandes. Dieser macht dem Jähzornigen schon so viel Angst, dass er sich nicht traut, ihn wie der Choleriker sofort wütend anzunehmen. Er staut seinen Zorn lange auf. Der aus Angst gebaute Staudamm hält aber nicht unbegrenzt. Wenn er birst, bricht die Flut auf einmal los; die Betroffenen explodieren und machen ihrem Herzen wieder Luft. So etwas wird die Umwelt und oft auch sie selbst erheblich erschrecken.

Auf der **vierten Stufe** bringt uns die ohnmächtige Wut nach heißen Aggressionsäußerungen nun in gemäßigtere Bereiche. Hier ist es bereits wieder möglich, einen kühlen Kopf zu bewahren – eine nicht ungefährliche Leistung der *Selbstbeherrschung*. Dieses Wort verrät schon, dass hier die Tendenz beginnt, Aggressionen gegen sich selbst zu richten. Der Widerstand wirkt so übermächtig, dass es den Betroffenen aussichtslos erscheint, dagegen anzugehen. In dieser Situation liegt die Gefahr nahe, die nicht ausdrückbare Wut herunterzuschlucken und in sich hineinzufressen, zum Beispiel mit dem unerfreulichen Effekt, dass sie sich als Säure im Sodbrennen wieder bemerkbar macht. Auch für die Zähne beginnt es hier gefährlich zu werden. Solange die ohnmächtige Wut noch bewusst ist, der Betroffene *die Zähne zusammenbeißt* und auf bessere Zeiten hofft, seine *Zerknirschung* spürt oder sich mit zynischer *Schärfe* wappnet, muss die Aggression noch nicht in den Körper ausweichen. Sie findet noch im Bewusstsein Raum.

Beim nächtlichen Zähneknirschen aber ist die Grenze bereits überschritten, weil es ein Zeichen ist, dass die Betroffenen sich ihre Zerknirschung im Bewusstsein nicht mehr eingestehen. Sie ist bereits ins Unbewusste, ins Schattenreich der dunklen Hälfte des Tages und in den Körper ausgewichen. Wir haben *verbissene* Menschen vor uns. Diese Verbissenheit mag ihrer Umwelt noch bewusst sein, ihnen selbst nicht mehr, sonst müssten sie sie nicht nachts unbewusst verkörpern. Wie viel Aggression in solcher Verbissenheit und Zerknirschtheit steckt, ließe sich daran ablesen, wie gefährlich sie für die Zähne ist. Diese müssen über Nacht mit harten (Plastik-)Bandagen vor den Angriffen ihrer Kontrahenten auf der jeweiligen Gegenseite des Kiefers geschützt werden. Andernfalls würden sie sich gegenseitig zermahlen und zermalmen. Bildlich klarer lässt sich Selbstzermürbung nicht mehr darstellen. Sie geht in diesem Fall bis auf die Knochen. Die Zähne werden nicht nur stark abgeschliffen und regelrecht zermahlen, sondern auch in ihren Grundfesten erschüttert. Der auf diese Weise ausgeübte Dauerreiz verursacht zudem die zunehmende Zahnbettproblematik, die sich als Parodontitis und schließlich Parodontose ähnlich seuchenhaft ausbreitet wie das Knirschen.

Ohnmächtige Wut kann allerdings auch entstehen, wenn die Widerstände gar nicht so groß, der vorhandene Mut und das Selbstvertrauen aber sehr schwach sind. Dann erscheint an sich harmloser Widerstand trotzdem unüberwindlich. Hier wird sich der Konflikt noch eher im Zahnfleischbereich verkörpern. Das Zahnbett (Parodontium) gibt dem Zahn erst das Umfeld, in dem er seine aggressive und reduzierende Tätigkeit entfalten kann. Analog dazu ist Urvertrauen die Basis für gesunde Aggression, für

Mut und Selbstvertrauen. Folglich könnte sich der Konflikt zum Beispiel durchaus stimmig in einer Zahnfleischentzündung (Gingivitis) abbilden. Ein ständiges Zähnezusammenbeißen, das nicht mehr bewusst ist, rutscht auf die Gebissebene, und der ständig erhöhte Druck auf die Zähne irritiert das Zahnfleisch bis zur Gingivitis. Immerhin ist hier noch genug Zahnfleisch vorhanden und damit auch Urvertrauen. Es herrscht lediglich eine konfliktträchtige Situation in diesem Bereich.

Beim Hass auf der **fünften Stufe** der Eskalation sitzt die Aggression noch tiefer. Die heiße Wut des Anfangs hat sich abgekühlt zur kalten Wut und ist dann im Hass chronisch geworden. Eigentlich kann nur Wut aufflammen; Hass ist zu kalt. Wenn man es manchmal auch vom Hass behauptet, ist gemeint, dass alter Hass neu angeheizt wird. Ein chronischer Konflikt wird sozusagen mit frischer Energie versorgt.

Bei allem chronischen Geschehen ist die Energie weitgehend abgezogen. Der Konflikt wird mit geringerem Einsatz und ohne Lösungschance weiter am Schwelen gehalten. Wo akuter Kampf nicht mit einer Lösung beendet, sondern mit einem faulen Kompromiss verewigt wird, entsteht leicht diese Gefahr. Auf Dauer wird sich auch die dadurch gebundene Energie summieren und andernorts immer mehr fehlen. Im Makrokosmos der Welt entspräche dies dem Stellungskrieg, der nicht mehr den ganzen Einsatz der Kontrahenten fordert, sie aber dauerhaft bindet und langsam ausbluten lässt.

Im zwischenmenschlichen Bereich können alle nicht gelösten, sondern durch Kompromisse scheinberuhigten Konflikte diese Tendenz zum Hass entwickeln, im Extrem sogar zu seiner eiskalten Variante. Die Energie ist so stark entzogen, dass sich der Prozess merklich abkühlt und fürs Erste wie gelöst erscheint. Verglichen mit offenen, verlustreichen Schlachten ist der Stellungskrieg kurzfristig als Vorteil anzusehen. Zwischen den Fronten herrscht aber dieselbe lebensfeindliche und unpersönliche Kälte, die sich auch im kalten Hass zeigt. Es besteht eine Situation des Festgefahren- oder Festgehaltenseins, die in keine Richtung lösbar erscheint und etwas Totes hat.

Werden solche Lebenslagen unbewusst und sinken sie in den Schatten, liegt die Tendenz nahe, sich in leblosen Gewebesituationen wie absterbenden Zähnen und Zahnfleischschwund (Parodontose) zu verkörpern. Zurückweichendes Zahnfleisch betont dabei noch mehr das allmähliche Schwinden von Selbst- und Urvertrauen, während tote Zähne auf abgestorbenen Lebensmut und zugrunde gehende Vitalität verweisen. Das Lockerwerden der Zähne während dieses Prozesses verrät die haltlose Aggression, die sich hier verkörpert. Tatsächlich bekommt der kalte Hass etwas Ungehaltenes und Unpersönliches. Obwohl er in einer ganz bestimmten Situation entstanden ist, verliert er mit dem Absinken in immer tiefere Schattenschichten mehr und mehr den individuellen Bezug und richtet sich nicht selten gegen die Welt schlechthin. All das ist den Betroffenen aber nicht bewusst, sonst würden nicht die wackelnden Zähne das Thema für sie verkörpern müssen. Selbst eiskalter Hass ließe die Zähne unberührt, sofern er bewusst wäre.

Auf der **sechsten Stufe** und jenseits des kalten Hasses ist die Rache angesiedelt. Hier gibt es gar keine Beziehung zum eigenen Herzen mehr. Der eiskalte Rächer des Wilden Westens liefert ein schlimmes Beispiel. Irgendwann in grauer Vergangenheit in seinen Gefühlen schwer verletzt, hat er diesen abgeschworen und sich stattdessen der Rache verschworen. Seine Rache richtet sich dann längst nicht mehr nur gegen den einen verantwortlichen Übeltäter, sondern gegen alle Verbrecher und eigentlich alle Menschen. Falls es ihm gelingt, den ursprünglichen Schurken zu erledigen, ist sein Leben danach leer, und er setzt nicht selten sein makabres und nun in jeder Hinsicht sinnloses »Handwerk« als eiskalter Racheengel fort. Bereits der Ausdruck Engel in diesem Zusammenhang verweist auf das Unpersönliche solcher Rachegefühle. Der Rächer schwebt sozusagen über den Dingen und der Welt. Solange solche Gefühle bewusst sind und – wie im Wildwestmilieu etwa als rächender Kopfgeldjäger – ausgelebt werden, sind die Zähne noch relativ sicher. In die Tiefen des Unbewussten verdrängt, kann sich die Todeskälte solcher Aggressionen aber auch leicht in absterbenden und frühzeitig ausfallenden Zähnen und einem entsprechend kalten und unterernährten Herzen niederschlagen. Eine letzte Steigerung wäre noch die Verfluchung: aggressive Energie, die sich über dieses Leben hinausrichtet und sich auf entsprechend metaphysischen Ebenen niederschlägt, die hier nicht Thema sein können.

Die von der ersten bis zur fünften Eskalationsstufe abnehmende Wärme beziehungsweise zunehmende Kälte der Gefühle entspricht jener der Symptome. Sowohl Gefühle als auch Symptome werden in dieser Reihenfolge unpersönlicher. Beim therapeutischen Eingreifen muss es darum gehen, die kalten, unpersönlichen Ebenen wieder in heiße, persönliche zurückzuführen oder, anders gesagt, den Weg von der sechsten Stufe über verschiedene Zwischenstufen zurück zur ersten Stufe zu suchen, zu finden und zum Leben zu erwecken.

Als **siebte Stufe** ließe sich noch die Kastration anführen. Dabei wird die Aggression offen gegen sich selbst gerichtet, wie wir es beim nägelkauenden Menschen sehr direkt und deutlich erleben können oder bei Patienten, die sich einen Zahn nach dem anderen ziehen lassen (müssen). Im ersten Fall übernimmt man wenigstens noch selbst das schmutzige Geschäft und beißt sich die eigenen Krallen ab, bevor sie Unheil anrichten könnten. Im zweiten Fall delegiert man das Ganze an einen Zahnarzt, der das ungute psychologische Spiel nicht ausreichend durchschaut.

Bezüglich der Energieabfuhr ist es folglich effizienter, an den Nägeln zu kauen, als sich die Zähne ziehen zu lassen. Das Zerbeißen eigener Zähne an harten Gegenständen wie Bierflaschenverschlüssen und dergleichen ginge in eine ähnliche Richtung. Die Angst vor der eigenen Aggression steht bei dieser »Mutprobe« Pate. Wer sich seine Krallen abbeißt und seine Zähne ziehen lässt, hat offensichtlich Angst vor den eigenen Aggressionswerkzeugen und sorgt dafür, sie loszuwerden, bevor sie gefährlich werden könnten.

Weitere Symptombilder

Karies

Karies oder Zahnfäule ist in der modernen Welt sicher das verbreitetste Symptom überhaupt. Die lateinische Übersetzung des Wortes Karies lautet schlicht Fäulnis. Individuell und kollektiv, ja weltweit deuten kariöse Zähne auf angefaulte Lebenskraft hin. Das Härteste an uns wird weich und brüchig; der Zahnschmelz schmilzt dahin. Die Folgesymptome sind genauso ehrlich, tut doch bald jedes Zubeißen weh, worauf automatisch die Beißhemmung eintritt. Man steht nicht mehr zu seiner Lebenskraft, zu seinen Aggressionen, und macht es sich auch nicht bewusst. Weniges kann so *nerven* wie ein Zahn, dem es an den Nerv geht. So zwingen wir das Thema auf die Körperbühne, wo es sowohl spürbar als auch sichtbar und manchmal sogar ruchbar wird. Hier kann die Fäulnis andeuten, wie sehr uns unsere Aggressionen stinken und wie wir sie haben herunterkommen lassen.

Nur äußerst widerwillig und unter dem Druck von Schmerzen gehen die meisten Menschen schließlich zum Zahnarzt. Sie wissen instinktiv, dass sie dort nicht umhin können, dem verhassten Thema Aggression ins Auge zu blicken und *sich auf den Zahn fühlen zu lassen*. Wenn es sich gar nicht mehr aufschieben lässt und bevor sie vor Schmerz aggressiv würden, delegieren sie das Problem dann doch an den Spezialisten. Mit Spritzen, Bohrern, Hämmern und anderem aggressiven Werkzeug ausgerüstet, macht er sich an das Reparaturwerk. Selbst wenn man sich alle Schmerzen ersparen will und lieber in die Betäubung flieht, bleibt einem zumindest der eine Einstich mit der erlösenden Nadel nicht erspart. Um Schmerz zu ersparen, muss der Zahnarzt ihn erst einmal zufügen.

Alles in allem ist man damit gut bedient, denn nun ist man die Verantwortung los. Der schwarze Peter liegt beim Zahnarzt, der jetzt stellvertretend aggressiv wird. Er sticht und bohrt, schleift und kratzt, bis all das Faule beseitigt ist. Dann stopft er die Löcher mit Zahnersatzmaterial, damit niemand mehr merkt, wie löchrig die Aggressionswerkzeuge sind und dass einiges in diesem Bereich *faul* ist. Der Arzt zementiert ein möglichst haltbares Material in die Löcher, wobei der nicht enden wollende Streit um die Füllmaterialien auf jeden Fall zweierlei zeigt: erstens, dass es sich hier um ein Marsthema handelt, und zweitens, dass kein Stoff so gut wie der ursprüngliche ist – der eigene Zahnschmelz.

Amalgam, im Wesentlichen eine Quecksilber-Silber-Mischung, die früher das Feld allein beherrschte, ist als Zahnfüllung stark ins Gerede gekommen, seit man weiß, wie giftig Quecksilber ist und dass es tatsächlich aus den Füllungen in den Körper gelangt. Man wählt deshalb inzwischen auch edleres Material wie Gold und kostbares Porzellan. Am Ende sehen unsere an sich lädierten Waffen zumindest äußerlich wieder wie neu aus, und niemand merkt an den Zähnen, wie es wirklich um die Vitalität steht.

Interessant und unterstützend für die Meridianzuordnungen der Zähne ist die Tatsache, dass kariöse Fäulnisprozesse häufig synchron beziehungsweise symmetrisch auftreten. Es ist eben kein Zufall, an welchem Zahn sich ein Fäulnisproblem ergibt, und es lohnt sich für den Zahnarzt, im Bereich desselben Meridians auf der Gegenseite nachzusehen. Wenn die eingangs besprochenen Bedeutungen der Zähne hinzugenommen werden, ergeben sich hier wichtige Hinweise auf die eigenen faulen Stellen und die daraus entstehenden Lebensaufgaben.

Die Tatsache, dass manchmal Zähne geradezu tief im »Dreck« stehen und dennoch keine Karies entwickeln und diese andererseits ohne materiellen Grund überall losbrechen kann, verrät, wie sehr seelische und soziale Komponenten hineinspielen. Die hinter Karies steckenden Fäulnisprozesse benötigen aber natürlich als Basis ein gestörtes Milieu und entsprechende Erreger. Diese sind allerdings fast immer vorhanden. Sie können jedoch gesunden Zähnen nichts anhaben. Bei der Karies liegt offenbar einiges an Faulem im Schatten wie zum Beispiel faule Kompromisse in Bezug auf die Aggressionsenergie. Diese seelisch nicht konfrontierte Situation öffnet den Körper für die entsprechenden Erreger, indem sie das Zahnmilieu schwächt.

Eigentlich sollte der Mensch im Zahnbereich am wehrhaftesten sein. Karies zeigt uns, wie faul und angreifbar sogar die Waffen sind, symbolisch der Fußpilzinfektion nicht unähnlich. Feindliche Truppen setzen sich in beiden Fällen frech im Abwehrbereich selbst fest, der – übertragen auf die makrokosmische Ebene – den eigenen Waffenarsenalen oder Kasernen entspräche. Dort bilden die feindlichen Truppen ihre Stützpunkte und werden so zur Provokation. Dabei erregen sie auch noch öffentliches Ärgernis, indem sie durch ihre Zersetzungsarbeit unangenehmste Abgase entstehen lassen. Die Umgebung riecht dann geradezu die faulen Kompromisse und spricht von **Mundgeruch**, der hier nicht seine einzige, aber doch eine wichtige Quelle hat. Der Mensch und seine Lage stinken von innen heraus, und jeder, der sich in die Nähe wagt, bemerkt das Anrüchige der Situation.

Die Zahnmedizin macht vor allem Süßigkeiten für die Kariesentstehung verantwortlich und empfiehlt diesbezüglich Verzicht, gepaart mit intensiverer Zahnpflege. Mit dem Ratschlag, die Aggression(swerkzeuge) zu pflegen, liegt sie goldrichtig. Nur sollte dies eben nicht nur körperlich geschehen. Gute Waffen wollen natürlich geputzt sein, auf dass Stahl und Schmelz glänzen. Zu den Süßigkeiten ist zu sagen, dass sie sehr wohl den idealen Nährboden für die Karieserreger bereiten. Allerdings werden sie auch nicht ohne Grund verspeist und gehören sozusagen mit zur Inszenierung. Ein *Süßer* oder eine *Süße* ist nun einmal nicht hart und fest. Zu fragen bliebe, warum jemand die Süße unbedingt auf dieser vordergründigen Ebene genießt. Es gäbe immerhin auch die Möglichkeit, einen *süßen* Partner zu ver*naschen*. Damit aber sind wir wieder bei der seelischen Ebene, denn um dieses Süße zu finden, müsste man sein Aggressionspotenzial nutzen und auf Eroberung gehen. Die Gegenpole Mars und Venus werden hier beide auf unerlösten Ersatzebenen gelebt. Wer sich aber nicht weit genug in den Venuspol hineintraut, hat oft auch Probleme, sich voll auf den Vitalitätspol einzulassen.

Umgekehrt läge hier natürlich eine wundervolle Einlösungsebene für die geächtete Aggression. Im Bett des eigenen Schlafzimmers sind Vitalitätsäußerungen nicht nur erlaubt, sondern sogar meist sehr erwünscht. Dass Sexualität mit Venus und Mars zu tun hat, zeigte uns schon die Mythologie in Gestalt von Amor/Eros. Der erste Geschlechtsverkehr für die Frau, die Entjungferung, veranschaulicht den Zusammenhang zwischen den Prinzipien der Liebe und des Kampfes ebenso deutlich. Bei allem Gerede von den »Softies« wäre zu bedenken, dass Weichheit das Herz ziert, keinesfalls aber den Zahnschmelz.

Zahnstein

Ein genauso verbreitetes, aber auf den ersten Blick harmloseres Symptom ist der Zahnstein. Die Zähne setzen bei Zivilisationsmenschen leicht auf ihrer Außenseite Kalk an und verbacken dadurch miteinander. Dafür entkalken sie innerlich aufgrund der ungeeigneten Zivilisationskost und deren hohen Anteils an raffinierten Kohlenhydraten. Dieses Phänomen der Fehlverteilung des Kalkes, urprinzipiell ein Saturnproblem, ist generell zu beobachten, denn während Kalk sich mit zunehmendem Alter in den Gefäßen von Zivilisationsmenschen häuft, fehlt er ihnen in den Knochen und Zähnen. Das nimmt einerseits die Stabilität und drosselt andererseits die Energiezufuhr und trifft so an empfindlichen Punkten. Den Zähnen raubt diese Fehlverteilung ebenfalls die innere Stabilität und macht sie äußerlich unansehnlich und voneinander abhängig.

Vielen Menschen ist diese Situation schon so vertraut, dass sie den frisch entkalkten Zustand ihrer Zahnzwischenräume geradezu als unangenehm, fremd und störend empfinden. Bildlich gesprochen könnte man sagen, dass die stolzen Krieger sich mit zusätzlichen Kalkplatten panzern und dabei regelrecht verbacken. Während die einzelnen Zähne eigentlich wie stolze Recken jeder für sich und doch geordnet in Reih und Glied stehen sollten, um ihre größte Stärke zu entwickeln, deutet sich mit der Verkalkung ein frühzeitiger Alterungsprozess der Waffenbrüder an. Die Waffen haben sozusagen Rost angesetzt und blinken nicht mehr sehr herausfordernd, dafür schlagen sie Brücken zu ihren Nachbarn und lehnen sich Schutz suchend aneinander.

Viele schulmedizinische Zahnärzte behaupteten lange Zeit, dass Zahnstein medizinisch eher harmlos sei. Aber inzwischen sehen auch sie ein, dass die Kalkauflagerungen dem Angriff der Karieserreger beste Voraussetzungen liefern. Unter und an den Rändern der Kalkplatten treiben die Erreger ihren faulen Zauber und bilden Taschen und Nischen, in denen sie sich nach Belieben tummeln können. Immer häufiger wird Zahnstein zusammen mit dem Plaquebefall auch als Basis der Parodontose angesehen. Folglich wird heute in Deutschland empfohlen, ihn zweimal im Jahr zu entfernen; einige Schweizer Zahnärzte entfernen ihn vierteljährlich.

Bemerkenswert ist außerdem das Argument naturheilkundlich orientierter Zahnärzte, dass jeder Zahn für sich ein Einzelwesen sei und deshalb für sich stehen solle. Durch das Verblocken der Zähne, zum Beispiel durch Brücken, werde die wichtige Schädelatmung behindert. Zu solch einer, auf dieser Ebene durchaus unangemessenen Verbrüderung der Zähne führt aber auch der Zahnstein. Im Wort Verblockung steckt bereits der Schlüssel zur Deutung. Zur Blockbildung kommt es, wenn man sich allein fühlt und etwas abwehren will. Von welch zentraler Bedeutung die Einzelstellung der Zähne ist, kann auch die Akupunkturlehre belegen, die jeden einzelnen Zahn als ein Individuum mit ganz individuellen Beziehungen[52] sieht.

Zahnwurzelgranulom

Bei diesem Krankheitsbild handelt es sich um einen Herd um tote Zahnwurzeln herum, also an der Basis des Zahnes, tief im Kiefer. Der Herd kann sich über Karies entwickelt haben, die sich bis zum Nervenkanal durchgefressen hat, sowie über tiefe Knochentaschen und eine Infektion des Nervs, Pulpitis genannt, mit folgendem Absterben des Nervs und anschließender Hohlraumbildung. Solche Hohlräume werden zu regelrechten Brutstätten für Bakterien, die sich schließlich in angrenzende Knochenbereiche ausbreiten. Auf diese Weise kommt es zu akuten oder chronisch abgekapselten Knochenentzündungen. Die daraus resultierenden Granulombildungen sind letztlich als Versuch des Organismus zu sehen, die unkontrollierte Bakterieninvasion zu unterbinden.

Bezüglich seiner Aggression sitzt hier jemand auf einem Pulverfass, das zur Explosion drängt. Therapeutisch bleibt meist nichts anderes übrig, als dem sich bildenden Eiter, dem Abfallprodukt der laufenden Schlacht zwischen Erregern und Abwehrkörpern, chirurgisch einen Weg nach außen zu bahnen. In jeder Entzündung verkörpert sich ja ein Konflikt, und so zeigt sich hier das Thema Mars doppelt und an zentraler Stelle. Von dort, wo der Zahn wurzelt, bezieht er auch seine Nahrung. In dieser Tiefe, an den Wurzeln des eigenen Aggressionspotenzials, tobt der Konflikt, den man sich bewusst nicht eingesteht. Fühlte man den Betroffenen an dieser Stelle auf den Zahn, würden sie vor Schmerz die Wände hochgehen. Dasselbe würde geschehen, wenn man an das mit ihm symbolisch verbundene Problem rührte. Schon daran lässt sich ablesen, welch vielfältige Energien in diesem Konfliktherd gebunden sind.

Häufig kommt es zu Zahnwurzelproblemen und auch zu dem genauso unangenehmen stillen Absterben der Zahnwurzeln, wenn die Betroffenen in einer wichtigen Angelegenheit ihrer Vergangenheit sich willensmäßig nicht gegen eine Übermacht behaupten konnten oder wenn ihr Eigenwille auf drastische Art und Weise gebrochen wurde. Auf einer konkreten Ebene können zu ehrgeizige Regulierungsprojekte dazu führen, also wenn die Zähne zu weit von ihrem Ausgangspunkt wegbewegt werden sollen und kein seelischer Geleitschutz gegeben wird (siehe auch das Kapitel Kieferregulierungen).

Zahnbettprobleme

Der Zahn kann sich nicht ins gemachte Bett legen, sondern muss sich dieses am Ende seines Weges aus der Tiefe des Kiefers an die Oberfläche selbst bereiten. Zum Zahnbett oder Zahnhalteapparat (Parodontium) gehören das betreffende Knochenfach im Kiefer (Alveole), die Wurzelhaut, der Zahnzement und das Zahnfleisch. Das Ganze ist eine Einheit und reagiert auch als solche. Die Aufgabe besteht darin, dem Zahn Halt zu geben, den enorm hohen Kaudruck aufzufangen und wie jedes andere Bett der Regeneration zu dienen. Hier ist die eigentliche Heimat des Zahnes. Daraus ergibt sich die Beziehung zum Urvertrauen und zu der Fähigkeit, auch härtere Stöße abzufedern. Bei einem gesunden Zuhause kann man draußen leicht Mut entwickeln und etwas wagen, denn man lebt in dem Gefühl, seine Kräfte jederzeit wieder regenerieren zu können.

Wenn dieser Bereich jedoch blutet, wie es beim Zähneputzen oder beim Essen eines knackigen Apfels der Fall sein kann, zeigt sich, wie schon geringe (aggressive) Einwirkungen den Zahnhalteapparat überfordern. Blut als Symbol des Lebenssaftes fließt davon und geht verloren. **Zahnfleischbluten** weist folglich auf eine Störanfälligkeit und hohe Verletzlichkeit des eigenen Urvertrauens hin. Dass das Zahnfleisch, wie der ganze Komplex gemeinhin zusammengefasst wird, ein sehr gutes Anzeigeinstrument ist, wird auf vielen Ebenen deutlich. Für F.X. Mayr, den Begründer der Mayr-(Fasten-)Kur, war es zusammen mit der übrigen Mundschleimhaut das Fenster zum Darm, weil sein Zustand den der Darmschleimhaut widerspiegelt. Wenn man davon spricht, dass jemand *auf dem Zahnfleisch* geht, macht man klar, dass der Betreffende weit heruntergekommen ist. Solch ein Mensch ist fix und fertig; seine Vitalität ist erschöpft. Tatsächlich ist ein Mensch am Ende, wenn er sein Selbst- und Urvertrauen verloren hat.

Die schon erwähnte häufig verbreitete **Zahnfleischentzündung** (Gingivitis) verdeutlicht den brennenden Konflikt mit dem entsprechenden Thema. In diesem Fall brennt es nicht unter den Nägeln, jenen anderen Aggressionswerkzeugen, sondern unter den Zähnen und um sie herum.

Mit dem **Zahnfleischschwund** (Parodontose) kommen wir in den Bereich, wo sich die Brisanz des Themas bereits abgekühlt hat. Die Betroffenen befinden sich wie ihr Zahnfleisch auf dem Rückzug. Ihr Urvertrauen ist gebrochen, und sie haben zumindest stückweise resigniert. Die Zahnhälse beginnen in ihrer nackten Verletzlichkeit sichtbar zu werden und reagieren auf fast alle Reize extrem empfindlich. Der Körper demonstriert jetzt sehr eindrucksvoll, dass schon die kleinste Aggression, vorsichtiges Beißen etwa, äußerst wehtut. Man traut sich nicht mehr zuzubeißen und möchte keinem mehr die Zähne zeigen. Die Aggression wird von nun an über den Schmerz gelebt.

Auf der nächsten Stufe können sich die **Zähne lockern** und anzeigen, dass die Aggression nur noch schlecht in ihr Umfeld eingebettet ist. Die Lebenskraft kann sich nicht mehr abstützen; ihr steht keine verlässliche Basis mehr zur Verfügung. Wenn auch hier noch keine Bewusstwerdung eintritt, folgt als Nächstes der **Zahnausfall**, der den endgültigen Verlust vitaler Kräfte anzeigt und vielfach mit Impotenz auf der ganzen Linie assoziiert wird. So jemand kommt wirklich *auf dem Zahnfleisch* daher wie der sprichwörtliche zahnlose Alte. Auf der Zahnebene endet hier der Abstieg der Aggression in der Agonie.

Kieferregulierungen

Wenn wir davon ausgehen, dass die Zähne und ihre Stellung unsere Persönlichkeit zeigen und in mancher Hinsicht auch ein Abbild unserer Gefühlswelt sind, versteht es sich, dass Eingriffe in dieses empfindliche System immer auch die Seele berühren.

Wenn Eltern und Zahnarzt dies immer mitbedenken, werden sie diesem heiklen psychosomatischen Thema sehr viel differenzierter und vorsichtiger begegnen müssen, als es heute üblich ist.

Die typische Zeit der Zahnregulierungen ist auch die der elterlichen Erziehung – und beides könnte Hand in Hand gehen. Mit Sicherheit hat es keinen Sinn, über den Zahnarzt etwas zurechtbiegen zu lassen, das im Leben des kleinen Patienten keine Entsprechung findet. Dann nämlich muss der Körper nach seiner unbestechlichen Logik gegen die äußerlich erzwungene Veränderung oder Regulierung Widerstand leisten. Wird dagegen auch im sozialen und vor allem seelischen Bereich parallel mitgearbeitet, sodass die entsprechenden Weichen in Richtung angestrebter Entwicklung gestellt werden können, sehen die Endergebnisse viel besser aus – auch in kosmetischer Hinsicht. Wo dagegen nur das ästhetische Ergebnis im Vordergrund steht, kommt es nicht nur auf der körperlichen, sondern oft auch auf der seelischen Ebene zu Vergewaltigungen und Beschädigungen.

Typische Beispiele bieten dafür die vorderen Backenzähne (Vierer), die das Ich oder Ego repräsentieren. Zur so genannten Platzschaffung werden sie häufig bedenkenlos geopfert. Damit wird das kindliche Ichbewusstsein jedoch merkbar geschwächt, wodurch Schwierigkeiten mit Autoritäten entstehen können. Die auf diese Weise in ihrem Ego geschwächten Kinder neigen dann häufig dazu, sich äußerlich zu unterwerfen, ohne diesen Schritt innerlich mitzuvollziehen.

Bevor man sich mit aggressiver Absicht, die schon im Ausdruck »Zähne reißen« anklingt, einem kindlichen Gebiss nähert, ist immer Vorsicht geboten. Natürlich ist auch die positive Möglichkeit nicht zu unterschätzen, einem Kind zu einem geschlossenen Mund, das heißt zur Fähigkeit, den Mund überhaupt zumachen zu können, zu verhelfen, weil es so eine bessere Chance bekommt, eine in sich geschlossene Persönlichkeit zu entwickeln. Zahn- und Seelenentwicklung gehen Hand in Hand, was von mechanischen Zusammenhängen faszinierte moderne Menschen meist weder wissen noch anerkennen. Wenn die Erziehung parallel zum Zahnarzt neue Wege und Räume öffnet, sind die Chancen für komplikationslose Erfolge auf beiden Ebenen größer.

Statt alles gewaltsam zusammenzuschrauben, wäre vieles auch

einfach durch sanfte Wegweisung gut zu unterstützen. Die österreichische Zahnärztin Irmgard Simma zeigte auf einem Kongress in eindrucksvoller Weise, wie sie ausschließlich mit Methoden der sanften Medizin die erstaunlichsten Kieferregulierungen in die Wege leiten konnte. Allerdings werden hier die Kosten schnell zum Problem, weil diese Methoden viel mehr Zeit benötigen. Andererseits sind auch viele Schritte der sanften Therapie in Eigenregie zu bewältigen etwa mit Audioprogrammen[53] und einfachen Übungen. Eine Vorgehensweise, die die Parallelebenen mitbedenkt, ist kurzfristig zwar aufwendiger, aber langfristig auch wachstumsfördernder.

Prothesen

Alle Prothesen – in welchem Körperbereich auch immer – haben eines gemeinsam: Sie täuschen Funktion und Gesundheit an Stellen vor, wo diese bereits restlos verloren sind. Die vielfältigen Prothesen in der Zahnmedizin spiegeln folglich gesunde Aggression und Vitalität vor, wo es eigentlich nur noch Ruinen gibt. So mancher Zahnfriedhof wird durch fortgeschrittene zahnärztliche Kunst sogar zu einem Renommierfeld aufgemotzt.

Schon kleine Plomben sind Prothesen. Aus löchrigen, faulenden Zahninvaliden zaubern sie stabile Kämpfer, die wieder bei jedem Mahl ihren Mann stehen können. Allerdings ist es nun nicht mehr die eigene Härte, die hier zum Biss kommt. Bei größeren Defekten muss eine Krone herhalten. Manche Ruine wird so tatsächlich golden überdacht. Wobei die wirkliche Krönung der Unehrlichkeit die entsprechende *Verblendung* ist, damit einem niemand auf die Schliche kommt und hinter die unechte Fassade schaut. Bei diesem Blendwerk macht man den anderen etwas vor – und oft genug auch sich selbst –, was nicht mehr existiert. Damit nichts und niemand daran rütteln kann, wird die Krone und mit ihr zugleich im Allgemeinen die unehrliche Situation zementiert.

Eine besondere Spielart der Kronen, wahrscheinlich die absolute Krönung in der Kunst, sein wahres Gesicht zu verbergen, stellen die Jacketkronen dar. Wenn einem die Symbole der eigenen Vitalität und Potenz ästhetisch nicht behagen, lässt man den

Zahnarzt den Mantel des Schweigens über sie werfen in Form der *Jacken*kronen (engl.: *jacket*). Es muss schon einiges krumm und verbogen sein, um so weit zu gehen, die eigenen Waffen bis auf Stümpfe niederschleifen zu lassen und sich mit fremden schöneren Kronen zu schmücken. Ist das Blendwerk vollbracht, kann man allerdings den vorher verunzierten Mund in aller Öffentlichkeit weit aufreißen und so viel leichter zum (Maul-?)Helden werden, zum Beispiel auf der Kinoleinwand. Solche Chancen muss man sich natürlich etwas kosten lassen. Und zum Glück kosten entsprechende Tarnmanöver sehr viel, wodurch sie schließlich doch noch ein bisschen wehtun und das verdrängte Marsprinzip wenigstens am Rand wirksam bleibt.

Auch der eigene Zahn kann zu einer Art Prothese werden, wenn er nämlich wurzelbehandelt wird, wie es Zahnärzte etwas scheinheilig formulieren. Es ist eine Behandlung, die immer und vorsätzlich mit dem Tod der Wurzel und damit des Zahnes endet – sozusagen ist es Euthanasie. Mutwillig wird die Wurzel und damit das Leben des Zahnes zerstört, damit er nicht mehr wehtun und auch sonst keinen Ärger machen kann. So jedenfalls die Theorie. In Wirklichkeit wissen wir mittlerweile, dass tote, wurzelbehandelte Zähne häufig zu Störfeldern werden und damit gefährlicher sind als echte Prothesen aus körperfremdem Material. Im Übertragenen handelt es sich hier um die Aushöhlung der Aggression. Ihr wird sozusagen der Garaus gemacht, indem der Zahn zentral an seinem Lebensnerv getroffen und vernichtet wird. Von jetzt ab steht ein Toter in der Phalanx der Waffenbrüder. Vielfach geht man inzwischen noch einen Schritt weiter und pflanzt solche toten Gesellen nach einer »Wurzelbehandlung« außerhalb des Körpers wieder ein, das heißt, die Zähne werden gezogen und dann wieder implantiert.

Nun ist die Absicht der Zahnärzte natürlich niemals vorsätzlich schädigend. Wenn die Pulpa, die Nervenhöhle, durch sich in die Tiefe fressende Karies oder den sie verfolgenden Bohrer einmal eröffnet ist, geht das Leben des Nervs verloren. Um wenigstens den toten Zahn zu erhalten, wird der Zahnarzt die Wurzel entfernen und das entstandene Vakuum sorgfältig ausstopfen, damit sich kein Zahnwurzelgranulom bildet. Sofern dies sauber gemacht wird und das Ausstopfmaterial nicht gerade Formalin enthält, kann man auf diese Weise die Funktion des Zahnes noch eine Zeit lang bewahren. Allerdings wird er nur noch als Toter die Stellung halten.

Das bringt uns zur letzten Notlösung: dem Ziehen des Zahnes und damit der Kastration der Aggression. Die Angst davor und der Schmerz dabei erlauben einen ehrlichen Blick auf das eigentliche Thema. Im Allgemeinen macht sich der, den es angeht, aber mittels Narkose rechtzeitig davon und überlässt das Schlachtfeld dankbar dem Profi. So ist auch das noch eine ehrliche Beschreibung der zugrunde liegenden Lebensweise. Wenn es gefährlich wird, macht man sich aus dem Staub, von eigenem Einsatz und Mut keine Spur. Ist das hier dargestellte Drama einmal bis auf die physische Zahnebene gesunken, gibt es allerdings keine Alternative. Ohne Betäubungsspritze käme es ebenfalls sehr schnell zur Ohnmacht.

Nachdem der Zahn auf dem Altar der Aggressionsproblematik geopfert wurde, muss wieder eine Prothese her. Selbst für einige wenige Tage ist ein Provisorium unverzichtbar. Nicht einen Tag lang würde man sich nämlich so ehrlich zeigen. Die Assoziationen zum zahnlosen Greis oder der alten Hexe mit ihren Zahnlücken liegen auch für in der Symboldeutung wenig geschulte Menschen viel zu nahe. Die endgültige Lösung wird in Form einer Brücke angestrebt. Der Zahnarzt wird hier zum Pontifex (»Brückenbauer«), allerdings auf der wenig idealen körperlichen Ebene. Was im geistig-seelischen Bereich so segensreich wäre, hat auf der körperlichen Ebene den unangenehmen Nebeneffekt, dass es die beiden relativ gesunden Nachbarzähne stark in Mitleidenschaft zieht und obendrein die drei Schicksalsgenossen miteinander verblockt.

Andererseits muss man den Zahnärzten zugestehen, dass sie mit Hilfe ihrer Techniker wahre Kunststücke vollbringen. Kunst ist aber immer künstlich. Würde der Zahnarzt der einfachen Frage »Was fehlt Ihnen?« nachgehen, könnte er zum Pontifex auf einer höheren Ebene werden und dem Patienten helfen, wenigstens die übrigen Zähne vor dem Tod zu bewahren. Geschieht dies nicht, bleibt bald nichts übrig, als die mühsam gebastelten und wegen ihrer absoluten Einmaligkeit auch teuren Kunstwerke wieder zu ziehen.

Heute gibt es noch eine letzte Chance: die Implantation von

künstlichen Ersatzzähnen. Sie werden von geschickten zahnärztlichen Operateuren in den Kieferknochen eingepflanzt und können so auch als (Eck-)Pfeiler für das übrige Kunsthandwerk her*halten*. Selbst wenn diese Technik hinsichtlich des Zeit- und Kostenaufwandes teuer zu stehen kommt, kann sie sich doch für bis auf den letzten Wackelzahn abgerüstete Menschen als Segen erweisen.

Die letzte Stufe ist die Totalprothese, das so genannte Gebiss, das dann alles klarmacht: Hier handelt es sich nur noch um geliehene Vitalität und Beißfähigkeit, die eigene ist restlos dahin. Tagsüber trägt man die gekaufte blendende Vitalität zur Schau; im Dunkel der Nacht zieht dann zahnlose Ehrlichkeit ein. Frühere Prothesen förderten wenigstens noch die Ehrlichkeit, indem sie einem bei jedem Beißversuch zeigten, dass es damit in Wirklichkeit nicht mehr weit her ist. Die Verbindung von höchster Geschicklichkeit und moderner Technik fördert heute auf eindrucksvolle Weise das Vertuschungswerk. Trotzdem kann es passieren, dass Menschen, die überhaupt keine positive Beziehung zu ihrem Zahnersatz bekommen, ihn auf hygienischer Ebene geradezu verkommen lassen. Ihnen stinkt die Lebenssituation mit Gebiss, und so beginnt über kurz oder lang auch ihr Gebiss zu stinken.

Es gibt sogar noch eine weitere Steigerungsmöglichkeit. Zwar kann an den dritten Zähnen so leicht nichts mehr schief gehen, denn sie sind aus bestem, wenn auch leblosem Material, aber nicht selten ist der Kieferknochen dem Kaudruck nun nicht mehr gewachsen. Dann rutscht das Problem auf die nächste Stufe, und der Knochen schwindet unter der Prothese dahin. Der Organismus gibt einfach nicht auf, einem die eigenen Versäumnisse und Fehler (das Fehlende) unter die Nase zu reiben. Man könnte auch sagen, der Klügere gibt nach. Das Problem muss dargestellt werden, und wenn die Betroffenen es nicht leben wollen, muss es der Körper, in diesem Fall der Kieferknochen, verkörpern.

Die Stationen auf dem Weg in dieses Elend sind an sich leicht zu überschauen. In der Jugendzeit meidet man die anspruchsvolleren Möglichkeiten des Venusprinzips, um sich stattdessen mit süßen Sachen aus der Konditorei ersatzweise zu befriedigen. Dies trägt wiederum dazu bei, das Gegenprinzip der marsischen Aggression zu schwächen. Dieser geht man geflissentlich aus dem Weg, und die Zähne müssen es stellvertretend ausbaden. Im Alter schließlich wäre das Saturnprinzip der Reduktion zu bearbeiten. Auch hier kann man sich aber verweigern, und so reduziert sich stattdessen erst das eigene Gebiss und dann noch der Knochen, der dem neuen künstlichen Gebiss Halt geben sollte.

Nach alldem ist es kaum erstaunlich, wenn die wenigen Menschen, die bis ins hohe Alter auf ihre eigenen Waffen vertrauen können, darauf stolz sind. Statt fremde Söldner in Dienst zu nehmen oder sich auf tote Waffenbrüder zu stützen, können sie auf eigene Kraft und Potenz bauen. Und ausnahmslos handelt es sich dabei um Menschen, die auch auf anderen Ebenen die Zähne zeigen können, sich durchzubeißen wissen und zu ihren Aggressionen stehen. Der Stolz auf eigene, bis ins hohe Alter intakte Aggressionswerkzeuge ist so gut nachzuvollziehen.

Hyperaktivität bei Kindern

ADHS – eine Zeiterscheinung?

Es ist schwer, eindeutig zu definieren, was unter kindlicher Hyperaktivität zu verstehen ist, weil so gut wie sämtliche Symptome auch bei allen anderen Kindern vorkommen. Komplizierter noch: Die Verdachtsmomente, die dafür sprechen, dass man es mit einem hyperaktiven Kind zu tun hat, sind weitgehend identisch mit denen für ein hochbegabtes. Wenn ein Kind wenig schläft, wenn es einen überdurchschnittlich großen Wortschatz besitzt, mit dem es virtuos umgeht, und die Erwachsenen seiner Umgebung ständig mit Fragen löchert, die für sein Alter eigentlich viel zu anspruchsvoll sind, wenn es ein verblüffend gutes Gedächtnis hat und dieses mit einem ausgeprägten Gerechtigkeitssinn verbindet, sodass es die Erwachsenen ständig irgendwelcher Ungerechtigkeiten überführt, wenn es sich selbst und seiner Umgebung mit einem nervtötenden Perfektionismus begegnet, dann kann es hyperaktiv sein oder auch »nur« hochbegabt. Hyperaktive Kinder stören enorm, aber auch Hochbegabte stören Erwachsene nur zu leicht, besonders wenn diese ein eingefahrenes und streng geregeltes Leben bevorzugen.

Eine Fülle von Namen und Bezeichnungen zeigt die Hilflosigkeit, mit der man diesem neumodischen Krankheitsbild begegnet, das zur Zeit meines Studiums und Examens vor gut zwei Jahrzehnten noch gar keine Rolle spielte und bei anschließenden Ausbildungen überhaupt keine Erwähnung fand. Heute dagegen ist es mit rasanter Zuwachsrate zu einem (be-)drängenden gesellschaftlichen Problem geworden.

Mit der Vielzahl von Namen für eine Reihe von Auffälligkeiten, die nicht eng und schlüssig zu fassen sind, beginnt auch das

Dilemma, eine Definition zu finden. Der alte Ausdruck ADS (Attention Deficit Syndrome, Aufmerksamkeitsdefizit-Syndrom) oder auch ADD (Attention Deficit Disorder, Aufmerksamkeitsdefizit-Störung) wurde zu ADHD (Attention Deficit Hyperactivity Disorder) beziehungsweise in deutscher Sprache ADHS (Aufmerksamkeitsdefizit-Hyperaktivitätsstörung) erweitert. Aber es kursieren auch noch Bezeichnungen wie Hyperkinetisches Syndrom (HKS), Minimale zerebrale Dysfunktion (MCD) oder Minimale zerebrale Störung (MCS), DAMP (Deficits in Attention, Motor Control and Perception), Lernstörung, Zappeligkeit, Hypie oder neuerdings auch Indigo. Man könnte mit Recht fragen, wieso man überhaupt einen Namen für etwas braucht, das nicht einmal schlüssig zu definieren ist.

So bleibt die Diagnose umstritten wie kaum eine andere. Thomas Armstrong geht in seinem Buch[54] davon aus, dass es eine Diagnose ist, um Kinder zu einem bestimmten Verhalten zu zwingen. Der Arzt Peter Breggin[55] lehnt die Diagnose und erst recht die sich daran oft anschließende medikamentöse Behandlung vollständig ab und erlebt sie als Grundlage für den Missbrauch von Kindern, um sie gefügig zu machen. Auch wenn solche Haltungen angesichts der Machenschaften der einschlägig engagierten und sehr einseitig an ihrem Verkaufsvorteil interessierten Pharmaindustrie verständlich sein mögen, werden sie doch dem Problem nicht wirklich gerecht.

Als die italienische Antipsychiatrie, die in vergleichbarer Weise die psychiatrischen Diagnosen als Diskriminierungsmaßnahmen einer konformistischen Bürgergesellschaft einschätzte, die psychiatrischen Anstalten in Arezzo abschaffte und die Insassen »befreite«, wurde das Chaos lediglich aus den Kliniken in die Familien verlagert. Ähnliches wäre auch in Zusammenhang mit Hyperaktivität oder ADHS zu befürchten. So liegen wohl jene Ärzte einer Lösung näher, die das Problem und seine Diagnose akzeptieren, aber betonen, wie sehr damit übertrieben wird. Stanley Greenspan[56] gehört zu ihnen. Er sieht viele der Hyperaktivitätssymptome als Anpassungsreaktionen an unsere moderne hektische Gesellschaft. Thom Hartmann[57] geht in seiner Interpretation noch weiter und attestiert ADHS-Kindern in ihren Symptomen eine kreative Anpassungsreaktion von Nachkommen einer

Jägerkultur, die gezwungen seien, in einer Bauerngesellschaft zu leben. Unter dem Aspekt, dass die archetypisch männlichen Jäger die archetypisch weiblichen Bauern fast überall überrumpelt und niedergeworfen haben, macht das durchaus Sinn. Alte verdrängte Muster melden sich in der Regel in Symptomen aus dem Schatten zurück. In dieser Hinsicht erinnern wir uns an die isländische Lösung bei der Entscheidung zwischen neuen und alten Göttern, die – auf der Basis des germanischen Mythos – beide Varianten leben ließ. Es wäre in diesem Zusammenhang interessant zu prüfen, inwieweit das Problem der ADHS-Kinder in Island auftritt. Dass alte Muster unglaublich lange Zeiten im Schatten überleben können, sehen wir an der Stabilität der heidnischen Symbole des Weihnachtsbaumes und des Osterhasen, die den christlichen Symbolen wie der Krippe schon längst wieder den Rang abgelaufen haben.

Richard DeGrandpre[58] sieht in der Häufung von ADHS in den USA das Ergebnis einer vollkommen reizgesättigten Gesellschaft. Aus europäischer Sicht könnte man sie ohne Bedenken als überreizt beschreiben, ähnlich wie die betroffenen Kinder.

Bei allem ist es zumindest unübersehbar, dass die Zunahme von ADHS etwas mit unserer Zeit zu tun haben muss. Die Homöopathen Reichenberg und Ullman übersetzen in ihrem empfehlenswerten Buch *Es geht auch ohne Ritalin*[59] ADHS mit »Akutes Digitales Hightech-Syndrom«. Sie machen das rasante Tempo der US-Gesellschaft, die sie für die überstimulierteste auf diesem Planeten halten, für den rapiden Anstieg des ADHS-Syndroms verantwortlich. Für diese Sicht gibt es eine lange Reihe von Argumenten. Die Kinder kleben fast von Anfang an vor den diversen Bildschirmen. Wenn man die Schwangerschaft als wichtigste Zeit der Prägung hinzunimmt, haben sie in der Regel schon zur Zeit ihrer Geburt neun Monate Fernseherfahrung hinter sich. Die Entwicklung der Schnittgeschwindigkeit entsprechender Filme zeigt ähnlich wie die zunehmende Taktfrequenz der Computer, wo wir uns hinbewegen. Die Hektik hat neben dem Essen auch das übrige Konsumieren erfasst. Und Konsum wird immer mehr zum Ein und Alles einer seelisch verarmenden Gemeinschaft. Wir verschlingen nicht nur das Essen, sondern auch Filme, und können in so vieler Hinsicht nicht mehr genug bekommen. Unsere

Kinder spiegeln diesen Zustand mit einem Unterschied wider: Bei ihnen können wir noch erkennen, wie krank das Ganze ist. Die Reizüberflutung hat Ausmaße angenommen, die unsere körperlichen und seelischen Kapazitäten offenbar überschritten haben und das laufend weiter tun.

Der völlig überzogene, marktschreierische amerikanische Lebensstil, der immer zügiger die Welt erobert, wird so zu einem Angriff auf die Gesundheit unserer Seele. Die sensibleren Kinderseelen spüren es zuerst. Sie sind noch aufnahmebereiter und damit auch empfindlicher und leichter (ver-)formbar. Zunehmend werden sie auf allen Sinnesebenen von Werbung mit so vielen so nutzlosen Angeboten konfrontiert und zu so vielen und so sinnlosen Aktivitäten angestachelt, dass sie zunehmend überdreht und unkonzentriert reagieren. Durch die Überfütterung und Überfüllung verliert sich zunehmend die Fähigkeit zu sinnvoller Bewertung, sodass nicht mehr zwischen Müll und Wertvollem unterschieden werden kann. Das lässt sich wiederum bis zur Verflachung der Werte in unserer Gesellschaft verfolgen.

Die mangelnde Aufmerksamkeit, die im Namen des Syndroms zum Ausdruck kommt, ist so vielleicht nichts anderes als ein sinnvoller Hinweis von Organismus und Bewusstsein, dass sie in ihrer Kapazität überfordert sind und nichts mehr aufnehmen können. Sie sind mit so viel Schrott »zugemüllt«, dass nun auch Sinnvolles und Wichtiges nicht mehr aufgenommen werden kann. In der Sprache unserer Zeit würde man sagen, dass der Speicher voll ist und überläuft, was zu vielen sinnlosen und unangenehmen Reaktionen des Computers führen kann. Jeder PC-Benutzer weiß, dass es dann nur einen Weg gibt: Man muss das ganze System herunterfahren und den Speicher wieder leeren, um neuen Raum zu schaffen.

Dementsprechend müssten wir die Speicher unserer Kinder und auch die eigenen entlasten und entleeren. Die Leere des Buddhismus wird auf diese Weise auch modernen Menschen zu einem immer begehrenswerteren Ziel. Die Leere, die alles in der Potenz enthält, steht in krassem Gegensatz zu jener Überfülle, die nichts mehr zulässt und alles blockiert.

Auch Erwachsene haben längst ADHS, nur gilt es inzwischen als normal, wenn sich zum Beispiel ein Banker nur noch für Geld interessiert und für alles andere blockiert ist. Er schenkt seiner Frau und seinen Kindern schon lange keine von Herzen kommende Aufmerksamkeit mehr. Dies ist gar kein Vorwurf an ihn. Von seinem Herzen kommt einfach nichts mehr; er lässt nichts mehr heraus und auch nichts mehr hinein, so kann ihn seine Familie auch nicht mehr im Herzen berühren. Er ist abgefüllt mit seinen Berufsthemen, und in seinem Herzen und Hirn hat nichts anderes mehr Platz. Seine Form von Hyperaktivität ist lediglich anerkannt und wird hoch belohnt, obwohl sie gesellschaftlich höchst unsinnig ist. In Zeiten hoher Arbeitslosigkeit sind Menschen, die für drei arbeiten – so genannte Arbeitstiere oder Leistungsträger –, eher ein Problem, denn sie nehmen denjenigen die Arbeit weg, die sie viel dringender benötigten.

Was heute an DJs und Moderatoren völlig überdreht in Mikrofone kräht und plärrt, wirkt hochgradig hyperaktiv, aber es wird in solchen Bereichen geradezu gefördert. Heute ist es zum Beispiel von journalistischer Seite durchaus *in*, über Bücher zu reden, von denen man nur den Klappentext überflogen hat, der in der Regel nicht einmal vom Autor stammt. Früher galt dies als unseriös, und es ist es noch immer. Allerdings gehört solchen Überfliegern, die die Dinge eben nur noch überfliegen und längst nicht mehr in der Tiefe erfassen, geschweige denn verstehen, heute die Welt. Eine Welt allerdings, die – überdreht und verstopft, überfordert und zugemüllt – einen Überfluss an ADHS-Kindern und -Erwachsenen produziert. Wo wir so gern und schier vernarrt auf den so genannten Output starren, wäre ein Blick auf den Output unserer modernen Welt, was die Menschen und nicht, was die Waren angeht, von entlarvender Ehrlichkeit. Selbst der böswilligste Mensch kann nicht wollen, was wir an be- und geschädigten Menschen produzieren.

Meist sind wir nicht bereit, die Folgen unserer Handlungen zu akzeptieren, die Konsequenzen eigenen Tuns zu sehen und die Verantwortung dafür zu übernehmen. So auch hier. Die Probleme werden lieber auf andere projiziert. Aber das führt nur in die schon hinlänglich bekannten Teufelskreise. Wer wäre denn die Gesellschaft, wenn nicht wir? Warum sollten Lehrer für das Scheitern unserer Kinder verantwortlich sein? Selbst die sich als Sündenbock geradezu aufdrängende Pharmaindustrie oder der amerikanische Lebensstil ist keine geeignete Projektionsfläche.

An dieser Stelle sei nochmals darauf hingewiesen, dass solche Hinweise wie auf Pharmaindustrie oder US-Gesellschaft lediglich dazu dienen, die Augen zu öffnen. Es geht nicht darum, anderen Schuld zuzuschieben, sondern Chancen für ein Verstehen zu bieten und so den Ausstieg aus krank machenden Mustern zu ermöglichen. Die USA werden so häufig genannt, weil sie als (wort- und bild-)führende und in ihrer Vorbildfunktion alles beherrschende Nation – als die sie sich ja selbst sehen – den perfekten Spiegel für die Krankheitsbilder unserer Zeit und Gesellschaft abgeben. Dabei sind sie aber ebenfalls nur eine Schulklasse unserer Welt, ein Abschnitt auf dem Entwicklungsweg der modernen Menschen. Insofern ist heute jeder auch US-Amerikaner und darf sich angesprochen fühlen. Wenn John F. Kennedy sagte: »Ich bin ein Berliner«, war das einfühlsam und solidarisch. Wir könnten heute alle sagen: »Wir sind Amerikaner«, und das ist in einer Hinsicht bedauerlich, in anderer chancenreich, in jedem Fall aber ehrlich.

Statt schon im Babyalter auf frühe Zeichen für ADHS zu achten, wie schulmedizinisch empfohlen, wäre es besser, unseren gemeinsamen Weg als Gesellschaft in die Hyperaktivität zu durchschauen. Wer gleich zu Beginn forscht, ob sein Baby ruhelos und auf sich selbst fixiert ist, ob es in seiner eigenen Welt lebt und wenig Schlaf braucht, ob es einen Überfluss an Energie hat und leicht quengelig ist, wird schnell verunsichert. Wenn sich bei dem Sprössling dann noch Wutanfälle häufen, wird nur frühzeitig Panik ausbrechen, die niemandem nutzt. Der Blick auf unsere Entwicklung kann dagegen einiges erhellen.

Als vor mehr als einem Jahrhundert in Bayern die Eisenbahn eingeführt werden sollte, warnten Professoren davor, weil die Fortbewegung mit so hohen Geschwindigkeiten wie dreißig Kilometer pro Stunde auf den menschlichen Organismus unabsehbare Folgen haben würde. So belustigend das heute klingen mag, diese Professoren hatten durchaus Recht – nur unterschätzten sie die große Anpassungsfähigkeit unseres Organismus. Jetzt allerdings, einige Generationen später, haben wir den Bogen wirklich überspannt und sind zu einer durch und durch überspannten Gesellschaft geworden. Denn diesbezüglich schlagen ja nicht nur die ADHS-Kinder zu Buche, sondern auch all die an der Flut der so genannten Stress-Symptome Leidtragenden. Manchmal kann man sich heute in der Medizin des Eindrucks nicht erwehren, als würde der Stress für beinahe alles verantwortlich gemacht.

Wenn wir die lebendigsten Kinder als krank einstufen, stellt sich natürlich die Frage, ob wir zunehmend kranke Kinder haben oder eine zunehmend kranke Gesellschaft, die ebensolche Kinder hervorbringt. Was mit der Eisenbahn so harmlos begann, hat mit der heutigen Reizüberflutung und den virtuellen Hightech-Computerwelten Ausmaße erreicht, die wir psychologisch und medizinisch nicht mehr beherrschen. Dass die ADHS-Kinder in diesem Zusammenhang zu sehen sind, zeigen sie gerade durch ihre schwer verständlichen Sonderleistungen. Denn während sie sonst »zu fast nichts zu gebrauchen« sind, erreichen sie vor dem Bildschirm ihres Computers oder Nintendos verblüffende Spitzenleistungen. Manchmal hat man den Eindruck – im Übrigen auch bei den Vätern der ADHS-Kinder –, dass ihr eigentliches Leben vor dem Bildschirm stattfindet. Auch so werden sie für uns zu einem erschreckenden Spiegel.

Selbst wenn die Diagnose noch sehr unsicher bleibt und sie auch meiner Meinung nach viel zu leichtfertig von Ärzten und Lehrern ins Spiel gebracht wird, macht es doch für mich wenig Sinn, das Problem zu leugnen oder es wie neuerdings in der Esoterikszene einfach zu einem positiven Phänomen umzudeuten. Dazu habe ich zu viele engagierte und trotzdem der Verzweiflung nahe Eltern erlebt, die sich nicht mehr zu helfen wussten. Und so mancher Zappelphilipp, der auch meine Geduld auf eine harte Probe stellte, ließ mich mit seinen Eltern und Lehrern mitfühlen, die diesem Programm nicht nur zwei Stunden wie ich, sondern permanent ausgesetzt sind. Übrigens zeigt der Ausdruck *Zappelphilipp* aus dem *Struwwelpeter*, dass das Phänomen ganz so neu nicht sein kann. Der Frankfurter Irrenarzt Dr. Heinrich Hoffmann zeichnete beider Bilder vor über einhundertfünfzig Jahren, und sie haben sich – weil zeitlos und archetypisch – bis in die Gegenwart erhalten.

Natürlich geht es darum, die positive Seite der Symptomatik zu sehen und herauszufinden, wie man durch Verständnis des Wesens dieser Störung die darin gebundenen starken Energien in eine konstruktivere Richtung lenken kann, die den Kindern und ihren Eltern Chancen lässt, ein erträgliches Leben zu führen. Mit der positiven Umdeutung allein ist es natürlich nicht getan; das Ziel ist vielmehr die neue positive Kanalisierung der fehlgeleiteten Energien.

Trotz aller Bezeichnungs- und Definitionsprobleme gibt es kaum einen Zweifel, dass es sich bei dem Ganzen um ein zwar schwer zu fassendes, aber trotzdem Eltern, Lehrer, Erzieher und nicht zuletzt Kinder in die Verzweiflung treibendes Problem handelt, das sich inzwischen längst zur verbreitetsten Verhaltensstörung bei Kindern entwickelt hat. Diese Verhaltensstörung erreicht bereits epidemische Ausmaße, wenn man bedenkt, dass in den USA schon mehrere Millionen Kinder und Erwachsene betroffen sind und 65 bis 75 Prozent davon mittlerweile Medikamente wie etwa Ritalin bekommen.

Und zu allem Überfluss schreitet die Ausbreitung rasant fort. 1988 nahmen 500 000 Kinder in den USA aus diesem einen Grund Amphetamine wie Ritalin, Dextroamphetamin und Pemolin ein; 1996 waren es bereits über zwei Millionen. Die Zahl hat sich also in nur acht Jahren vervierfacht. Die USA sind auch hier führend und Weltspitze. US-Ärzte verschreiben Kindern fünfmal so viel Stimulanzien wie alle übrigen Ärzte der Welt zusammen. Allerdings sollte uns das in Europa nicht etwa in Sicherheit wiegen, denn erfahrungsgemäß ist ein Blick auf die USA einer in unsere eigene Zukunft. Seit Jahrzehnten imitieren wir fast jeden US-Trend. Die Tatsache, dass 1996 schon drei bis fünf Prozent der US-Kinder Ritalin nahmen – so ein Uno-Bericht –, brachte den Pharmafirmen eine Steigerung der Ritalinproduktion von fünfhundert Prozent in fünf Jahren. In dieser Zeit stieg die Zahl der mit ADHS diagnostizierten Kinder um das 2,5-fache, die der Erwachsenen um das 3,5-fache. Der noch immer ansteigende Trend zeigt die Gewinne, die hier für die Industrie zu erzielen sind. Selbst vor Kleinkindern macht diese Praxis nicht Halt. Obwohl es für den Einsatz von Stimulanzien bei ihnen gar keine Rechtfertigung gibt und nicht einmal schulmedizinische Studien vorliegen, sind hier besonders erschreckend hohe Zuwachsraten zu verzeichnen.

Nach Barbara Simonsohn[60] standen im Jahr 2000 in manchen US-Schulen schon vierzig Prozent der Kinder unter Ritalin, achtzig Prozent davon waren Jungen. Für Deutschland gebe es einen ähnlichen Trend: 1995 wurden 700000 Tabletten verkauft, fünf Jahre später waren es schon 31 Millionen – also kam es zu einer ähnlichen Steigerung wie in den USA. Betroffen seien zwischen einer halben und einer Million Kinder, vor allem Jungen. Verschiedene Schätzungen gehen sogar von zwölf bis zwanzig Prozent aller Schulkinder aus, die Ritalin schlucken.

In den US-Schulen ist die Eskalation des Problems schon viel weiter als bei uns. Viele amerikanische Eltern werden bereits unter Druck gesetzt, ihrem Kind Drogen zu verabreichen. Nur wenn ihr Kind Ritalin einnehme, dürfe es weiter am Unterricht der staatlichen Schule teilnehmen. Die Tatsache, dass Lehrer bereits Diagnosen stellen und auch gleich auf Zwangstherapie bestehen, zeigt, wie weit es gekommen ist. Wenn man einmal davon ausgeht, dass es sich bei diesen Lehrern weder um Drogendealer noch um Sadisten handelt, muss man wohl von Verzweifelten sprechen, die sich – in aussichtsloser Lage – nicht mehr anders zu helfen wissen. Wie verzweifelt müssen erst Eltern sein, denen solches widerfährt! Und wie verzweifelt ist schließlich die Lage der Kinder, die Opfer dieser Situation werden! Dass die Pharmaindustrie so genannte Elterngruppen, die sich mit dem Problem beschäftigen, massiv finanziert und in Richtung Ritalin beeinflusst, macht die Sache für Eltern nicht gerade leichter durchschaubar.

Ist ADHS nun etwas Neues, oder diagnostizieren wir heute nur besser? Oder ist unser Nervensystem der neuen Zeit nicht mehr gewachsen – vor allem ihrer ständig zunehmenden Geschwindigkeit und Hektik? Haben Kinder zu wenig Zeit, Kind zu sein? Sind die Erwartungen an sie zu hoch und überfordern sie von Anfang an so sehr, dass sie auf ihren eigenen Trip ausweichen? Der Psychologe Peter Schlotke[61] hält ADHS jedenfalls für eine typische Zeitkrankheit, und vieles spricht dafür.

Der Blick in den eigenen Spiegel

Die Symptomsammlung bei ADHS zeigt einerseits, wie reichhaltig die Verhaltensauffälligkeiten sind, andererseits auch, wie unspezifisch. Das Schwierige und was alle Kriterien so wackelig erscheinen lässt, besteht darin, dass fast alle Kinder solche Dinge manchmal tun, ADHS-Kinder aber dauernd. Sie sind aufgekratzt, ruhelos, überdreht, unterbrechen ständig, mischen sich überall ein, laufen einfach für den Geschmack ihrer Umwelt zu hochtourig. Sie haben eine geringe Fähigkeit zur Selbststeuerung, was in ihrer Grob- und Feinmotorik zu einem erheblichen Bewegungsüberschuss führt, der in allerlei Unfug mündet und sich zum Beispiel auf die Handschrift negativ auswirkt. Ähnlich ergeht es ihnen im Hinblick auf die Steuerung ihrer Gefühle und Sozialkontakte. So entsteht der Eindruck eines getriebenen, seinen jeweiligen augenblicklichen Bedürfnissen und Impulsen gleichsam hilflos ausgelieferten Kindes, das jederzeit ablenkbar ist und trotzdem äußere Einwirkungen in Richtung Kontrolle und Anleitung unter massiven Protesten abwehrt. Fast die Hälfte dieser Kinder zeigt sich widerspenstig und trotzig, ja aggressiv bis zur Anwendung körperlicher Gewalt. Ihre Trotzphase kann sich bis ins Erwachsenenalter ausdehnen. Hinzu kommen manchmal Lügen und Stehlen, zudem Aufsässigkeit. All das macht sie – zumindest auf Dauer – zu aufdringlichen, störenden, ja nervtötenden Zeitgenossen.

Bemerkenswert bei alldem ist, dass plötzlich geht, was vorher unmöglich erschien, wenn die betroffenen Kinder es sich selbst ausgesucht haben. Dann sitzen sie mit einem Mal stundenlang am Nintendo oder am Computer und bringen Erstaunliches zuwege. Gerade diese Tatsache wird von den Erwachsenen in der Regel eindeutig in Richtung Mutwilligkeit interpretiert, und so kommt leicht eine negativ wertende Tendenz herein.

Die Kinder sind extrem egozentrisch und machen nur das, was sie reizt, und es reizt sie extrem vieles, besonders spektakuläre und gefährliche Dinge. Aber es ließe sich fragen, ob dies nicht das Credo der modernen, aus den USA die Welt erobernden Tendenz des Auffallens um (fast) jeden Preis ist. Die Kinder folgen nicht, wie sie sollten, und Gehorsam scheint ihnen insgesamt fremd zu sein. Aber könnte man das nicht auch als einen verständlichen Nonkonformismus und Widerstand gegen den enormen Anpassungsdruck der modernen Massengesellschaft verstehen? Ist es denn besser, wenn Kinder nur noch Markenprodukte tragen wollen und ihren Selbstwert nur aus solcher Anpassung an den Konsumwahnsinn ziehen? Haben diese Marken-Kinder nicht ein zumindest ähnliches Selbstwertproblem wie die Widerstand leistenden ADHS-Kinder? Diese wollen immer Erste sein, und das nervt oft extrem, und zwar andere Kinder, die Eltern und zum Teil die Betroffenen selbst. Aber ist das nicht ebenfalls bekannt? Auch in unserer modernen Erwachsenenwelt zählen nur noch die Sieger. Können wir es unseren Kindern verdenken, wenn sie intuitiv die Grundregeln des Spiels erfassen und früh zu üben beginnen? Nerven sie uns dabei etwa so stark, weil wir in der Karikatur unserer eigenen Lebensziele, die sie unfreiwillig bieten, deren Widersinn erkennen und das partout nicht wollen?

ADHS-Kinder sind ständig in Bewegung und machen dadurch alle anderen verrückt. Aber fordern wir das nicht auch geradezu und nennen es Flexibilität, eine Beweglichkeit, die für das moderne Leben angeblich notwendig ist und uns in Wahrheit ebenfalls verrückt macht? ADHS-Kinder können nicht abwarten. Für sie muss alles sofort passieren; Geduld ist ihnen unbekannt. Aber brauchen wir nicht auch ständig schnellere Computer, weil wir nicht mehr warten können? Werden wir nicht auch immer ungeduldiger und bestehen auf Sofortbefriedigung so ziemlich aller Bedürfnisse? Die Flut der Instantprodukte mag als Indiz dienen. Wir machen jeden Abstrich im Hinblick auf Qualität, wenn es nur schnell geht. Dem verdanken Fastfood-Ketten und Fertiggerichte ihre Existenz. Und ist das nicht alles eine erschreckende Karikatur des in der spirituellen Szene besungenen Hier und Jetzt, des Lebens im jeweiligen Augenblick?

Die ADHS-Kinder suchen ständig nach Neuem, Reizvollem und überfordern uns damit. Aber tun wir das nicht auch immerzu und überfordern uns selbst? Ständig müssen neue Reize her, neue Musik und Mode, Autos, Restaurants, Reisen und Hobbys. Und für viele sind selbst die Jobs und sogar die Partner von gestern heute schon alte Hüte, die dringend und schnell ersetzt werden müssen.

ADHS-Kinder lehnen jede Fremdbestimmung ziemlich rigoros ab. Aber auch das passt in diese extrem egozentrische Zeit und macht natürlich wütend. Denn gerade weil wir so auf Selbstbestimmung und Freiheit aus sind, bekommen wir – der Schatten lässt grüßen – im Überfluss, was wir am meisten hassen: Fremdbestimmung. Die Arbeit zum Beispiel entfremdet im Rahmen der extremen Spezialisierung immer mehr. Nur sehen wollen wir das heute weniger denn je und schon gar nicht an den eigenen Kindern.

ADHS-Kinder können sich kaum auf andere Menschen einstellen, was zu vielen Missverständnissen führt. Sie lesen die Körpersprache, den Gesichtsausdruck und die Tonlage der Sprache nicht, wahrscheinlich weil andere Menschen sie einfach nicht interessieren. Es muss sich alles um sie selbst drehen. Aber kennen wir nicht auch das hinlänglich? Interessieren sich Menschen, die ihr Leben vor den Fernseher verlegt haben, denn noch wirklich für andere? Auch wir verstehen immer weniger von Körpersprache, ignorieren die Sprache unserer Symptome, lesen nicht mehr in den Gesichtern der Mitmenschen, wie es ihnen geht. Wenn es denen schlecht gehen sollte, wird es schon im Fernsehen kommen, und wenn wir ehrlich sind, interessiert uns auch das Elend, das uns da allabendlich geboten wird, nicht wirklich. Jedenfalls reagieren auch wir nicht mehr darauf.

Manche ADHS-Kinder sind verträumt. Sie schweifen ständig ab und sind in Gedanken irgendwo, nur nicht dort, wo ihre Eltern und Erzieher sie haben wollen. Sie schweben über allen Wolken, sind also gar nicht hyperaktiv, sondern schlicht weggetreten. Auf diese Weise versäumen sie wichtige Informationen und schließen sich von vielem aus. Sie leben in ihrer eigenen Welt und haben oft Tendenzen, die Verbindung zum Rest der Welt zu kappen – eine Art Major-Tom-Syndrom. Dieser von David Bowie besungene Astronaut reagiert nicht mehr auf seine Bodenstation. Die Anweisungen von *ground control* gehen so weit an seiner überwältigenden Wirklichkeit des Raumes und der Sternenwelten vorbei, dass er alle Verbindungen zur Erde hinter sich lässt. Er will einfach – im Einheitsgefühl schwebend – mit sich allein sein, und das lässt ihn in egozentrischer und rücksichtsloser Weise alles aufgeben, was uns (und *ground control*) so wichtig ist. Auch hier gäbe es zum Beispiel in der Esoterikszene viele Tendenzen, die von Major Tom und einigen ADHS-Kindern karikiert werden, die sich eben gerade überhaupt nicht mehr kontrollieren lassen.

Einige ADHS-Kinder befinden sich auch in anderer Hinsicht auf dem Gegenpol zu ihren hyperaktiven Genossen. Sie sind übergenau bis penibel, geradezu zwanghaft und verschlossen. Dies ist uns ebenfalls mehr als vertraut, schließlich bekommt unsere moderne Massengesellschaft immer zwanghaftere Züge, und viele ihrer Mitglieder werden immer verschlossener. Das Ergebnis der Isolation und Einsamkeit teilen sie wieder mit ihren Leidensgenossen, den übrigen ADHS-Kindern. Freundschaften können sie kaum schließen und erst recht nicht pflegen. Alles dreht sich ja nur um sie selbst. Auch das kann uns mit Recht erschrecken, entspricht es doch genau jenem Trend, den fast alle beklagen, dass nämlich unsere Gesellschaft immer kälter, herzloser und egozentrischer werde und sich jeder nur noch um sich selbst kümmere. Nicht wenige Erwachsene fühlen sich isoliert und einsam und eben gerade nicht im Mittelpunkt des (allgemeinen) Interesses. Statt diese Entwicklung in den ADHS-Kindern zu hassen, wäre es viel sinnvoller, sie als Spiegel zu nutzen und diesem Trend im eigenen Leben entgegenzusteuern.

Das Zimmer eines ADHS-Kindes spiegelt sein inneres Chaos wider. Es sieht aus wie nach einem Bombeneinschlag, einer Schlacht oder einer anderen Katastrophe. Nichts ist mehr an seinem Platz zu finden, deshalb suchen die Kinder und Erwachsenen auch ständig, meist ergebnislos. Die Suche, bei der die Chance, etwas zu finden, gering ist, wird zur Karikatur unserer Suche nach Lösungen in Politik und Wirtschaft. Wer auf der falschen Ebene sucht, kann niemals fündig werden.

In der Schule fallen die ADHS-Kinder bestenfalls noch als Träumer, Faulpelze und Clowns auf, meist aber als Quertreiber, Saboteure, Anstifter und Rädelsführer bei allem möglichen Unfug und Schlimmerem. Ihre Noten spiegeln selten ihre Fähigkeiten wider. Trotz schlechter Zeugnisse sind die Kinder nicht selten (hoch-) intelligent. Sie würden – wie übrigens die meisten Kinder und jedenfalls alle besonders Begabten – Einzelunterricht von besonders hoher Qualität brauchen. Er müsste immer so spannend und faszinierend sein, dass sie Lust haben, ihm zu folgen. Sonst sind sie sofort nicht mehr bei der Sache und entwischt, zumindest mit ihren Gedanken. Alles wird ihnen eben schnell langweilig, aber das kennen wir ja schon – von unserer modernen Gesellschaft.

ADHS-Kinder können leicht mehrere Dinge auf einmal machen, worauf auch wir zunehmend Wert legen und zum Beispiel unseren Computer so aufrüsten, dass er möglichst viele Ebenen gleichzeitig zu bearbeiten vermag. Leider ist der Unterricht selten so spannend, und deshalb laufen die ADHS-Kinder oft mittendrin weg. Das schlechte Abschneiden in der Schule ist nicht überraschend. Es nimmt nicht selten jenes in der Schule des Lebens vorweg. Die Kinder kommen im wahrsten Sinne des Wortes nicht mit und fallen schließlich durch – durch die Raster der Schule und dieser Gesellschaft, die diese Kinder hervorbringt und als Spiegel so not-wendig braucht. Schlechte Noten und ohne Abschluss abgegangen, wenn nicht abgeschoben, heißt das im Klartext. In dieser Situation scheint Ritalin dann für viele offenbar das kleinere Übel zu sein.

Kinder, die sich weigern, Dinge zu Ende zu bringen, die Wesentliches schwänzen, die weglaufen, statt durchzuhalten, die unverantwortlich reagieren und impulsiv Widerstand jedem Gehorsam vorziehen, sind ein schrecklicher, aber ehrlicher Spiegel. Denn auch wir denken die Dinge schon längst nicht mehr zu Ende. Wir verhalten uns aggressiv und uneinsichtig gegenüber unserem Heimatplaneten. Wir laufen vor den großen Herausforderungen unserer Zeit davon oder stecken den Kopf in den Sand. Wir halten nicht einmal im Ansatz die wenigen schon beschlossenen Vorsätze zum Umweltschutz durch, genauso wenig wie die vielen guten Vorsätze im eigenen Leben, und wenn wir darauf angesprochen werden, reagieren wir nicht selten aggressiv. Wir kennen die ADHS-Kinder und ihr Lebensprogramm besser, als uns lieb sein kann – aus unserem eigenen Leben. Ihre Art von Selbstbestimmung um jeden Preis, bei der sie nichts fertig bringen, die sie aber selbst fertig macht, ist mehr, als wir als Spiegel ertragen. Wenn es so dick kommt, hilft nur noch radikales Umdenken oder jedenfalls eine radikale Maßnahme. Das ungehemmte Verabreichen von Ritalin könnte man als solche bezeichnen. Es mag kommenden Generationen als Notwehrmaßnahme einer völlig abgewirtschafteten Gesellschaft gegenüber der neuen Generation erscheinen.

Die Betrachtung der Energiesituation macht das Ganze noch klarer. Die ADHS-Kinder verbrennen ständig alle Energie. Sie zeigen uns damit, wie viel Energie wir eigentlich haben und wie man sie sinnlos verpulvern kann. Bei ständiger Aktivität und Bewegung ist der Grundumsatz der Kinder enorm hoch. Somit sind sie eher schlank und rank und kontrastieren zum anderen großen Trend bei US-Kindern, die sich (unbewusst) fett und rund futtern, wohl damit wenigstens irgendetwas in ihrem Leben rund ist. Auch dieser US-Welle zur Verfettung bereits zu Kinderzeiten schließt sich der europäische Nachwuchs an und vertilgt willig dasselbe minderwertige Schnellfutter. Im Konflikt dieser beiden US-Megatrends gibt es allerdings auch gewisse Kollisionen, sodass es dort sogar dicke ADHS-Kinder geben soll. In der Kombination sind aber noch ganz andere Ergebnisse dieser beiden gegenläufigen Trends zu erwarten. Es könnte leicht sein, dass in absehbarer Zeit die einzigen nicht fetten US-Boys hyperaktiv sind.

ADHS-Kinder halten uns auch den Spiegel vor, wenn es um unseren Umgang mit Aggressionen geht. Aufgrund ihrer großen Intensität und Spontaneität kann man sich ihnen kaum entziehen. Sie können ihre Impulse jedoch nicht beherrschen und stören, ärgern, reizen und piesacken uns, bis wir rasend werden. So zwingen sie uns ständig dazu, uns zu beherrschen und zu erleben, wo unsere Grenze liegt.

Wenn wir die Verhaltensauffälligkeiten der Reihe nach betrachten, bleiben wir immer im Bereich der Karikatur unserer Gesellschaft. Die waghalsigen und gefährlichen Kunststücke, die ADHS-Kinder ohne Rücksicht auf ihr Leben und die Nerven ihrer Eltern vollbringen, sind auch nur die Karikatur jenes amerikanischen Gesellschaftszirkus, in dem es vor allem darum geht, mit (fast) allen Mitteln Aufmerksamkeit zu erregen. In den Trends prägenden Zentren dieser Gesellschaft wie Kalifornien oder Florida erlebt man zum Beispiel, dass ein aufgeputztes Girl den ganzen Tag am Strand sitzt mit einem Papagei auf der Hand und einem auf der Schulter. Sie kann nicht baden, nicht spielen, nicht lesen. Sie sitzt und schaut und hofft dabei offenbar, von möglichst vielen gesehen und wahrscheinlich für Hollywood entdeckt zu werden. Sie macht auch keinesfalls den Eindruck einer Tierfreundin, sondern die Vögel sind ihr lediglich Mittel zum Zweck. Dazu passend machen auch die Papageien nicht den Eindruck, sich besonders wohl zu fühlen. Diese junge Dame und mit ihr Millionen moderne US-Kids inszenieren auf diese Weise eine Karikatur des Opfers. Sie opfern sich und ihr Leben für die Anerkennung ihres jeweiligen »Trips« auf. Der Trip ist aber auch nur die Karikatur des Individuationsweges im Sinne von C. G. Jung. Es führen zwar viele Wege zur Selbstverwirklichung, aber alle Trips führen langfristig ins Abseits. Die Menschen auf dem Trip hoffen, dass ihrer am meisten Aufmerksamkeit erringt. Aber gerade darum geht es auf dem Weg überhaupt nicht. Was bei der Papageiendame noch witzig erscheint, hat auch seine schrecklichen Seiten. Wer alles tut, um Aufmerksamkeit zu erregen, wird bei Misserfolgen schließlich vor nichts mehr zurückschrecken. Als man sie nach den Motiven ihrer Morde befragte, gaben einige der jugendlichen Amokläufer in den USA an, sie hätten wenigstens einmal im Mittelpunkt stehen wollen.

Somit ist auch das allen ADHS-Kindern gemeinsame Aufmerksamkeitsproblem nicht zu unterschätzen, und es ist ebenfalls unseres. Es geht auch uns immer mehr um die Aufmerksamkeit, die wir erregen könnten. Die Lösung wäre so nahe liegend und besteht in der Aufmerksamkeit, die wir uns und den uns umgebenden Menschen schenken. Hier erhält das Thema noch eine weitere Spiegelfunktion, denn viele Kinder bekommen heute zu wenig von jener Aufmerksamkeit, die sie so dringend brauchen. Eine berufstätige Mutter kann das notwendige Maß gar nicht aufbringen; sie selbst muss schon hyperaktiv sein, um der Doppel- und Dreifachfunktion nachzukommen.

Ein Spiegel der Gesellschaft sind die ADHS-Kinder außerdem im Hinblick auf ihre fast manische Geschwindigkeit und ihr aufgedrehtes Lebensgefühl. So lassen sich zum Beispiel ebenfalls annähernd manische Züge im Showbusiness entdecken und ähnlich in Funk, Fernsehen und Presse. Bei einem »durchgezappten« Fernsehabend ist einem eine nachhaltige Reizüberflutung so gut wie sicher, und man ist schließlich so aufgedreht, dass es zum Konsum von Schlafmitteln kommt. Ähnlich sind die Anstrengungen der Spaß- oder Freizeitgesellschaft zu beurteilen, immer wieder den entscheidenden »Kick« und mitreißenden »Thrill« zu finden und ständig neue Herausforderungen zu suchen. Ein »Event« jagt den nächsten, sodass am Ende alle ziemlich fertig sind, ohne dass etwas Wesentliches fertig geworden wäre.

ADHS-Kinder fangen vieles an und bringen weniges zu Ende und scheitern letztlich mit ihren Ansprüchen. Vielleicht sind sie wirklich die Vorreiter dieser überdrehten Gesellschaft, allerdings in ihrem Schattenaspekt und gleichsam als Karikatur. Dass sie in der Esoterikszene als so genannte Indigo-Kinder zu den neuen Heilsbringern hochstilisiert werden, entbehrt deshalb nicht einer gewissen Tragikomik, sind sie doch die Weltmeister der Egozentrik und damit auf dem Gegenpol zum Ziel des spirituellen Entwicklungsweges.

Barbara Simonsohn zitiert Nancy Anne Tappes Beschreibung der von ihr »entdeckten« Indigo-Kinder: »Diese Kinder sind furchtlos, weil sie wissen, wer sie sind. Sie glauben fest an sich.« Barbara Simonsohn nimmt diesen Faden auf: »Indigo-Kinder leben im Hier und Jetzt, sind voller Mitgefühl und Liebe, sie haben weise und ausdrucksstarke Augen, sind sehr lebhaft und haben eigene Pläne. Sie lassen sich nicht herumkommandieren und wollen von Erwachsenen als gleichwertige Menschen, nicht als Kinder behandelt werden, mit Respekt und Liebe.«[62] Die Aufgabe der Indigos sei es, die Menschheit auf ein neues Zeitalter des Friedens und der Liebe vorzubereiten, weshalb sie auch Millenniums- oder Kinder des Lichts genannt werden.

Es könnte allerdings leicht sein, dass manche verzweifelten Eltern von ADHS-Kindern sich von solchen Beschreibungen ihres häuslichen Elends geradezu verulkt fühlen. Sie merken zwar, dass sich ihre Kinder nichts von Erwachsenen sagen lassen, finden aber keine Spur von dem angekündigten Mitgefühl bei ihren kleinen hyperaktiven »Terroristen«. Diese durchaus auch liebevoll gemeinte Bezeichnung einer Mutter für ihren »Indigo-Sohn« zeigt den anderen Pol. Irgendwo dazwischen muss die Wahrheit liegen.

Nach der von Simonsohn zitierten Tappe sollen neunzig Prozent der heutigen Kinder unter elf Jahren Indigos sein, was noch einiges befürchten lässt. Sie unterteilt sie in vier Gruppen mit jeweils eigenen Schwerpunkten: erstens die meist hyperaktiven »Humanisten«, zweitens die vor allem impulsiven und sport- und computerbegeisterten »Ideenorientierten«, drittens die kreativen und sensiblen »Künstler« und viertens die so genannten »Interdimensionalen«, die Tappe als besonders unabhängige Wesen und als geborene Weltverbesserer sieht.

Würde sich Tappe nicht ausdrücklich auf die ADHS-Kinder beziehen, könnte man meinen, sie spräche vom Gegenteil, etwa wenn sie vom außergewöhnlich hohen Selbstwertgefühl der Indigos berichtet, denn alle übrigen Untersucher und Beobachter stellen das genaue Gegenteil fest. Bei solchen Äußerungen muss man vermuten, dass die Autorin den Begriff Indigos für eine Ansammlung von Genies verwendet, deren Zahl sie gewaltig überschätzt und die wenig bis nichts mit den ADHS-Kindern zu tun haben und jedenfalls mit ihnen nicht identisch sind.

Aber es ist natürlich unübersehbar, dass man das ganze Problem auch auf dieser Ebene als Chance deuten könnte. Solange man nicht längerfristig mit ihnen zu tun hat, kann man Kinder mit ADHS leicht als witzig, vielseitig interessiert, vor Ideen sprühend, impulsiv, gewinnend, intelligent, kreativ und unterhaltsam empfinden. Außerdem sind sie oft ausgesprochen charmant, spontan, aufgeweckt, lustig, anregend, sogar eifrig, wenn sie etwas wirklich fasziniert. Sie sind häufig künstlerisch begabt, sensibel bis sensitiv und haben weit mehr Ideen, als sich umsetzen lassen. Dieser Ideendruck mag jemandem, der – wie die meisten – unter Ideenmangel leidet, wundervoll erscheinen. ADHS-Kinder agieren auch meist im Augenblick des Hier und Jetzt, weshalb sie ja ständig jedem Impuls spontan nachgeben und nichts fertig bringen. Darüber hinaus sind sie erstaunlich risikobereit. Normen zu überwinden fällt ihnen besonders leicht; sie können Durchbrüche in Neuland schaffen. Sie sind ausgesprochen unterhaltsam, vorausgesetzt man ist nur kurz mit ihnen zusammen.

In mancher Hinsicht haben sie eine Nähe zu manischen Menschen, und die Faszination, die von ihnen ausgeht, ist der des Manikers sehr ähnlich. Auch dieser glänzt und beeindruckt durch imponierende, ja zum Teil für Normalbürger unvorstellbare Leistungen, die bis zum fotografischen Gedächtnis reichen. Der Betroffene erlebt oft als Ausgleich zu dem künstlichen Himmel auf Erden in seiner Manie die eigene Hölle in der folgenden Depression, weshalb die Medizin das Krankheitsbild ursprünglich Zyklothymie nannte. Diese Hölle der Depression ist genauso wenig endgültig (stimmig) wie der Himmel der Manie.

Ähnlich scheint das ADHS-Syndrom zu polarisieren. Sicher sind die ADHS-Kinder keine kleinen Teufel, die es verdient hätten, mittels Amphetaminen um ihre Zukunft gebracht zu werden. Wahrscheinlich sind sie aber auch nicht die Engel, die gutmeinende Esoteriker in ihnen so gern sehen. In den ADHS-Kindern schon die Erlöser der Welt zu erkennen entspricht einem Irrtum, der mit dem von Ken Wilber Prä-trans-Irrtum genannten Phänomen zu vergleichen ist. Wenn der gestresste Zivilisationsbürger der Massengesellschaft den beschaulich lebenden archaischen Menschen sieht, könnte er dies als Lösung sehen. »Zurück zur Natur!« hieße der sich daraus ergebende Trend. Doch Wilber weist darauf hin, dass der beschaulich lebende Indianer all den Stress noch vor sich haben könnte und die Entwicklung gerade umgekehrt verläuft. Dafür sprechen auch alle Mythen, Traditionen und Religionen. Man muss das Paradies zuerst einmal verlassen, um es dann wiederzugewinnen. Genau aus diesem Grund ist der verlorene Sohn dem Vater (Gott) lieber als der zu Hause gebliebene brave Nesthocker. Wenn dem nicht so wäre, müsste man die genüsslich auf ihrer Almwiese liegende wiederkäuende Kuh als das Nonplusultra der Entwicklung ansehen, denn ohne Zweifel lebt sie völlig im Hier und Jetzt. Die ADHS-Kinder zeigen uns – wie die Kuh – sicher ein lohnendes Ziel, aber sie haben es eben gerade noch nicht verwirklicht, sondern es liegt wohl noch ein weiterer Weg vor ihnen. Auch der Maniker, der sich Gott ganz nahe wähnt, spürt zwar etwas Richtiges, aber er hat noch einen besonders weiten Weg zu gehen, um wirklich dorthin zu gelangen.

All das wird leichter verständlich, wenn das Urprinzip hinter der Hyperaktivität, das des Uranus, klarer ist. Es ist im archetypischen Entwicklungskreis das vorletzte und repräsentiert damit eine hohe Stufe. Aber davor müssen alle anderen Stufen bewältigt sein, wenn man sich dieser Höhe uneingeschränkt und auf gesunde Weise erfreuen will. So liegt etwa das Prinzip des Saturn, bei dem es um Selbstdisziplin, weise Beschränkung auf das Wesentliche und Reduktion der Ego-Ansprüche zugunsten des großen Uhrwerkes der Schöpfung geht, noch davor. Um ein alter Weiser zu werden, ist Reifung notwendig, und sie kann nur im Reich des Saturn geschehen. Insofern ist ADHS ein typisches Krankheitsbild der Wassermannzeit und ihres uranischen Prinzips. Es hat zwar viel mit Freiheit zu tun, aber in der erlösten Form geht es um die Freiheit *zu* etwas und nicht um Freiheit *von* allen Einschränkungen.

Wie aber kann es zu solchen Verkennungen und Hochstilisierungen eigener schwieriger Kinder kommen? Alle Kinder sind immer zuerst einmal für ihre Eltern wichtig und dann erst für die Gemeinschaft, in die sie geboren wurden. Sie spiegeln den Eltern und der Gesellschaft Themen wider, die sonst zu wenig Beachtung finden.

Es wäre auch zu fragen, warum so viel mehr Jungen betroffen sind. Jungen geraten – wie wir gesehen haben – als kommende »Herrscher« besonders unter den Druck dieser patriarchalischen Gesellschaft. Sie werden noch mehr als Mädchen mit Erwartungen und Ansprüchen überschüttet. Allein schon aus der Überforderung und dem Scheitern daran resultiert eine Reihe von Symptomen, wie wir sehen konnten. Darüber hinaus könnte der Mangel an Vaterfiguren, der von vielen Untersuchern gefunden und mitverantwortlich gemacht wird, eine Rolle spielen und die Jungen ganz anders treffen als die Mädchen. Es fällt jedenfalls auf, dass sehr viele betroffene Jungen keine wirkliche Vaterfigur hatten, weil schlicht kein Vater an der Erziehung mitwirkte oder keine angemessene Rolle in der Sozialisation des Jungen einnahm. Wo Väter vorhanden sind, spielen sie oft die Rolle des (spät-)pubertären Spaßvogels in der Spaßgesellschaft statt die des reifen Mannes. Das Väterliche im Sinne des reifen Männlichen kommt auch dann zu kurz.

Daraus folgen einige in der heutigen Zeit möglicherweise als ketzerisch empfundene Gedanken: Es ist nahe liegend, dass Jungen, die zu wenig an väterlichem Vorbild erleben, deshalb auch zu wenig marsische Energie mit ihrem Vater umsetzen. So werden sie natürlich auch viele sinnvolle Grenzsetzungen durch den stärkeren Mann, der die Vaterrolle wirklich lebt, entbehren. Sie werden zwar mit einer Fülle der schon beschriebenen Männerweltidole konfrontiert, aber diese haben mit realen Männern wenig zu tun. Vor allem aber sind die Jungen in der Regel abends nicht müde von der Energieverausgabung im männlich-marsischen Sinn, sondern von einer ganz anders gearteten Reizüberflutung. Besonders typisch in diesem Zusammenhang wäre die Situation von Jungen mit einer allein erziehenden Mutter. Diese kann kaum den marsischen Anforderungen an eine Jungensozialisation gerecht werden, und sie wird häufig dazu neigen, zu ängstlich zu sein und zu wenig Grenzen zu setzen.

Weiter ließe sich ketzerisch fragen: Könnte das »schlechte Gewissen« vieler Mütter bezüglich der Tatsache, dass sie ihrem kleinen Helden keinen Vater zu bieten haben, zur Unter- und Überforderung der Jungen einerseits und zu ihrer gnadenlosen Überschätzung im Sinne der Indigo-Kinder andererseits beitragen? Die Überforderung liegt oft darin, dass der Junge in mancher Hinsicht als Partnerersatz den Mann im Haus geben muss; die Unterforderung darin, dass er in den typisch marsischen Bereichen zum Beispiel des körperlichen Muskeleinsatzes weit unter seinen Möglichkeiten bleibt. Solche Situationen können dazu führen, dass das Kind entweder zur Projektionsfläche für Schuld oder zu einem ganz besonderen (Fabel-)Wesen hochstilisiert wird. Dazu würden auch die von vielen Untersuchern gefundenen auffallenden Scham- und Schuldgefühle so vieler Mütter von ADHS-Kindern passen. Sie entstehen sicher zum einen erst durch die schwierigen sozialen Situationen, in die sie von ihren hyperaktiven Kindern gebracht werden. Immerhin werden diese Kinder schnell zum Problem für alle Erzieher vom Kindergarten bis zum Gymnasium. Mutter eines Problemfalles zu sein wird immer an die Nerven gehen und oft auch Schuldgefühle hervorrufen, denn es ist ja das eigene Kind, das alle anderen stört. Auf der anderen Seite könnten Schuldgefühle aber auch daraus resultieren, dass sie es nicht geschafft hat, ihrem Kind einen akzeptablen Vater zu bieten. Wenn das Kind mit Drogen wie Ritalin bezüglich seiner Vitalität niedergemacht wird, bekommt es indirekt die ganze Verantwortung und sogar Schuld für die schwierige Situation zugeschoben. Wenn es als Indigo-Kind in den Himmel gehoben wird, nimmt meist die Mutter das ganze Elend der Situation auf sich, um ihren Sohn zu »vergöttern«. Das könnte immerhin die Bandbreite in der Bewertung der ADHS-Jungen vom kleinen Terroristen bis zum Welterlöser erklären. In solchen Fällen läge der Ausweg darin, von Eltern- und meist Mutterseite zuerst das eigene Problem zu durchschauen und dann auf dieser Basis dem Kind aus dem Dilemma herauszuhelfen.

Die Beherrschung der Misere mit Medikamenten

In den USA nehmen Millionen Erwachsene heute Mittel aus dem SSWH-Kreis (Selektive Serotonin-Wiederaufnahme-Hemmer) wie Prozac (Fluctin), die die Stimmung generell aufhellen und die Illusion einer heilen Welt fördern. Zunehmend werden sie auch schon Kindern gegeben, obwohl sie bei sechs Prozent von ihnen nachweislich in die Manie führen, die als eine übersteigerte Form von ADHS schon Erwähnung fand.

Es existiert eine große Bereitschaft, schon Kinder mit Psychopharmaka zu behandeln. Selbst im ersten Lebensjahr erhielten in den USA im Jahr 1995 bereits 3000 Kinder Fluctin. Die Frage, wieso die Stimmung schon bei Neugeborenen aufgehellt werden muss, bleibt offen. Aber auch bei Trotzverhalten greifen US-Eltern mit den entsprechenden Medizynikern im Hintergrund immer häufiger zu Psychopharmaka. Diese Mittel sind im Übrigen auch in den USA für Kleinkinder nicht zugelassen. Allein die Tatsache, dass ihr Einsatz nicht strafbar ist, reicht manchen Ärzten und Eltern offenbar.

Eine Therapie mit Medikamenten entspricht dem US-amerikanischen Traum von der Machbarkeit und Kontrollierbarkeit aller Umstände und Dinge. Die ADHS-Kinder wirken ja wie »eingeschaltet«, und so liegt offenbar der Wunsch nahe, sie wenigstens zeitweise wieder »auszuschalten«. Sie sind dann eher wie weggetreten statt völlig überdreht. Bei der Wahl zwischen *Volldampf voraus* oder *abgedreht* entscheidet sich die US-Gesellschaft zunehmend für letztere Lösung – jedenfalls bei Kindern. Sonst gelten in diesem Land eben doch Volldampf und Aufgedrehtheit als erstrebenswert.

Auch in unserer Gesellschaft »dopen« wir uns heute bei jeder Gelegenheit.[63] Die ADHS-Kinder wirken ebenfalls wie gedopt. Wie aufgezogen beharren sie auf ihrem Trip – hier wieder einmal ihren Vätern ähnlich, die selbst durch die nettesten Versuche ihrer Partnerinnen kaum noch von den Bildschirmen oder den anderen Werkzeugen ihrer überwertig gewordenen Arbeit zu (er-)lösen sind. Die Mütter sind häufig dank Pillen gut drauf. *»Mother's little helpers«* (»Mutters kleine Helfer«), so nennen die Amerikaner jene Mittel wie Lexotanil und Valium, die der Hausfrau helfen, über ihre Stimmungslöcher hinwegzukommen. Nimmt man die Flut der sexuell gedopten Viagra-Anhänger hinzu – immerhin handelt es sich hier um das erfolgreichste Medikament aller Zeiten – und die mittels Koks fit und strahlend gemachten Showstars und die für ihre tägliche *performance* chemisch in Form gebrachten Manager und Leistungsträger sowie manche Sportler vor allem der zweiten Garnitur, findet man sich bereits jetzt in einer soliden Doping- oder Drogengesellschaft wieder. Da passen die unter Amphetamin gesetzten ADHS-Kinder ganz gut dazu.

Die Argumente für die Verwendung von Drogen stützen sich vor allem auf den Gedanken, dass es sich bei ADHS um ein ererbtes Neurotransmitter-Problem handeln würde, das durch chemische Einflussnahme auf diese Botenhormone zu lösen sei. Tatsächlich gibt es verschiedene Studien, die eine Vererbbarkeit von ADHS belegen wollen. Einige Studien sehen die Erblichkeit bei fünfzig Prozent, andere sogar bei achtzig Prozent. Allerdings zeigen diese großen Zahlenunterschiede schon, auf welch unsicherem Boden solche Aussagen stehen. Warum sich das Problem Hyperaktivität gerade jetzt so häuft, vermag keine dieser Studien zu erklären. Wie aber kann etwas, das erblich ist, innerhalb sehr weniger Jahre epidemische Ausmaße annehmen?

Natürlich gibt es wenig Zweifel, dass überdrehte Eltern auch ebensolche Kinder haben werden. Sie geben dieses Lebensgefühl über das häusliche Feld an ihre Kinder weiter, dazu sind gar keine Gene notwendig. Nur ist es so, dass Erwachsene ihre Hochtourigkeit viel besser in gesellschaftlich anerkannten Positionen ausleben können, während Kinder in unseren eher auf Uniformität fixierten Kindergärten und Schulen sofort auffallen und Anstoß erregen.

Wissenschaftler der Universität von Kalifornien wollen nun sogar ein Gen gefunden haben, das bei ADHS-Kindern defekt sei. Es regelt die Empfindlichkeit für den Neurotransmitter Dopamin, die bei den betroffenen Kindern angeblich reduziert ist. Dies würde immerhin die Wirkung von Ritalin erklären, denn das Medikament führt zur vermehrten Ausschüttung von Dopamin. Bekannt ist weiterhin schon seit längerem, dass durch einen Mangel an Neurotransmittern die Frustrationstoleranz sinkt und die Gewaltbereitschaft zunimmt.

Mit dem österreichischen Psychologen Heinz Zangerle gehen auch einige Forscher davon aus, dass unter hyperaktiven Kindern sich auffallend viele mit leichten Hirnfunktionsstörungen finden, die also zum Beispiel bei der Geburt einen Sauerstoffmangel erlitten haben.

Ritalin

Ritalin, das mit Abstand am häufigsten eingesetzte Medikament, ist chemisch Methylphenidat, ein Amphetamin wie etwa MDMA oder Ecstasy. In der Drogenszene ist der chemische Stoff als Speed ebenso bekannt wie begehrt und unter Namen wie Vitamin R, R-Ball, Rita, Billigkoks (weil es so leicht und vergleichsweise billig zu beschaffen ist) oder »intelligente Droge« im Umlauf. In Zusammenhang mit Alkohol wirken Amphetamine als so genannte Pep Pills aggressivitätssteigernd.

In den USA avancierte das Medikament Ritalin bereits zur Partydroge, die leicht zu beschaffen ist, weil manche Kinder, die es bereitwillig verschrieben bekommen, es viel lieber (mit kleinem Gewinn) weiterreichen, als es zu schlucken. So nahm die Zahl des einschlägigen Missbrauchs in den fünf Jahren von 1990 bis 1995 um das Sechsfache zu. Es ist nicht allzu erstaunlich, dass eine von Industrie und Staat geradezu geförderte Droge außer Kontrolle gerät. Hier schießt sich die Antidrogenpolitik der Industriestaaten selbst ins Knie.

Ritalin ist eng mit Kokain verwandt, allerdings hält seine Wirkung im Gehirn länger an. Der genaue Wirkungsmechanismus ist wissenschaftlich noch unbekannt – bis auf die Tatsache, dass es den Dopaminspiegel erhöht, was für die Euphorie, das künstliche Stimmungshoch (nur) bei Erwachsenen, verantwortlich ist. Ritalin wurde 1955 als Anregungsmittel entwickelt und wird vom Pharmariesen Novartis mit stark steigender Tendenz hergestellt. In den USA liegt die Steigerungsrate seit 1990 bei über siebenhundert Prozent. Das Medikament erhöht generell die Aufmerksamkeit; bei ADS-Kindern dämpft es zusätzlich die Hyperaktivität. Die normale Dosis hält vier Stunden vor, danach wird meist eine zweite verabreicht. Nach dem Ausklingen der Wirkung kann es zu

Absetzphänomen wie überschießende Aktivität, Unruhe, Impulsivität und Unaufmerksamkeit kommen. Viele Eltern flüchten sich auch noch in eine Abenddosis, die allerdings häufig zu Schlafstörungen und Appetitmangel führt.

Amphetamine sind aus dem Zweiten Weltkrieg gut bekannt. Damals bekamen Soldaten beider Seiten sie, weil sie wach und energisch machen, den Hunger besänftigen und bei vielen die Angst reduzieren – Effekte, die wir heute bei den ADHS-Kindern nicht unbedingt wiederfinden, weil die Wirkung bei Kindern ganz anders ist. Kinder bekommen durch die Droge auch kaum je ein Stimmungshoch.

Obwohl es bisher keine Langzeitstudien gibt, werden die unkalkulierbaren Risiken von immer mehr Ärzten und Eltern in Kauf genommen. Etwa ein Drittel der Kinder spricht auf Stimulanzien wie Ritalin allerdings gar nicht an, und einige der auf Ritalin ansprechenden Kinder reagieren auf Placebogaben ähnlich gut, also auf Mittel, die gar keinen Wirkstoff enthalten. Die längerfristige Beobachtung der bereits erwähnten Homöopathen Reichenberg und Ullman zeigt, dass die schulischen Leistungen sich mittels Ritalin nicht verbessern lassen, lediglich der Umgang mit den Kindern wird für die Erwachsenen leichter.

An Nebenwirkungen sind Appetitmangel, Schlaf- und vor allem Wachstumsstörungen bekannt, wie auch Angstzustände, Muskelzuckungen und Bauchschmerzen. Barbara Simonsohn[64] verweist zusätzlich auf Blutdruckerhöhung, Übelkeit, Depressionen, Tics und irreparable Hirnblutungen sowie die Neigung zu Selbstmord besonders in Absetzphasen. Nervosität und Schlaflosigkeit sind die am häufigsten beklagten Probleme. Ansonsten werden, so Barbara Simonsohn, vereinzelt Überempfindlichkeitsreaktionen berichtet sowie Hautausschläge im Sinne von Nesselsucht, aber auch Fieber, Gelenkschmerzen, Schwindelgefühle, Herzklopfen und -rasen, Herzarrythmien, Anämien, Leukopenien (Reduzierung der weißen Blutkörperchen und damit der Abwehrkraft), Haarverlust, Erythema exsudativum multiforme (entzündliche Hautreaktion), Purpura thrombozytopenica (schwere Blutgerinnungsstörung) und Dyskinesien (Schwierigkeiten mit willkürlichen Bewegungen). Das Tourette-Syndrom, eine Häufung der abstrusesten Tics bis hin zu spasmischen Zuckungen und unkontrollierbaren Schimpfkanonaden[65], tritt deutlich häufiger auf, seit Ritalin im großen Stil verschrieben wird. Zu den Nebenwirkungen von Ritalin zählen auch Sehstörungen, Kribbelgefühle, erhöhte Krampfbereitschaft bis hin zu epileptischen Anfällen, Schädigung der Herzkranzgefäße mit einzelnen Todesfällen.

Im seelischen Bereich werden Albträume häufiger, das heißt, das Unterdrückte meldet sich aus dem Schatten. Die mögliche Zittrigkeit enthüllt die maskierte Angst. Das sowieso schon beeinträchtigte Selbstwertgefühl scheint unter Ritalin weiter zu sinken; die Kinder werden weniger kommunikativ, noch ichbezogener, und ihr Sozialverhalten verschlechtert sich. Barbara Simonsohn gibt bei 19 Prozent als psychische Nebenwirkung Lethargie, bei 8,7 Prozent Depressionen, bei mehr als 10 Prozent Stimmungsschwankungen und bei 0,5 Prozent Psychosen an.[66] Selbst diese letzte scheinbar geringe Zahl ist bei näherer Betrachtung überaus erschreckend, denn sie würde bedeuten, dass pro einer Million »Ritalin-Kinder« 5000 Psychosen auftreten, ein Krankheitsbild, das zu meiner Studienzeit bei Kindern praktisch unbekannt war. Vieles spricht dafür, dass wir bei ADHS mit einer Ritalin-Therapie vom Regen in die Traufe kommen.

Von den erwünschten Wirkungen sind einige bei genauerer Betrachtung mehr als problematisch, etwa wenn die behandelten Kinder unterwürfig und weinerlich werden. Sie sind nun leichter »handhabbar«, doch um welchen Preis! Diese Gesellschaft hat sich schon daran gewöhnt, in der Erwachsenenpsychiatrie mittels Psychopharmaka eine Art Konformität und Roboterfunktion bei den Patienten zu erzeugen. Manche Patienten sprechen selbst davon, dass sie sich wie »Zombies« fühlen. Dieses Muster nun auch noch auf »schwierige« Kinder zu übertragen ist eine Bankrotterklärung der Medizin.

Der Suchtbericht Deutschland 1999 attestiert Psychostimulanzien wie Ritalin zwar kein körperliches, dafür aber ein ausgeprägtes psychisches Suchtpotenzial. Auch die US-amerikanische Drug Enforcement Administration (DEA) stuft Ritalin als stark süchtig machend ein. Im selben Land zwingen andererseits immer öfter Gerichte Eltern, ihre Kinder mit Ritalin zu behandeln. Solche Fakten zeigen, wie die Relation von Industriemacht und Drogenangst zu gewichten ist. Wenn sie der Industrie schaden könnte, muss offenbar selbst die allgemeine Drogenangst zurückstehen. Ehrlich wird das Ganze in den USA wieder, wenn man bedenkt, dass die US-Armee niemanden einstellt, der nach dem zwölften Lebensjahr noch Ritalin eingenommen hat. Die Begründung ist einfach: Man könne diesen Menschen keine verantwortungsvollen Aufgaben mehr übertragen.

Die Weltgesundheitsorganisation WHO stuft Ritalin weltweit aufgrund seines hohen Missbrauchspotenzials als am meisten abhängig machendes Medikament ein. In Schweden ist Ritalin wegen dieses hohen Suchtpotenzials längst verboten.

Ritalin wegen all der Nachteile nun einfach abzusetzen ist ebenfalls nicht unproblematisch. Wegen der Selbstmordgefahr warnen davor selbst seine engagiertesten Gegner. Sie empfehlen, beim Absetzen sehr vorsichtig vorzugehen und über längere Zeit und unter ärztlicher Kontrolle und genauer Beobachtung des Kindes wachsam zu bleiben. Gefürchtet wird vor allem der so genannte Rebound-Effekt, der zu Stimmungsschwankungen und erhöhter Reizbarkeit sowie stärkeren Konzentrationsproblemen und mehr Hyperaktivität als vorher führen kann. So gesehen hat Ritalin wie alle süchtig machenden Drogen einen selbststabilisierenden Effekt. Es verschlechtert zwar die Situation vieler Kinder insgesamt, aber die (Entzugs-)Wirkungen beim Absetzen sind so groß, dass es doch lieber weiter genommen wird.

In der Zeit des Absetzens brauchen die Kinder möglichst intensive Betreuung. Das gilt vor allem auch im Hinblick darauf, dass das Grundproblem ungelöst bleibt und nach Absetzen des Amphetamins wieder in ungeschminkter Form zum Tragen kommt.

Einiges spräche dafür, die Gabe von Ritalin als Sackgasse zu durchschauen. Und ist die Verweigerung vieler ADHS-Kinder gegenüber Ritalin nicht sogar sehr sinnvoll – genauso wie die Verweigerung der ADHS-Kinder gegenüber den Konformismusforderungen dieser immer problematischer werdenden Gesellschaft? Wollen diese Kinder sich vielleicht einfach nicht mehr gebrauchen lassen und sind so zu nichts zu gebrauchen?

Die Tatsache, dass drei von vier ADHS-Kindern Allergiker sind, verweist auf den tieferen Urprinzipien-Zusammenhang. Die zugrunde liegende Reaktionskette könnte folgendermaßen aussehen: Zu Beginn des Lebens wird zum Beispiel ein in den Körper gesunkener Konflikt mittels Antibiotikagabe unterdrückt, was nachweislich die Allergiebereitschaft um fünfzig Prozent erhöht. Wenn nun auch noch die sich entwickelnde Allergie mittels schulmedizinischer Arzneien unterdrückt wird, zum Beispiel mit Antihistaminika und vor allem Kortison, muss sich die Energie einen anderen Weg suchen. Hier könnte die zunehmende Fülle der ADHS-Phänomene eine ihrer Grundlagen haben. Selbst die erfolgreiche naturheilkundliche »Stabilisierung« von Allergien kann nach den Erfahrungen in unserem Heil-Kunde-Zentrum in diese Richtung wirken. Dass von der übrigen Bevölkerung auch schon über ein Drittel an Allergien leidet, schwächt diese Argumentation keineswegs, sondern unterstreicht einmal mehr die grundsätzliche Bedeutung der ungelösten Aggressionsproblematik.

Allerdings ist aus diesem Verständnis heraus die Hoffnung, mit den Allergien auch ADHS ausrotten zu können, mehr als trügerisch. Allergien sind eben weniger ADHS-Ursache als vielmehr Ausdruck derselben urprinzipiellen Problemlage. Vor allem wenn man die vielen »maskierten Allergien« aus dem Bereich der Nahrungsmittel mit einbezieht, die den Betroffenen gar nicht bewusst sind, gibt es eine weitgehende Übereinstimmung. Die Beobachtung, dass nicht wenige Kinder gerade auf die Nahrung, die ihnen am meisten schadet, besonders scharf sind, könnte bereits zeigen, dass es hier eine tiefere Ebene geben muss – und mit dem Marsprinzip ja auch gibt.

Eine andere Erklärungsschiene könnte sich auf die Mehrfachimpfungen beziehen, die darauf ausgelegt sind, Kindern die marsischen Erfahrungen der Kinderkrankheiten zu ersparen. Auch von hier könnte ein Weg in die Hyperaktivität führen. Denn die Energie lässt sich eben nicht aus dem Leben verbannen. Wie schon mehrfach erklärt, muss sie sich ein Ventil suchen. Auch wenn es also wohl keinen ursächlichen Zusammenhang im schulmedizinischen Sinn zwischen Impfungen und ADHS geben mag, kann über die Unterdrückung der gemeinsamen marsischen Grundenergie doch ein Zusammenhang bestehen.

ADHS als Chance

Wolfgang Amadeus Mozart würde heute wohl als ADHS-Kind diagnostiziert werden, so Barbara Simonsohn. Immerhin galt er als labiler Zappelphilipp mit Neigung zu ebenso häufigen wie heftigen Wutausbrüchen. Wenn man sich in die frühen Lebensgeschichten herausragender Menschen und wiederum besonders in die von Männern vertieft, stößt man nicht selten auf besonders aktive, geistig bewegliche Menschen. Häufig hat man den Eindruck, dass es lediglich die späteren großen Erfolge waren, die rückwirkend zu einer gewissen Verklärung der frühen Biographie geführt haben. Sieht man aber von der späteren herausragenden Leistung ab, kann man sich oft des Eindrucks nicht erwehren, dass es sich bei ihnen um sehr schwierige Kinder gehandelt hat.

Wenn man dies bedenkt, ist beim Thema ADHS nicht nur höchste Vorsicht geboten, sondern auch Offenheit für die Nähe von Chancen und Problemen gefordert. Schwierige Kinder sind besondere Kinder und haben als solche immer zwei Seiten. Wie schon eingangs erwähnt, könnten all die als Symptome geschilderten Probleme auch Hinweise auf besondere Begabungen und überdurchschnittliche Intelligenz sein. Hier ließe sich sogar der Bogen zu den Indigo-Kindern der Esoterikszene schlagen.

Auch in der Therapie liegen manchmal sogar direkte Chancen für die ganze Familie. Gelingt es etwa, ein Dreiergespann aus hyperaktivem Jungen, Mutter und Vater für eine vierwöchige Urlaubstherapie zu gewinnen, in der beide Eltern sich einem im marsischen Sinn erschöpfenden Konzept ganz unterordnen, sind die Erfolge eindrucksvoll. Der Vater hat federführend für ein »hyperaktives Aktionsprogramm« zu sorgen, das heißt, er muss seinen Sohn ohne Wenn und Aber, jedoch mit viel Einsatz, Kreativität und Spaß den ganzen Tag über müde machen, zum Beispiel mittels sportlicher Betätigung, außergewöhnlicher Arbeiten und vor allem körperlich anstrengender Abenteuergeschichten sowie ausgefallener, aber immer erschöpfender Aktivitäten. Besonders gut wären dabei regelrechte Zirkusnummern geeignet wie Jonglieren, Balancieren und gewagte Kunststücke, die Körper und Geist gleichermaßen herausfordern. Bewusstseinsgymnastik[67] wäre eine Möglichkeit, uranische Aspekte – auf die noch gesondert eingegangen wird – ins Leben zu bringen.

Wenn der kleine Held am Abend müde ist und sich nach dem Bett sehnt, werden die Zeichen seiner Hyperaktivität bereits spürbar nachgelassen haben. Wenn er dann noch obendrein vollwertiges, vor allem aber »kühlendes« Essen (nach der sich an den Elementen orientierenden Ernährungslehre der traditionellen chinesischen Medizin, siehe das Buch *Säulen der Gesundheit*) bekommt, wird das Problem in diesem Urlaub bald verschwunden sein. Allerdings verlangt es ein hohes Maß an Lust aufseiten der Eltern, den kleinen Wirbelwind zu motivieren. Er sollte im Idealfall gar nicht merken, dass es sich hier um ein Therapiekonzept handelt.

Am Ende des Urlaubs ist das Problem zwar nicht gelöst, aber es wurde allen klar, wie es zu lösen wäre. Als Nebeneffekt werden sich übrigens auch die Eltern deutlich besser fühlen, denn physisch erschöpfende Bewegung tut dem meist in anderer Hinsicht hyperaktiven Vater gut, genauso die entsprechende typgerechte kühlende Ernährung. Zu achten wäre allerdings darauf, dass die Mutter, die oft eine ganz andere Konstitution und Lebensaufgabe mitbringt, sich nicht durch kritikloses Mitmachen überfordert und damit selbst schadet. Genauere Hinweise dazu finden sich in dem Buch *Säulen der Gesundheit*. Gar nicht so selten wird dieses Urlaubsmuster von allen dreien so genossen, dass es als Modell für zukünftige Urlaube aufgegriffen wird.

In der Zeit nach dem Urlaub könnten Sportvereine und vor allem auch ein Vater, der erkannt hat, dass ihm regelmäßiges Kräftemessen mit seinem Sohn ebenfalls gut tut, für den not-wendigen körperlichen Ausgleich sorgen. Der Sohn wird so ständig gefordert, aber auch ständig auf die zweite Position zurückgestuft, weil die väterlichen Kräfte seinen überlegen sind. So erlebt er auf natürlichen Wegen seine Grenzen und findet viel eher zu seinem Platz in Familie und Leben.

Dem Uranusprinzip folgen

Die echte Lösung liegt auch bei diesem Thema im Erkennen des in der Tiefe liegenden Urprinzips. Bei den ADHS-Kindern kommt hier zum Marsprinzip das Uranusprinzip hinzu.

Uranus ist mythologisch der Himmelsgott, ein luftiger, leichter Herrscher, der über den Dingen schwebt. Kennzeichen des Uranusprinzips sind somit Kreativität und Geistesblitze. Uranus steht für alles Spontane und Plötzliche, für das Überraschende und Ungewöhnliche, für alle Verrücktheiten und Verletzungen der Normen. Uranus ist auch mit *ausflippen* und *über die Stränge schlagen* verbunden. *Aus der Reihe tanzen* und die Konformität verlassen sowie *Durchbrüche* in geistiges Neuland gehören zu seinen Anliegen. Der Fasching oder Karneval ist seine Zeit im Jahr.

Als Himmelsgott unterstehen Uranus aber auch die hohen geistigen und spirituellen Ideale. Auf kreative, ausgefallene Art und Weise Unabhängigkeit von allen Abhängigkeiten zu erreichen ist typisch Uranus: Unabhängigkeit von Sicherheit, von Gier nach Materiellem und Spirituellem, von Sex und Drogen, von Gewohnheiten und Traditionen und von allen -ismen. Freiheit ist sein Ziel, aber nicht die Freiheit von etwas, sondern die Freiheit zur Individuation, die voraussetzt, dass man sich reif für sie gemacht und gelebt hat. Individuation statt Egoismus setzt Verantwortung voraus.

Der Himmelsgott und sein Prinzip werden in unserer Zeit, dem beginnenden Wassermannzeitalter, das eigentlich ganz von seiner Energie erfüllt ist, oft noch missverstanden, was sich in entsprechend verrückten Symptomen niederschlägt. Hier ergäbe sich eine weitere analog(isch)e Erklärung für die Zunahme von ADHS gerade in dieser Zeit. Wassermann ist das astrologische Zeichen, das von Uranus bestimmt wird. War der Zappelphilipp in Struwwelpeters Zeiten wohl noch eher ein Einzelfall, so hat er in dieser modernen Zeit viel mehr Nachfolger.

Natürlich hat das uranische Prinzip – neben allen anderen – immer eine Rolle gespielt. So haben auch schon immer Kinder ihre Stühle auf zwei Beinen oder gar nur auf einem einzigen balanciert und die Ruhe der Erwachsenen bei Tisch gestört. Das Ausmaß aber, in dem uns dieses Prinzip nun überfällt, ist neu und dieser besonderen Zeitqualität geschuldet.

Das Verständnis des uranischen Urprinzips rückt dessen erlöste Seite in den Vordergrund und eröffnet damit auch die große Chance, die lawinenartig zunehmende ADHS-Misere in eine Wachstumsmöglichkeit zu wandeln. In diesem Sinn sind die ADHS-Kinder wirklich die Boten eines neuen Zeitalters, das eben dem Wassermann beziehungsweise Uranus gewidmet ist. Allerdings macht auch dieser Umstand sie noch nicht gleich zu Erlösern im Sinne der Indigo-Kinder.

Aber wenn wir die ADHS-Kinder als Anlass nähmen, der uranischen Energie in erlöster Form zum Durchbruch zu verhelfen, könnten sie uns zumindest in erheblichem Ausmaß helfen, mit den Problemen der kommenden Zeit zurecht zu kommen. Schon im täglichen Umgang mit ADHS-Kindern ist uranisches Denken, Fühlen und Handeln gefragt. Dass sie mit der Elektronik der neuen Zeit so gut umgehen können, ist wenig verwunderlich, untersteht sie doch ebenso dem Uranus – wie auch die Love-Parades und ihre Clownerien, Spaßvögel und Raver und natürlich die Computer mit all den (Internet-)Welten, die sie eröffnen. Der Cyberspace ist überhaupt der Raum der Uranuskinder.

Die Auslastung der ungeheuer großen Energien eines hyperaktiven Kindes kann demnach nicht kreativ und spontan genug, nicht zu verrückt oder ausgeflippt sein. Je ausgefallener und ungewöhnlicher, je neuer und unberechenbarer, desto besser.

Wer je einem der modernen Computer-Kids bei seinem virtuosen Spiel an einem starken Rechner zugesehen hat, bekommt ein Gefühl dafür, dass hier wirklich eine neue Generation heranreift, die anderen Gesetzen, nämlich ihren uranischen, gehorcht. Diese Kinder folgen einem viel schnelleren Takt, sie können viel mehr Dinge auf einmal tun und dabei auf ihre (uranische) Art verarbeiten. Ihre Aufnahmekapazität ist für bestimmte Inhalte ungleich größer und für andere einfach nicht vorhanden – oder ganz anders als die der Generation der Eltern und Pädagogen, die sich mit ihnen abmühen. Mühe und Fleiß sind gar keine Themen mehr, das Sprunghafte, Spontane ist angesagt – und dies kann andere, weniger uranische Menschen ganz verrückt machen. Uranische Menschen hingegen bevorzugen ungewöhnliche Wege und kreative Lösungen. Sie neigen nicht dazu, sich etwas zu erarbeiten; es fällt ihnen zu – oder sie fallen eben durch, und das macht ihnen vergleichsweise wenig aus, denn es gibt (für sie) noch so viele andere Möglichkeiten und Spielarten desselben.

So wie sie – typisch Uranus – manchmal ganze Familien durcheinander wirbeln, könnten ihre genialen Lösungen in einer völlig verfahrenen Situation auch die Rettung sein. Wenn sie nicht lernen, ihre überschießende uranische Kreativität in erlöstere Bahnen zu lenken, werden sie für sich und die Gesellschaft zu einem kaum beherrschbaren Problem. Wo es aber gelingt, ihre große spontane Kraft nutzbar zu machen, werden sie die neuen Stars an den neuen Rechnern der Zukunft, die schon begonnen haben – via Internet –, diese Welt zu beherrschen.

Unsere Schwierigkeit liegt heute vor allem darin zu erkennen, wie wir, die wir weniger Zugang zu dieser neuen Art des Denkens und Handelns haben, den Weg bereiten können, damit die betroffenen Kinder in eine neue und vielleicht sogar bessere Zukunft finden. Wenn wir diese Kinder zwingen, unsere Art des Lebens zu übernehmen, versinken wir in den Drogenorgien von Ritalin und in der Erschöpfung und Verzweiflung, die so viele Eltern von ADHS-Kindern erleben. Insofern wäre es nahe liegend, eine kollektive Form zu finden, der Thematik angemessen zu begegnen. Allerdings ist das uranische Prinzip ausgesprochen ungeeignet, mit staatlichen oder gar bürokratischen Mitteln in den Griff genommen zu werden, noch dazu von den Pädagogen der alten Schule im Auftrag der alten politischen Kräfte. Es ist viel zu spontan und zu impulsiv und würde so wahrscheinlich nur schwer zu befriedigen sein. Einen entsprechenden Anschauungsunterricht liefern die Versuche staatlicher Stellen, mit ihren Beamten das Internet in den Griff zu bekommen. Wenn die uranischen Computerkids mit Gesetzen, Verboten, Strafen und den üblichen Sanktionen tatsächlich kontrolliert werden könnten, gäbe es zum Beispiel gar keine Hacker. Diese aber haben gerade ihren Spaß an den unbeholfenen Abwehrmethoden der Institutionen, denn sie sind in ihrem uranischen Denken der Beamtenschaft und deren saturninen Denkstrukturen doch um Lichtjahre voraus.

Die wesentliche Voraussetzung für eine Lösung bestünde zuerst einmal darin, ein tieferes Verständnis für das Prinzip des Uranus zu entwickeln[68], das bisher so wenig durchschaut wird und zum Beispiel weder in Regierungen noch im gesellschaftlichen Leben präsent ist. Während es zum Beispiel für andere Urprinzipien wie das des Merkur eine Fülle von Ministerien gibt, für das Marsprinzip immerhin noch das Verteidigungsministerium, geht Uranus leer aus. Aber selbst ein (uranisches) Ministerium für Zukunftsstrategien wäre wohl keine Lösung, denn mit den Menschentypen, die sich traditionell als Minister anbieten, ist so etwas nicht zu machen. Erst ein Eintauchen in diese neue Art des spontanen und vernetzenden Denkens kann hier wohl die Weichen für befriedigende und der Zukunft angemessene Lösungen stellen. Im Augenblick überwiegen die Probleme damit.

Die Kinder dieser neuen Zeit lernen heute kaum noch, die Konsequenzen für ihr Handeln oder auch ihr Nichthandeln zu tragen, weil sie auf die Methoden der alten Pädagogik immer weniger ansprechen. Man kann ihnen mit der Androhung von Strafe kaum noch jene Manieren beibringen, auf die die ältere Generation so viel Wert legt. So weichen viele Mütter und Eltern immer mehr vor den Kindern und deren Ansprüchen und Forderungen zurück und geben ihnen schlicht nach. Die Lehrer folgen notgedrungen, zum Teil sogar von Gesetzen gezwungen.

Auch in den oft aggressiven Videospielen und generell im Internet haben die eigenen Handlungen kaum noch Konsequenzen. Dazu befragt, warum sie lieber im Internet *chatten*, als sich direkt mit Freunden zu unterhalten, antworten moderne Kids ganz klar, dass sie die Anonymität, die Grenzenlosigkeit und vor allem die völlige Unverbindlichkeit des neuen Mediums vorziehen. Dass dabei Gefühle keine große Rolle spielen, nehmen sie offenbar problemlos in Kauf – auch das ist ein Indiz für uranisches Leben. In den virtuellen Welten des Cyberspace ergeben sich noch weniger Grenzen und Vorschriften. Alles ist erlaubt, und scheinbar hat nichts Konsequenzen. Dass das nicht nur mit den neuen Kindern, sondern vor allem auch mit dem neuen Medium Internet zu tun hat, erlebt jeder Seminarleiter, der sich auf Anmeldungen via Internet verlässt. Hatte eine Unterschrift unter einen Vertrag für die meisten Menschen alter Schule noch bindende Kraft, halten sich die modernen »Anklicker« ungleich weniger an ihre eigenen Klicks. Wir erleben, dass auf das Viertel der Internet-Angemeldeten achtzig Prozent der kommentarlos nicht Erschienenen entfallen.

So verlernen die modernen Kinder auch über ihre Lieblingsmedien, dass ihre Handlungen Auswirkungen haben und verantwortet werden müssen. Wenn die Grenzen zwischen virtueller und wirklicher Welt zunehmend verschwimmen, was in der Natur des Cyberspace liegt und von vielen Computerspielen angestrebt wird, können Kinder sich offenbar nicht mehr gut orientieren und verwechseln zunehmend Ebenen. Und die Cyberwelten werden in Zukunft wohl noch echter erscheinen und damit auch animierender wirken. Somit werden diese Medien immer mehr Einfluss gewinnen und immer deutlicher das Feld bestimmen, in dem die Kinder der Zukunft aufwachsen.

Die Medien haben damit noch keine ursächliche Wirkung, aber über das Bewusstseinsfeld bestimmen sie doch mehr, als uns oft klar ist. Wer täglich auf dem Bildschirm zum Serienkiller wird, kann offenbar in der Wirklichkeit auch leichter auf diese Bahn geraten. Denn es entsteht ein Feld für solche und andere (Un-)Taten. Die Untaten sind eigentlich die Nicht-Taten und damit den neuen Cyber- und Internetwelten recht nahe. Es ist so, als hätte man sie nie begangen. Das schätzen die Kids und können es wohl manchmal noch nicht mit der Welt ihrer Eltern verbinden beziehungsweise von ihr unterscheiden – mit all den Gefahren, die darin liegen.

Bei allem Verständnis für die neue Zeit mit ihren neuen Werten ist auch nicht zu übersehen, dass die alten Werte wie Verantwortung und Disziplin auf dem archetypischen Entwicklungsweg höher rangieren und immer noch vorher bewältigt werden müssen, um eine runde und ganzheitliche Entwicklung zu ermöglichen.

Natürlich sind die neuen Medien und Computer nicht die einzige Möglichkeit, uranische Energie umzusetzen. Die schon vorgeschlagenen Zirkusaktivitäten wären ebenso zu erwähnen – und dabei besonders alle Clownerien –, aber auch die Faschingsaktivitäten. Letztere spielen ja mit ähnlichen Mitteln der Anonymität, etwa durch den Einsatz von Verkleidungen und Masken, wie sie in gewisser Weise auch Chat-Räume im Internet bieten. Alles, was Enthusiasmus auslösen kann, wäre wichtig. Hier ist an all jene spirituellen Übungen zu denken, die die schwebende Leichtigkeit des Seins[69] ins Spiel des Lebens bringen. Der Begriff Enthusiasmus kommt aus dem Griechischen und bedeutet Gottesbegeisterung und Verzückung. Beides offensiv zu fördern wäre viel besser als Versuche der Unterdrückung. Die Party-Droge der Raver, Ecstasy, ist nicht umsonst dem Ritalin so nahe verwandt. Sie öffnet das Herz auf chemischem Weg und sorgt für eine Begeisterung, die besser und gesünder auf anderen Pfaden zu verwirklichen wäre. Wenn Millionen von Techno-Kids den chemischen Weg bevorzugen, hat es damit zu tun, dass es zu wenig natürlichere Angebote gibt und dass die uranischen Wünsche nach Begeisterung und Verbrüderung, nach Allverbundenheit nicht zu unterdrücken sind. Statt enthusiastische Kinder mittels Ritalin abzustumpfen, böte es sich folglich an, sie auf uranischen Wegen zu inspirieren. Wo das Leben ein großer, faszinierender Zirkus ist, der einen fordert und beansprucht, wo das Herz vor Begeisterung offen ist und Geistesblitze und ausgefallene Ideen Raum bekommen, werden die chemischen Amphetamin-Zwillinge Ritalin und Ecstasy weniger gebraucht.

Weitere Auswege, weitere Sackgassen für ADHS-Kinder

Umweltbelastung reduzieren

Viele Therapeuten, die Alternativen zur schulmedizinischen Behandlung suchen, machen auch die zunehmend verschmutzte Umwelt für die ADHS-Misere verantwortlich. Diesbezüglich gilt Ähnliches wie für die Nahrungsmittelproblematik. Natürlich wäre eine sauberere Umwelt besser, genauso wie hochwertigere Lebensmittel, nur als alleinige Ursache für ADHS erklärt dieser Ansatz zu wenig, und vor allem bietet er therapeutisch zu wenige Erfolge. Aber natürlich ist immer auch darauf zu achten, dass Kinder in einer erträglichen Umwelt aufwachsen. Diese ist für sie in der Tat noch wichtiger als für Erwachsene, weil sie zum Beispiel im Verhältnis zu ihrem Körpergewicht eine mehr als doppelt so große Hautoberfläche haben als Erwachsene und von daher Gifte leichter und schneller auf diesem direkten Weg aufnehmen.

Vor allem aber fehlt den Kleinkindern noch die bei Erwachsenen voll ausgebildete Blut-Hirn-Schranke. Sie ist eine Art Sicherheitssystem für unser(e) Haupt(sache), das Gehirn. Die Evolution hat diesen wundervollen Mechanismus entwickelt, um die Schaltzentrale des Gehirns vor Gefahren zu schützen. Da Kleinkinder auf diesen Schutz noch nicht bauen können, sind sie allen neurotoxischen Substanzen besonders ausgeliefert.

Die Hauptgefahr bei Kindern liegt jedoch darin, dass sie sich noch entwickeln, das heißt, ständig neue Gewebe aufbauen und schon bestehende weiterentwickeln. Da sich aber zum Beispiel die meisten Pestizide hormonähnlich auswirken und im Gewebe anreichern, sind Kinder von dieser Situation härter betroffen als Erwachsene. Und je jünger die Kinder sind, umso mehr.

Tatsächlich gibt es auch einige Studien, die den Verdacht eines Zusammenspiels zwischen Umweltbelastung und wachsenden ADHS-Zahlen zu belegen scheinen. Seit langem ist etwa bekannt, dass Blei für unseren Organismus eine große Gefahr darstellt. Schon die Römer litten – ohne es zu wissen – unter ihren Wasserleitungen aus Blei, und es gibt Forscher, die davon ausgehen, dass ihr Imperium mehr an dieser schleichenden Vergiftung als an den Germanen zugrunde gegangen sei. Eine US-Studie zeigt heute, dass Kinder mit höheren Bleiablagerungen in den Zähnen erregbarer und weniger aufmerksam sind. Außerdem konnte in anderem Zusammenhang belegt werden, dass ADHS-Kinder mehr Blei ausscheiden als ihre Altersgenossen, wenn man sie mit entsprechenden Mitteln behandelt. Es kann mittlerweile kein Zweifel mehr bestehen, dass die oft viel zu hohen Bleikonzentrationen in unserem Trinkwasser für Kinder ein ernstes, wenn auch wohl nicht das für ADHS entscheidende Problem darstellen. Und die ADHS-Welle erreicht uns viele Jahre, nachdem das Blei im Benzin, der Hauptverseuchungsquelle, eliminiert wurde. Die Tatsache, dass das überhaupt geschah, verrät bereits, dass Wissenschaftlern und in der Folge Politikern klar war, welch große Gefahr Blei für den menschlichen Organismus darstellt.

Auch wenn es starke Indizien für eine Verbindung von Bleibelastung und ADHS gibt, handelt es sich hier im Sinne von *Krankheit als Symbol* bestenfalls um eine Parallelebene des eigentlichen Problems. Und leider hat die konsequente Schwermetallsanierung bei ADHS-Kindern auch nicht die erhofften generellen Erfolge gebracht.

In sehr ähnlicher Weise gilt das Gleiche für Kupfer. Es greift nachweisbar in den Neurotransmitter-Stoffwechsel ein und soll neben Hyperaktivität sogar Schizophrenie auslösen können. Allerdings zeigen andere Studien, dass auch ein Mangel an Kupfer – zumindest bei Tieren – zu Überaktivität führt. Auf alle Fälle dokumentieren solche entgegengesetzten Studienergebnisse, wie empfindlich die Körpergleichgewichte sind und wie vorsichtig mit ihnen umzugehen wäre.

Ebenfalls sind auch schon Chlor, Quecksilber und Phosphate angeschuldigt worden, die wesentliche Ursache von ADHS zu sein. Auch hier muss man feststellen, dass natürlich Kupfer, Chlor, Blei und Quecksilber in solchem Ausmaß wie heute üblich nicht in den menschlichen Organismus gehören und schon gar nicht in den kindlichen. Die von der Politik zugelassenen Grenzwerte sind ein Geschenk an die Industrie und eine brennende Ohrfeige für unsere Kinder.

Bei alldem sollten wir allerdings nicht übersehen, dass es auch ADHS-Kinder gibt, die gar keine Amalgamfüllungen in ihren Zähnen haben und von Anfang an sehr bewusst ernährt wurden. Bei Phosphaten haben selbst die Begründer jener Phosphatliga, die das Problem ursprünglich einzig auf diesen Stoff zurückführten, inzwischen den Gruppennamen geändert, weil sie einsehen mussten, dass es sich hier um verschiedene Probleme und ein »multifaktorielles« Geschehen handelt. Sicher ist gesundheitlich aus verschiedenen Gründen trotzdem dringend vom Konsum von Cola-Getränken, in denen besonders viel Phosphat sein soll, abzuraten.

All die Missstände in unserer Umwelt sind selbstverständlich nicht hinnehmbar, aber sie sind wohl auch nicht die wirkliche Ursache hinter ADHS oder auch Fibromyalgie. Für den praktischen Umgang mit den Problemen ist es nicht sinnvoll, wenn wir alles undifferenziert auf die Umwelt und den Stress schieben. Mit ihnen ist eine wichtige Ebene genannt, aber nicht die einzige und schon gar nicht die letzte.

In dem Buch *Wege der Reinigung* habe ich eine Vielzahl von bewährten Entgiftungsmethoden aufgezeigt. Ein Versuch mit Entschlackung und anschließender Ernährungsumstellung ist immer angezeigt, schon weil es der einfachste, wenn auch leider meist kein ausreichender Schritt ist. Aber immerhin haben sowohl mit phosphatreduzierter Ernährung als auch mit anderen Diäten schon viele ADHS-Kinder und ihre Familie Erleichterung erfahren.

Besondere Ernährung

Wie bei fast allen Vorschlägen aus dem Ernährungsbereich gibt es für die geeignete Kost von ADHS-Kindern eine Fülle von Patentrezepten. Weniges scheint Fanatismus und einseitiges Denken so zu fördern wie der Streit um die richtige Ernährung. Wahrscheinlich liegt es daran, dass wir uns am liebsten gesund essen würden. In unserer Entwicklungsgeschichte dürfte tatsächlich der Mangel an ausreichender Nahrung ein entscheidender, über Jahrhunderte hinweg wirksamer Faktor gewesen sein, der das Leben verkürzte. Möglicherweise hängen wir deshalb bis heute so engagiert an dieser Hoffnung auf gesund machende Nahrung. Was ADHS angeht, trügt diese Hoffnung allerdings ähnlich wie bei vielen anderen modernen Problemen.

Natürlich sind vollwertige Lebensmittel immer minderwertiger Fabriknahrung, wie sie uns heute vermehrt in der Flut der Fertigprodukte angeboten wird, vorzuziehen. Und es ist auch richtig und inzwischen sogar durch eine Studie der renommierten Universität Yale bestätigt, dass Kinder nach hohem Zuckerkonsum zur Ausschüttung des Hormons Adrenalin neigen. Adrenalin hat als Stresshormon des Körpers eine aufputschende Wirkung. Die Folge sind Zittern, Aufregung, Ängste und Konzentrationsstörungen. Doch bringt die Umstellung auf Vollwertprodukte und selbst die strikte Vermeidung von raffiniertem Zucker nicht die Lösung – wenn es auch zu einer leichten Besserung kommt, weil es den Kindern insgesamt besser geht.

Ähnliches gilt leider für die Vermeidung von allen möglichen Konservierungsstoffen, Phosphaten, Salicylaten, Farbstoffen, Umweltgiften, Stabilisatoren, Allergenen und so weiter. Wie schon empfohlen, sollte man sie natürlich nach Möglichkeit aus der Nahrung verbannen, aber auch hier liegt offenbar nicht die wesentliche Ursache von ADHS, sonst müssten die Ergebnisse mit Diäten, die einige dieser Stoffe oder sogar alle meiden, wesentlich besser sein. Das heißt aber nicht, dass einzelnen Kindern auf diesem Weg nicht zu helfen wäre. Die große Mehrheit hat jedoch andere, tiefere Probleme, die auch anders zu lösen sind.

Eine zusätzliche, fast immer hilfreiche Variante wäre die schon kurz erwähnte Ernährung mit »kühlenden« Nahrungsmitteln. Hier geht es nicht um die Temperatur der servierten Speisen, sondern um die thermische Wirkung auf den Organismus nach den Lehren der traditionellen chinesischen Medizin. Überdrehte Kinder verlieren ganz generell etwas von ihrer Hochtourigkeit, wenn ihre Nahrung ihr Temperament eher abkühlt.[70]

Bei all diesen Vorschlägen ist aber gerade bei Kindern, deren Verhalten sie sowieso schon zu Außenseitern macht, zu beachten, dass sie nicht noch mehr stigmatisiert werden. Extreme Esseneinschränkungen wie etwa die Feingold-Diät haben genau diesen Effekt. Es wäre darauf zu achten, nicht um einer kleinen Besserung willen einen weit größeren Nachteil heraufzubeschwören.

Auch unsere immer desolater werdende Qualität des Trinkwassers ist in diesem Zusammenhang viel erwähnt worden. Für Kinder ist gutes, unbelastetes Trinkwasser[71] aus oben angeführten Gründen noch wichtiger als für Erwachsene. Obwohl ich selbst seit mehr als zwanzig Jahren auf die einschlägigen Probleme hinweise, kann ich bei ADHS dem Trinkwasser keine schwerwiegende ursächliche Bedeutung beimessen.

Das Leben, ein täglicher Kampf oder Der heilige Krieg

Man kann das Leben schön finden und genießen. Man kann aber auch überall den alltäglichen Krieg sehen und darunter leiden. Beide Seiten zu erkennen und in jedem Problem auch seine Wachstumsaufforderung zu entdecken wäre die Chance schlechthin.

Das Leben ist (auch) ein Kampf. Es ließe sich zum Beispiel als Krieg gegen die anbrandende Woge der Verpflichtungen und Forderungen sehen oder, noch schlimmer, als Stellungskrieg gegen Gläubiger und Gerichtsvollzieher, Steuerprüfer und Staatsanwälte. Menschen mit diesem Konzept sind am Abend zwar nicht rechtschaffen müde, aber doch völlig erschöpft. »Auf unseren Straßen herrscht Krieg«, äußerte einmal ein entnervter Patient, ein Polizeibeamter. In unseren Gerichtssälen herrscht schon lange Krieg, und es kommt eine Welle von neuen Anwälten und Kriegern vor dem Recht auf uns zu, ausgelöst durch die Vorbildfunktion der US-Gesellschaft, in der Rechtsstreitereien zum alltäglichen Geschäft geworden sind. Irgendwo auf der Welt tobt gegenwärtig immer mindestens ein militärischer Krieg. Unser Wirtschaftssystem ist nur eine etwas sublimierte Form von Krieg; es werden Märkte erobert und anderen abgejagt, Konkurrenten werden über- und eingenommen und ganze Staaten erpresst.

»Wie sind wir aufgestellt?« ist die Frage der Konzernherren, und sie meinen eindeutig zur Schlacht mit den Feinden, verharmlosend Mitbewerber genannt. An der Börse herrscht letztlich immer Krieg, auch wenn wir ihn aus Pietät anders nennen. Solches ahnend und wissend, ließe sich das Konzept des alltäglichen Krieges auf eine bewusstere und erlöstere Stufe heben.

Das Leben ist auch permanenter Kampf, doch das muss es nicht schlecht oder unerträglich machen. Verschiedene Stufen lassen sich dabei unterscheiden. Die erste fordert die Gesellschaft geradezu von uns. Es ist der Kampf gegen die Bequemlichkeit – für viele ein allmorgendliches Thema, wenn es gilt, zu einem neuen Arbeitstag aufzu*brechen* und sich wieder einmal einem Tag zu *stellen*, der nicht viel zu versprechen scheint. Trotzdem anzu*treten* verlangt Kraft und Überwindung. Die Familie zu versorgen, die Kredite oder die Raten zu bezahlen, die Unterhaltszahlungen zu leisten, dem Chef standzuhalten oder sich mit dem Partner auseinander zu setzen, all das mag als Kampf empfunden werden.

Der Kampf gegen eigene verbotene Lust und Gelüste wird teilweise staatlich erzwungen, zum Beispiel bei Drogen, oder er entspringt den eigenen Idealen, etwa wie die Schlacht gegen Hungergefühle und die Lust, mehr zu essen, als einem gut tut, oder schneller zu fahren, als erlaubt ist, um nur einige beliebige Beispiele zu nennen. Die Moral der bürgerlichen Gesellschaft fordert darüber hinaus einen ständigen Kampf gegen die eigene sexuelle Triebhaftigkeit beziehungsweise gegen die Hormone. Über hundert Mal soll ein durchschnittlicher Mann pro Tag an Sex denken und hat dies gefälligst für sich zu behalten und die Bedürfnisse seines kleinen Mannes niederzu*ringen*. In diesem Alltagskrieg kann man sich punktuell auf verschiedene Seiten stellen, aber unbestritten handelt es sich um die Kämpfe, die uns zu den Menschen machen, die wir sind.

Und es ist auch ständiger Kampf notwendig, um uns überhaupt zu Menschen zu machen. Die Decke der Zivilisation ist überraschend dünn. Deshalb finden Inquisitoren und Folterer so schnell so viele Schergen, und deswegen haben die ausländerfeindlichen Populisten in der Politik heute schon wieder so viel Zulauf. Der Schatten ist mächtig und wartet nur darauf, hervorzubrechen. Es erfordert Mut und ständigen Kampf, ihn unter der Oberfläche zu halten. Und es erforderte noch viel mehr Mut und Kampfgeist, ihn in einer Psychotherapie zu durchlichten und bewusst zu machen.

Auf der nächsten Stufe wäre an den Kampf gegen den Mahlstrom der Mehrheit zu denken, heute neudeutsch *mainstream* genannt. Gegen den Strom zu schwimmen setzt immer Mut und Kampfgeist voraus, jene Zivilcourage, die John F. Kennedy oder Vaclav Havel einfordert(e). Für seine Überzeugungen einzutreten, statt den Weg des geringsten Widerstandes zu gehen, ist anstrengend und verlangt Entschlossenheit – und man kann hierbei nur im täglichen Kampf bestehen und dem Druck der Anpassung die Stirn bieten. Wer sich exponiert, macht sich angreifbar, und er greift auch selbst notgedrungen Bestehendes an. Tendenziell lebt er gefährlicher als der Spießbürger, der zu allem Ja und Amen sagt und nur zu Hause ein bisschen vor sich hin mault und am Stammtisch im Kreis seiner Kumpane einmal die Woche laut wird.

Solche Beispiele aus dem gesellschaftlichen Zusammenleben lassen sich auch auf den eigenen Entwicklungsweg übertragen. Denn gegen die konservativen, beharrenden Kräfte, die sich einem ständig in den Weg stellen und jede Entwicklung verhindern – und die in dem typischen bürgerlichen Abschiedswunsch zum Ausdruck kommen: »Hoffentlich passiert nichts!« –, hilft nur der Aufstand. Das Bestehende und die Fesseln der Herkunft, der Vergangenheit und des Gewohnten, aber auch die Trägheit haben eine große Macht, gegen die es ständig anzukämpfen gilt, wenn man sich entwickeln will.

Schließlich ist auch an den Kampf um Bewusstheit zu denken. Auch er ist auf allen Ebenen denkbar. Das Beispiel der New Yorker U-Bahn, die in einer fast aussichtslosen Situation von Kriminalität freigekämpft wurde, mag es zeigen. Wagen für Wagen wurde durch polizeiliche Maßnahmen wieder Ordnung hergestellt und verteidigt und damit ein neues Feld aufgebaut.[72] Ähnlich ginge es für den Einzelnen darum, Tag für Tag das Leben von Unbewusstheit freizukämpfen und ein neues Feld von Bewusstheit zu schaffen.

Auf diesen Krieg gegen das eigene Ego mit seiner Unbewusstheit zielt der heilige Krieg des Koran, der Dschihad, was übersetzt soviel wie große Anstrengung heißt. Zu diesem heiligen inneren Krieg rufen im Übrigen alle Religionen auf, ja er ist ihr eigentliches Anliegen. Im christlichen Kulturkreis wäre hier an den Kampf mit dem Drachen zu denken, der von dem Erzengel Michael überwunden wird, der aber auch auf jeden einfachen Christen wartet.

In diesem Sinn ist die tägliche Meditation ebenfalls ein (aggressiver) Versuch, wenigstens eine kurze Zeit des Tages von Unbewusstheit freizukämpfen – in der Hoffnung, dass die Unbewusstheit dann allmählich auch aus den anderen Stunden weicht. Für solche Schlachten gegen die Unbewusstheit versucht man entweder den Alltag zum Kampfplatz zu machen oder wählt besondere Schlachtfelder. So spricht man vom Meditations-*Retreat*: Man tritt aus dem Alltagsleben zurück und zieht sich an einen Ort zurück, wo d(ies)er heilige Krieg leichter zu führen ist. Entsprechende Ideen stecken hinter Ashrams und Klöstern. Die Herausforderung ist, danach das gewonnene Terrain der Bewusstheit gegen das anbrandende Ego mit seinen Bedürfnissen zu verteidigen und auch im gewöhnlichen Alltag Brückenköpfe der Bewusstheit freizukämpfen, die sich schon bald als Oasen erweisen werden. Wenn diese Oasen sich dann verbinden und zusammenwachsen, ist der Sieg errungen und Befreiung erreicht.

Sich an jedem Tag die Zeit für eine Meditation freizukämpfen, damit die verwirklichte Geisteshaltung der Ruhe auf den übrigen Tag übergreift, kann so zum Beginn eines langen heiligen Krieges werden, an dessen Ende der Sieg über die Unbewusstheit steht. Und sollte es in diesem Leben tatsächlich nichts mehr werden, verspricht zumindest der Koran denjenigen, die im heiligen Krieg fallen, den siebten und damit höchsten Himmel. Auch wenn dieses Versprechen heutzutage zu schrecklichen Missverständnissen führt, bleibt es ein Versprechen, auf das sich nicht nur Muslime verlassen können. Eine Zeit, die alles auf die profanste materielle Ebene zerrt, mag Fanatiker dazu verleiten, heilige Kriege in der Außenwelt vom Zaun zu brechen, sie bietet aber immer auch jedem Einzelnen die Möglichkeit, den eigenen inneren heiligen Krieg über die äußeren Kriege und Konflikte zu stellen und bei sich selbst zu beginnen.

Damit es gelingt, größere Teile des Tages von Unbewusstheit freizukämpfen, machen auch ausgedehntere Schlachten als täglich zwei Meditationen Sinn. Ein Retreat pro Jahr in der Hoffnung, dass die gefundene Geisteshaltung auf das übrige Jahr übergreift, hat sich für viele bewährt. Gegen Mitte des Lebens ist das größere Retreat, der allmähliche Rücktritt aus Berufs- und Familienverantwortung, ins Auge zu fassen, um sich dem Eigentlichen, eben dem heiligen Krieg, zu widmen. Schließlich folgt das große Retreat, der Tod, mit der Chance der großen Bewusstheit für die Seele und der Erkenntnis, worum es im Leben wirklich gegangen wäre. Diese Erfahrung ließe sich auch schon vorziehen und wird mit Worten wie Erleuchtung, Befreiung, Nirvana, Samadhi oder Himmelreich Gottes umschrieben – letztlich bezeichnen diese Ausdrücke immer dasselbe: den Sieg über das Ego im heiligen Krieg.

ANHANG

Anmerkungen

[1] Ich stütze mich hierbei vor allem auf das Buch von Friedrich Hacker, *Aggression. Die Brutalisierung der modernen Welt.* Wien/München/ Zürich 1971.

[2] David N. Daniels/Marshall F. Gilula/Frank M. Ochberg (Hrsg.), *Violence and the Struggle for Existence.* Boston 1970, S. 24.

[3] Konrad Lorenz, *Das sogenannte Böse. Zur Naturgeschichte der Aggression.* Wien 1963.

[4] Hacker, S. 161.

[5] Hacker, S. 199ff.

[6] Hacker, S. 219.

[7] Hacker, S. 222ff.

[8] Hacker, S. 113f.

[9] Hacker, S. 80.

[10] Hacker, S. 135.

[11] Hacker, S. 136.

[12] Fritz Riemann, *Grundformen der Angst. Eine tiefenpsychologische Studie.* München 2002.

[13] Früher herrschte der Saturn auch im Wassermannprinzip, das heute dem Uranus zugerechnet wird. Insofern enthüllt sich am Aschermittwoch nur die zweite Seite des Saturnprinzips.

[14] Frédéric Leboyer, *Geburt ohne Gewalt.* München 1999.

[15] Siehe hierzu unser Buch *Der Weg ins Leben. Schwangerschaft und Geburt aus ganzheitlicher Sicht.*

[16] Bezüglich der Hochdruck-, Gefäß- und Herzproblematik finden sich ausführliche Deutungen in meinem Buch *Herz(ens)-Probleme.*

[17] Siehe *Neue Zürcher Zeitung* vom 15. 8. 2002.

[18] Detlef Stoklossa, *Wut im Bauch.* Freiburg 2001.

[19] Stoklossa, S. 32.

[20] Stoklossa, S. 34.

[21] Siehe das Kapitel »Die Pubertät« in: *Lebenskrisen als Entwicklungschancen.*

[22] Stoklossa, S. 49f.

[23] Siehe das Kapitel »Säule Bewegung« in: *Säulen der Gesundheit.*

[24] Die Doppelbindung ist eine psychologische Situation, aus der es keinen Ausweg mehr gibt, weil man immer schuldig wird. Der Junge bleibt entweder seinen Erziehern etwas schuldig oder seiner Peergroup der Gleichaltrigen und dem heimlichen Gesellschaftsideal.

[25] Stoklossa, S. 104.
[26] Hacker, S. 28 ff.
[27] Mehr zu diesem Thema in meinem Buch *Woran krankt die Welt?*
[28] Das Thema Krebs ist ausführlich in *Krankheit als Sprache der Seele* abgehandelt. Die weiblichen Krebsarten kommen in *Frauen-Heil-Kunde* und die des Verdauungstraktes in *Verdauungsprobleme* zur Sprache. Die einzelnen speziellen Krebsarten sind in *Krankheit als Symbol* gedeutet.
[29] In diese Richtung zielt unser Buch *Der Weg ins Leben.*
[30] Siehe das Kapitel »Kaiserschnitt« in: *Der Weg ins Leben.*
[31] Zum Beispiel in *Woran krankt die Welt?*
[32] Alexander Mitscherlich, *Krankheit als Konflikt.* Frankfurt am Main 1966.
[33] Siehe das Kapitel »Brustkrebs« in: *Frauen-Heil-Kunde.*
[34] Siehe das Kapitel über typgerechte Ernährung in: *Säulen der Gesundheit.*
[35] Eine ausführliche Darstellung zum Thema Fleischkonsum findet sich in: *Säulen der Gesundheit.*
[36] Langzeitstudien der London School of Hygiene and Tropical Medicine und des deutschen Krebsforschungszentrums Heidelberg.
[37] Konkrete Anleitungen zu sinnvoller Bewegung, Ernährung und Entspannung finden sich in: *Säulen der Gesundheit.*
[38] Zu den Vorteilen von Infrarotkabine und auch von regelmäßigen Saunagängen siehe das Buch *Wege der Reinigung.*
[39] Ich stütze mich bei meinen Ausführungen vor allem auf das Buch von Gerhard Buchwald, *Impfen – Das Geschäft mit der Angst.* München 1997.
[40] Ravi Roy/Carola Lage-Roy, *Die homöopathische Prophylaxe.* Homöopathischer Ratgeber 4. Murnau 2001; dieselben: *Impffolgen und ihre Behandlung.* Homöopathischer Ratgeber 15. Murnau 2001.
[41] Das jovische oder Jupiterprinzip ist wie das Prinzip des Mars oder Pluto eines der klassischen zehn Urprinzipien. Näheres dazu in: *Das senkrechte Weltbild.*
[42] Siehe das Buch *Die wunderbare Heilkraft des Atems.*
[43] Unsere Erfahrungen resultieren im Wesentlichen aus der vierwöchigen Krankheitsbilder-Psychotherapie, wie sie im Heil-Kunde-Zentrum Johanniskirchen durchgeführt wird.
[44] Zur Deutung siehe *Krankheit als Symbol.*
[45] Die entsprechenden Krankheitsbilder im Magenbereich finden sich ausführlich gedeutet in: *Verdauungsprobleme.*
[46] Eine ausführliche Beschreibung des Geburtsgeschehens findet sich in: *Der Weg ins Leben.*
[47] Eine ausführlichere Deutung des Darmverschlusses findet sich in: *Verdauungsprobleme.*
[48] Detailliertere Hinweise finden sich in dem Buch der französischen Zahnärztin Michèle Caffin: *Quand les dents se mettent à parler.* Paris 1994.
[49] Siehe *Säulen der Gesundheit.*
[50] Dirk Schreckenbach, *An jedem Zahn hängt immer auch ein ganzer Mensch.* Nonnweiler-Otzenhausen 2001.
[51] Persönliche Mitteilungen; siehe auch das Buch von Alexander L. Rossaint,

Ganzheitliche Zahnheilkunde. Holistische Zahnmedizin in physischer, psychischer und metaphysischer Schau. 3., erw. Aufl. Heidelberg 1991.

52 Siehe die Zuordnung der Zähne zu den Meridianen nach Dr. Christian Kobau in: *Krankheit als Symbol*, Stichwort »Zähne«.

53 Siehe meine Programme für Kinder: *Ich bin mein Lieblingstier* und *Märchenland.*

54 Thomas Armstrong, *Das Märchen vom ADHS-Kind.* Paderborn 2002.

55 Peter R. Breggin, *Talking back to Ritalin.* Boulder 2001.

56 Stanley Greenspan/Jacqueline Salmon, *The Challenging Child. Understanding, Raising, and Enjoying the Five »Difficult« Types of Children.* Cambridge, Mass. 1996.

57 Thom Hartmann/Edward M. Hallowell/Michael Popkin, *Attention Deficit Disorder. A Different Perception.* Grass Valley, Ca. 1997.

58 Richard DeGrandpre, *Ritalin Nation: Rapid Fire Culture.* New York 1999.

59 Judyth Reichenberg-Ullman/Robert Ullman, *Es geht auch ohne Ritalin.* Peiting 2001.

60 Barbara Simonsohn, *Hyperaktivität. Warum Ritalin keine Lösung ist.* München 2001.

61 Peter Schlotke, *Rastlose Kinder, ratlose Eltern.* München 2000.

62 Simonsohn, S. 31 f.

63 Siehe dazu *Woran krankt die Welt?*

64 Simonsohn, S. 90 ff.

65 Siehe bezüglich der Deutung des Tourette-Syndroms und der anderen hier angegebenen Symptome *Krankheit als Symbol.*

66 Simonsohn, S. 96.

67 Siehe dazu *Säulen der Gesundheit.*

68 Die nach unseren Erfahrungen beste Annäherung geschieht auf sinnlichem Weg, denn einer rein intellektuellen Annäherung verschließt sich die Komplexität dieser Weltbetrachtung. Unser Urprinzipien-Seminar »Das senkrechte Weltbild« liefert solch einen Einstieg. Info: Heil-Kunde-Institut Graz (Adresse im Anhang).

69 Siehe dazu mein Buch *Die Leichtigkeit des Schwebens.*

70 Eine Einführung in diese Art der thermisch bewussten Ernährung findet sich im Ernährungskapitel des Buches *Säulen der Gesundheit.*

71 Das Buch *Entgiften – Entschlacken – Loslassen* zeigt Wege, sich mit besserem Trinkwasser zu versorgen.

72 Ausführlicher beschrieben und kommentiert in: *Woran krankt die Welt?*

Veröffentlichungen von Ruediger Dahlke

Über den Online-Shop des *Heilkundeinstituts (www.heilkundeinstitut.at):*

Mein Weg-Weiser

Sie sind herzlich eingeladen zu diesem Gratisbuch (www.dahlke.at) mit Erklärungen, wie es zu den 74 Büchern kam und deren Licht- und Schattenseiten und warum ich noch so gern weiterschreibe. Mit vielen – hoffentlich – wertvollen Tipps von meinem Weg für Ihren und einigen Bildern von meinem. Ich freue mich über jeden, der sich dieses Buch gönnt, es weitergibt, verschenkt und empfiehlt.

Neuerscheinungen 2019

Krebs – Wachstum auf Abwegen, Arkana • Körper-Geist-Seele-Detox, Arkana • Das große Peace Food-Buch, GU • Jetzt einfach atmen!, ZS.

Neuerscheinungen 2018

Die Hollywood-Therapie: Was Filme über uns verraten (mit M. Dahlke), Edition Einblick, www.heilkundeinstitut.at • Das Alter als Geschenk, Arkana • Die Peace Food Keto-Kur, GU • Jetzt einfach meditieren!, ZS • Kurzzeitfasten, Südwest.

Grundlagenwerke

Die Schicksalsgesetze: Spielregeln fürs Leben, 2009 • Das Schatten-Prinzip: Die Aussöhnung mit unserer verborgenen Seite, 2010 • Die Lebensprinzipien: Wege zu Selbsterkenntnis, Vorbeugung und Heilung (mit M. Dahlke), 2011 (alle Arkana).

Krankheitsdeutung und Heilung

Krankheit als Symbol, C. Bertelsmann, 2018 • Angstfrei leben, Arkana, 2013 • Wenn wir gegen uns selbst kämpfen, 2015 • Die Schattenreise ins Licht: Depressionen überwinden, 2014 • Seeleninfarkt. Zwischen Burn-out und Bore-out, 2013 • Krankheit als Sprache der Seele, 2008 • Krankheit als Weg (mit Thorwald D€ethlefsen), 2000 • Frauen-Heil-Kunde (mit M. Dahlke und V. Zahn), 2003 • Krankheit als Sprache der Kinderseele, 2010 • Herz(ens)probleme, 2011 • Das Raucherbuch, 2011, alle Arkana • Verdauungsprobleme (mit R. Hößl), Droemer Knaur, 2001.

Gesundheit, Ernährung, Fasten

Das große Buch vom Fasten. Überarbeitete Neuauflage, Goldmann, 2019 • Kurzzeit-Fasten, Südwest, 2018 • Die Peace Food Keto-Kur, GU, 2018 • Fasten-Wandern. Droemer-Knaur • Jetzt einfach fasten!, ZS, 2017 • Vegan! Ist das ansteckend?, 2017 • Bewusst fasten. Ein achtsamer Wegweiser zu neuen Erfahrungen, 2017, beide Königsfurt Urania • Das Geheimnis der Lebensenergie in unserer Nahrung, 2015 • Das Lebensenergie-Kochbuch. Vegan und glutenfrei, 2016, beide Arkana • Peace Food, 2011 • Peace Food – das vegane Kochbuch, 2013 • Vegan für Einsteiger, 2014 • Peace Food – vegan, einfach, schnell, 2015, alle GU • Fasten-Wandern, Droemer Knaur, 2017 • Vegan schlank, 2015 • Ganzheitliche Wege zu ansteckender Gesundheit: Medizinische Herausforderung – herausfordernde Medizin, 2011 • Das kleine Buch vom Fasten, 2011, alle www.heilkundeinstitut.at • Wieder richtig schlafen, 2014 • Die Notfallapotheke für die Seele, 2009, beide Goldmann • Die wunderbare Heilkraft des Atmens (mit A. Neumann), Heyne, 2009 • Störfelder und Kraftplätze, Crotona, 2013.

Weitere Deutungsbücher
Die Hollywood-Therapie: Was Filme über uns verraten (mit M. Dahlke), Edition Einblick (www.heilkundeinstitut.at), 2018 • Omega: Im inneren Reichtum ankommen (mit V. Lindau), Arkana, 2017 • Hör auf, gegen die Wand zu laufen, Goldmann, 2017 • Die Spuren der Seele (mit R. Fasel), GU, 2010 • Der Körper als Spiegel der Seele, www.heilkundeinstitut.at, 2009 • Die Psychologie des Geldes, Goldmann, 2011 • Die 4 Seiten der Medaille (mit C. Hornik), Arkana, 2015 • Das Tier als Spiegel der menschlichen Seele (mit I. Baumgartner), Goldmann, 2016.
Krisenbewältigung
Das Alter als Geschenk, Arkana, 2018 • Wie Sex und Liebe sich wiederfinden, Goldmann, 2017 • Die Liste vor der Kiste, Terzium, 2014 • Von der großen Verwandlung, Crotona, 2011 • Lebenskrisen als Entwicklungschancen, Mosaik, 2002.

Atemmeditation und Mandalas
Jetzt einfach atmen! Atemtechniken für mehr Energie und Ruhe, ZS, 2019 • Jetzt einfach meditieren!, ZS, 2018 • Mandalas der Welt, Goldmann, 2012 • Schwebend die Leichtigkeit des Seins erleben • Arbeitsbuch zur Mandala-Therapie, 2010 • Mandala-Malblock, 1984, alle www.heilkundeinstitut.at • Weisheitsworte der Seele, 2012 • Die Kraft der 4 Elemente (mit Bruno Blums Bildern), 2011, beide Crotona • Worte der Heilung, www.heilkundeinstitut.at, 2010.
Roman: Habakuck und Hibbelig, Allegria, 2004.

Geführte Meditationen
CDs und Downloads bei www.heilkundeinstitut.at, Audible u. a.
Grundlagen: Das Gesetz der Polarität • Das Gesetz der Anziehung • Das Bewusstseinsfeld • Die Lebensprinzipien – 12-CD-Set • Die 4 Elemente • Elemente-Rituale • Schattenarbeit
Krankheitsbilder: Allergien • Angstfrei leben • Ärger und Wut • Depression • Die Wege des Weiblichen • Hautprobleme • Herzensprobleme • Kopfschmerzen • Krebs • Leberprobleme • Mein Idealgewicht • Niedriger Blutdruck • Rauchen • Rückenprobleme • Schlafprobleme • Sucht und Suche • Tinnitus und Gehörschäden • Verdauungsprobleme • Vom Stress zur Lebensfreude
Allgemeine Themen: Der innere Arzt • Heilungsrituale • Ganz entspannt • Tiefenentspannung • Energie-Arbeit • Entgiften – Entschlacken – Loslassen • Bewusst fasten • Den Tag beginnen • Lebenskrisen als Entwicklungschancen • Partner-

beziehungen • Schwangerschaft und Geburt • Selbstliebe • Selbstheilung • Traumreisen • Mandalas • Naturmeditation • Die Lebensaufgabe finden
Kindermeditationen: Märchenland • Ich bin mein Lieblingstier (www.heilkundeinstitut.at)
Weitere geführte Meditationen und Übungen auf CD: 7 Morgenmeditationen • Die Leichtigkeit des Schwebens • Die Psychologie des Geldes (Übungen) • Die Notfallapotheke für die Seele (Übungen) • Die Heilkraft des Verzeihens • Eine Reise nach innen • Erquickendes Abschalten mittags und abends • Schutzengel-Meditationen.

Hörbücher (www.heilkundeinstitut.at)
Omega • Fasten-Wandern • Körper als Spiegel der Seele • Von der großen Verwandlung • Krankheit als Weg • Die Spuren der Seele – was Hand und Fuß über uns verraten • Krankheit als Chance.
Vorträge von Ruediger Dahlke auf CD (www.heilkundeinstitut.at) Die Buchthemen und mehr.
Filme über Ruediger Dahlke (www.heilkundeinstitut.at)
Die Schicksalsgesetze – auf der Suche nach dem Masterplan • Unser Biogarten • Ruediger Dahlke – ein Leben für die Gesundheit • Fastenfilm: Körper – Tempel der Seele
Filme mit Ruediger Dahlke (www.heilkundeinstitut.at)
Am Anfang war das Licht • Awake I und II • Der Heiler • Hesse – sein erstes Paradies.

Adressen

Informationen zu Seminaren, Ausbildungen, Trainings, Vorträgen
Heil-Kunde-Institut Graz,
Oberberg 92,
A-8151 Hitzendorf
Tel.: +43 316 7198885, Fax: +43 316 7198886
www.dahlke.at, E-Mail: info@dahlke.at

Fasten- und Fastenwander- und Kurs-Wochen mit
Ruediger Dahlke, Regenerationsurlaube für Einzelgäste
Seminarzentrum und Heilungsbiotop TamanGa,
Labitschberg 4,
A-8462 Gamlitz (ca. 25 Minuten vom Airport Graz)
Tel.: +43 3453 33600
www.tamanga.at

Psychotherapien
Heil-Kunde-Zentrum Johanniskirchen,
Schornbach 22,
D-84381 Johanniskirchen
Tel.: +49 85 64-819, Fax: +49 85 64-1429

Informationen zur Arbeit von Ruediger Dahlke
www.dahlke.at • Dahlke-Seminar-Zentrum: www.taman-ga.at •
Webshop: www.heilkundeinstitut.at • Internet-Community:
www.lebenswandelschule.com